(　)内に該当項目開始ページを入れております．
適宜ご参照ください．

(ジアゼパム・ミダゾラム・チオペンタールなど)
(0.3～0.5mg/kg/shot)(0.155mg/kg/shot)　(3～5mg/kg/shot)

査・脳波検査・脳画像検査・心電図など

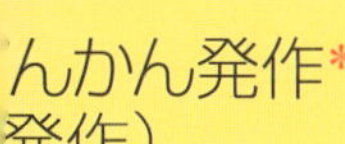

んかん発作*1
発作)
(p.45, p.363)

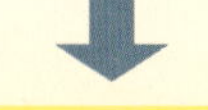

不随意運動
- ミオクローヌス
- チック，他

日常生理的事象
(感覚・運動)

生代謝障害

病因診断

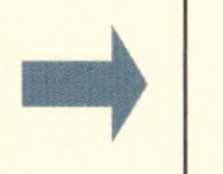

- 食餌治療(ケトン食など)
- 免疫修飾治療
- その他治療

象・髄液検査・代謝異常スクリーニング・遺伝子検査など
(p.83)　(p.90)

不明に分類*2

＊1：心因性非てんかん発作の診断は，発作時の対光反射，ビデオ脳波同時記録やプロラクチンなどを参考に行う．

＊2：ILAE classification of the epilepsies: Position paper of the ILAE Commission for Classification and Terminology. *Epilepsia* 2017; **58**: 512-521.

＊3：無治療経過観察中に再発があれば，抗てんかん薬開始を検討する．

＊4：2～3 種類の抗てんかん薬で 1～2 年治療しても発作コントロールできなければ，難治てんかんを疑い，てんかん外科治療を検討する．

＊5：自己終息性のてんかんであっても，脳波をみながら，数年かけて減量するのがよいと考える．

＊6：自覚のないあるいは運動障害を伴う発作が 2 年以上ない場合は，その他の条件も満たせば運転免許が取得できる．

てんかん
外科治療
(p.196)

減量　＊5

中止

治療
終結

継続

(高橋幸利：小児てんかん診療マニュアル　改訂第 2 版増補版．診断と治療社，2010，改変)

てんかん治療に用いられる主な薬剤一覧

略 号	欧 文	一般名	商品名
APT	acetylpheneturide	アセチルフェネトライド	クランポール
AZM	acetazolamide	アセタゾラミド	ダイアモックス
B6	pyridoxal phosphate hydrate	ビタミン B_6（ピリドキサールリン酸エステル水和物）	ピドキサール錠
BZD	benzodiazepine	ベンゾジアゼピン	マイスタン，ランドセン，他
BRV	brivaracetam	ブリバラセタム	治験中
CBZ	carbamazepine	カルバマゼピン	テグレトール，他
CLB	clobazam	クロバザム	マイスタン
CLZ	clorazepate	クロラゼペート（クロラゼプ酸二カリウム）＊1	メンドン
CZP	clonazepam	クロナゼパム	ランドセン，リボトリール
DZP	diazepam	ジアゼパム＊1	セルシン，ダイアップ坐剤，他
EHN	ethotoin	エトトイン	アクセノン
ESL	eslicarbazepine acetate	エスリカルバゼピン酢酸塩	EU：Zebinix
ESM	ethosuximide	エトスクシミド	エピレオプチマル，ザロンチン
—	everolimus	エベロリムス＊2	アフィニトール
FBM	felbamate	フェルバメート	米国：Felbatol
fosPHT	fosphenytoin	ホスフェニトイン	ホストイン静注
GBP	gabapentine	ガバペンチン	ガバペン，他
KBr	potassium bromide	臭化カリウム	臭化カリウム「ヤマゼン」
LCM	lacosamide	ラコサミド	ビムパット
LEV	levetiracetam	レベチラセタム	イーケプラ
LTG	lamotrigine	ラモトリギン	ラミクタール，他
LZP	lorazepam	ロラゼパム＊1	ワイパックス，他
MDL	midazolam	ミダゾラム	ミダフレッサ静注
NZP	nitrazepam	ニトラゼパム	ベンザリン，ネルボン
OXC	oxcarbazepine	オクスカルバゼピン	治験終了
PB	phenobarbital	フェノバルビタール	フェノバール
PER	perampanel	ペランパネル	フィコンパ
PGB	pregabalin	プレガバリン＊1	リリカ
PHT	phenytoin	フェニトイン	アレビアチン，ヒダントール
PIR	piracetam	ピラセタム	ミオカーム
PRM	primidone	プリミドン	プリミドン
PTB	pentobarbital	ペントバルビタール＊1	ラボナ錠
RFN	rufinamide	ルフィナミド	イノベロン
—	sirolimus	シロリムス	医師主導治験中
ST	sultiame	スルチアム	オスポロット
STP	stiripentol	スチリペントール	ディアコミット
TGB	tiagabine	チアガビン	米国：Gabitril
TMO	trimethadione	トリメタジオン	ミノアレ
TPM	topiramate	トピラマート	トピナ
VGB	vigabatrin	ビガバトリン	サブリル
VPA	varproate	バルプロ酸ナトリウム	デパケン，セレニカR，他
ZNS	zonisamide	ゾニサミド	エクセグラン，他

＊1：抗てんかん作用は承認されていない
＊2：エベロリムスはわが国では結節性硬化症の抗てんかん作用について治験中である

新 小児てんかん 診療マニュアル

編集 高橋幸利（静岡てんかん・神経医療センター院長）

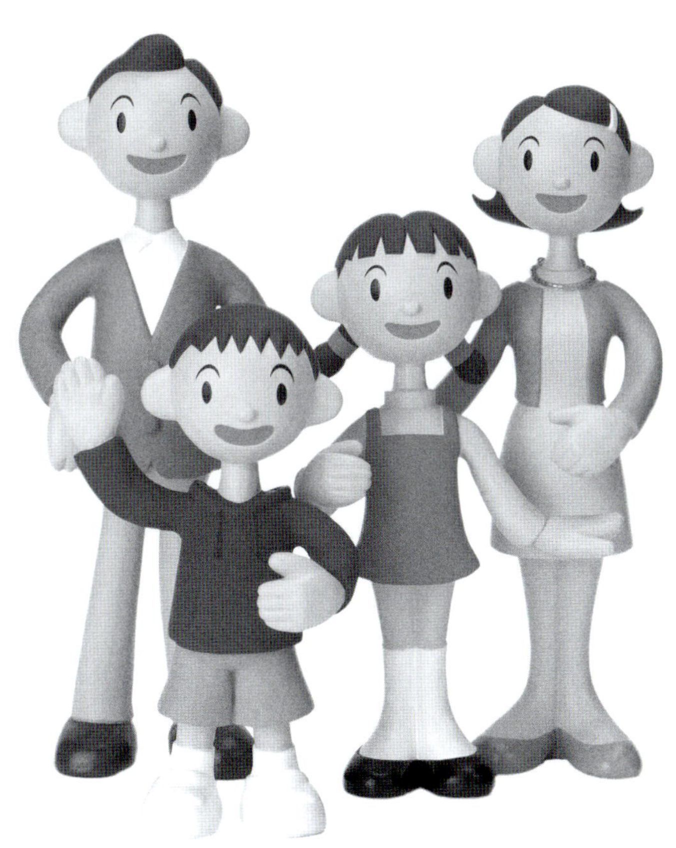

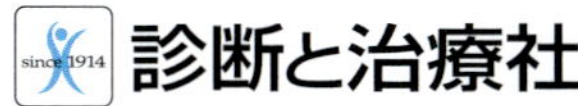

診断と治療社

新版の序

『小児てんかん診療マニュアル』は 2006 年 10 月に初版を出版し，多くの読者に支えられて，2010 年に改訂第 2 版，2012 年に改訂第 2 版増補版を出版させていただき，少しずつ新しい知識を取り入れてまいりました．

てんかんの診療はてんかん発作の分類に基づいて行われ，発作の分類は極めて重要な意義をもちます．国際抗てんかん連盟(ILAE)は，1981 年に初めててんかん発作分類を発表し，永らく用いられてきていましたが，色々な問題が指摘され，検討が重ねられて来ました．2017 年になって，ほぼ完成型と思われるてんかん発作分類提案が発表されました．2017 年の新しい ILAE てんかん発作分類提案に基づく小児てんかん診療を可能にするために，てんかん学の進歩，新しい抗てんかん薬の情報なども取り入れ『新 小児てんかん診療マニュアル』を出版させていただきました．

本書では，わかりやすいてんかん診療マニュアルを目指して図表をなるべく多く用いた記述にし，抗てんかん薬略号表や診断フローチャートを独立して載せています．ILAE の新分類で重視されている病因についても，脳炎，構造異常，代謝異常などの病因ごとのてんかんの特徴について新しく掲載し，心因性非てんかん発作，遺伝子検査，MRS などの新しい画像検査，抗てんかん薬の副作用についても取り上げました．

静岡てんかん・神経医療センターの治療方針の一部を後ろ見開きに掲載させていただきました．合わせてご批評いただければ幸いです．

2019 年 4 月　桜の小枝に鶯の声聞く漆山にて

静岡てんかん・神経医療センター院長・小児科
高橋幸利

目 次

第2部 各論　227

第3部 社会とのかかわり　369

付 録

執筆者一覧

◆編　集

高橋幸利　国立病院機構静岡てんかん・神経医療センター

◆執　筆（五十音順，肩書略）

池上真理子
こっここどもクリニック

池田浩子
国立病院機構静岡てんかん・神経医療センター

井上有史
国立病院機構静岡てんかん・神経医療センター

今井克美
国立病院機構静岡てんかん・神経医療センター

臼井直敬
国立病院機構静岡てんかん・神経医療センター

江川　潔
北海道大学医学部小児科

大谷英之
国立病院機構静岡てんかん・神経医療センター

加藤浩充
国立病院機構静岡てんかん・神経医療センター

木水友一
大阪母子医療センター小児神経科

木村記子
国立病院機構静岡てんかん・神経医療センター

木村暢佑
大津赤十字病院小児科

九鬼一郎
大阪市立総合医療センター小児神経内科

楠川敏章
国立病院機構七尾病院リハビリテーション科

久保田英幹
国立病院機構静岡てんかん・神経医療センター

久保田裕子
森川クリニック

近藤聡彦
国立病院機構静岡てんかん・神経医療センター

四家達彦
新百合ヶ丘総合病院小児科

重松秀夫
国立病院機構静岡てんかん・神経医療センター

下村次郎
横川内科クリニック

白石秀明
北海道大学医学部小児科・てんかんセンター

杉山　修
国立病院機構静岡てんかん・神経医療センター

園田安希
国立病院機構静岡てんかん・神経医療センター

高橋幸利
国立病院機構静岡てんかん・神経医療センター

髙山留美子
北海道胆振総合振興局保健環境部保健行政室

田中正樹
田中神経クリニック

寺田清人
国立病院機構静岡てんかん・神経医療センター

二階堂弘輝
北海道立子ども総合医療・療育センター神経科

西田拓司
国立病院機構静岡てんかん・神経医療センター

橋本睦美
国立病院機構静岡てんかん・神経医療センター

日吉俊雄
国立病院機構静岡てんかん・神経医療センター

平松文仁
国立病院機構静岡てんかん・神経医療センター

福島克之
福島神経クリニック

福山哲広
信州大学医学部新生児学・療育学講座

藤森潮美
国立病院機構静岡てんかん・神経医療センター

堀　友輔
国立病院機構静岡てんかん・神経医療センター

堀米ゆみ
おおたかの森こどもクリニック

堀野朝子
東京都医学総合研究所

松田一己
国立病院機構静岡てんかん・神経医療センター

三島信行
元　国立病院機構静岡てんかん・神経医療センター

美根　潤
国立病院機構静岡てんかん・神経医療センター

向田壮一
国立病院機構宇多野病院小児科

最上友紀子
大阪母子医療センター小児神経科

森　達夫
徳島大学医学部小児科

山口解冬
国立病院機構静岡てんかん・神経医療センター

山崎悦子
国立病院機構静岡てんかん・神経医療センター

山本吉章
国立病院機構静岡てんかん・神経医療センター

吉冨晋作
国立病院機構静岡てんかん・神経医療センター

芳村勝城
国立病院機構静岡てんかん・神経医療センター

渡邊早苗
西宮すなご医療福祉センター小児科

渡邊宏雄
すこやかこどもクリニック

第1部　総　論

A てんかんの捉え方

1 定義を知る

てんかん発作は「脳の過剰あるいは同期性の神経活動による，一過性の症候あるいは症状」と定義されていて，ニューロンの異常な活動が，ある領域に同期して起こっていることが病態とされる(表1)[1,2]．一方，てんかんは「てんかん発作を引き起こす持続性素因と，それによる神経生物学的，認知的，心理学的，社会的な帰結を特徴とする脳の障害」と定義され，発作のみならず，知的な障害や高次脳機能の障害が起こり，社会的な活動(運転免許の制限など)に影響が及ぶことを述べており，発作のみではなく，多方面からの診療，援助が必要なことを示している．

2 疫学データを理解する

岡山県での調査によると，てんかんは1,000人に5.3～8.8人という有病率でみられ，昔と比較して変化はないとされている[3]．10～12歳の有病率が高い．てんかんの発病率は小児から成年期では70人/10万人・年とされており，0～1歳での発病率が小児では最高率となっている[4]．脳波異常を有する人の割合はてんかんの有病率よりかなり高く，光感受性脳波反応などを含めると数%になり，脳波異常例がすべててんかんというわけではないことに注意する必要がある．

表1 てんかん発作とてんかんの定義(国際抗てんかん連盟)

A 概念的定義	**てんかん発作** ・脳における過剰または同期性の異常なニューロン活動による一過性の徴候または症状 **てんかん** ・てんかん発作を引き起こす持続性素因と，それによる神経生物学的，認知的，心理学的，社会的な帰結を特徴とする脳の障害である ・てんかんと診断するには，てんかん発作が少なくとも1回は起こっている必要がある
B 実用的定義	**てんかん：以下の3つの状況のいずれかを有する脳の疾患** ・少なくとも2回の非誘発性(または反射性)発作が，24時間以上の間隔で起こっている ・1回の非誘発性(または反射性)発作と，今後10年間に60%以上の再発率が予見される ・何らかのてんかん症候群と診断される **てんかんの治癒** ・年齢依存性てんかん症候群で，該当する時期を過ぎた患者 ・10年間発作がなく，5年間無治療で経過できている患者

(Fischer RS, et al.: Epileptic seizures and epilepsy: definitions proposed by the International League Against Epilepsy (ILAE) and the International Bureau for Epilepsy (IBE). *Epilepsia* 2005；**46**: 470-472., Fischer RS, et al.: ILAE official report: a practical clinical definition of epilepsy. *Epilepsia* 2014; **55** : 475-482を元に作成)

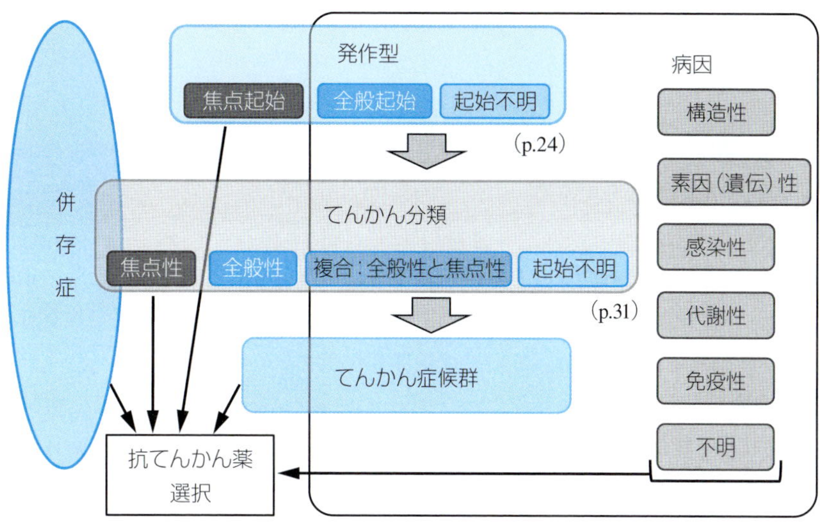

図1 てんかん患者の診断・治療のフレームワーク

（Fisher RS, et al.: Operational classification of seizure types by the International League Against Epilepsy: Position Paper of the ILAE Commission for Classification and Terminology. *Epilepsia* 2017; **58**: 522-530., Scheffer IE, et al.: ILAE classification of the epilepsies: Position paper of the ILAE Commission for Classification and Terminology. *Epilepsia* 2017; **58**: 512-521を元に筆者作成）

③ 診断の流れを知る

・第１ステップ：発作型分類

発作の種類を発作症状や脳波所見から考え，国際分類に従って分類する（図１）[5]．

・第２ステップ：てんかん分類

分類した発作型をきたすてんかん分類を年齢その他の特徴を考え，国際分類に従って診断する[6]．

・第３ステップ：てんかん症候群分類

てんかん分類が既知のてんかん症候群に該当するかを検討する．既知の症候群に該当する場合はその症候群の治療エビデンスを参照することができ，早期に有効な治療を行える．例えば，年齢が幼児で定型欠神発作が頻回にみられるとすると，全般性てんかんで，小児欠神てんかんというてんかん症候群にいきつく．

・第４ステップ：治療選択

てんかんの病因を明らかにすると，病因に応じた治療が可能になる．

・第５ステップ：薬剤選択

併存症の有無や程度を診断することで，併存症に配慮した副作用の少ない薬剤選択が可能となる．

④ てんかんの特殊性を理解する

てんかんには他の疾患にはみられない特徴（①〜⑤）があり，これらの特徴を理解したうえで，てんかん発作分類・てんかん分類に基づいて，様々な症例を理解していく積み重ねが，てんかん専門医への近道である．

①多様性

てんかんは多様な疾患群からなり，様々な病因で発病し，様々な発作症状を呈し，様々な予後をとる．他の疾患と異なり，病因が同じであっても個人によって，てんかん(てんかん発作)診断が異なるものとなることがある．

②発作性

てんかん発作は発作性に起こるもので，発作開始まで通常予知できない．そのため他の疾患と異なり，発作に伴う事故に注意を要する．

③変　容

治療がうまくいかないと，あたかも悪性疾患のごとく発作が増加・重症化したり，年齢とともにてんかん(てんかん発作)診断がダイナミックに変化したりする．年齢とともに自然終息するてんかん症候群も存在するが，徐々に退行していく症候群も存在する．

④対症療法的治療

他の疾患と異なり対症療法が主体で，病因治療よりも発作症状に基いた抗てんかん薬選択が行われてきた．多くの抗てんかん薬はてんかんを治すのではなく，発作を抑制するためのものである．

⑤併存症

てんかん発作のみならず，他の神経症状を合併することがあり，小児では知的発達障害，運動発達障害，コミュニケーション障害，学習障害などを顕在あるいは潜在性にもっている可能性に，常に注意が必要である．

5 てんかんの病因を重視する

正常の脳に外傷や脳炎などの何らかの病因が加わり，てんかん原性変化が脳組織に起こるとてんかん発作が起こりうる状態(発作間欠期)となり，さらに発作原性変化が加わると 1 回のてんかん発作が起こる(発作時)(図 2)(参照：p.8)．

てんかんの予後を考える場合，病因の特定は極めて重要である．血液検査・髄液検査・画像・遺伝子検査などを可能な限り行い，病因を明らかにしたい(参照：p.69 画像，p.83 検体検査，p.90 遺伝子)．1989 国際てんかん分類[7]の病因・予後を示唆する特発性・症候性・良性という分類用語は，2017 年からの分類提案では用いず，構造性・素因(遺伝)性・感染性・代謝性・免疫性・不明という 6 つの病因分類で捉えるように推奨されている[6]．てんかんの病因が判明する症例は少ないが，岡山の調査では周産期障害(7.9%)，中枢神経系感染症(2.8%)，脳形成異常(2.0%)，染色体異常など(2.0%)が多いものとなっている[3]．

▸ *Column*　1989 国際てんかん分類の特発性・症候性

1989 国際てんかん分類では，てんかんを①基礎疾患が見当たらず遺伝性の素因が強いと考えられる特発性と，②中枢神経系に既知の障害あるいは推定される障害をもつ症候性に分類し，その中間的位置に③潜因性(症候性が疑われるがその確証がない分類)があった[7]．特発性てんかんには，単一遺伝子異常や多因子遺伝によるてんかんが多く含まれ，発作予後が良好という意味合いをもっていた．一方，症候性は脳の器質的な障害による病因を示唆し，予後が良くない可能性を意味していた．最近ではてんかんの病因となる多くの遺伝子変異がみつかり，遺伝子という病因のみで予後を規定することはできなくなっている．

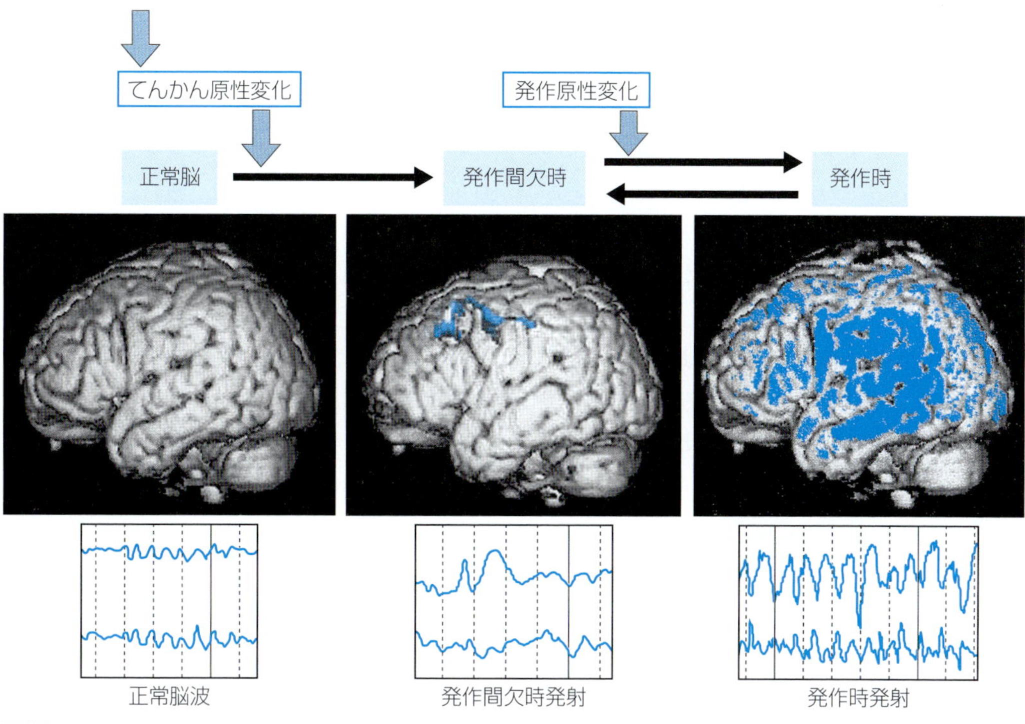

図2 病因とてんかん原性変化・発作原性変化

6 症状を発作時・発作間欠時・発作後に分けて理解する

てんかんには，①発作間欠時とよばれる脳波異常はあるがてんかん発作をきたしていない時期と，②発作時とよばれるてんかん発作が起こっている時期と，発作が終わった直後の③発作後とよばれる時期が存在することを理解し，患者の症状・検査所見などを判断していく必要がある（**図2**）．

発作間欠時にみられる臨床症状を発作間欠時症状とよび，脳の病因に基づく機能障害に関連する知的障害や，運動障害など，主に陰性神経症状が認められることが多い．発作間欠時発射は部分発作の焦点の部位を予想するのに用いられるが，複数の場所にみられたり，焦点とは異なる部位に出現したりすることがあり，注意が必要である．

発作時にみられる臨床症状を発作症状とよび，通常連続した発射からなる発作発射が脳波上に認められることで確認できる．発作症状･発作時脳波所見は，てんかん発作型分類の重要な情報である．

発作が終わった直後の“発作後”には，朦朧状態がみられたり，発作焦点を示唆するToddの麻痺とよばれる重要な症状がみられたりすることがあり，発作が終わっていても慎重に所見をとる必要がある．また，発作後に見当識障害や認知機能障害がみられ回復が悪い時には，無熱発作であっても，脳炎などによる急性症候性発作の鑑別を怠ってはならない[8]．

7 訴えとしての発作症状をどのように整理・理解するか

てんかん発作は，発作のはじまり方によって焦点起始発作と全般起始発作に分けられる[5]．焦点起始発作は一側の大脳半球の限局した部位の神経細胞集団から過剰な同期性の電気的興奮がはじまるもので，全般起始発作は両側の大脳半球から過剰な同期性の電気的興奮がはじまるものを指す．焦点起始発作は発作の始まる部位（発作焦点）によって発作症状が異なり，発作症状によって発作焦点を類推することができ，患者に自覚がある場合には，発作内容を詳しく聞き出すことが重要である．しかし，発作焦点が同一であっても，1回1回の発作ごとに患者および家族には症状が異なってみえることがある．これは多くの場合，てんかん発作の拡がり方の違いによるものと思われる．例えば，発作焦点のみに限局した場合には限局した部位の間代発作で終わるが，両側大脳半球に拡がると他側も間代発作となり，さらに拡がると両側強直間代発作になる．てんかん焦点は多くの症例では1つであり，保護者などが様々な発作症状を訴える時は，“拡がり”で理解できないか検討するとよい．

後頭葉起始の発作では，初期は視覚症状で発作がはじまっていたものが，経過とともに嘔気ではじまるように変化することがある．てんかん発作は，経過とともにダイナミックに変容しうることを理解し，患者の訴える発作症状を判断する必要がある．

8 併存症への気配りを忘れない

小児てんかん患児には，種々の脳機能併存症が起こり得る（表2）．精神発達遅滞の頻度は，岡山県の調査では小児てんかん患者の9.2%である[3]．広汎性発達障害の頻度は8～28%とされている[9]．てんかん小児に脳機能併存症が起こる要因については，①病因（基礎疾患），②頻回のてんかん発作，③薬物の影響の3つの因子が代表的なもので，症例ごとに3つの要因の責任割合は異なると筆者は考えている．

脳の機能障害から広汎性発達障害や学習障害が併存するようになってくると，元気に登校していても，いつの間にか友人・親子関係の問題が水面下で大きくなり，学童期に不登校になってしまうことがある（図3）．不登校は自信の形成障害などももたらし，最終的には成人期のひきこもり・うつ病・不安障害・アルコールなどの依存症のリスクを高めてしまう．小児科医として発作のみならず併存症にも目配りし，子どもの代弁者として保護者へのアドバイス，学校などの環境調整を怠ってはならない．

〔高橋幸利〕

表2 てんかんの脳機能併存症

1. 精神発達遅滞（知的障害・MR）（F70-79）
2. 心理的発達の障害（F80-89） ・会話言語の特異的発達障害 ・学習能力の特異的発達障害（LD） ・広汎性発達障害：自閉症・アスペルガー症候群，など ・その他
3. 小児期・青年期発症，行動・情緒の障害（F90-98） ・多動性障害：ADHDなど ・行為障害など

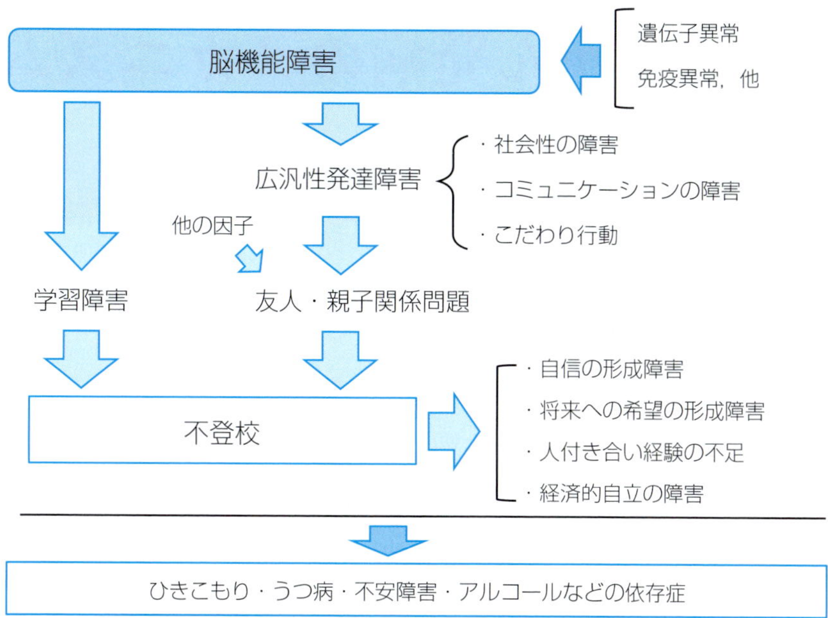

図3 併存脳機能障害から社会参加の障害へ

文　献

1) Fischer RS, et al.: Epileptic seizures and epilepsy: definitions proposed by the International League Against Epilepsy (ILAE) and the International Bureau for Epilepsy (IBE). *Epilepsia* 2005; **46** : 470-472.

2) Fischer RS, et al.: ILAE official report: a practical clinical definition of epilepsy. *Epilepsia* 2014; **55** : 475-482.

3) Oka E, et al.: Prevalence of childhood epilepsy and distribution of epileptic syndromes: a population-based survey in Okayama, Japan. *Epilepsia* 2006; **47** : 626-630.

4) Forsgren L, et al.: The epidemiology of epilepsy in Europe- a systemic review. *Eur J Neurol* 2005; **12** : 245-253.

5) Fisher RS, et al.: Operational classification of seizure types by the International League Against Epilepsy: Position Paper of the ILAE Commission for Classification and Terminology. *Epilepsia* 2017; **58** : 522-530.

6) Scheffer IE, et al.: ILAE classification of the epilepsies: Position paper of the ILAE Commission for Classification and Terminology. *Epilepsia* 2017; **58** : 512-521.

7) Proposal for revised classification of epilepsies and epileptic syndromes. Commission on Classification and Terminology of the International League Against Epilepsy. *Epilepsia* 1989; **30**: 389-399.

8) 高橋幸利，他：脳炎に伴うけいれん．兼本浩祐，他（編），精神化領域におけるけいれん・けいれん様運動．精神科臨床リュミエール14, 中山書店, 2009; 144-150.

9) Pellock JM : Understanding co-morbidities affecting children with epilepsy. *Neurology*. 2004; **62** (5 Suppl 2) : S17-23.

B てんかん発病のメカニズム

① はじめに

てんかんは多様な疾患群からなり，様々な病因で発病し，様々な発作症状を呈し，様々な予後をとる．しかし発病のメカニズムとしては，神経細胞・神経ネットワークの抑制系と興奮系のバランスの変化の結果として，興奮性が高まる共通性がある(図 1)[1]．この興奮性が高まりてんかんが発病する過程(メカニズム)を，てんかん原性変化とよぶ(参照:p.5 図 2)．てんかん原性変化が起こり，ある集団としてのニューロンの興奮性が形成され，一過性の興奮性電位変化が起こると，てんかん発作が起こる．この発作間欠期から発作時への変化をもたらす生物学的メカニズムを発作原性変化とよぶ．

② てんかん原性変化

種々の病因から，①神経細胞の興奮性獲得，②抑制系ニューロンの機能低下，③神経ネットワー

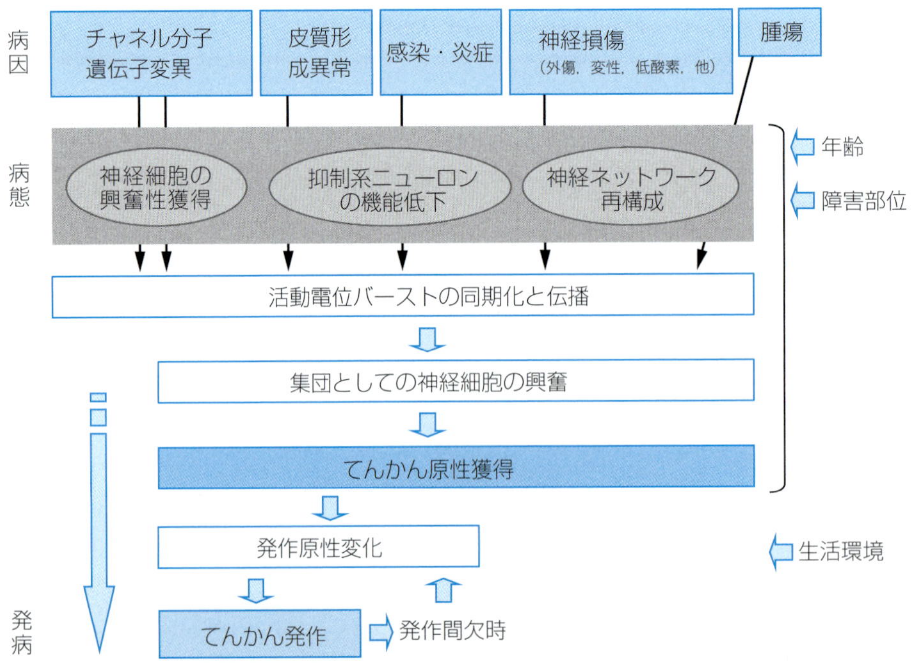

図1 てんかんの病因から発病へのプロセス
(高橋幸利，他：免疫とてんかん．稀少てんかん診療指標．診断と治療社，2017；23-27 を元に作成)

ク再構成などが起こり，抑制系と興奮系のバランス変化の結果としてニューロンの興奮性が高まり，てんかん原性を獲得することになる．病因が加わってからてんかん原性を獲得するまでに要する期間は日単位以上，通常月単位から年単位の長期の時間が必要と考えられているが，病因・症例ごとに異なり，急性脳炎のように早期にてんかんが発病することが多い疾患もあれば，有熱けいれん重積後の内側側頭葉てんかんのように数年以上要するてんかんもある．

てんかん原性獲得の分子メカニズムは，最初期遺伝子の活性化，神経系タンパクの翻訳後修飾などが起こり，イオンチャネルなどの特性変化がまず起こる(acute early changes)（図2）[2]．一般的に興奮性のシナプス伝達はグルタミン酸受容体(GluR)が担当し，抑制性のシナプス伝達はGABA受容体が担当していて，ニューロンでGluRによるシナプス伝達が翻訳後修飾などにより増加すると，興奮性を獲得することになる(参照：Column「グルタミン酸受容体」)．その後，神経細胞死や炎症カスケードが起動し(subacute changes)，神経新生，ネットワークの再構成などが起こる(chronic anatomical changes)．次に，ニューロンの活動電位バーストの焦点部位での同期化と，焦点部位からの伝播が可能となり，集団としての神経細胞の興奮が起こるようになると，てんかん原性獲得となり，てんかん発作が起こるようになる(図2)[1]．

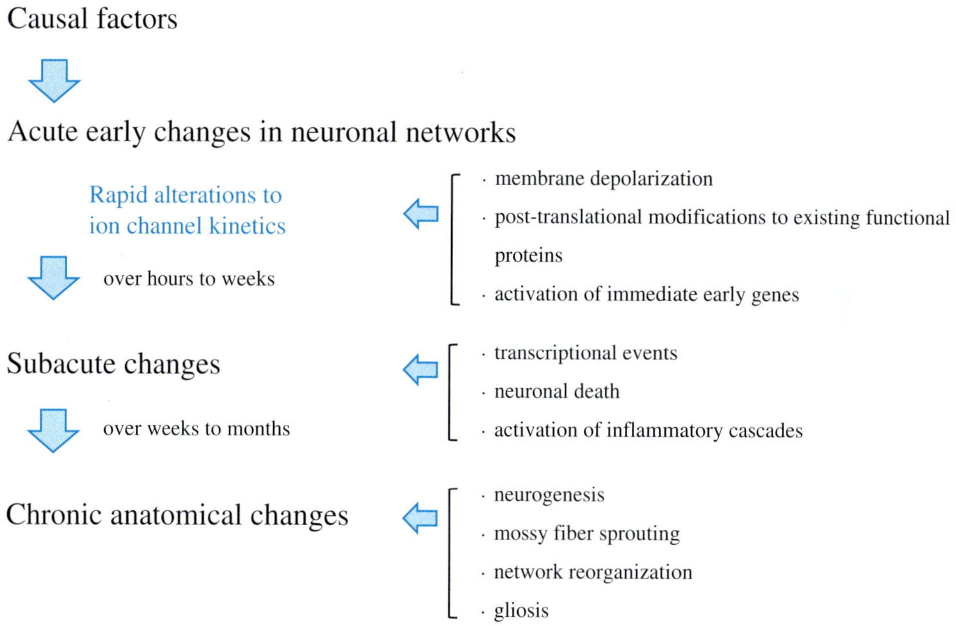

Causal factors

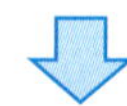

Acute early changes in neuronal networks

Rapid alterations to ion channel kinetics

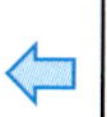

- membrane depolarization
- post-translational modifications to existing functional proteins
- activation of immediate early genes

over hours to weeks

Subacute changes

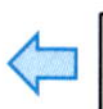

- transcriptional events
- neuronal death
- activation of inflammatory cascades

over weeks to months

Chronic anatomical changes

- neurogenesis
- mossy fiber sprouting
- network reorganization
- gliosis

図2 てんかんの病因から発病への分子メカニズム
(Rakhade SN, et al.: Epileptogenesis in the immature brain: emerging mechanisms. *Nat Rev Neurol* 2009；**5**: 380-391を元に作成)

Column グルタミン酸受容体

グルタミン酸受容体(GluR)は神経伝達物質であるグルタミン酸の受容体で，イオンチャネル型と代謝型が存在する[3,4]．イオンチャネル型GluRは薬理学的にNMDA型・non NMDA型(AMPA型・カイニン酸型＝KA型)，オーファンに分類される．GluRは中枢神経系の速い興奮性の伝達を担っている．

a. acute early changes

AMPA/KA 型 GluR，NMDA 型 GluR などに特性変化が起こると，ニューロンの突発性脱分極シフトする時間が長くなり，活動電位が頻回に発生するようになり，発作間欠期発射を脳波上に認めるようになる(**図 3**)[5]．皮質形成異常は小児期発病の難治てんかんの原因として重要で，その診断は MRI によることが多い(**図 4-A**)．皮質形成異常動物モデルにおいては，NMDA 型 GluR のサブユニットの内の GluN2B(NR2B)の発現が増加することが報告されている[7]．てんかん外科症例の皮質形成異常部位の解析では，GluN2B と GluN1 サブユニットからなる NMDA 型 GluR 複合体が PSD-95 と会合増加していることがわかっている(**図 4-B**)[8]．皮質形成異常における GluN2B の発現量増加が，NMDA 型 GluR によるシナプス電流増加をもたらし脱分極が長く続き，活動電位の増加をきたしている可能性がある．皮質形成異常については，KCC2 チャネル発現の低下(**図 4-D**)[9]の報告もあり，NMDA 型 GluR 以外の分子もてんかん原性に関与している．

b. subacute changes

神経細胞死や炎症が関与する時期である．たとえば，皮質形成異常については IL-1β 陽性形成異常細胞の増加(**図 4-C**)[10]の報告があり，免疫炎症機序がてんかん原性に関与している(参照：Column「免疫とてんかん」)．

c. chronic anatomical changes

成人の難治てんかんの代表格である内側側頭葉てんかんは海馬ニューロンの脱落とグリアの増殖を特徴とする．そのてんかん原性獲得過程にはシナプス再構成，GABA 作動性介在ニューロンの機能低下，GluR の発現量変化など(参照：Column「海馬硬化の AMPA 型 GluR および NMDA 型

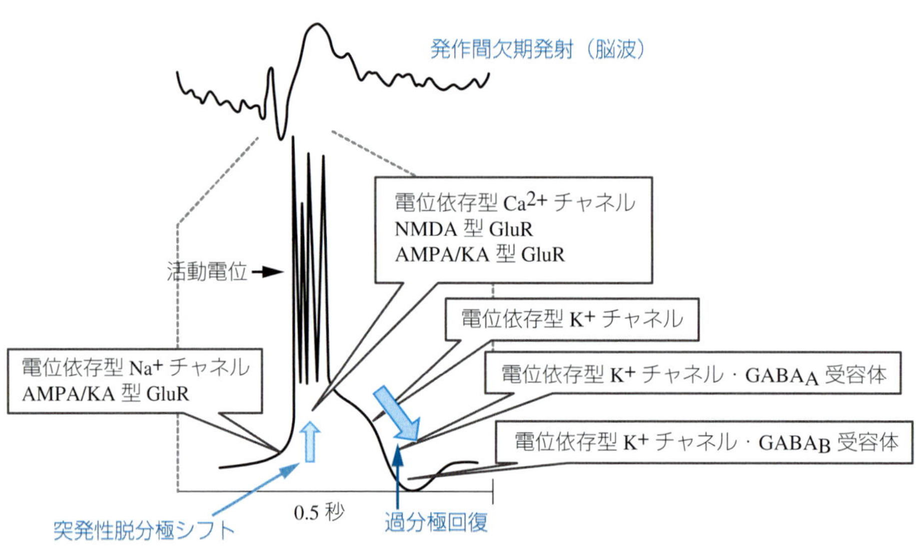

図3 ニューロンの突発性脱分極シフト，活動電位と過分極回復のメカニズム

活動電位は電位依存型 Na^+チャネルあるいは AMPA/KA 型 GluR の開口からはじまり，AMPA 型 GluR や NMDA 型 GluR のシナプス電流と電位依存性 Ca^{2+}電流で脱分極が維持される．突発性脱分極シフト後の過分極は，$GABA_A$ 受容体の Cl^-電流と $GABA_B$ 受容体の K^+電流でもたらされるシナプス電流と，電位依存性 K^+電流や Ca^{2+}依存性 K^+電流などの内因性膜電流でもたらされる．

(Armijo JA, et al.: Ion channels and epilepsy. *Curr Pharm Des* 2005; **11**: 1975-2003 を元に作成)

GluR の mRNA 発現量」)，神経ネットワークの変化による興奮性の獲得が関与しているとされている(**図5**)[12, 13]．重積発作後に CA3 の錐体細胞・苔状細胞は細胞死に陥り，苔状線維は歯状回顆粒細胞の樹状突起に神経連絡をするようになり(mossy fiber sprouting)，シナプスの再構成が起こり，興奮性ループができることになる．苔状細胞からの連絡がなくなったバスケット細胞の機能低下が起こり，抑制系の GABA 作動性介在ニューロンの機能低下につながる．

Column 免疫とてんかん

自然免疫(サイトカイン，補体など)や獲得免疫(抗体，細胞傷害性Ｔ細胞など)が，てんかん原性変化や発作原性変化に関与する可能性があり，難治てんかん症例では免疫マーカーを検索し，治療戦略の中に免疫修飾治療を含めて検討する[11]．

A. ヒト皮質形成異常の MRI 所見

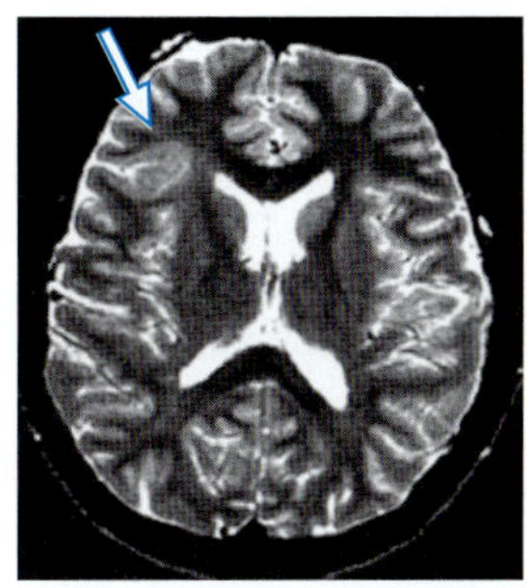

B. ヒト皮質形成異常の NMDAR 発現変化

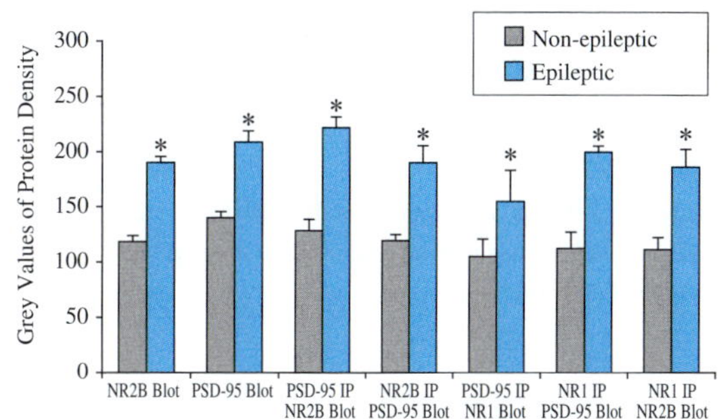

C. ヒト皮質形成異常の IL-1β 陽性細胞

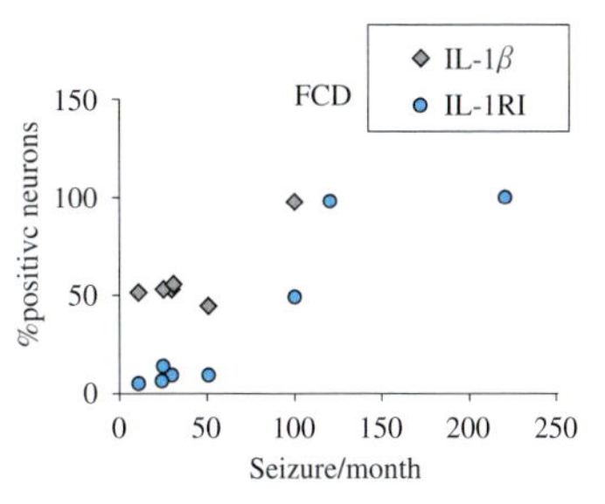

D. ヒト皮質形成異常の KCC2 チャネル発現

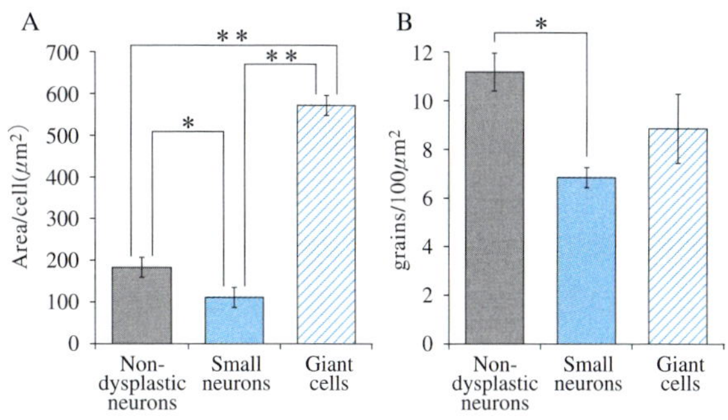

図4 皮質形成異常とてんかん原性変化

A：T2 強調画像で右前頭部に皮質が肥厚した部分を認め，術後の組織診断で皮質形成異常と診断された．

B：てんかん外科症例の皮質形成異常部位の解析では，GluN2B と GluN1 サブユニットからなる NMDA 型 GluR 複合体が PSD-95 と会合増加していることがわかっている．GluN2B の興奮性獲得＝てんかん原性獲得における役割が推定される．

C：月あたりのてんかん発作頻度と皮質形成異常組織の IL-1β 陽性細胞および IL-1 receptor type 1(R1)陽性細胞数は有意な正の相関関係がある．

D：KCC2 の mRNA 量は皮質形成異常を構成する small neuron で有意に低下．

(Ying Z, et al.: Increased numbers of coassembled PSD-95 to NMDA-receptor subunits NR2B and NR1 in human epileptic cortical dysplasia. *Epilepsia* 2004; **45**: 314–321., Shimizu-Okabe C, et al.: KCC2 was downregulated in small neurons localized in epileptogenic human focal cortical dysplasia. *Epilepsy Res* 2011, **93**: 177-184., Vezzani A, et al.: Glia as a source of cytokines: Implications for neuronal excitability and survival. *Epilepsia* 2008; **49** (Suppl 2) : 24–32を元に作成)

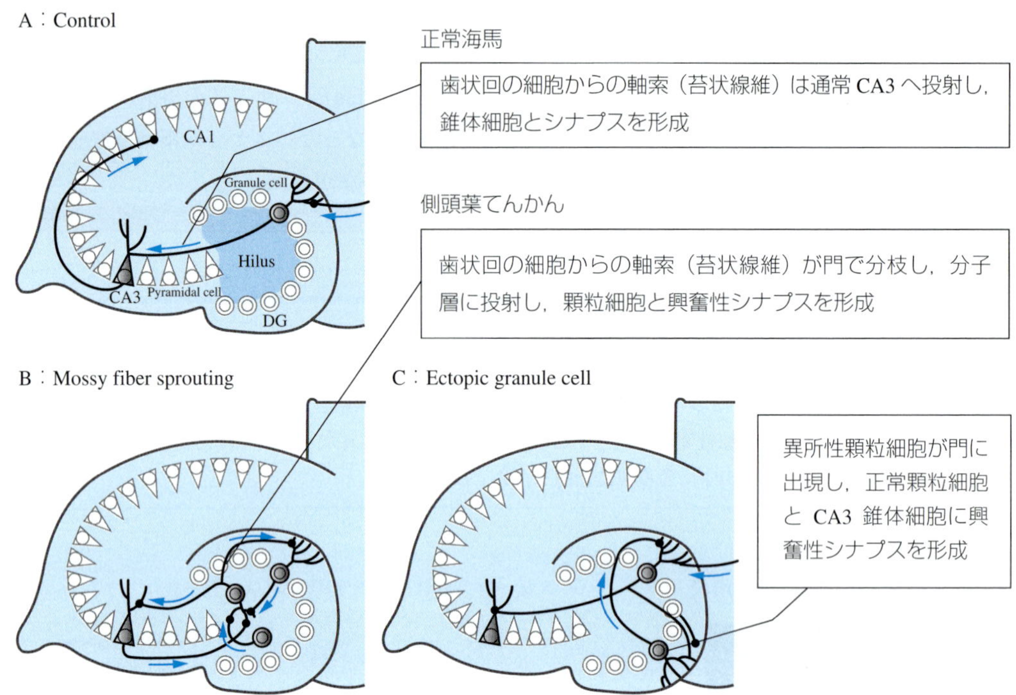

図5　内側側頭葉てんかんのネットワーク再構成
granule cell(顆粒細胞)，pyramidal cell(錐体細胞)，hilus(門)，DG(歯状回).
(Koyama R: Cellular and molecular mechanisms underlying aberrant network reorganization in the epileptic brain. *Yakugaku Zasshi* 2014; **134**: 1171-1177を元に作成)

③ 発作原性変化

皮質形成異常に伴うてんかん発作では発作5秒前くらいから細胞外K^+イオン濃度が突発的に4.5 mM程度に上昇することに対応して発作間欠期発射が増加し，細胞外K^+濃度が6.4 mMを超えると発作発射が誘発されることがわかっている(図6-A)[14].

内側側頭葉てんかんでは増殖したグリアのグルタミン合成酵素が低下しているため，グルタミン酸-グルタミンサイクルがうまく働かず，グリア内にグルタミン酸が蓄積する．その放出に伴って，内側側頭葉てんかんでは，発作がはじまる3分前くらいから細胞外グルタミン酸濃度が6倍に増加することが知られている(図6-B)[15]．この過剰なグルタミン酸は海馬の興奮性に寄与し，発作を起こすメカニズムとなっているものと推測される.

シナプス間隙のK^+イオンや，グルタミン酸の濃度はアストロサイトなどが緩衝調節している(図7)[16]．K^+はinwardly rectifying K^+ channels(Kir4.1)によりアストロサイトに吸収され，その後ギャップ結合(gap junction)を経て他のアストロサイトに輸送され，最終的にはKir4.1などにより血管に吸収されていく．グルタミン酸はグルタミン酸トランスポーターによりアストロサイトに吸収される．緩衝機能が低下していると，K^+イオンや，グルタミン酸の上昇がシナプス間隙で起こりやすくなり，発作が起こりやすくなると筆者は考えている.

現在のてんかん治療は発作原性メカニズムをターゲットとしているが，てんかん原性メカニズムをターゲットとしたてんかん発病予防が研究されていて，期待される領域である.

A. 発作原性変化：K+イオン（皮質形成異常）

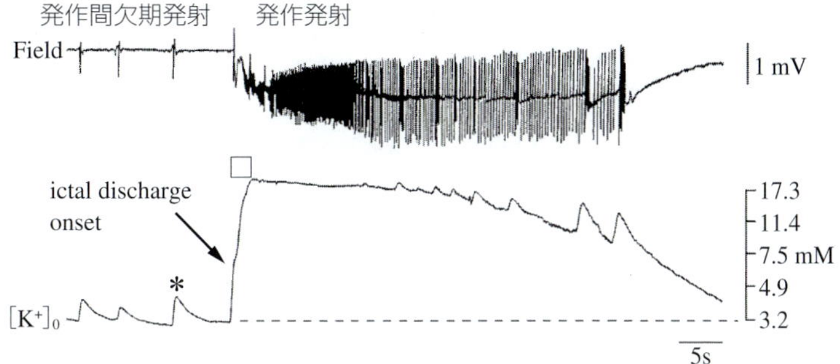

B. 発作原性変化：グルタミン酸

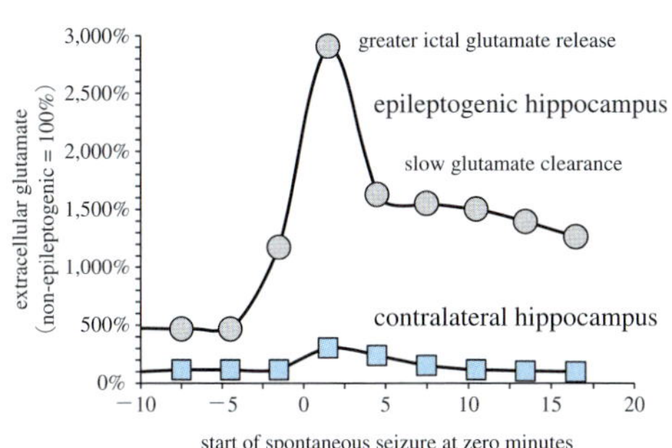

図6　発作原性変化

（D'Antuono M, et al.: GABA$_A$ receptor-dependent synchronization leads to ictogenesis in the human dysplastic cortex. *Brain* 2004; **127**: 1626-1640., Kandel ER et al.: Principle of Neural Science. 4th ed., McGraw-Hill, Health Professions Division, 2000; 910-935を元に作成）

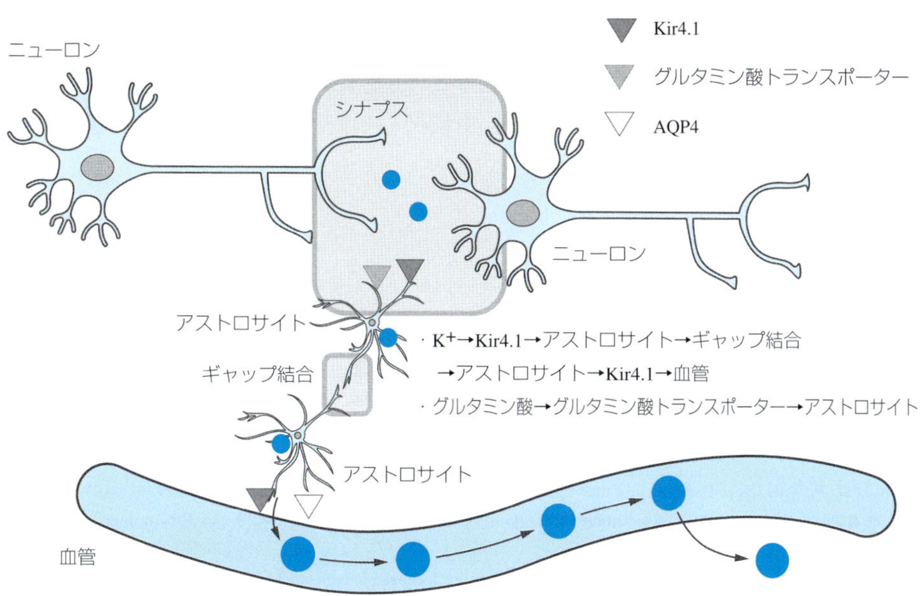

図7　シナプス間隙の K+，グルタミン酸の緩衝調整

Kir4.1：inwardly rectifying K+ channels，AQP4：water channel aquaporin 4.

（Kovács R, et al.: Mechanisms underlying blood–brain barrier dysfunction in brain pathology and epileptogenesis: Role of astroglia. *Epilepsia* 2012; **53**（Suppl 6）: 53–59を元に作成）

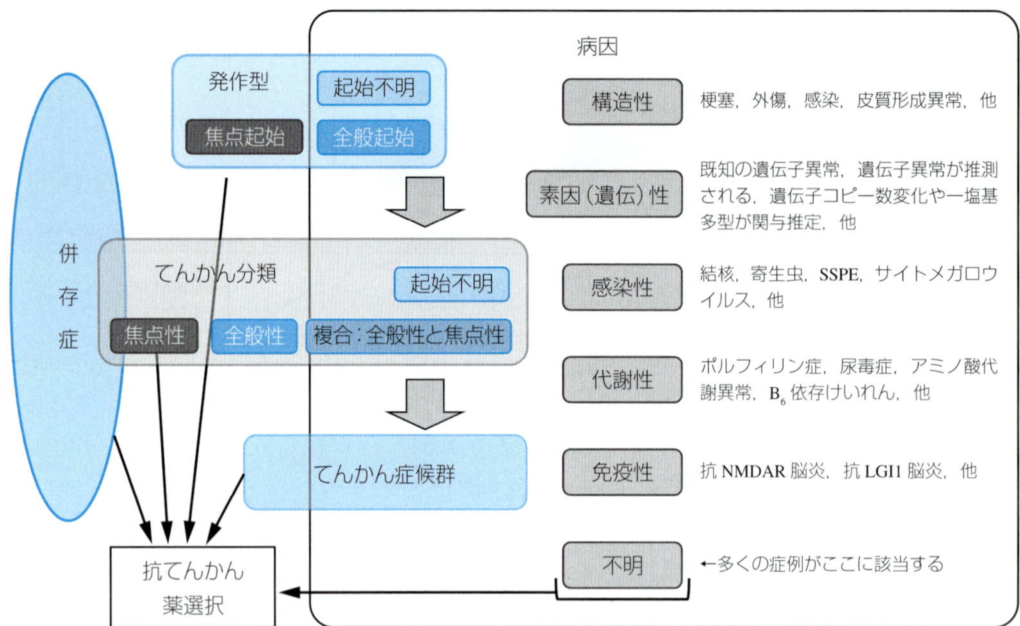

図8 てんかん患者の診断・治療のフレームワーク

（Fisher RS, et al.: Operational classification of seizure types by the International League Against Epilepsy: Position Paper of the ILAE Commission for Classification and Terminology. *Epilepsia* 2017; **58**: 522-530., Scheffer IE, et al.: ILAE classification of the epilepsies: Position paper of the ILAE Commission for Classification and Terminology. *Epilepsia* 2017; **58**: 512-521を元に筆者翻訳，改変）

4 病 因

2017年からの国際分類（提案）では，構造性・素因（遺伝）性・感染性・代謝性・免疫性・不明という6つの病因分類で捉えるように推奨されている（図8）[17,18]．てんかんの病因が判明する症例は少なく，多くは不明に分類されることになる．岡山の調査では，周産期障害（7.9%），中枢神経系感染症（2.8%），脳形成異常（2.0%），染色体異常など（2.0%）が多いものとなっている[19]．世界的にみると，感染性のてんかんは高収入国の3.8%，中低収入国の5.3%を占めており，衛生・経済状況が病因の構成に影響している[20]．

〔高橋幸利〕

文 献

1）高橋幸利，他：免疫とてんかん．In. 稀少てんかん診療指標（日本てんかん学会編集）．診断と治療社，2017；23-27.

2）Rakhade SN, et al.: Epileptogenesis in the immature brain: emerging mechanisms. *Nat Rev Neurol* 2009；**5**: 380-391.

3）森　寿：グルタミン酸受容体チャンネルの構造と機能．生化学 2005; **77**: 619-629.

4）Groc L, et al.: NMDA receptor surface mobility depends on NR2A-2B subunits. *Proc Natl Acad Sci USA* 2006; **103**: 18769-18774.

5）Armijo JA, et al.: Ion channels and epilepsy. *Curr Pharm Des* 2005; **11**: 1975-2003.

6）D'Antuono M, et al.: $GABA_A$ receptor-dependent synchronization leads to ictogenesis in the human dysplastic cortex. *Brain* 2004; **127**: 1626-1640.

7）Takase K, et al.: Prenatal freeze lesioning produces epileptogenic focal cortical dysplasia. *Epilepsia* 2008; **49**: 997–1010.

8）Ying Z, et al.: Increased numbers of coassembled PSD-95 to NMDA-receptor subunits NR2B and NR1 in human epileptic cortical dysplasia. *Epilepsia* 2004; **45**: 314–321.

9）Shimizu-Okabe C, et al.: KCC2 was downregulated in small neurons localized in epileptogenic human focal cortical dysplasia. *Epilepsy Res* 2011; **93**: 177-184.

10）Vezzani A, et al.: Glia as a source of cytokines: Implications for neuronal excitability and survival. *Epilepsia* 2008; **49**（Suppl 2）: 24–32.

11）高橋幸利：てんかんを分かり易く理解するための神経科学 6：免疫．てんかん研究2016；**33**：683-687.

12）柿田明美：てんかん焦点の病理．In. 難治性てんかんの外科治療（大槻泰介，他編）．診断と治療社，2007；9-13.

13）Koyama R: Cellular and molecular mechanisms underlying aberrant network reorganization in the epileptic brain. *Yakugaku Zasshi* 2014;

134: 1171-1177.
14) D'Antuono M, et al.: $GABA_A$ receptor-dependent synchronization leads to ictogenesis in the human dysplastic cortex. *Brain* 2004; **127**: 1626-1640.
15) Kandel ER et al.: Principle of Neural Science. 4th ed., McGraw-Hill, Health Professions Division, 2000; 910-935.
16) Kovács R, et al.: Mechanisms underlying blood–brain barrier dysfunction in brain pathology and epileptogenesis: Role of astroglia. *Epilepsia* 2012; **53**(Suppl 6) : 53–59.
17) Fisher RS, et al.: Operational classification of seizure types by the International League Against Epilepsy: Position Paper of the ILAE Commission for Classification and Terminology. *Epilepsia* 2017; **58**: 522-530.
18) Scheffer IE, et al.: ILAE classification of the epilepsies: Position paper of the ILAE Commission for Classification and Terminology. *Epilepsia* 2017; **58**: 512-521.
19) Oka E, et al.: Prevalence of childhood epilepsy and distribution of epileptic syndromes: a population-based survey in Okayama, Japan. *Epilepsia* 2006; **47**: 626-630.
20) Thurman DJ, et al.: The primary prevention of epilepsy: A report of the Prevention Task Force of the International League Against Epilepsy. *Epilepsia* 2018; **59**: 905-914.

Column 海馬硬化のAMPA型GluRおよびNMDA型GluRのmRNA発現量

腫瘍性の側頭葉てんかんおよび海馬硬化による側頭葉てんかん組織での各GluRのmRNA発現量を，ニューロンの分布で補正し，非てんかん剖検症例を100として示す[13]．海馬硬化による内側側頭葉てんかん症例では，歯状回顆粒細胞のGluR1およびNMDAR2のmRNA発現量が最も増加していて，相対的にGluR2の発現が低下している．

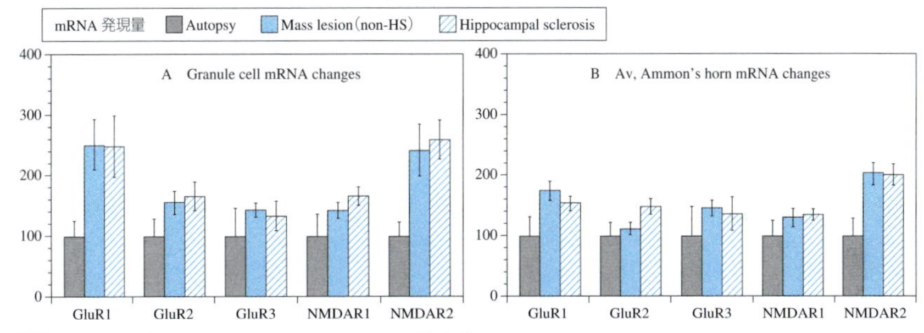

図 内側側頭葉てんかんのてんかん原性変化
A：歯状回顆粒細胞のAMPA型GluRおよびNMDA型GluRのmRNA発現量
B：アンモン角のAMPA型GluRおよびNMDA型GluRのmRNA発現量

Column *SCN1A*遺伝子変異とNa電流特性変化

*SCN1A*ナンセンス変異とG177E, I227S, R393H, H939Q, C959R, G979R, delF1289, T1709Iなどのミスセンス変異ではloss of functionとなり，Naは流入しない．T808S, V983A, N1011I, V1611F, P1632S, F1808LではNaは流入するが，野生型(WT)に比べてV983A, N1011I, F1808LではNa電流密度が低下，T808Sでは増加，V1611F, P1632Sでは同等の値となり，同じ疾患のミスセンス変異であってもチャネル特性変化は様々である．

C てんかんの診断から治療への流れ

1 診断から治療の流れのポイント

- 救急対応が必要な重積発作の場合には，まず発作を止めることを優先し，その後に鑑別診断を開始する(図 1).
- 単発発作後あるいは重積発作が止痙した後に，発作症状・現症・血液検査・髄液検査・脳波検査・

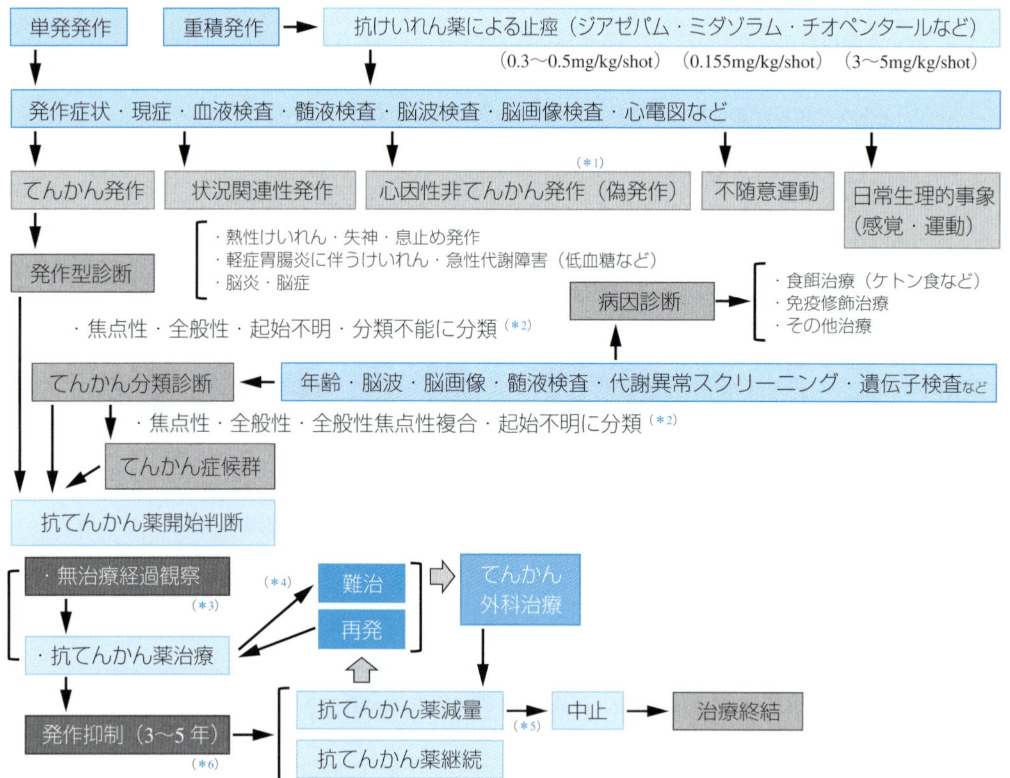

図1 てんかんの診断から治療のプロセス

＊1 心因性非てんかん発作の診断は，発作時の対光反射，長時間ビデオ脳波同時記録やプロラクチンなどを参考に行う.

＊2 ILAE classification of the epilepsies: Position paper of the ILAE Commission for Classification and Terminology. *Epilepsia* 2017; **58**: 512-521.

＊3 無治療経過観察中に再発があれば，抗てんかん薬開始を検討する.

＊4 2〜3 種類の抗てんかん薬で 1〜2 年治療しても発作コントロールできなければ，難治てんかんを疑い，てんかん外科治療を検討する.

＊5 自己終息性の素因性てんかんであっても，脳波をみながら，数年かけて減量するのがよいと考える.

＊6 自覚のないあるいは運動障害を伴う発作が 2 年以上ない場合は，その他の条件も満たせば運転免許が取得できる.

脳画像検査などから，状況関連性発作，心因性非てんかん発作，不随意運動，日常の生理的な事象などのてんかん発作以外の症状を鑑別するのが診断の第1ステップである(参照：p.36 ～ 49).

- てんかん発作以外の症状がある程度否定され，てんかん発作の診断に至った場合には，患児あるいは家族のもつ発作に関する情報を，発作間欠時・発作時・発作後の症状・所見に整理して聞き出し，発作型診断を行い，焦点起始・全般起始・起始不明・分類不能に分類する(図2)[1].
- 発作型が決まれば，年齢・脳波・画像などの臨床情報を考慮して，てんかん診断を行い，焦点性・全般性・複合(先般性＋焦点性)・起始不明に分類し，既知のてんかん症候群に合致するかどうかを検討する(図3)[2].
- てんかん診断(てんかん症候群)が決まると，治療を開始するべきてんかんか，あるいは治療開始保留可能なてんかんかを判断した後，治療開始について患児あるいは保護者から同意が得られた場合に，抗てんかん薬の選択となる(図1).
- てんかん発作型・てんかん分類診断(てんかん症候群)に基づいて抗てんかん薬などの治療を選択し，3 ～ 5年程度の発作抑制が得られたときには，てんかん診断・発作間欠時脳波・患児(家族)の意向なども参考にして，抗てんかん薬の減量を検討する．発作が長く抑制されていても，てんかん診断あるいは患児の社会状況によっては，抗てんかん薬を継続することもある.
- 種々の抗てんかん薬で発作が抑制できない焦点性てんかん症例などでは，てんかん外科治療の適応を検討する.
- 自然経過あるいはてんかん外科治療で発作抑制し，抗てんかん薬が減量中止できた場合は，治療終結とよぶ.

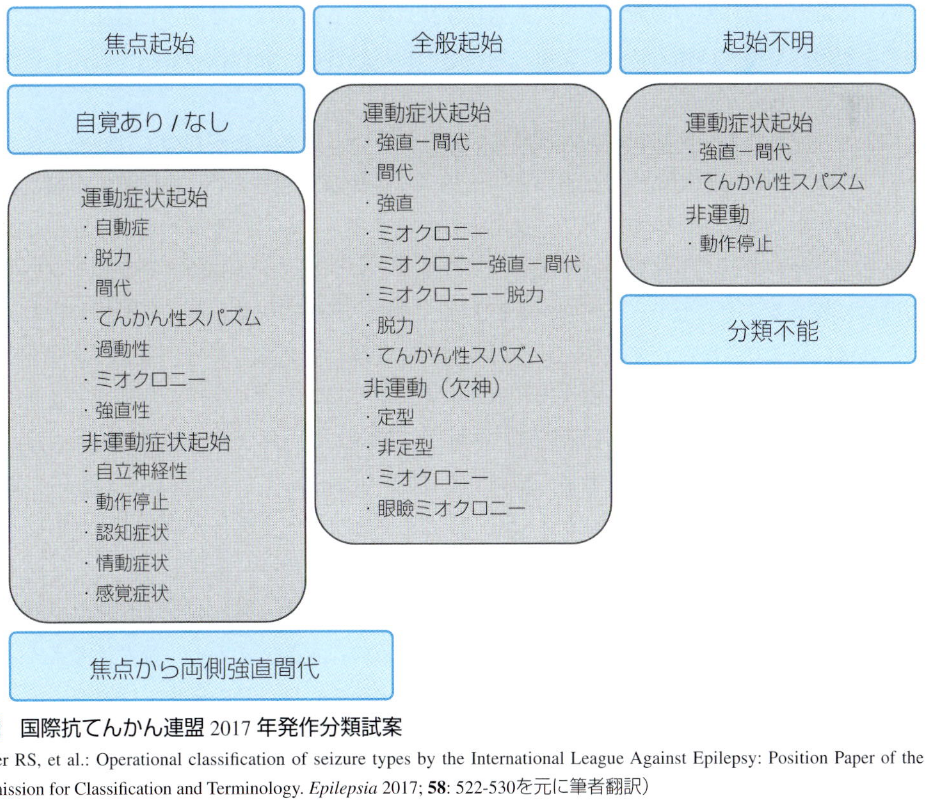

図2 国際抗てんかん連盟2017年発作分類試案

(Fisher RS, et al.: Operational classification of seizure types by the International League Against Epilepsy: Position Paper of the ILAE Commission for Classification and Terminology. *Epilepsia* 2017; **58**: 522-530を元に筆者翻訳)

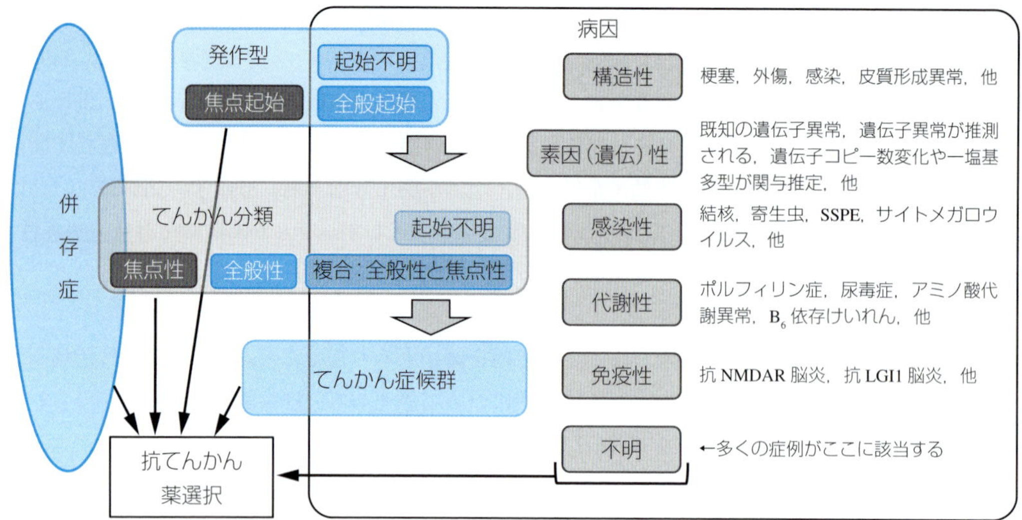

図3 てんかん分類・症候群の診断

（Fisher RS, et al.: Operational classification of seizure types by the International League Against Epilepsy: Position Paper of the ILAE Commission for Classification and Terminology. *Epilepsia* 2017; **58**: 522-530., Scheffer IE, et al.: ILAE classification of the epilepsies: Position paper of the ILAE Commission for Classification and Terminology. *Epilepsia* 2017; **58**: 512-521を元に筆者翻訳，改変）

② 発作型診断のポイント

a. 患者・家族からの情報の重要性

てんかん発作は予期せず発作性に起こるので，診察時には観察できないことがほとんどである．そのため，てんかん発作型の診断に不可欠な発作症状に関する情報は，患児の自覚症状の記憶および保護者などの観察情報に頼ることになる．発作時の症状以外に，発作後の症状・所見も発作型の診断に欠かせない場合がある．

問診による初発発作の発作症状の把握は難しいことが多い．患者家族が初めてけいれん性の発作をみたときには“子どもが死ぬのではないか”と思い，発作がおさまると“知的障害が起こるのでは？”，“将来仕事に就けないのでは？”，“遺伝するのでは？”といった不安が現れ，詳細な記憶が残っていないことが多い．不安を抱えて医療機関を受診し，少ない医学知識と渦巻く不安の中で，医師の問診に答えることになり，“ひきつけました”，“発作が起こりました”，“倒れていました”といった表現に留まり，医師がてんかん発作の多様性を理解して問診しても，発作型診断を下すことが難しいことが多い．しかし，発作を繰り返す中で，医師がてんかん発作の多様性・各発作の臨床特徴をよく理解したうえで，“上手な問診”をすることにより，患者家族から発作型の診断につながる重要な情報を引き出せることもよく経験する（参照：Column「上手な問診」）（**表1**）．保護者は“けいれんが起こった”としか述べなくても，子ども本人に聞くと発作がはじまる直前に，あるいは以前から“左目がみえなくなる”などの症状があったことを鮮明に記憶していることがあり，後頭葉由来の発作と推定することが可能である．患者家族から上手く発作の様子を聞き出せるかどうかが，脳波の判読力以上にてんかんの多様性を打破するのに重要であると，筆者は考えている．最近では家庭用ビデオ・スマホビデオなども普及しており，2回目以降の発作では家族に伝えておくことにより，映像に基づく診断も可能となることがある（参照：Column「発作ビデオ」）．

表1　発作症状から発作型を決めるための観察注意点

1. 発作のはじまりの症状は何か
2. 発作のはじまりを本人が自覚しているか
3. 発作中に意識は保たれているか
4. けいれんは左右・上下肢どこからはじまるか
5. 頭や眼球はどちらの方向に寄っているか
6. 発作後に，運動麻痺・失語がないか
7. どんなときに起こりやすいか

正確な発作症状の把握 ➡ 正確な発作型 ➡ 正しい治療

▶ *Column* 上手な問診

ある年齢以上の患児には，「発作になりそうになるのがわかることある？」と聞くとよい．患児からは，①「目がぼやけることでわかる」，②「右手のしびれでわかる」，③「こみあげるようないやな気分でわかる」，④「口では言い表せないがわかる」，⑤「なんとなくわかる」といった答えが返ってくる．①～③のように明らかなてんかん焦点を示唆する焦点起始発作症状もあれば，⑤のように漠然としたもので発作焦点は推定できないものもある．しかし，いずれにしてもこれらの自覚がある発作症状が存在するときは，全般起始発作ではなく焦点起始発作である(図2)．また，「困っていることない？」と聞くと，「夜に目が覚めてしまう」，「時々吐き気がある」といった，保護者も気づいていない夜間の発作の存在や，内側側頭葉てんかんの軽い焦点起始発作の存在がわかることがある．

家族には，「お母さんが“発作がはじまる！”と最初に気づく症状は何ですか？」と聞くとよい．通常の問診で，「どんな発作症状ですか」と聞いても「全身のけいれんです」としか話してくれなかった家族が，①「母のところに駆け寄ってくるのでわかる」，②「眼球が右へ寄ることでわかる」といった答えをしてくれることがある．①の場合は，自覚のある焦点起始発作で発作がはじまっていることを示唆する．②の場合には，左半球由来の部分発作であることを示唆する．また，要領を得ない保護者には，「ジェスチャーで子どもさんの発作のまねをしてください」というと，案外重要な発作起始時の症候を見出すことができることがある．

b. 国際抗てんかん連盟の発作型分類の変更

2017年の分類からは，West症候群などでみられるてんかん性スパズムは焦点起始性にも全般起始性にも起始不明にも分類できるので，症状が似ていても焦点が異なることがあることを考えて分類することになる[1]．ミオクロニー発作や脱力発作も同様で，1991年分類では全般発作であったが，2017年分類では焦点起始性にも全般起始性にも起こり得るという概念となり，発作時脳波や微妙な症状の側方性をみて分類する．

③ てんかん診断のポイント

a. てんかん分類の原則

てんかん発作型の診断から国際抗てんかん連盟のてんかん分類診断へ導く際には，基本的には全般起始発作の症例は全般性てんかんに，焦点起始発作の症例は焦点性てんかんとなり，焦点性発作と全般性発作の両方を有する症例は，全般性と焦点性複合(合併)てんかんとなり，起始不明の発作

Column 発作ビデオ

アメリカてんかん協会のYouTubeが，発作症状の理解の参考になる．

・発作の理解，発作ビデオ解説：https://www.youtube.com/watch?v=Qu7Xaii02b0

の症例は起始不明てんかんとなる(図3)．この4つの大きなてんかん分類の中で，年齢･脳波所見･画像所見・経過などを参考に，既知のてんかん症候群に合致するかを次に検討する．焦点性てんかんでは中心側頭部に棘波を有する小児てんかんなど，全般性てんかんでは小児欠神てんかんなど，全般性と焦点性複合てんかんではDravet症候群などが，ある程度確立できたてんかん症候群と考えられる(参照：p.31)．今後国際抗てんかん連盟から確定された症候群が詳述されるものと思われる．

b. てんかん分類の変更

従来の国際抗てんかん連盟の分類では発作型・原因・MRI画像所見などから，予後良好で素因性の病因が推定される特発性と，器質病変が推定され薬剤抵抗性になるリスクがある症候性などを分類していた[3]．2017年分類からは，特発性・症候性の分類は使わないことになり，病因に関する分類は，構造性，素因性(遺伝性)，感染性，代謝性，免疫性，不明の6つに分類し，てんかん分類とは別建てで行うことになった(図3)[2]．多くの症例は不明に含まれると考えられている．

4 治療開始の判断

熱などに誘発されていない自生性のてんかん発作が初めて起こった時点では，てんかんの定義が反復性の発作であることから，てんかんとは診断できず治療開始すべきか否か判断を迷うことがある．今後の再発リスクの推定をもとに，治療を開始するか保留するかの判断を行うことが推奨されている(図4)[4]．自然終息が期待できるてんかん症候群の可能性が高い場合には，初回発作では治療を開始せず，再発の可能性が高いてんかん分類の場合，危険な重積発作が再発する可能性があるような場合には，初回発作でも治療を開始する．

5 抗てんかん薬治療

てんかん発作あるいはてんかん分類診断に基づいて第一選択薬を開始し，血中濃度を参考に発作が抑制されるまで徐々に増量する(表2)[5](参照：p.97)．発作抑制の判断あるいは薬剤有効性の評価は，各患者の発作頻度に基づいて判断する必要がある．たとえば年に2回程度の発作頻度の患者は，抗てんかん薬を1ステップ増量して，1年くらい発作がなければ有効かと考えるが，日単位の発作頻度の患者は増量後数日間発作がなければ有効と考えることができる．各薬剤の濃度が有効域に達していなくても，発作が抑制できていればそれ以上増量する必要はない．

第一選択薬で抑制できないときは，第二選択薬に変更する．さらに抑制できない場合には，第三選択薬あるいは2種類の抗てんかん薬による多剤治療を検討することになる．多剤治療では，抗てんかん薬の相互作用に注意する必要がある(参照：Column「抗てんかん薬の相互作用」)．

初発自生性てんかん発作

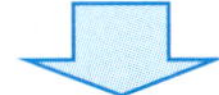

- 特発性てんかんの全般性強直間代発作
- 以前に，脳炎などによる急性症候性発作がない
- 脳波に棘波がない
- 同胞にてんかんがいない
- てんかん重積発作ではない
- Todd の麻痺がない
- 良性小児てんかんである

- 過去の症候性の原因に伴う発作である
- 部分発作である
- 以前に，脳炎などによる急性症候性発作がある
- 脳波に棘波がある
- 同胞にてんかんがいる
- てんかん重積発作である
- Todd の麻痺がある
- 睡眠中の発作である

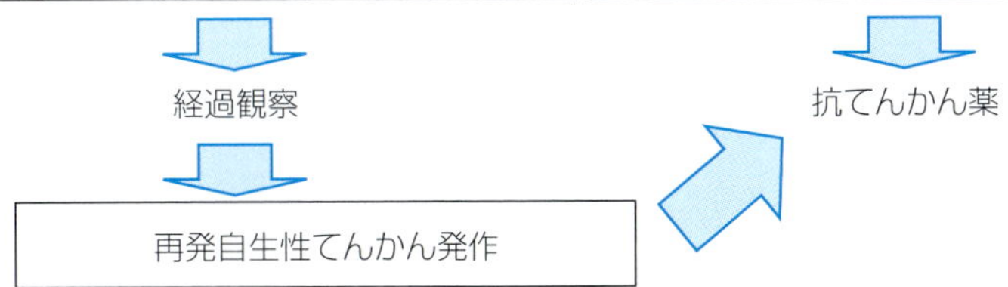

図4　初回発作時の抗てんかん薬開始判断

（Bourgeois BF: Antiepileptic drugs in pediatric practice. *Epilepsia* 1995; **36**（Suppl 2）: S34-S45を元に筆者翻訳）

表2　発作型による抗てんかん薬の選択例

発作型		第一選択薬	第二選択薬	付加薬
焦点起始発作		CBZ or LTG	LEV, OXC, VPA	CLB, PER, TPM, ZNS, LCM
全般起始	強直-間代発作	VPA, LTG* (*VPA が使えないとき)	CBZ, OXC	PB, CLB, LEV, or TPM
	欠神発作	ESM or VPA	LTG	ESM, VPA, LTG を組み合わせて使用
	ミオクロニー発作	VPA	CZP, CLB	LEV, TPM, ZNS, or Piracetam
	強直発作 脱力発作	VPA	LTG	RFN, TPM
てんかん性スパズム		• 結節性硬化症：VGB • 結節性硬化症以外：ビタミン B_6, VPA, ACTH	• 結節性硬化症：ビタミン B_6, VPA • 結節性硬化症以外：VGB, LTG, ZNS	TPM, ST, NZP

CBZ：カルバマゼピン，CLB：クロバザム，CZP：クロナゼパム，DZP：ジアゼパム，ESM：エトスクシミド，LCM：ラコサミド，LEV：レベチラセタム，LTG：ラモトリギン，OXC：オクスカルバゼピン，PB：フェノバルビタール，PER：ペランパネル，PHT：フェニトイン，PRM：プリミドン，RFN：ルフィナミド，ST：スルチアム，TPM：トピラマート，ZNS：ゾニサミド，VGB：ビガバトリン，VPA：バルプロ酸ナトリウム，OXC は 2018 年現在日本で未発売．

〔NICE（National Institute for Clinical Excellence）2012ガイドラインより改変作成；高橋幸利，他：プライマリ・ケア医がおさえておきたい薬，抗てんかん薬．*medicina* 2018; **55**: 58-62を元に作成〕

Column 抗てんかん薬の相互作用

てんかん患者の50～70%は単剤治療で発作が止まるが，30～50%の患者ではやむを得ず多剤治療となっていて，抗てんかん薬間の相互作用に注意した薬物選択・調整が必要となる．薬物相互作用は，主に薬物代謝の過程と薬理作用の過程で起こり，薬物動態相互作用(pharmacokinetic interaction)と薬物感受性(薬力学的)相互作用(pharmacodynamic interaction)に分類される(図5)．薬物動態相互作用は薬物の吸収・分布・代謝・排泄に関係する相互作用で，薬物血中濃度測定により相互作用は判断可能である．薬物動態相互作用は肝臓における薬物代謝酵素の誘導・抑制によるものが重要である．薬物感受性相互作用は，複数の薬物がそれぞれの作用点に独立あるいは競合して効果をもたらすことで，抗てんかん作用に影響を受けるもので，前者ほどには解明されていない．詳しくは文献を参照されたい[6]．

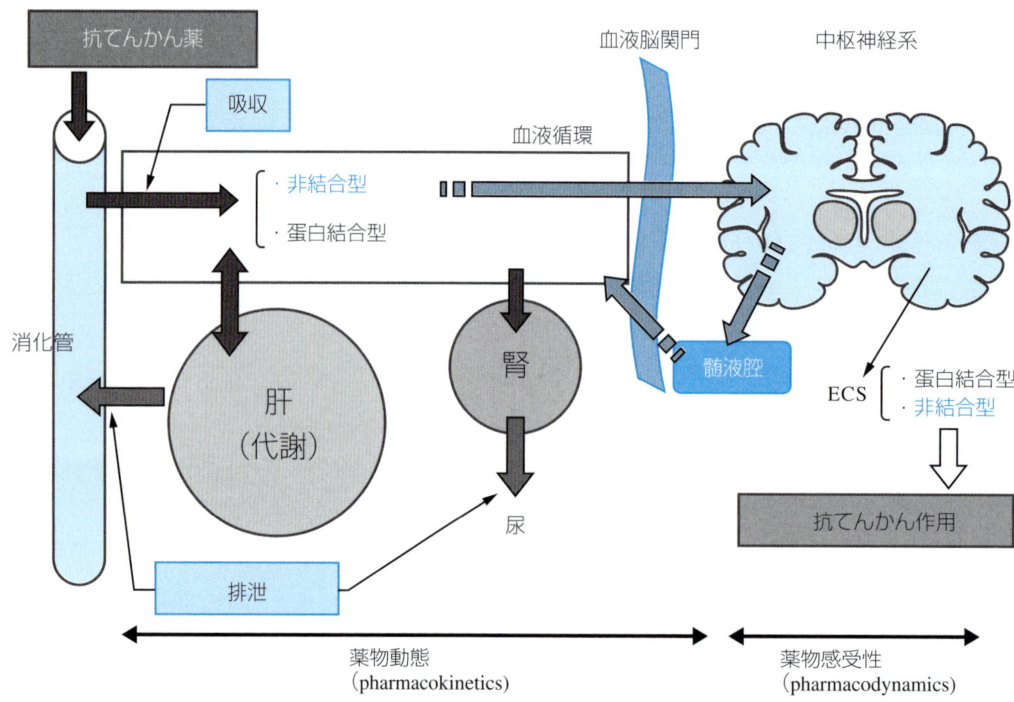

図5 抗てんかん薬間の相互作用のメカニズム

ECS：extracellular space

(高橋幸利：必携！ けいれん，意識障害－そのときどうする，抗てんかん薬間の薬剤相互作用．小児内科 2006; **38**: 230-232を元に作成)

6 てんかんの予後

てんかんの予後は，発作予後，知的発達予後などからなり，抗てんかん薬の効果という観点からは，発作予後(＝てんかん発作の抑制率)が重要視される．発作予後は，てんかん診断ごとにほぼわかっており(図6)，中心・側頭部に棘波をもつ良性小児てんかん(1989年分類)では最も予後がよく，West症候群では難治例の頻度が高い[7]．

英国での9～93歳の525連続新規発病症例の発作予後調査(2000年発表)では，63%が発作抑制

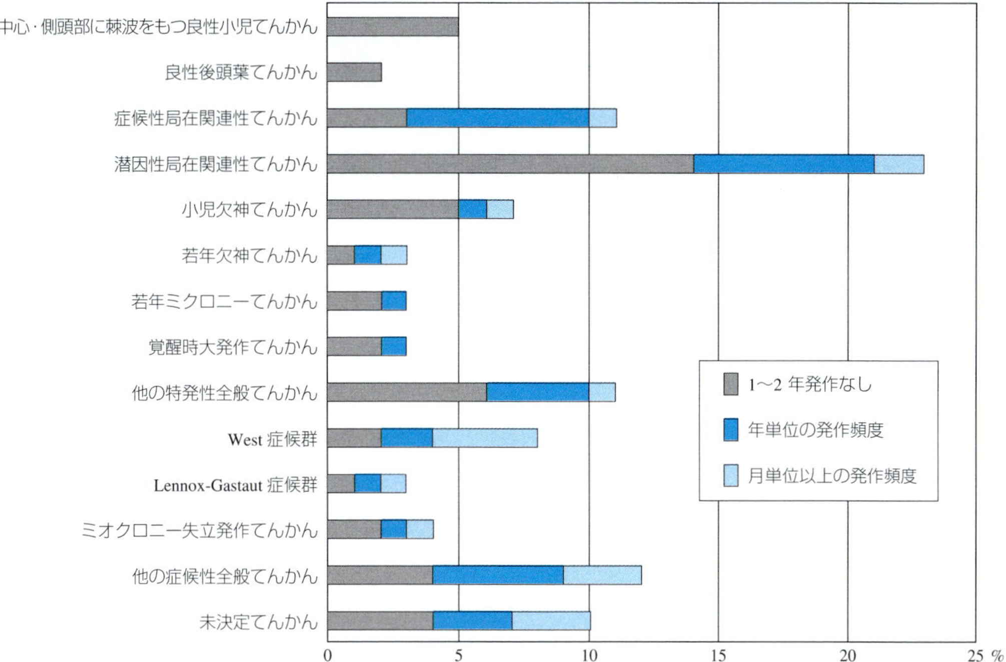

図6 てんかん発作予後

（Eriksson KJ, et al.: Prevalence, classification, and severity of epilepsy and epileptic syndromes in children. *Epilepsia* 1997; **38**: 1275-1282 を元に筆者翻訳）

され，6.5% が治療終結していた．一方 37% は難治に発作が継続していた．1 剤目で発作が止まったのが 47%，2 剤目で止まったのが 13%，3 剤目以降で止まったのは 4% にすぎない[8]．1 剤目の抗てんかん薬が無効で断念した症例では，2 剤目で発作が止まる確率は 11% と低い．一方 1 剤目の抗てんかん薬を副作用で断念した症例では，2 剤目で発作が止まる確率は約 50% と高い．同じグループの 2018 年発表のデータでは 63.7% が発作抑制されていたとされていて，新薬が増えているにもかかわらず，ほとんど抑制率の改善はない[9]．1 ～ 2 年間抗てんかん薬の治療を行っても難治な場合は，てんかん外科治療の適応も検討する（参照：p.196）（図 1）．

〔高橋幸利〕

 文 献

1) Fisher RS, et al.: Operational classification of seizure types by the International League Against Epilepsy: Position Paper of the ILAE Commission for Classification and Terminology. *Epilepsia* 2017; **58**: 522-530.
2) Scheffer IE, et al.: ILAE classification of the epilepsies: Position paper of the ILAE Commission for Classification and Terminology. *Epilepsia* 2017; **58**: 512-521.
3) Commission on Classification and Terminology of the International League Against Epilepsy: Proposal for revised classification of epilepsies and epileptic syndromes. *Epilepsia* 1989; **30**: 389–399.
4) Bourgeois BF: Antiepileptic drugs in pediatric practice. *Epilepsia* 1995; **36**（Suppl 2）: S34-S45.
5) 高橋幸利，他：プライマリ・ケア医がおさえておきたい薬，抗てんかん薬．*medicina* 2018; **55**: 58-62.
6) 高橋幸利：必携！けいれん，意識障害－そのときどうする，抗てんかん薬間の薬剤相互作用．小児内科 2006; **38**: 230-232.
7) Eriksson KJ, et al.: Prevalence, classification, and severity of epilepsy and epileptic syndromes in children. *Epilepsia* 1997; **38**: 1275-1282.
8) Kwan P, et al.: Early identification of refractory epilepsy. *N Engl J Med* 2000; **342**: 314-319.
9) Chen Z, et al.: Treatment outcomes in patients with newly diagnosed epilepsy treated with established and new antiepileptic drugs: A 30-year longitudinal cohort study. *JAMA Neurol* 2018; **75**: 279-286.

D てんかん発作の分類

1 はじめに

てんかんの診療はまず，てんかんとてんかん発作を確実に診断することからはじまる．次いで，てんかんがどの類型に属するか，発作がどの発作に分類されるかを診断し，適切な治療が開始される．正確な診断および分類を行うことが，有効な治療を行ううえで最も重要である．

国際抗てんかん連盟(International League Against Epilepsy：ILAE)は，1970 年に，「てんかんとてんかん発作の分類」を提唱し，てんかんと症状であるてんかん発作の概念を確立した[1,2]．その後，ビデオ脳波記録を詳細に検討し，臨床発作症状と脳波所見を基準としたてんかん発作分類(**表 1**)を，1981 年に提唱した[3]．さらに，1989 年には，発作型，病因，誘発因子，発病年齢，重症度，予後などに基づいたてんかんおよびてんかん症候群の分類(参照：p.31 表 1)が提唱された[4]．今日まで広く用いられているこの 2 つの分類により，世界中の研究者・治療者が，てんかんに関する共通の用語をもつことになり，てんかん医療は飛躍的に進歩した．

一方，ILAE 分類・用語委員会は，発作症状，発作型，てんかん症候群，遺伝子を含めた病因，機能障害などの 5 つの軸による診断要綱を 2001 年に提唱し[5,6]，以後標準化された用語を用いたてんかん発作分類を検討し，2010 年には，てんかん焦点が特定の神経回路に存在することを強調したてんかんおよびてんかんを体系化するために用語と概念の改定案を提言した[7,8]．2017 年には，広く用いられている 1981 年発作分類を基盤として，2010 年の提言を考慮したてんかん発作型の操作的分類が公表された[9,10]．今後は，国際的にこの発作分類が基準になっていくと思われる．今回は 2017 年の発作分類に基づいて解説し，1981 分類との相違点をまとめた(**表 2**)．

2 てんかん発作の国際分類(ILAE2017)

2017 年の発作分類(**図 1**)では，一側大脳半球に限定したネットワーク内に起始し，はっきりと限局する，あるいはもう少し広汎に一側半球内に広がる**焦点発作**，両側大脳半球の広いネットワーク内のある部分に発生し，急速に発作に巻き込まれる**全般発作**，発作起始が観察されなかったあるいは特定の焦点性の特徴の存在がはっきりしない**分類不明**(**起始不明**)，てんかん発作ではあるがそれ以上は分類できない例外的な**分類不能**に分けられた．前 3 発作は，それぞれ，もっとも早期に出現する症状により，**運動症状による発症と非運動症状による発症**の 2 つに分類される．

a．焦点発作(focal onset)

一側大脳半球に限定したネットワーク内に起始し，はっきりと限局する，あるいはもう少し広汎に一側半球内に広がる発作である．意識(awareness)の有無，もっとも早期に出現する症状により，

表1 てんかん発作分類(1981年)

I. 部分(焦点, 局所)発作	A. 単純部分発作(意識障害はない)
	1. 運動徴候を呈するもの
	2. 体性感覚あるいは特殊感覚症状を呈するもの(単純幻覚)
	3. 自律神経症状あるいは徴候を呈するもの
	4. 精神症状(高次大脳皮質機能障害)を呈するもの
	B. 複雑部分発作(意識障害を伴う部分発作:ときには単純部分発作ではじまる)
	1. 単純部分発作ではじまり意識障害に移行するもの
	a) A1 ~ 4の単純部分発作から意識障害に移行するもの
	b) 自動症を伴うもの
	2. 意識障害ではじまるもの
	a) 意識障害のみのもの
	b) 自動症を伴うもの
	C. 部分発作から二次性に全般化するもの(全身強直間代, 強直, あるいは間代発作)
	1. 単純部分発作から全般化発作に進展するもの
	2. 複雑部分発作から全般化発作に進展するもの
	3. 単純部分発作が複雑部分発作を経て全般化発作に進展するもの
II. 全般発作	A. 欠神発作
	1. 欠神発作
	a) 意識障害のみ
	b) 軽度の間代要素を伴う
	c) 脱力要素を伴う
	d) 強直要素を伴う
	e) 自動症を伴う
	f) 自律神経要素を伴う(単独あるいは組み合わせ)
	2. 非定型欠神
	a) 筋緊張の変化はA1よりはっきりしている
	b) 発作の起始あるいはおわりが急激でない
	B. ミオクロニー発作(単発あるいは連発)
	C. 間代発作
	D. 強直発作
	E. 強直間代発作
	F. 脱力発作
III. 分類不能発作	

(Proposal for revised clinical and electroencephalographic classification of epileptic seizures. From the Commission on Classification and Terminology of the International League Against Epilepsy. *Epilepsia* 1981; **22**: 489-501, 日本てんかん学会分類委員会・訳を元に作成)

表2 てんかん発作分類(1981年から2017年への変更点)

1. 「部分発作」から「焦点発作」に変更
2. 意識(awareness)を分類要素として使用. ただし, 確実でない時には省略も可能
3. 「精神発作」, 「単純部分発作」, 「複雑部分発作」, 「二次性全般化発作」という用語は廃止
4. 焦点発作型として, 「自動症」, 「自律神経発作」, 「動作停止」, 「認知発作」, 「情動発作」, 「運動亢進発作」, 「感覚発作」, 「焦点発作から両側性強直間代発作への進展」を新設した
5. 「脱力発作」, 「間代発作」, 「てんかん性スパズム」, 「ミオクロニー発作」, 「強直発作」は, 焦点発作でも全般発作発作でも起こり得る(てんかん性スパズムを採用)
6. 全般発作型として, 「眼瞼ミオクロニーを伴う欠神発作」, 「ミオクロニー欠神発作」「ミオクロニー脱力発作」, 「ミオクロニー強直間代発作」を新設した

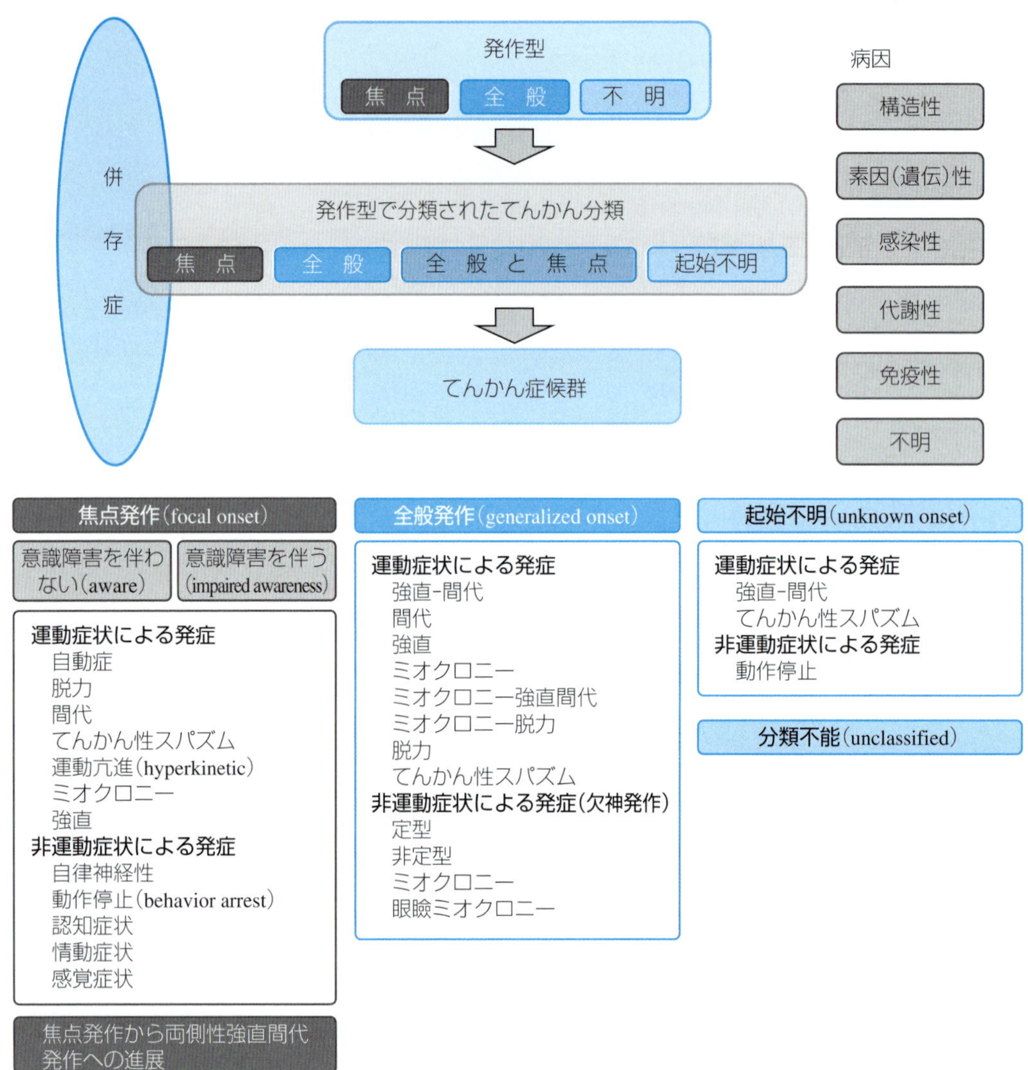

図1 ILAE2017年版てんかん発作型分類(拡張版)

(Operational classification of seizure types by the International League Against Epilepsy: Position Paper of the ILAE Commission for Classification and Terminology. *Epilepsia* 2017; **58**: 522-530を元に作成)

再分類される．細分類は，層構造になっていないため，項目を記載しないことも可能である．

1) 意識(awareness)

意識(awareness)障害を伴わない発作とは，発作を起こした人が，たとえ不動であっても，発作中の自己と周囲の状況を自覚している発作を指す．旧用語の単純部分発作に相当する．意識障害(impaired awareness)を伴う発作は，発作中のいずれかの部分において意識障害が認められる発作で，複雑部分発作に相当する．

1981年発作分類では，部分発作を，意識(consciousness)の有無により，単純部分発作と複雑部分発作に大別していた．意識の有無により，自動車の運転の不可や学習の障害の有無などに関して，臨床的に対応を考慮する必要があるため，重要な概念である．しかし，意識(consciousness)という用語が，awareness，反応性，記憶などの複雑な要素をもっているため，2017年分類では，比較的に簡便な指標として awareness が用いられた．1981 年の「単純」，「複雑」という用語は誤解をまねく可能性があるとして今回は廃止された．

2）もっとも早期に出現した症状

「運動性」または「非運動性」症状により分類する．

1．運動症状による発症(motor onset)

①自動症：身体の一部または全身に無目的なまたは目的があるかのような反復性の動きを生じることがあり，これを自動症とよぶ．意識減損を伴うことが多いが必須ではない．食機能性自動症(咀嚼，飲み込み，舌ならしなどの動作)，表情性自動症(発作中の感情状態を表し，恐怖，不快などの表出が多い)，身振り自動症(まさぐる，つまむなどの動作から複雑な職業的な動作まで)，歩行自動症，言語自動症(単なる発声から，単語，語句まで)のような多彩な症状を呈する

②脱力：局所性筋緊張低下

③間代：局所性律動性の筋収縮

④てんかん性スパズム：局所性スパズム

⑤運動亢進(hyperkinetic)：両上下肢を交代性あるいは同期性に激しく振り回しペダルをこぐような「過運動(hypermotor)」症状

⑥ミオクロニー：不規則な，短い局所性筋収縮

⑦強直：持続する局所性拘縮

2．非運動症状による発症(non-motor onset)

①自律神経性：上腹部感覚，蒼白，発汗，紅潮，立毛，散瞳などの自律神経症状

②動作停止(behavior arrest)：発作全経過を通して，動きの停止および無反応が主症状である時

③認知症状：1981 年の「精神発作」にかわる発作であり，失語，失行など発作中の認知障害を指す．既視感，幻覚などの陽性症状も含まれる

④情動症状：恐怖や歓喜などの情動症状を伴う発作を指す

⑤感覚症状：視覚・聴覚・嗅覚・味覚・眩暈

3）焦点性から両側性強直－間代発作への進展(focal to bilateral tonic-clonic)

1981 年分類の「二次性全般化部分発作」に相当する．なお，発作後に，発作に巻き込まれた領域に限局性の麻痺が残ることがあり，Todd 麻痺という．この麻痺が確認された発作は，焦点発作ということになる．

b．全般発作

両側大脳半球の広いネットワーク内のある部分に発生し，急速に発作に巻き込まれる発作である．大多数の全般発作が意識障害を伴うことから，意識は全般発作の分類要素ではない．

1）運動症状による発症

①強直-間代：全身性の強直相に続く間代相をもつ発作

②間代：律動的な筋の収縮と弛緩を繰り返す発作

③強直：間代性の要素に乏しく，体軸筋，肢帯筋，末梢筋まで強直する．巻き込まれる筋によって，軸性(axial)，軸肢体性(axorhizomelic)，全身性(global)に細分される．睡眠時に多く認め

られるが，覚醒時の発作では転倒することが多い

④ミオクロニー：単発あるいは連発する短い筋のれん縮で，全身性のことも，特定の筋群に局在することもある

⑤ミオクロニー強直間代：反復するミオクロニー発作に続いて強直間代発作に移行する．若年ミオクロニーてんかんで認められる

⑥ミオクロニー脱力：ミオクロニーれん縮に続いて脱力をきたし転倒する．従来のミオクロニー失立発作（myoclonic-astatic seizure）を指す

⑦脱力：筋緊張が急激に低下する発作で，巻き込まれる筋群により，顎がゆるみ頭部前屈する．全身におよぶと，地面まで一瞬のうちに転倒する

⑧てんかん性スパズム：全身の短い筋のれん縮による運動発作．屈曲が多いが伸展，混合もある

2）非運動症状による発症（欠神発作）

①定型欠神発作：突然はじまり突然おわる意識消失発作である．それまでの動作が中断されることで気づかれる．数秒〜数十秒の持続である．意識消失のみ（単純欠神）の場合もあるが，眼瞼口角などの間代要素，脱力要素，強直要素，自動症，自律神経要素を伴う場合がある．

②非定型欠神発作：定型欠神発作と比べ，意識消失の開始と終了が緩徐であり，筋緊張低下要素が顕著である

③ミオクロニー欠神発作：3Hzの律動性の間代れん縮が主に近位筋優位に出現し，上肢筋緊張が亢進し，外転挙上していく．意識障害は不明瞭な場合がある

④眼瞼ミオクロニー：眼瞼の律動的ミオクロニーおよび眼球上転を伴い，閉眼および光により誘発されやすい

c. 起始不明（unknown onset）

発作起始が観察されなかったあるいは特定の焦点性の特徴の存在がはっきりしない発作．代表的な発作は，睡眠中あるいは焦点発作の特徴に気づかれなかった強直間代発作である．追加情報が得られたら再度分類する．

1）運動症状による発症

強直-間代，てんかん性スパズム

2）非運動症状による発症

動作停止．

d. 分類不能（unclassified）

珍しい特徴の発作や情報が不十分な発作は分類できない可能性があるので，分類不能とする．てんかん発作と診断したが，それ以上は分類できない例外的な場合に限って使用すべきである．

3 発作症状問診のポイント

てんかん発作分類を正確に行うためには，実際に発作を観察することが必要となるが，診察室で，あるいは脳波記録中に発作が起こることはまれである．最近は，家庭にビデオカメラが普及し，また，携帯電話にもムービー機能がついていることから，家族が発作の画像を持参してくれることも

多くなり，大いに診断の助けになっている．しかし，実際の外来診療では，問診から，発作分類を確定しなくてはならないことが多い．

まず，発作の様子を本人，家族あるいは発作目撃者に詳しく話してもらうことである．はじめて発作を目撃した場合，混乱するのは当たり前のことであり，発作症状を的確な言葉で表現することは難しい．できるだけゆったりと，時間をかけて話を聞きたい．そして，再度，家族とともに，発作診断に必要なポイントを押さえながら，発作症状を整理していくことが大切である．そのためには，実際に発作を観察した経験や発作についてある程度の知識が必要である．もちろん，情報不足で初診時に発作診断が確定できないことも多い．問診する際に，次に発作が起こった時に，家族に特に観察してほしい点を伝えておくことも大切である(参照：p.18)．

〔問診のポイント〕

a. 発作が起きた時の状況

1）いつ

覚醒時か，寝起きや夕方などのぼんやりとした時か，あるいは睡眠中か，睡眠中ならば入眠期か出眠期かあるいは熟睡している時か(例えば，若年ミオクロニーてんかんの強直間代発作は，朝夕に多い．睡眠中の強直間代発作は焦点性から両側性強直間代発作への進展であることが多いなど)．

2）どのような状況・誘因

発熱，入浴，睡眠不足，TV ゲーム中など(例えば，しばしば入浴で誘発される強直間代発作は，乳児重症ミオクロニーてんかんの可能性があるなど)．

b. 発作症状

1）前兆の有無

自覚症状，小児の場合は表出が困難なため，不安な表情をする，走り寄ってくる，しがみついてくるなどの行動をとることもある．

2）どのような発作か

けいれん発作か，非けいれん発作か，まずどの部位にはじまるか．

3）意識の有無

声かけ・刺激に反応するか，視線はどうか．

4）頭部・顔面の様子

発声は，表情・顔色は，眼球の偏倚は，顔面・口角の引きつりは，頭部の回転は，飲み込みなどの口部自動症を伴うか．

5）上下肢の様子

運動症状の種類・ビクッとする・強直する・間代性，起始部位，左右差，広がり方，さわるなどの身振り自動症，自転車をこぐような激しい身振り自動症．

6）発作の持続時間および経時的変化

重積の有無．

c. 発作後の症状

1）発作後の意識の状態

意識回復が早いか，もうろうが残るか．

2）発作後の麻痺

Todd麻痺（四肢の麻痺，言語障害，知覚麻痺），発作起始部位の巣症状を呈することが多い．

3）発作に対する記憶

側頭葉てんかんでは，発作中に反応性が保たれて意識減損がないようにみえるが，後から発作を想起できないことがある（deferred memory disturbance）．

4）発作後症状の持続時間

前頭葉てんかんでは，発作後のもうろうがない，もしくは短く，側頭葉てんかんでは発作後もうろうが長いことが多い．

d．発作頻度（シリーズ形成，群発の有無）

初診時には，情報不足で発作分類を確定できないこともある．発作類型確定のために必要なポイントを家族に伝え，次に発作が起こった時に，確認しながら発作を観察してもらうことが大切である．

〔久保田裕子〕

文献

1）Gastaut H: Clinical and electroencephalographical classification of epileptic seizures. *Epilepsia* 1970; **11**:102-113.

2）Mwrlis JK : Proposal for an international classification of the epilepsies. *Epilepsia* 1970; **11**:114-119.

3）Proposal for revised clinical and electroencephalographic classification of epileptic seizures. From the Commission on Classification and Terminology of the International League Against Epilepsy. *Epilepsia* 1981; **22**: 489-501.

4）Proposal for revised classification of epilepsies and epileptic syndromes. Commission on Classification and Terminology of the International League Against Epilepsy. *Epilepsia* 1989; **30**: 389-399.

5）Engel J, et al.: A proposed diagnostic scheme for people with epileptic seizures and with epilepsy: report of the ILAE Task Force on Classification and Terminology. *Epilepsia* 2001; **42**: 796-803.

6）国際抗てんかん連盟：てんかん発作とてんかんの診断大要案，分類用語部作業部会報告．てんかん研究 2003; 21: 242-251.

7）Berg AT, et al.: Revised terminology and concepts for organization of seizures and epilepsies: report of the ILAE Commission on Classification and Terminology,2005-2009. *Epilepsia* 2010; **51**: 676-685.

8）てんかん発作およびてんかんを体系化するための用語と概念の改訂：ILAE分類・用語委員会報告（2005-2009年） 日本てんかん学会分類委員会. てんかん研究 2001；28：515-525.

9）Fisher RS, et al.: Operational classification of seizure types by the International League Against Epilepsy: Position Paper of the ILAE Commission for Classification and Terminology. *Epilepsia* 2017; **58**：522-530.

10）Fisher RS, et al.: Operational classification of seizure types by the International League Against Epilepsy: Instruction manual for the ILAE 2017 operational classification of seizure types. *Epilepsia* 2017; **58**：531-542.

E てんかんおよびてんかん症候群の分類

1 はじめに

てんかん診療のためには，てんかん発作分類とともにてんかん分類が重要で，十分に理解する必要がある．現在広く用いられているのは，ILAE が提唱した 1989 年てんかんおよびてんかん症候群分類(**表 1**)で，てんかん発作診断(参照：p.25 表 1)をもとに，発病年齢，基礎疾患，発作間欠時の症状(精神遅滞，神経症状，精神症状など)，脳波所見，経過などを総合し，大きく 2 つの基準により分類されている[1]．

第 1 は，全般か，焦点性(部分・局在関連性)か，である．すなわち，全般発作をもつてんかんなのか，焦点(部分)発作をもつてんかんなのかを区別することである．例外的に，これに当てはまらない場合もある．発作が全般か部分か決定できない場合と，全般発作と部分発作を合わせもつ場合である．

第 2 は，特発性か，症候性か，である．特発性とは，基礎疾患がなく，精神遅滞を含めた発作間欠時の症状をもたない群である．ある特定の年齢に発病し，典型的な脳波所見を有し，予後良好で，遺伝的な素因を有し，成人までに治癒することが多い．一方，症候性は，何らかの基礎疾患をもち，精神遅滞，身体症状，精神症状などを合併することが多い．予後は特発性に比べよくない．臨床経過は症候性であるが，神経画像検査等で基礎疾患が明らかでない場合が，潜因性である．したがって予後は症候性と同じである．

表 1 てんかんおよびてんかん症候群分類(1989)

1. 局在関連性(焦点性，局所性，部分性)てんかん	
1.1 特発性(年齢に関連して発病する)	・中心・側頭部に棘波をもつ良性小児てんかん ・後頭部に突発波をもつ小児てんかん 早期発病型(Panayiotopoulos 型) 後期発病型(Gastaut 型) ・原発性読書てんかん ・常染色体優性夜間前頭葉てんかん
1.2 症候性	・乳児悪性焦点移動性部分発作 ・小児の慢性進行性持続性部分てんかん ・特異な発作誘発様態をもつてんかん ・側頭葉てんかん ・前頭葉てんかん ・頭頂葉てんかん ・後頭葉てんかん
1.3 潜因性てんかん	

表1 つづき

2. 全般てんかんおよび症候群		
2.1 特発性(年齢に関連して発病する．年齢順に記載)		・良性家族性新生児けいれん ・良性新生児けいれん ・乳児良性ミオクロニーてんかん ・全般てんかん熱性けいれんプラス ・小児欠神てんかん(ピクノレプシー) ・若年欠神てんかん ・若年ミオクロニーてんかん(衝撃小発作) ・覚醒時大発作てんかん ・上記以外の特発性全般てんかん
2.2 潜因性あるいは症候性(年齢順)		・West 症候群(infantile spasms，電撃・点頭・礼拝けいれん) ・Lennox-Gastaut 症候群 ・ミオクロニー失立発作てんかん ・ミオクロニー欠神てんかん
2.3 症候性	2.3.1 非特異病因	・早期ミオクロニー脳症 ・サプレッションバーストを伴う早期乳児てんかん性脳症(大田原症候群) ・上記以外の症候性全般てんかん
	2.3.2 特異症候群	
3. 焦点性か全般性か決定できないてんかんおよび症候群		
3.1 全般発作と焦点発作を併有するてんかん		・新生児発作 ・乳児重症ミオクロニーてんかん ・徐波睡眠時に持続性棘徐波を示すてんかん ・獲得性てんかん性失語(Landau-Kleffner 症候群) ・上記以外の未決定てんかん
3.2 明確な全般性あるいは焦点性のいずれの特徴をも欠くてんかん		
4. 特殊症候群		
4.1 状況関連性発作(機会発作)		・熱性けいれん ・孤発発作，あるいは孤発のてんかん重積状態 ・アルコール，薬物，子癇，非ケトン性高グリシン血症等による急性の代謝障害や急性中毒の際にみられる発作

(Proposal for revised classification of epilepsies and epileptic syndromes. Commission on Classification and Terminology of the International League Against Epilepsy. *Epilepsia* 1989; **30**: 389-399, 日本てんかん学会分類委員会訳，一部筆者改変)

表2 てんかん発作とてんかんの診断大要案(2001)

軸 1	「記載的発作用語集」に基づいた発作現象論．必要に応じて任意の程度まで，詳細に発作事象を記載してよい．
軸 2	「てんかん発作目録」に基づく発作型．必要に応じて脳内局在と反射発作の誘発因子を特定する．
軸 3	「てんかん症候群目録」に基づく症候群．症候群診断は常に可能とは限らないことが前提となる．
軸 4	「てんかん発作あるいはてんかん症候群としばしば関連する疾患の分類」に基づく病因．できれば遺伝子的異常または症候性焦点性てんかんの病因となる特異な病理学的基礎．
軸 5	機能障害．この診断パラメータを追加することは任意だが有用であり，世界保健機関の ICIDH-2 を改変した障害分類に基づく．

(国際抗てんかん連盟：てんかん発作とてんかんの診断大要案，分類用語部作業部会報告．てんかん研究 2003; **21**: 242-251)

表3 脳波・臨床症候群およびその他のてんかん群(2010 提言)

1. 脳波・臨床症候群(発症年齢別):好発年齢, 特異的な脳波の特徴, 発作型等により識別できる. ただし病因を反映したものではない.	
新生児期 (在胎齢 44 週未満)	・良性家族性新生児てんかん(BFNE) ・早期ミオクロニー脳症(EME) ・大田原症候群
乳児期 (1 歳未満)	・遊走性焦点発作を伴う乳児てんかん ・West 症候群 ・乳児ミオクロニーてんかん ・良性乳児てんかん ・良性家族性乳児てんかん ・Dravet 症候群 ・非進行性疾患のミオクロニー脳症
小児期 (1 ~ 12 歳)	・熱性けいれんプラス(FS +)(乳児期発症もある) ・早発良性小児後頭葉てんかん症候群(Panayiotopoulos 型) ・ミオクロニー脱力(旧用語:失立)発作を伴うてんかん ・中心側頭部棘波を示す良性てんかん(BECTS) ・常染色体優性夜間前頭葉てんかん(ADNFLE) ・遅発性小児後頭葉てんかん(Gastaut 型) ・ミオクロニー欠神てんかん ・Lennox-Gastaut 症候群 ・徐波睡眠時持続性棘徐波(CSWS)を示すてんかん性脳症 ・Landau-Kleffner 症候群(LKS) ・小児欠神てんかん(CAE)
青年期・成人期 (12 ~ 18 歳・18 歳超)	・若年欠神てんかん(JAE) ・若年ミオクロニーてんかん(JME) ・全強直間代発作のみを示すてんかん ・進行性ミオクローヌスてんかん(PME) ・聴覚症状を伴う常染色体優性てんかん(ADEAF) ・その他の家族性側頭葉てんかん
年齢との関係性が低いもの	・多彩な焦点を示す家族性焦点性てんかん(小児期から成人期) ・反射てんかん
2. 明確な特定症候群:特定の病変または他の原因からみて臨床上明確な特徴をもつ症候群	
	・海馬硬化を伴う内側側頭葉てんかん(MTLE with HS) ・Rasmussen 症候群 ・視床下部過誤腫による笑い発作 ・片側けいれん・片麻痺・てんかん ※これらの診断カテゴリーのいずれにも該当しないてんかんは, 最初に既知の構造的/代謝性疾患(推定される原因)の有無, 次に主な発作の発現様式(全般または焦点性に基づいて識別することができる.
3. 構造的/代謝性の原因に帰するてんかん(原因別に整理):特定の構造的/代謝性病変または疾患によるが, 特定の脳波・臨床特徴を示さない	
	・皮質形成異常(片側巨脳症, 異所性灰白質など) ・神経皮膚症候群(結節性硬化症複合体, Sturge-Weber 症候群など) ・腫瘍 ・感染

表3 つづき

	・外傷
	・血管腫
	・周産期脳障害
	・脳卒中
	・その他
4. 原因不明のてんかん：1989 分類の「潜因性」に相当	
5. てんかん発作を伴う疾患であるが，それ自体従来の分類ではてんかん型として診断されないもの	
	・良性新生児発作(BNS)
	・熱性けいれん(FS)

(Revised terminology and concepts for organization of seizures and epilepsies: report of the ILAE Commission on Classification and Terminology, 2005-2009. *Epilepsia* 2010; **51** : 676-685, 日本てんかん学会分類委員会・訳)

それ以降，基礎・臨床神経科学の進歩を反映し，従来のてんかん症候群に含まれないてんかんについても，治療・予後などを明らかにすることが可能なてんかん分類が必要であると考えられてきた．2001 年，ILAE は，従来の分類に，遺伝子異常を含む病因，機能障害(障害区分 ICD)を含めた5 軸による診断要綱を提案した[2,3](**表2**)．さらに検討を加え，2010 年には，てんかん発作およびてんかんを体系化するための用語と概念改訂を提唱し，てんかんおよびてんかん症候群を，4 つのグループに分けた[4,5](**表3**)．**脳波・臨床症候群**(electro-clinical syndrome：臨床脳波的な特徴から識別できる臨床症状の集団)，**明確な特定症候群**(constellation：特定の病変または他の原因からみて臨床上明確な特徴をもつ)，**構造的・代謝性の原因に帰するてんかん**(特定の脳波臨床パターンに適合しない，構造性・代謝性疾患に起因するてんかん)，**原因不明のてんかん**である．さらに議論を重ね，2017 年に，ILAE によるてんかん発作型の操作的分類[6,7]とともにてんかん分類が公表された[8](参照：p.3 図 1)．

② てんかんの国際分類

2017 年の ILAE の提言では，てんかんは，3 **段階**で分類され，同時に**病因**(etiology)および**併存症・障害**(comorbidity)の多軸で分類される．

a. 3 段階の分類

第 1 段階は**てんかん発作型**である．2017 年てんかん発作型分類(参照：p.26 図 1)に従い，焦点発作，全般発作，起始不明発作に分類される．

第 2 段階は，てんかん類型である．全般発作を有し，脳波上全般性棘徐波を呈する**全般てんかん**と焦点発作・局在性脳波所見を呈する**焦点てんかん**，全般発作と焦点発作を有する**全般と焦点てんかんの合併**(代表例は，Dravet 症候群，Lennox-Gastaut 症候群)および**分類不明てんかん**(詳細が明らかとなった時には再分類可能)の 4 種類である．

第 3 段階は，**てんかん症候群**である．特徴的な発作症状，脳波所見，神経画像所見，発病年齢等の臨床経過が一定のまとまりを有するてんかん症候群である．既知のてんかん症候群に該当しない場合は，第 2 のてんかん類型診断まででよい．

b. 病　因

病因は，構造性，素因(遺伝)性，感染性，代謝性，免疫性，不明の 6 系統に分類される．抗てんかん薬治療以外に，基礎疾患に基づいた特異的治療を行ううえで重要な項目であると考えられている．1989 年分類で使われた基礎疾患の有無による「特発性」，「症候性」，「潜因性」の用語は使用しない．

c. 併存症

併存症は，軽微な学習障害や重篤な知的障害，自閉症スペクトラムやうつ病，運動機能障害，睡眠障害，胃腸障害等など，身体的，精神的，および神経学的疾患について評価を行う必要がある．なかでもてんかん性脳波活動が，重篤な認知・行動障害の原因となり，基礎疾患により予測されるものより重篤で，経時的に悪化する状態をてんかん性脳症(epileptic encephalopathy)と定義され，大田原症候群，West 症候群などが知られている[2)]．今回は，てんかん性脳波活動が顕著ではなくても，てんかん発作や遺伝子異常などにより，発達の停滞をもたらす発達性脳症(developmental encephalopathy)という用語も採用された．

d. 用語の変更

2017 年分類での用語の変更がある(2010 年の改訂でも同様)．従来用いられていた良性小児部分てんかんなどの「良性」という用語については，軽微な併存障害(認知・行動および精神障害)や突然死などの可能性を考慮し，使用しない．「**自然終息性**」(予測可能な自然寛解：特定の年齢での自然寛解の確率が高い)や「**薬剤反応性**」(適切な薬物療法による発作の速やかなコントロールが予測される)を用いる．「悪性」や「破局」は，重症で落胆させる意味合いがあるので使用しない．

従来使用されてきた 1981 発作分類と 1989 てんかんおよびてんかん症候群分類にかわり，2017 てんかん発作およびてんかん分類が定着することにより，てんかん診療がより進歩することが期待される．

〔久保田裕子〕

文　献

1) Proposal for revised classification of epilepsies and epileptic syndromes. Commission on Classification and Terminology of the International League Against Epilepsy. *Epilepsia* 1989; **30**: 389-399.

2) Engel J Jr.: ILAE commission report; A proposed diagnostic scheme for people with epileptic seizures and with epilepsy: report of the ILAE Task Force on Classification and Terminology. *Epilepsia* 2001; **42**: 796-803.

3) 国際抗てんかん連盟：てんかん発作とてんかんの診断大要案，分類用語部作業部会報告．てんかん研究2003; **21**: 242-251.

4) Berg AT, et al.: Revised terminology and concepts for organization of seizures and epilepsies: report of the ILAE Commission on Classification and Terminology, 2005-2009. *Epilepsia* 2010; **51**: 676-685.

5) 日本てんかん学会分類委員会：てんかん発作およびてんかんを体系化するための用語と概念の改訂：ILAE分類・用語委員会報告（2005-2009年）．てんかん研究 2001；**28**：515-525.

6) Fisher RS, et al.: Operational classification of seizure types by the International League Against Epilepsy: Position Paper of the ILAE Commission for Classification and Terminology. *Epilepsia* 2017; **58**：522-530.

7) Fisher RS, et al.: Operational classification of seizure types by the International League Against Epilepsy: Instruction manual for the ILAE 2017 operational classification of seizure types. *Epilepsia* 2017; **58**：531-542.

8) Scheffer IE, et al.: ILAE classification of the epilepsies: Position paper of the ILAE Commission for Classification and Terminology. *Epilepsia* 2017; **58**：512-521.

F てんかん発作の鑑別診断
1. 熱性けいれん

熱性けいれん(febrile seizures)は一般的に予後良好な発作性疾患であるが，患児の診察にあたっては，鑑別診断，治療の必要性の有無，家族への対応など様々な注意点がある．わが国では1988年に熱性けいれん懇話会が熱性けいれん治療指針を提示し，1996年に熱性けいれん指導ガイドラインとして改訂された[1,2]．以後このガイドラインを指標として診療がなされてきたが，2015年に日本小児神経学会による熱性けいれん診療ガイドラインが刊行された[3]．以下，新ガイドラインを踏まえて解説する．

1 熱性けいれんの定義

熱性けいれんは，主に生後6か月から60か月までの乳幼児において38℃以上の発熱に伴って出現する発作性疾患(けいれん性あるいは非けいれん性)である．髄膜炎などの中枢神経系の感染症や代謝異常などによるもの，その他明らかな発作の原因があるもの，てんかんの既往のあるものは除外される．

熱性けいれんのうち以下の3項目のうち1つ以上をもつものを複雑型熱性けいれんとし，いずれにも該当しないものを単純型熱性けいれんとする[3]．

1) 焦点性発作の要素をもつ
2) 15分以上持続する
3) 一発熱機会において，24時間以内に複数回反復する

熱性けいれん初発時のおよそ70%が単純型で30%が複雑型といわれている[4,5]．

2 頻　度

やや男児に多く，人種によっても頻度に差がある．わが国では7～8%[6,7]，欧米では3～4%といわれている[4]．

3 急性期の対応

単純型の場合は受診時にはすでにけいれんが治まっていることが多い．単純型熱性けいれんが考えられ，神経学的異常もみられない場合は，発熱の原因に対する治療が主体である．

脳波やCT，MRIなどの画像検査を行う必要はない．家族へは，熱性けいれんが予後良好な疾患であることをよく説明して，安心してもらうことが大切である．

けいれんが重延したり繰り返し起こる場合，あるいは意識障害や神経学的異常の存在，電解質異

常や低血糖などが疑われる場合は，髄液検査や血液検査が必要になるが，そうでない場合はルーチンに髄液検査や血液検査をする必要はない．

4 熱性けいれんの再発

熱性けいれんの再発に関する危険因子としては，複雑型熱性けいれんであることのほか，初発年齢が1歳未満と低いこと，比較的低い体温(38℃未満)での発作の出現，熱性けいれん出現以前からの神経学的異常や発達遅滞の存在，てんかんあるいは熱性けいれんの家族歴があげられる．Bergらによると，表1の因子が4つすべて認められれば1回以上のけいれん再発リスクは76%であり，1つも認められなければ再発リスクは4%以下であるという[8]．

熱性けいれんの再発の回数については，再発1回が32%，2回が15%，3回以上が7%といわれている．したがって約半数の症例は初発時のみで終わっていることになる．

表1 Risk factors predicting likelihood of febrile seizures

1) Young age at time of first seizure (<18 months)
2) History of febrile seizures in a first-degree relative
3) Low degree of fever while in the emergency department
4) Brief duration between the onset of fever and the initial seizure

5 熱性けいれんの再発予防

a. アセトアミノフェンによる予防

初発の熱性けいれん患児に対して，アセトアミノフェン10 mg / kgとプラセボを用いたrandomized studyを2年間行った結果では，熱性けいれんの再発はプラセボ群では8.2%，アセトアミノフェン群では5.2%で有意差はなく，したがってアセトアミノフェンによる再発予防は推奨されない[9]．一方，解熱剤使用によって熱性けいれんが再発しやすくなるというエビデンスもない．

b. 抗てんかん薬による予防

熱性けいれんの再発防止の目的で抗てんかん薬を毎日服用することは勧められない．フェノバルビタールやバルプロ酸の投与によりけいれんの再発リスクは低下する．しかしもともと熱性けいれんの再発は半数程度であり，薬の認知機能や行動に及ぼす影響などを考慮すると，抗てんかん薬を連用するするメリットはない．また，抗てんかん薬を服用することによって，てんかんの発病を予防できるというエビデンスもない．

c. ジアゼパムによる再発予防

発熱時のジアゼパムの頓用は有効と思われる[10]．しかし眠気，ふらつき，易興奮性などの副作用がまれではないことから，ルーチンに使用する必要はない．

2015年のガイドラインでは以下の適応基準1)または2)を満たす場合に使用するとされている．

1) 遷延性発作(持続時間15分以上)

2) 次のi～viのうち2つ以上を満たした熱性けいれんが2回以上反復した場合

　i　焦点性発作(部分発作)または24時間以内に反復する

ii　熱性けいれん出現前より存在する神経学的異常，発達障害

iii　熱性けいれんまたはてんかんの家族歴

iv　12か月未満

v　発熱後1時間未満での発作

vi　38℃未満での発作

また，ジアゼパム使用の際は薬剤の副作用について十分に家族に説明し，使用するメリットとデメリットをよく理解してもらうことが重要である．

⑥ 熱性けいれんからてんかんへの移行

熱性けいれんからのてんかん発病は単純型では2～3%，複雑型では5～10%程度であり，それほど高いものではない[1,11]．てんかん発病の危険因子は，てんかんの家族歴，複雑型熱性けいれん，熱性けいれん発症以前からの発達異常の存在といわれている（表2）．表2の因子が0の場合，てんかんの出現率は0.9%，1つの場合は2.0%，2つ以上では9.6%と報告されている[1]．

内側側頭葉てんかんは，海馬硬化を背景にもつ難治なてんかんである．本症例の多くに熱性けいれん重積の既往がみられたことから，てんかんの病因と熱性けいれんとの関係が注目されてきた．すなわち，遷延する熱性けいれんから海馬硬化へ，そして内側側頭葉てんかんの発病へという図式が推測された．しかし重積も含めた熱性けいれんの前方視的研究では，内側側頭葉てんかんの発病は認められておらず，上記の仮説はいまだ確定したものではない．近年遺伝的素因あるいは形成異常などの局在病変の合併が知られるようになり，これらが発熱時のけいれんや側頭葉てんかんの原因になっているとする考えもある．

表2 Risk factors for later epilepsy

1) Abnormal neurologic or developmental status prior to the first febrile seizure
2) A family history of afebrile seizures
3) A complex febrile seizure

⑦ てんかんとの鑑別

発熱に伴ってけいれん発作が認められた場合，それが熱に誘発されたてんかんの発作なのか，熱性けいれんなのかを見極めることは重要であり，ときに難しい．

熱性けいれんと鑑別が問題となるてんかんは，Dravet症候群である（参照：p.318）．脳波は初期にはてんかん波はほとんど認められないが，1歳前後より両側性広汎性の棘徐波，多棘徐波が出現するようになる．Dravet症候群は病初期の脳波にてんかん波が乏しいため，熱性けいれんとの区別が難しい．熱性けいれんと病初期のDravet症候群の鑑別の要点は，後者は前者に比べて発病年齢が低いこと，入浴時にも発作が起こるなど熱過敏性が著しいこと，左右一定しない片側けいれんがみられたり，容易にけいれん重積状態となったりすることである．このような症状を呈していた場合，Dravet症候群を疑って経過を観察し，ミオクロニー発作が確認されれば診断がほぼ確実となる．

表3 熱性けいれんをもつ小児への予防接種基準

1) 対　象

1. 熱性けいれんと診断された場合は，最終発作から2～3か月の観察期間をおけば2)の条件のもとで接種可能である．
2. ただし接種を受ける小児の状況とワクチンの種別により，主治医の判断でその期間の変更は(短縮も)可能である．
3. 長時間けいれん(15分以上発作が持続)の既往例は，小児科(小児神経)専門医が診察しその指示のもとで施行する．

2) 予防接種の実施の際の基本的事項

現行の予防接種はすべて行って差し支えない．ただし，接種する場合には次のことを行う必要がある．

1. 保護者に対し，個々の予防接種の有用性，副反応(発熱の時期やその頻度，他)などについての十分な説明と同意に加え，具体的な発熱時の対策(けいれん予防を中心に)や，万一けいれんが出現した時の対策を指導する．
2. 当面集団接種が原則のBCGやポリオを除いたワクチンは，原則として主治医(担当医)が個別に接種する．

3) けいれん予防策

発熱の予測される予防接種では，発熱の出現しやすい時期に発熱を認めたらdiazepam坐剤を予防的に投与する．発熱率の比較的高いのは麻疹で，時期は接種後1～12日(特に7～10日)，ついでDPTでその時期は1～6日(特に1～2日)である(接種日を0とする)．

・薬剤：diazepam坐剤(製品：ダイアップ坐剤4 mg，6 mg，10 mg)

・用量：0.4～0.5 mg/kg/回(最大10 mg/回)

・用法：37.5℃を越す発熱時に速やかに坐剤を投与する．初回投与後8時間経過後もなお発熱が持続する時は，同量を追加投与してもよい．通常，2回以内の投与で終了とする．状況判断で，3回目投与を行ってもよいが，3回目は初回投与から24時間経過後とする．

注）1. 坐剤がない場合はdiazepam経口剤（製品：セルシン，ホリゾン；散，錠，シロップ）でもよい．投与量は同量で，薬物動態は坐剤とほぼ同じである．

注）2. 解熱剤の併用：diazepam坐剤と解熱剤の坐剤を併用する場合にはdiazepam坐剤投与後少なくとも30分以上間隔をあける（解熱剤の坐剤の成分がdiazepamの吸収を阻害する可能性があるため）．経口投与をする解熱剤は同時に併用してもよい．

（粟屋　豊，他：熱性けいれんを持つ小児への予防接種基準．脳と発達 2002；34：162-169，厚生労働省「ハイリスク児・者への予防接種基準作成に関する研究班」：2001年10月）

8 熱性けいれんと予防接種

熱性けいれんをもつ小児に対する予防接種については，すべて接種してよい．ただし，ワクチンの有用性と副反応およびそれらへの対策については保護者に十分説明し同意を得ておくことが重要である[3]．予防接種の接種基準は**表3**[12]を参照されたい．

〔下村次郎〕

文　献

1) 関　亨，他：熱性けいれんの治療指針—治療法の展望と今後の課題．小児科臨床 1988；**41**：16-33.
2) 福山幸夫，他：熱性けいれんの指導ガイドライン．小児科臨床 1996；**49**：207-215.
3) 日本小児神経学会（監），熱性けいれん診療ガイドライン策定委員会（編）：熱性けいれん診療ガイドライン2015．診断と治療社，2015.
4) Nelson KB, et al.: Prognosis in children with febrile seizures. *Pediatrics* 1978; **61**: 720-777.
5) Berg AT, et al.: Complex febrile seizures. *Epilepsia* 1996; **37**: 126-133.
6) Tsuboi T: Genetic aspects of febrile convulsions. *Hum Genet* 1977; **38**: 169.
7) 梶谷　喬，他：厚生省心身障害研究小児慢性疾患神経系研究班 昭和51年度小児慢性疾患（神経系）に関する研究報告書．熱性けいれんの疫学調査．1977：172-175.
8) Berg AT, et al.: Predictors of recurrent febrile seizures. A prospective cohort study. *Arch Ped Adolesc Med* 1997; **151**: 371-378.
9) Uhari M, et al.: Effect of acetaminophen and of low dose intermittent diazepam on prevention of recurrences of febrile seizures. *J Pediatr* 1995; **126**: 991-995.
10) Rosman NP, et al.: A controlled trial of diazepam administered during febrile illness to prevent reccurence of febrile seizures. *N Engl J Med* 1993; **329**: 79-84.
11) Nelson KB, et al.: Predictors of epilepsy in children who have experienced febrile seizures. *N Engl J Med* 1976; **295**: 1029-1033.
12) 粟屋　豊，他：熱性けいれんを持つ小児への予防接種基準．脳と発達 2002；**34**：162-169.

F てんかん発作の鑑別診断
2. 状況関連性発作

小児期は一生のうちで最もけいれん発作を起こしやすい時期であり，てんかん以外の中枢神経疾患および全身疾患においても発作がみられることはまれではない．このような発作としては，熱性けいれん以外にも孤発発作，孤発のてんかん重延状態，薬物，低血糖，非ケトン性高グリシン血症などによる急性の代謝障害や急性中毒の際にみられる発作があり，これらは状況関連性発作(機会発作)として位置づけられる．このほか，脳血流障害，外傷，感染症などによってもしばしば発作が認められる．これらの疾患にみられる発作はある状況下でのみ起こる，あるいは疾患の急性期に一過性に出現することから，慢性に自生性に繰り返されるてんかん発作とは区別している．てんかんとこれらの疾患を鑑別し，それぞれの疾患に適切な治療方針を立てることが重要である．以下に小児期にみられる熱性けいれん以外の主な状況関連性発作について述べる．

1 代謝疾患

a. 低血糖(hypoglycemia)

低血糖はとくに発作を引き起こしやすく，新生児けいれんの主要因の1つでもある．一般に低血糖時は，空腹感，発汗，顔面蒼白，脱力などが前駆症状としてみられる．発作時の血糖値はおおむね20～30 mg/dL である．低血糖によるけいれんが疑われる場合，速やかに血糖値の検査が必要であり，低血糖が認められれば，20% ブドウ糖の静注が行われる(参照：p.83)．

小児の低血糖のなかで有名なものに先天性高インスリン血症がある．以前は nesidioblastosis とよばれていた疾患で，膵臓からのインスリン分泌が先天的に過剰となっている．低血糖に伴ってけいれん発作が高率に起こり，しばしば発作を繰り返すことにより神経学的な障害をきたす[1)]．以前は膵臓の広範な切除を要していたが，最近ではジアゾキシドやオクトレオチドが用いられる．

b. 非ケトン性高グリシン血症(nonketotic hyperglycinemia, glycine encephalopathy)

非ケトン性高グリシン血症はグリシンの蓄積と種々の神経症状を呈する先天代謝異常であり，グリシン開裂酵素系の障害により引き起こされる．乳児期早期より発病し，筋緊張低下，無呼吸，ミオクロニア，部分発作などがみられ，早期ミオクロニー脳症を呈することもある．病因としてはいくつかの遺伝子変異が報告されており，治療は NMDA antagonist である ketamine などが用いられるが，重度の知的障害を伴い，予後は不良である[2,3)]．

② 脳血流障害

a. 失　神

失神は自律神経の刺激により反射的に脳の血流低下をきたすことによって生じる，脳虚血発作である．前駆症状として，めまい，しびれ，悪寒などがみられ，顔面蒼白となって意識を失い倒れる．脳の虚血が強い場合，全身の強直，ミオクロニア，除脳硬直様の姿勢がみられ，しばしばてんかんとの鑑別を要する．

Gastaut らは眼球圧迫による迷走神経刺激によって誘発された失神時の脳波検査を行った．それによると，失神時には脱同期や平坦化，徐波がみられたが，強直状態，ミオクロニアを呈した症例においても，てんかん性発作発射はみられなかったとしている[4]．

1）迷走神経性失神

単純失神（simple faint）は思春期の女性に多く，交感神経機能の不安定さに加え，長時間の立位，疲労，空腹，疼痛などの刺激，恐怖などの強い情動反応が誘因となる．頸動脈洞失神は首を曲げるなどで頸動脈洞の反射が起こり，迷走神経が刺激されて，徐脈，血圧低下をきたして意識を失い倒れる．

2）心原性失神

心疾患は失神の原因のなかで比較的頻度が高い．洞機能不全症候群，心室頻拍などの不整脈，Adams-Stokes 症候群により心拍出量が減少し，脳循環血流量が減少して失神に至る．これらは心電図検査により鑑別される．

3）血管運動性失神

体位の変換などに対して末梢血管の緊張を維持できずに血圧が急に低下することによって起こる．起立性低血圧により立ちくらみ，意識の消失をきたしたりする．

③ 頭部外傷

頭部外傷はてんかんの主病因の 1 つである．てんかんはあくまでも慢性に自生性に（てんかん）発作を繰り返す脳疾患であり，頭部外傷の急性期にみられる発作はてんかんによる発作ではない．頭部外傷後てんかん（posttraumatic epilepsy）と急性期の発作は区別しなければならない．

頭部外傷後にみられる発作を，受傷から出現までの時期により，immediate seizures，early seizures および late seizures と分ける．late seizures は posttraumatic epilepsy と同義である．

immediate seizures は受傷後まもなく出現する発作のことで，受傷後数秒のものから 10 分程度（ときに 60 分）のものをいう．時間の設定の仕方で頻度は異なるが，5 分以内とすると頭部外傷患者の 3.7% に[5]，10 分とすると 7.9% にみられる[6]．immediate seizures は年齢依存性があり，1 ～ 5 歳が最も起こりやすいという．発作はほとんどが全般性のけいれん発作である．immediate seizures の病態は late seizures（てんかん）と異なると考えられており[7]，後のてんかん発病に結びつく可能性は低い．

early seizures は受傷後 5 分から 1 週間と報告によりかなり幅がある．1 週間以内に early seizures の多くが出現する[8]．early seizures はしばしば焦点性の発作で，生命予後および後のてんかん発病に関連性が高い[9]．

頭部外傷後てんかんの30% 前後にearly seizuresがみられ，early seizuresを呈した症例の2/3～3/4が後にてんかんを発病する[10]．

頭部外傷患者のてんかん発病を予防する目的で様々な抗てんかん薬の投与がなされたが，後のてんかん発病を防げるというエビデンスは得られていない．

④ 感染症

病原体の脳への直接侵襲あるいは神経毒などを介した間接的侵襲により発作が起こる．

急性脳炎(脳炎)・急性脳症(脳症)では重度の意識障害およびけいれん発作の頻発・重積をみる．脳炎はウイルスなどの脳への直接侵襲により引き起こされ，通常髄液の細胞増多や画像上の病変をみる．脳症は感染症が引き金となり脳浮腫をきたす原因不明の疾患で，髄液の細胞増多はほとんどみられない．

ウイルス性脳炎では単純ヘルペス，麻疹，HHV-6，エコーウイルスなど様々なウイルスが原因となりうる．脳症としては，インフルエンザ脳症，Reye症候群，急性壊死性脳症などがある．

けいれんや意識障害が遷延する場合，あるいは，けいれん出現数日前より発熱など感染の徴候がみられたり，嘔吐，行動の異常がみられたりした場合は，脳炎の可能性を疑って，意識状態の注意深い観察，画像検査，脳波検査を進め，積極的に治療する必要がある．

脳炎・脳症では，急性期の意識障害とけいれん発作の時間が長いほど，後のてんかん発病のリスクが高くなる．脳炎が疑われた場合は急性期初期のけいれん重積の治療がとくに重要である．脳炎・脳症の急性期からてんかん発病までは，6か月以内がほとんどである．

通常，脳炎後てんかんは急性期のけいれんが消失し数か月の期間をおいて発病してくるが，急性期から回復期まで同じ発作が持続し続ける，特異な脳炎後てんかんの一群が報告されている[11]．この一群は，部分発作が急性期から頻発して回復期においても持続し，脳炎急性期と脳炎後てんかんの間に区切りがないことが特徴である．先行感染を有し，急性期の発熱が数週間持続するが，ウイルス学的検索，代謝異常の精査等においても病因はいまだ明らかにされていない(**表1**)．最近は難治頻回部分発作重積型急性脳炎(AERRPS，指定難病153)とよばれる．

⑤ 薬　物

テオフィリン製剤は気管支喘息の治療として用いられてきた．テオフィリンの副作用としては，消化器症状(悪心，嘔吐)や頭痛，不安，興奮，けいれんなどがみられるが，特に小児においてはけいれんの副作用に関する報告が多く問題となっていた．テオフィリンの副作用は血中濃度の上昇により出現することが多く，小児の1回投与量は5 mg / kg以下にガイドラインで定められた．テオフィリンの代謝は肝臓で行われるが，代謝機能は個人や年齢により差があり，さらにウイルス感染症や食事，下痢，嘔吐，併用する薬剤などによっても影響を受けて血中濃度が上昇することがある．また，テオフィリンは有効血中濃度の範囲が狭いことから，血中濃度をモニタリングして慎重に投与する必要がある．

熱性けいれんやてんかんの患児に気管支喘息の合併がみられることはまれではない．とくにけいれん性疾患のある乳幼児には，テオフィリン製剤の使用は控えること，あるいは服用中の患児にお

表1 特異な脳炎・脳症後てんかんの特徴

1) 生後初めてのけいれん
2) 発作前に基礎疾患，神経症状(精神遅滞等)なし
3) てんかんの家族歴なし
4) 極めて難治で頻発するけいれん，挿管して静脈麻酔剤 DIV 必要例が多い
5) 急性期発作型は CPS，CPS → GTCS /（左右交代あり）片側けいれんが多い
6) けいれんは，有熱性＋無熱性，急性期発熱持続多い．数日前に先行感染を認める場合がある
7) 急性期(1 ～ 2 か月)のけいれん頻度は変動し，2 ～ 3 峰性の経過をとることあり
8) けいれん頻発時以外にははっきりした意識障害がない(脳波，炎症との鑑別点)
9) 急性期と回復期のけいれん発作型はほぼ同一で引き続く(脳炎後てんかんと，発症の仕方が異なる)．すなわち回復期も CPS(→ GTCS)，SPS が多い．頻度は一般に回復期に減少傾向を示す
10) 原因検索(ウイルス，代謝異常)では明らかな異常は見出せず(肝機能正常，髄液：原則として正常)
11) 後遺症を認め，発症前に比べて退行する知能障害，情緒，人格障害，聴覚失認などを認める．運動障害はなし．
12) 発症年齢　4 ～ 5 歳代
13) CT：浮腫→びまん性萎縮に．
EEG：急性期：高振幅徐波(焦点性 / びまん性)，棘波は発作間欠時乏しい．
EEG：回復期：高振幅徐波(±)，多焦点性棘波(±) ～ (＋)

CPS：complex partial seizure（複雑部分発作），GTCS：generalized tonic-clonic seizure（全般性強直間代発作）
（福山幸夫，他：特異な脳炎・脳症後てんかんの一群について．厚生省神経疾患研究，難治てんかんの予防と対策に関する研究．昭和63年度報告書，131-136，1989）

いては発熱時には一時減量するか中止することが望ましい．やむを得ず使用する場合はできる限り短期間，少量におさえておくことが望ましい．

⑥ 胃腸炎関連けいれん

軽症胃腸炎に伴うけいれんは，乳幼児期の軽症下痢に伴って出現する予後良好なけいれんとして報告された[12]．けいれんの原因となる胃腸炎はロタウイルスやノロウイルスによるものがほとんどであり，したがってこれらが流行する冬季に本病態が認められやすい．けいれんの出現機序は不明であるが，中枢神経系の未熟性によるけいれん閾値の低下が関与すると考えられている．

a. 特徴および症状

軽症胃腸炎に伴うけいれんの特徴および症状は以下のとおりである．

1) 脱水症状や電解質異常がない
2) 発熱はなく，あっても微熱である
3) 下痢発症後 2 ～ 5 日に出現する
4) 生後 6 か月から 3 歳の乳幼児に多い
5) 男女差はない
6) けいれんは左右対称性の強直間代発作あるいは強直性のけいれん発作である
7) けいれんの持続時間は 30 秒～ 3 分程度だが群発する傾向にある
8) 群発の場合，けいれんの最中意識は消失しているが，発作後の意識の回復は速やかである
9) けいれんはおおむね 24 時間以内に消失し，後遺症やてんかんへの移行はない

b. 検　査

電解質異常はみられず，本疾患に特徴的な検査所見はない．また，脳波異常もみられない．

c. 治　療

カルバマゼピン 5 mg / kg あるいは 2.5 mg / kg の 1 日 1 回，1 ～ 3 日投与が有効である[13]．また，リドカインの静注も有効であるが，ジアゼパムやミダゾラムは効果がない．

7 状況関連性発作への対応

はじめての発作を主訴に小児が受診した場合の対処は必ずしも容易ではない．1 度の発作のみでてんかんと断定することは難しい．発作がなんらかの状況に関連して起きたものか否かを詳しく問診する必要がある．てんかんの可能性を否定できない場合でも，発作をくり返す可能性が高いと考えられる場合を除いて，通常抗てんかん薬の投与は行わずに経過を観察する．家族にはてんかんはあくまでも慢性に発作をくり返していく病気であり，その時には発作を抑制する目的で抗てんかん薬の服用が必要であること，一方てんかんでない場合は，不必要な服薬を避けることが重要であることを説明する．時に家族が発作を見逃していることもあり，診断の確定と家族の病気に対する理解，不安の払拭の目的でてんかん専門医を紹介することも必要である．

胃腸炎関連けいれんでは，発作が群発するため家族の不安は強いが，薬剤に対する反応はよく，予後が良好であることを十分に説明する必要がある．

〔下村次郎〕

文　献

1) Bjerke HS, et al.: Surgical management of islet cell dysmaturation syndrome in young children. *Surg Gynecol Obstet* 1990; **171**: 321-325.
2) Kure S, et al.: Comprehensive mutation analysis of GLDC, AMT, and GCSH in nonketotic hyperglycinemia. *Hum Mutat* 2006; **27**: 343-352.
3) Korman SH, et al.: Treatment from birth of nonketotic hyperglycinemia due to a novel GLDC mutation. *Ann Neurol* 2006; **59**: 411-415.
4) Gastaut H, et al.: Electroencephalographic study of syncope, its' differentiation from epilepsy. *Lancet* 1957; **7004**: 1018.
5) Ritz A, et al.: In: Remschmidt H, et al eds. Epilepsie. G Thieme Verlag, 1981: 119-131.
6) Jacobi G, et al.: In: Majkowski J, ed. Posttraumatic epilepsy and pharmacological prophylaxis. Polish Chapter of the ILAE, 1977: 50-58.
7) Mii K, et al.: The effectiveness of anticonvulsant on immediate posttraumatic convulsion--an experimental study. *Brain Nerve*（*Tokyo*）1981; **33**: 749-757.
8) De Santis A, et al.: Early post traumatic seizures in adults. Study of 84 cases. *J Neurosci* 1979; **23**: 207-210.
9) Glötzner FL: Posttraumatic epilepsy. Clinical aspects and electrophysiological foundations. *Fortschr Med* 1976; **94**: 1027-1031.
10) Wessely P, et al.: In: Majkowski J, ed. Posttraumatic epilepsy and pharmacological prophylaxis. Polish Chapter of the ILAE, 1977: 44-49.
11) 福山幸夫，他：特異な脳炎・脳症後てんかんの一群について．厚生省神経疾患研究，難治てんかんの予防と対策に関する研究．昭和63年度報告書．1989；131-136.
12) 諸岡啓一：軽症下痢とけいれん．小児科 1982; **23**: 131-137.
13) 鶴澤礼実，他：軽症胃腸炎に伴うけいれんにおけるカルバマゼピン少量（2.5 mg / kg）単回投与の有効性．てんかん研究 2014; **31**: 506-510.

F てんかん発作の鑑別診断 3. 非てんかん発作

てんかん発作と非てんかん発作の鑑別は，不必要な抗てんかん薬の投与の回避，あるいはそれぞれの疾患または現象に対する適切な治療・管理のために大切である．小児期にみられるてんかん発作とまぎらわしい疾患・状態は，年齢を考慮して鑑別する必要がある．表 1 は小児期にみられる非てんかん発作をまとめたものである[1]．主なものについて解説する．

1 benign neonatal sleep myoclonus (BNSM)

BNSM は新生児期早期から出現し，6 か月以前に消失する．ミオクロニアは主に両上肢にみられるが，下肢，顔面，体幹にも出現する．ミオクロニアはもっぱら睡眠中(non-REM sleep)にみられ，しばしば群発して数十分間続き，覚醒によって消失する．神経学的所見および脳波は正常である[2]．

2 gastroesophageal reflux

胃食道逆流は未熟児にみられることが多いが，まれに無呼吸，窒息，チアノーゼ，オピストトーヌス様の強直姿勢を呈し，てんかん発作とまぎらわしいことがある．また，幼小児では，食道裂孔ヘルニアなどによる胃食道逆流に伴い頭頸部をジストニア様にねじり，奇妙な姿勢をとることがある．症状は食後に出現しやすく，時に嘔吐を伴う．このような状態は Sandifer 症候群とよばれる[3]．造影剤を用いた胃食道透視，pH モニタリング等により胃食道逆流の存在を診断する．

3 breath-holding spell

およそ 6 か月〜6 歳までの小児の 5% ほどにみられ，怒り，不満，痛みなどによって引き起こされる．症状はステレオタイプで，強く泣く，息をこらえる，チアノーゼあるいは顔面蒼白が出現，そして意識を失う．同時に患児はぐったりする，あるいは後弓反張様に身体をつっぱり，時にけいれん様の動きを伴うことがある(cyanotic breath-holding spell)．

pallid breath-holding spell は同様に痛みなどの刺激により反射性に心拍が停止して低酸素となり，顔面蒼白，意識消失をきたすが，通常 1 分以内に回復する．cyanotic と pallid breath-holding spell の区別は実際の場面では難しいことも多く，両方を呈する症例もある．

breath-holding spell を繰り返す例では，親子の maladaptive interaction が要因になっていることがある．しばしば家族は児の状態をみて強い不安に駆られるが，家族に対しては，時期がくれば消失するものであり，心配いらないことを説明する．

抗てんかん薬や硫酸アトロピンの breath-holding spell に対する効果は立証されていない．

表1 小児にみられる非てんかん発作

Age of onset	Disorder
Neonate (0-2 months)	Jitteriness Dyskinesias with bronchopulmonary dysplasia Benign neonatal sleep myoclonus Apnea
Infant (2-18 months)	Paroxysmal torticollis Opsoclonus-myoclonus syndrome Intussusception Breath-holding spells Shuddering attacks Shivering on urination Head banging Paroxysmal kinesigenic choreoathetosis(sporadic) Gastroesophageal reflux
Toddler and preschool age (18 months-5 years)	Pavor nocturnus Benign paroxysmal vertigo Bobble-head doll syndrome Nocturnal enuresis Agitated delirium with fever Familial dystonic choreoathetosis
School age and preadolescence (5-12 years)	Simple tics Complicated migraine Inattention Somnambulism Paroxysmal kinesigenic choreoathetosis(familial)
Adolescence	Vertebrobasilar migraine Syncope Hyperventilation syndrome Obstructive sleep apnea Psychogenic seizures Rage attacks

(Pranzaelli MR, et al.: Differential diagnosis in children. In : Dam M, et al. (eds), Comprehensive epileptology. Raven Press, New York, 1990: 423-447)

4 不随意運動

不随意運動とてんかん発作は時に突発性という点で共通している．しかし不随意運動はてんかん発作とは違い，基本的に意識の消失あるいは変容を伴わず，発作後のもうろうもみられない(**表2**)．

a. paroxysmal torticollis in infancy

乳児期にみられる反復する突発的な斜頸で，原因は不明であり自然に消退していく．時に同疾患の家族歴がみられる．斜頸のエピソードは数分間～数週間にわたるが，児にはそれほど深刻な影響はない．脳波は正常である．筋性斜頸との鑑別を要する．

b. paroxysmal kinesigenic choreoathetosis(PKC)

急な運動開始(走り出す，椅子から立ち上がるなど)によって誘発される不随意運動で，顔面，頸部，四肢などに筋緊張の異常，アテトーゼ，舞踏病様の動きが出現する．日単位に頻発することがあり，持続は数分程度である[4]．家族例と孤発例があり，男性に多い(男：女＝4：1)．発作中意識は障害されず，脳波は正常である．カルバマゼピン(CBZ)やフェニトイン(PHT)が有効なことがある[5]．proline-rich transmembrane protein 2(PRRT2)がPKCの一部で責任遺伝子とされている．

c. familial paroxysmal dystonic choreoathetosis

ストレス，興奮や疲弊により誘発され，運動開始や驚愕では起こらない[6]．持続は数時間と比較的長い．脳波異常はみられないが，クロナゼパム(CZP)が有効なことがある[7]．

d. paroxysmal dystonia

夜間睡眠中に筋緊張の異常と激しい動きが四肢，体幹に生じる．nocturnal paroxysmal dystonia と

表2　不随意運動とてんかん発作の鑑別

	不随意運動	てんかん発作
誘発因子	動作，感覚刺激，激しい運動など	睡眠不足，ストレス，発熱 光刺激，眠気など
前兆	通常なし	発作発射の起始部位と 拡延の仕方により様々
発作の持続時間	数秒〜数時間	通常数秒〜数分
意識	保持されている	消失あるいは保持
発作後睡眠	なし	あり，あるいはなし
発作後健忘	なし	あり，あるいはなし
脳波	異常なし	通常てんかん波あり

もよばれ，主に non-REM 睡眠時に出現する．脳波ではしばしば発作出現前に覚醒反応が先行することがあるが，てんかん波はみられない．病態生理は不明であるが，まれに抗てんかん薬が有効なことがある．

paroxysmal kinesigenic choreoathetosis（PKC），paroxysmal dystonic choreoathetosis および paroxysmal dystonia ともにしばしばてんかんとの鑑別が問題となる（**表2**）．時にはこれらとてんかんが共存している症例もある．これらの不随意運動では，通常脳波にてんかん波はみられない．繰り返し脳波検査を行い，時には誘発因子を利用して不随意運動時の脳波を捕捉し，てんかん性発作発射の有無を検索することが必要な場合もある．

e. myoclonus

ミオクローヌスは急激で不随意な筋の攣縮である．病的なミオクローヌスの多くは全般てんかんでみられるミオクロニー発作であるが，他にオプソクローヌス-ミオクローヌス症候群，先天代謝異常，進行性ミオクローヌスてんかん，ビタミン欠乏，電解質異常，Wilson 病などでもみられる．一般に病的ミオクローヌスは睡眠により減弱するが，例外としてレストレスレッグ症候群や spinal myoclonus では segmental なミオクローヌスが睡眠中持続することがある[8)]．

生理的なものでは入眠時ミオクローヌスがある．“Hypnic jerk”ともよばれ，入眠期に四肢あるいは体幹全体が巻き込まれる．一方 REM 睡眠，あるいはうとうとした段階において顔面や手に断片的な細かいミオクローヌスがみられることもある．いずれも健常児に高頻度でみられ，脳波にはてんかん発射はみられない．てんかん患児においても生理的ミオクローヌスがみられ，しばしば家族はてんかん発作と混同することがある．

5　チック

チックはミオクロニアに似た急で短い動きであるが，ミオクロニアよりステレオタイプであり，リズムはなく，短時間であれば自ら抑制することが可能である．

出現する部位は，顔面が多いが，首，上肢にも起こる．simple motor tic では，まばたき（eye blinking），額にしわを寄せる（forehead wrinkling），肩をすくめる（shoulder shrugging），歯をみせる（grinning），顔をしかめる（grimacing），口を引きつらせる，あるいは首をぐいっと引く（mouth or neck twitching）などがみられ，ときに発声する（vocal tics）こともある．これらの症状は単独でみら

表3 心因性非てんかん発作(偽発作)とてんかん発作の鑑別

	心因性非てんかん発作(偽発作)	てんかん発作
時間帯	日中	日中あるいは夜間
誘発因子	しばしば情動，環境因などによる暗示による誘発あり	睡眠不足，発熱，光刺激など
前兆	動機，不快感，窒息感など	発作発射の起始部位と拡延の仕方により様々
強直間代	あまりみられない	発作型による
他の動き	奇妙な動き：のたうち回る，押しやる，動きが左右移動するなど	特有な自動症
発作の同一性	しばしばなし	通常あり
発作時の反応性	乏しい	単純部分発作を除いて意識は消失あるいは変容する
発作後状態	通常なし	通常あり，発作型による
発作時脳波	正常	通常発作発射あり
発作後脳波	正常	通常異常あり：徐波など

(Lesser RP: Psychogenic seizures. In: Pedley TA, et al. (eds), Recent advances in epilepsy 2. Churchill Livingstone, Edinburgh, 1985; 273-296を元に作成，一部改変)

れることもあれば，時に複合して出現することもある．通常チックのために随意運動が障害されることはないが，Gilles de la Tourette 症候群のように日常に著しい障害をきたすこともある[9]．

出現率は小児の 12 ～ 20% といわれ男児に多いとする報告もある[10~12]．時にチックの家族歴がみられることがある．チックはおおむね思春期までには消失するが 5% ほどは成人までもちこす．

6 心因性非てんかん発作・偽発作

心因反応による発作 psychogenic seizure(PS)は全般性強直間代発作や複雑部分発作(一点凝視，無反応)に似る．出現は思春期が多いが 4 ～ 5 歳においてもみられ，女性が多い．PS の診断はしばしば難しく，患者は病院を転々とし，種々の抗てんかん薬を投与され，時に PS の“重積”のために麻酔管理を受けることもある．最近では心因性非てんかん発作とよぶようになっている．

PS の症状は症例により様々である．全身けいれん様であっても，動きはしばしばリズミカルであるが左右が同期していなかったり，頭部や身体が左右に動いていたり，手足を激しく動かしたり，ぶるぶる震えたりする．複雑部分発作のように凝視したり無反応となったりすることもあるが，てんかん発作に比べて前兆を訴えることは少ないといわれている(**表3**)[13]．PS の発作症状はよく観察すると，神経解剖学および神経生理学と発作発射の拡延様式から考えてつじつまの合わないことがよくみられる．

PS はしばしば遷延し，突然終了して反応が回復することもまれではない．咬舌や失禁は通常みられない．また暗示によって発作が誘発されることもある．

発作時脳波にてんかん性の発作発射がみられないことは，PS の診断確定に有用である．しかし前頭葉てんかんでは発作時に発作発射が確認できないことがあり，てんかん発作と PS をあわせもっている症例もあるため，注意が必要である．PS をてんかん発作と診断することより，てんかん発作を PS と間違って診断してしまうことのほうが多かったとする報告もある[14]．

PS は何らかの心理的背景をもって出現してくることが多いが，その背景を明らかにすることは必ずしも容易ではない．PSを呈する患者がヒステリー性格とは限らない．PSが出現してきたいきさつについて患者，家族，時に学校関係者から明らかにすることができれば，カウンセリングに役立つかもしれない．患児を取り巻く人々がPSを受け入れて，患児を援助する姿勢は大事である．多剤併用していた抗てんかん薬を整理することによってPSが消失することもある．

⑦ inattention

inattention（あるいはdaydreaming）は欠神発作や複雑部分発作との鑑別を要する．inattentionではてんかん発作に認められるような口部自動症や身振り自動症，眼瞼のミオクローヌスなどはみられない．またエピソードの最中に肩を叩くなどの刺激に反応し，遊びの最中には起こらない．

〔下村次郎〕

文献

1) Pranzaelli MR, et al.: Differential diagnosis in children. In : Dam M, et al. (eds), Comprehensive epileptology. Raven Press, New York 1990; 423-447.
2) Di Capua M, et al.: Benign neonatal sleep myoclonus: clinical features and video-polygraphic recordings. *Mov Disord* 1993; **8**: 191-194.
3) Sutcliffe J: Torsion spasms and abnormal postures in children with hiatus hernia. Sandifer's syndrome. *Prog Pediatr Radiol* 1969; **2**: 190-197.
4) Kertesz A: Paroxysmal kinesigenic choreoathetosis. An entity within the paroxysmal choreoathetosis syndrome. Description of 10 cases, including 1 autopsied. *Neurology* 1967; **17**: 680-690.
5) Plant G: Focal paroxysmal kinesigenic choreoathetosis. *J Neurol Neurosurg Psychiatr* 1983; **46**: 345-348.
6) Richards RN, et al.: Paroxysmal dystonic choreoathetosis. A family study and review of the literature. *Neurology* 1968; **18**: 461-469.
7) Lance JW: Familial paroxysmal dystonic choreoathetosis and its differentiation from related syndromes. *Ann Neurol* 1977; **2**: 285-293.
8) Halliday AM: The electrophysiological study of myoclonus in man. *Brain* 1967; **90**: 241-248.
9) Shapiro AK, et al.: Gilles de la Tourette syndrome. Raven Press, New York, 1988.
10) Lapouse R, et al.: An epidemiologic study of behavior characteristics in children. *Am J Public Health Nations Health* 1958; **48**: 1134-1144.
11) Goetz CG. Tics: Gilles de la Tourette Syndrome. In: Vinken PJ, et al. (eds), Extrapyramidal Disorders. Handbook of Clinical Neurology, Vol. 49. Elsevier, Amsterdam, 1986; 627-639.
12) Leckman JF, et al.: Descriptive and diagnostic classification of tic disorders. In: Cohen DJ, et al. (eds), Tourette's Syndrome and Tic Disorders: Clinical Understanding and Treatment. John Wiley, New York, 1988; 3-19.
13) Lesser RP: Psychogenic seizures. In: Pedley TA, et al. (eds), Recent advances in epilepsy 2. Churchill Livingstone, Edinburgh, 1985; 273-296.
14) Parra J, et al.: Are we overusing the diagnosis of psychogenic non-epileptic events? *Seizure* 1999; **8**: 223-227.

Column 心因性非てんかん発作（偽発作）の診断

てんかん発作は発作症状および脳波所見により定義される．しかし偽発作の発作症状について明確な診断基準はない．偽発作の可能性が考えられたら，ビデオ脳波同時記録を繰り返し行い，発作を観察することが必要である．てんかん発作，あるいは失神発作などの偽発作以外の非てんかん発作が否定されてはじめて，偽発作の診断がなされる．偽発作の診断の難しさは，この除外診断にならざるを得ないところにある．

G 脳波でわかるてんかん発作・てんかん分類

1. 発作間欠時脳波

てんかんとは，大脳神経ニューロンの過剰発射(興奮)に由来する反復性発作(てんかん発作)を主徴とする大脳の慢性の疾患である．大脳の神経ニューロンの興奮は細胞膜の電位的変化として現れ，この電位的変化を頭皮上から検査し大脳神経ニューロンの過剰発射を検出するのが脳波検査である．このため過剰な発射が起こりやすい大脳の状態を確認する手段としての脳波検査はてんかんの診断に必須の検査といえる．

脳波検査には，頭蓋外記録(頭皮誘導，蝶形骨誘導)，頭蓋内記録(脳内電極，硬膜下電極)など様々な脳波記録法があるが，日常診療では頭皮上に皿電極を置いて記録する頭皮脳波検査の活用が重要である．

① 脳波所見の読み方

脳波所見では，基礎波と突発性異常波に注目して判読する．基礎波の異常としては，年齢相当の基礎波の形成がなされているか，基礎波の左右差がないかに注目する．脳器質病変があると基礎波の異常が出やすくなるが，これがてんかん原性焦点の手がかりとなることも多い．

突発性異常波としては，棘波・鋭波・多棘波・棘徐波複合・鋭徐波複合など神経ニューロンの興奮を反映する棘・鋭波の成分を伴うてんかん性脳波異常と，高振幅徐波など必ずしもてんかん性とはいえない脳波異常が含まれる．これら突発性異常波の脳波上の分布をみれば，てんかん焦点の部位・広がりが推定できる．

② てんかんと脳波賦活

a. 脳　波

てんかんは大脳の神経ニューロンの過剰な発射を特徴とするとはいえ，脳波検査をすれば必ずてんかん性脳波異常が出現するとは限らない．脳波異常検出のためには，脳波検査をどのような条件で行うかが重要である．てんかんであっても，てんかん性脳波異常が認められない理由として，実際に発作のない時にはてんかん性発射が出にくい場合や，実際のてんかん性発射の出現頻度が少なく，たまたま限られた時間での脳波検査ではてんかん性発射が検出できない場合が考えられる．このためてんかんの可能性がある時には，繰り返し脳波検査を行うことが重要である．また脳波検査においては，過呼吸・光刺激・睡眠などの脳波賦活の活用がてんかん性発射の確認のために必要である．

b. 睡眠記録

何度行っても脳波検査でてんかん性発射が検出できない場合には，十分な睡眠記録が行われたかを確認する．睡眠に入るとてんかん性発射が出現するにもかかわらず，覚醒記録でしか脳波検査が行われなかった，あるいは短時間の不十分な睡眠記録しか行われなかったために，脳波にてんかん性発射が確認できないことも少なくない．また，トリクロホスナトリウム等を用いた睡眠脳波記録では深睡眠になりすぎて，てんかん性発射が確認できないこともある．覚醒から入眠，睡眠までの連続した脳波記録を当センターでは行っている．

c. 脳波賦活

1）過呼吸賦活

安静覚醒時に3分以上深呼吸を継続させる過呼吸賦活も重要な脳波賦活検査である．過呼吸賦活による，脳波の徐波化と高振幅化が特徴である build-up（過呼吸中）あるいは rebuild-up（過呼吸終了後）が認められても必ずしもてんかん特有の反応とはいえないが，欠神てんかんなどでは全般性棘徐波複合などのてんかん性発射が誘発されやすい．

2）光刺激賦活

光刺激賦活では，光感受性を示す脳波変化として光突発反応あるいは光感受性発作が知られている（図1）．光刺激中てんかん性発射が誘発され，光刺激終了後もこのてんかん発射が持続する場合

> **Column 脳波異常が検出できない理由**
>
> てんかんであってもてんかん性脳波異常波が検出できない理由としては，てんかん性発射が脳の深い部位より出現しており，てんかん焦点が脳波電極から遠く離れているためにてんかん発射を検出できない場合や，てんかん焦点が浅いところであっても，てんかん発射の電流の向きが脳波電極に対して平行に出ている場合などが考えられる．実際，深部脳波検査においてはてんかん性発射が出現しているにもかかわらず，頭皮上脳波ではほとんど変化が認められない場合や，脳磁図ではてんかん性発射が確認されるが，頭皮脳波記録では脳波異常が確認できないことがある．小児の慢性進行性持続性部分てんかんにおいては，発作が頻発しているにもかかわらずてんかん性の脳波所見が乏しいことが多く，脳波に変化がないことで必ずしもてんかん性が否定されるものではない．脳内の電気的興奮を，頭皮上脳波検査で必ず検出できるわけではないこと，あくまでも脳波検査はてんかん診断の補助検査であることを忘れてはならない．
>
> **脳波賦活法の工夫**
>
> ルーチン脳波での過呼吸賦活については，てんかん波の増加率もそれほど高率ではなく，てんかん診療においてそれほど有用な検査ではないとの意見もある．しかしながら過呼吸賦活によってのみてんかん波が賦活される症例もあるのは事実である．特に欠神発作の症例では，通常の脳波検査では全く異常がないのに，過呼吸賦活によっててんかん波のみならず発作が誘発される例も少なくなく，治療予後の判定にも利用できる．検査にあたっては十分な過呼吸賦活が必要であるが，成人でも3分以上過呼吸を継続させるのはかなりつらい作業であり，特に小児で過換気を持続させることは大変困難である．このため小児で過呼吸賦活させる方法として，風車を吹かせるという方法も有用である．「深呼吸してください」というより，「風車を吹いて風車を回してください」というほうが小児では検査の了解がよく，風車を上手に回すという遊びの要素が入っているために，スムーズかつ継続性のある過呼吸賦活が行える．

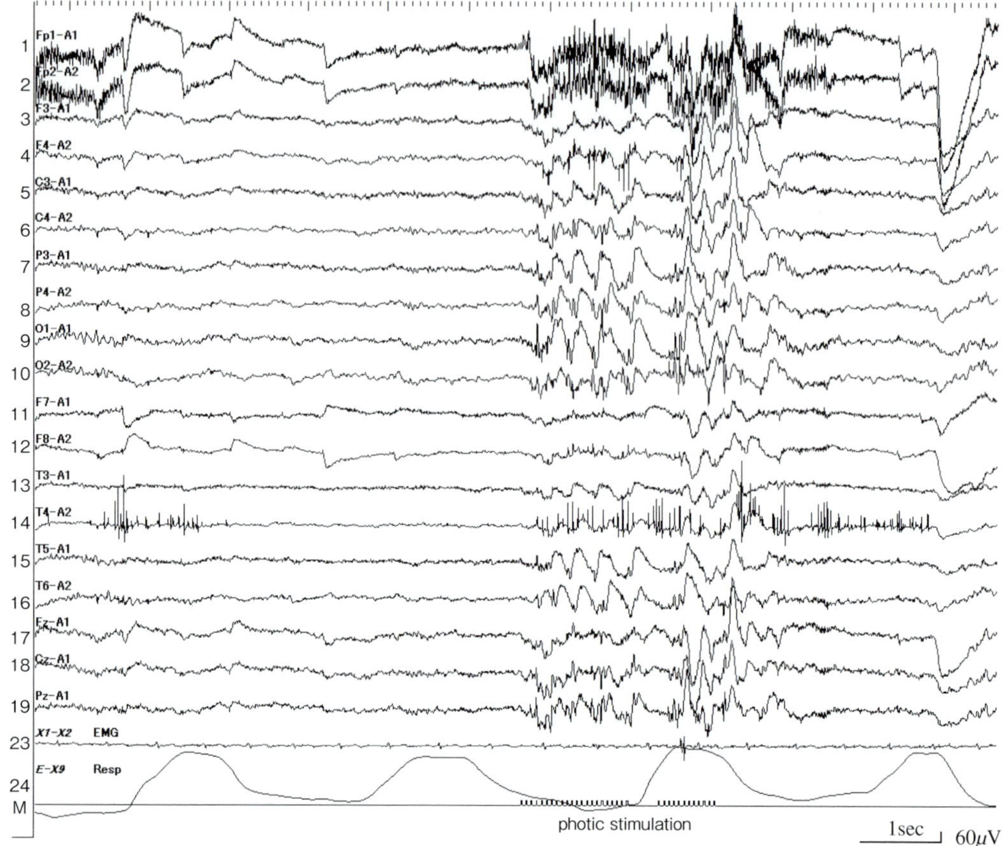

図1 光突発反応
16 Hz 光刺激にて，P-O-T 優位広汎性の棘徐波複合が出現している．光刺激終了後も 1 秒程度てんかん性突発波の持続が認められる(outlast とよぶ).

には光突発反応(photoparoxysmal response：PPR)，光刺激でてんかん性発射のみならず，実際の発作が誘発された場合に光感受性発作(photosensitive seizure：PS)とよばれる．光感受性がてんかん症候群の特徴の 1 つであることも，てんかん症候群とは無関係にある年齢に一過性に出現する場合もある．またてんかんがなくても体質として光感受性を示す者もおり，強い光にあたりさえしなければ無症状に経過する例も多い．光突発反応を示し，誘因のない発作あるいは光感受性発作があれば光感受性てんかんと診断できるが，誘因のない発作あるいは光感受性発作がみられない場合には非てんかん性の体質性光感受性者と考えられる．

3 てんかん発作と発作間欠時脳波

1981 年てんかん発作国際分類では，臨床発作症状・発作時脳波所見・発作間欠時脳波所見に基づく electro-clinical seizure types をてんかん発作型としており，てんかん発作は部分発作と全般発作に大別できる(参照：p.25表1)．2017 年てんかん発作国際分類では，てんかん発作を，発作の主要な徴候および症状(発作徴候)に基づいて，焦点(focal onset)発作，全般(generalized onset)発作，起始不明(unknown onset)発作に分けている．発作型は，症状の特徴的な順序や他の臨床所見によって区別でき，発作の適切な分類のためには，脳波検査，画像検査など補足的な臨床検査も必要とされる．焦点発作は, 片側大脳半球に限定したネットワーク内に起始する発作であり, このネットワークは明確に限局しているものと，より広がりをもつものがあり，皮質下構造に由来することもある．全般発作は，両側大脳半球の広いネットワーク内のある部位に発生し，このネットワークが急速に発作に巻き込まれて生じる．脳波上のてんかん性脳波異常の形態・分布がわかり，これに臨床発作症状を加味すれば，適切なてんかん発作分類が可能となる．

発作間欠時脳波をみれば，焦点性てんかんや全般てんかんの診断は一般的には容易であるが，焦点性てんかんの中には，脳波所見が極めて全汎化して，発作間欠時の脳波所見のみから簡単に焦点発作と診断できにくい例がある．またてんかん性異常波が出現している部位にてんかん原性焦点がある可能性が高いのであるが，脳波の出現部位と臨床発作症状が乖離している場合もあり，注意が必要である．脳波の電極が必ずしもてんかん焦点の真上にあるとは限らないので，たとえその電極でてんかん性脳波異常が確認されたとしても，本当のてんかん性焦点は脳波電極からもっと離れた別の場所である可能性もある．

④ 焦点発作

発作間欠時脳波では棘波・鋭波・棘徐波が限局した誘導に出現する．脳波の出現部位と臨床発作症状によって前頭葉てんかん(姿勢性強直発作・運動亢進発作など)・側頭葉てんかん(意識障害とともに動作停止あるいは身振り自動症など)・頭頂葉てんかん(感覚発作など)・後頭葉てんかん(視覚発作など)と診断できる．複数の脳葉の脳波誘導にまたがっててんかん性発射が出現することも，年齢とともにてんかん性発射の部位が移動する場合もある．側頭葉てんかんなどでは，てんかん性発射が両側側頭部に出現していても，必ずしもてんかん原性焦点が両側性ではないことも多い．両側性にてんかん性発射が認められる場合には，てんかん発作症状と同時に，てんかん性突発波の形態(棘波・鋭波)，振幅，頻度について左右の出現様態で差がないかなどを検討する必要がある．

⑤ 全般発作

a. 非運動発作

欠神発作とは，突然はじまり突然終わる意識の障害で，発作間欠時には全般性棘徐波複合が出現する．欠神発作(定型欠神発作)では 3 Hz の両側広汎性棘徐波複合が，非定型欠神では 2 ～ 2.5 Hz 前後の両側広汎性で不規則な棘徐波複合が出現し，過呼吸によって脳波が賦活されやすい(図 2)．

b. 運動発作

発作間欠時脳波で全般性の棘徐波・棘波・多棘波が出現する．発作時には，全般性強直発作では，両側広汎性の棘律動が，ミオクロニー発作では，全般性棘徐波・多棘徐波が出現する．

全般性強直間代発作では，両側広汎性棘徐波あるいは鋭徐波が出現することが多い．

⑥ てんかん症候群と発作間欠時脳波

a. West 症候群

シリーズ形成性の短い筋攣縮(てんかん性スパズム〔epileptic spasms〕)・発作間欠時脳波所見(hypsarrhythmia)・発達の遅れを主徴とする．覚醒時の脳波にて高振幅の棘波や徐波あるいは棘徐波・

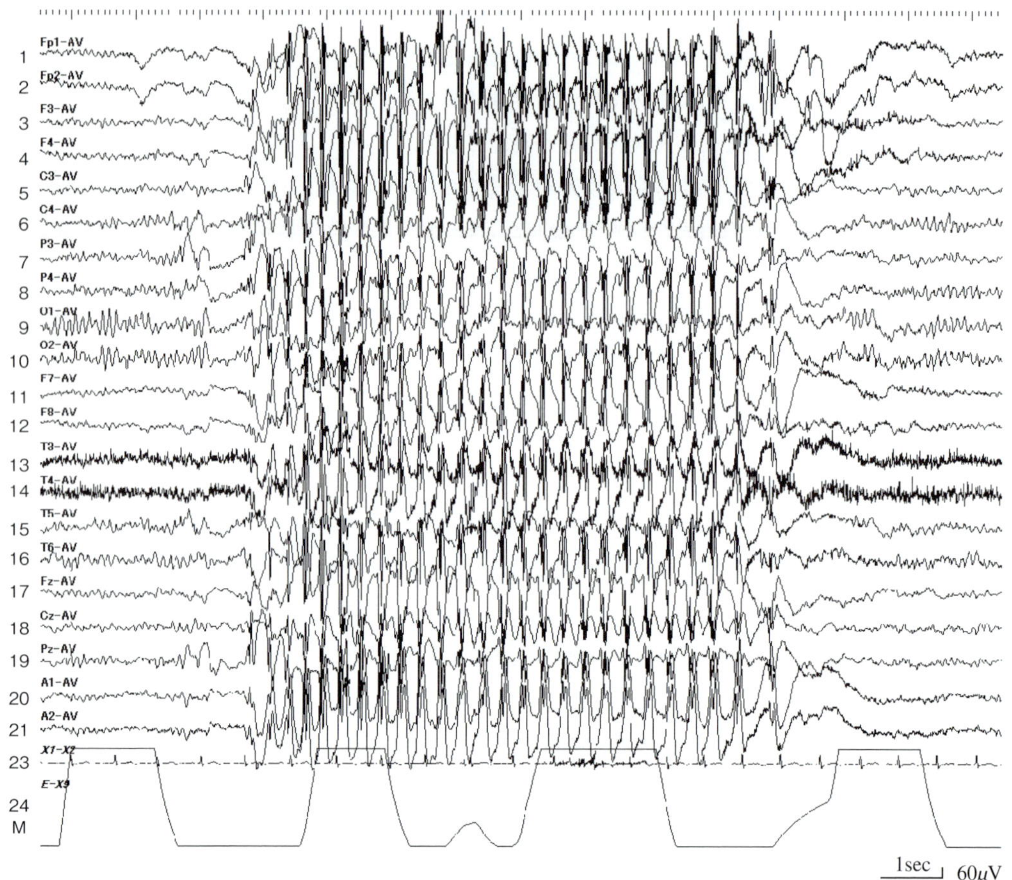

図2　過呼吸賦活
定型欠神発作の症例である．通常の脳波では所見が乏しいが，安静覚醒時の過呼吸賦活にて，3 Hz 前後の両側広汎性の棘徐波複合が誘発される．

鋭徐波が時間的にも，空間的にも全く無秩序に出現するのが特徴である（**図3**）（参照：p.290）．

b. Lennox-Gastaut 症候群

不規則広汎性の 2 Hz 前後の遅い棘徐波あるいは鋭徐波が連続的あるいは群発して出現し，広汎性の高振幅の棘律動も認められる．臨床発作症状として非定型欠神・強直発作・ミオクロニー発作・脱力発作など多様な発作が認められる（参照：p.300）．

c. 中心・側頭部に棘波をもつ小児てんかん（childhood epilepsy with centrotemporal spikes）

覚醒時の背景活動は正常であり，睡眠中に側頭中部から中心部に徐波を伴う 2 相性で高振幅の鋭波あるいは棘波が多発する（**図4**）．特徴的な出現をするてんかん性発射が，Rolando 溝周辺の一次運動野と感覚野に局在して出現すると考えられているため，Rolando てんかんあるいは Sylvius てんかんとよばれることもある．

臨床発作症状は，主に睡眠主体に感覚発作・運動症状のある発作が出現し，焦点発作から両側性強直間代発作への進展も認められる．両側半球に独立しててんかん波が出現したり，時間の経過とともにてんかん焦点が移動することもある．脳波上のてんかん発射の改善・消失は年齢依存性で，

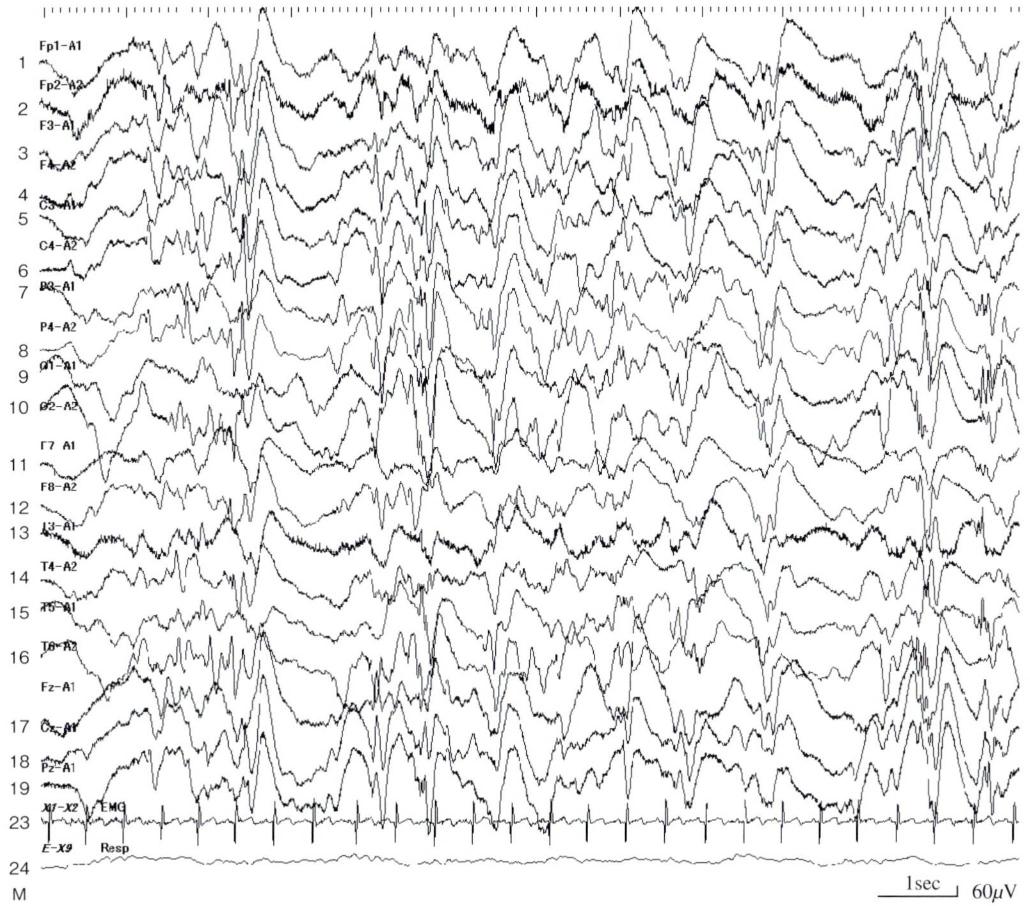

図3 West 症候群の発作間欠時脳波：hypsarrhythmia
覚醒時脳波記録であるが，不規則広汎性の高振幅徐波とともに棘波・鋭波・多棘波が無秩序に出現しており，hypsarrhythmia の脳波所見である．

発作が抑制されてもてんかん発射はすぐには消失しない(参照：p.228).

d. 小児後頭葉てんかん(childhood occipital epilepsy)

視覚症状・眼球偏位・頭痛を主症状とし，発作中の意識障害がほとんどなく，後頭部に限局する棘波・棘徐波が多発する必ずしも予後のよくない症例(Gastaut type)と，嘔吐などの自律神経症状が主体で視覚症状が乏しく，発作中の意識障害も認められ，後頭部中心に中心・側頭部に棘波をもつ自然終息性小児てんかん類似のてんかん波が出現する予後のよい例(Panayiotopoulos 症候群)がある(図5).

e. 睡眠時に持続性棘徐波を示すてんかん性脳症(epileptic encephalopathy with continuous spike and wave during slow sleep：ECSWS)

ノンレム睡眠期に棘徐波，鋭徐波が持続性に出現するのが特徴である(図6). ECSWS の要件としては，徐波睡眠期のてんかん性突発波の占める割合(spike and wave index)が 85% 以上必要とされている．しかしながら ECSWS の病態も年齢・治療など経過で影響を受けるため，必ずしもこの spike and wave index の値を絶対条件と考える必要はない．発作症状は睡眠主体のけいれん発作であ

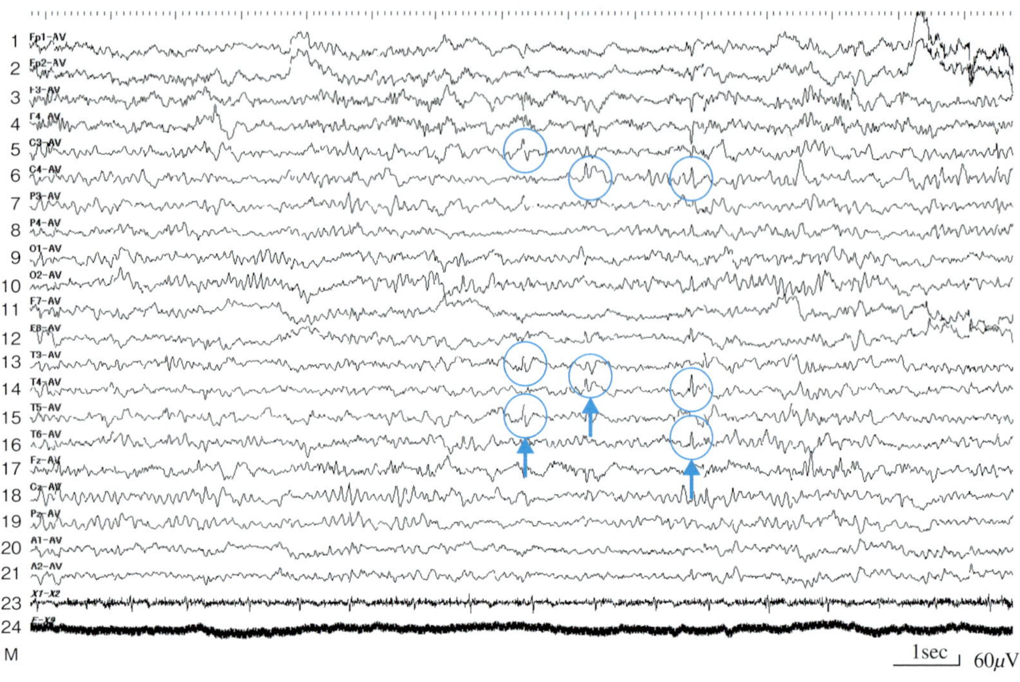

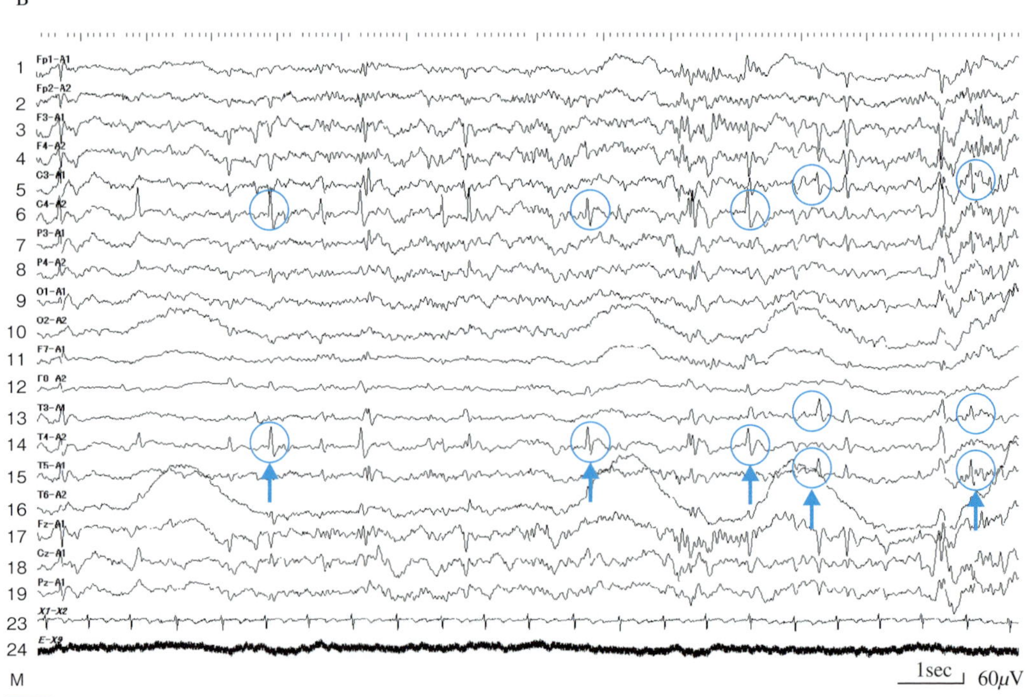

図4　中心・側頭部に棘波をもつ小児てんかんの発作間欠時脳波

上段(A)は覚醒時脳波．C4-T4-T6 あるいは C3-T3-T5 に散発性の鋭波の出現が認められる．下段(B)は睡眠時脳波．C4-T4 に繰り返し鋭波(○，←)が出現しており，頻度は少ないが反対側の左にも右と独立して鋭波が出現している．

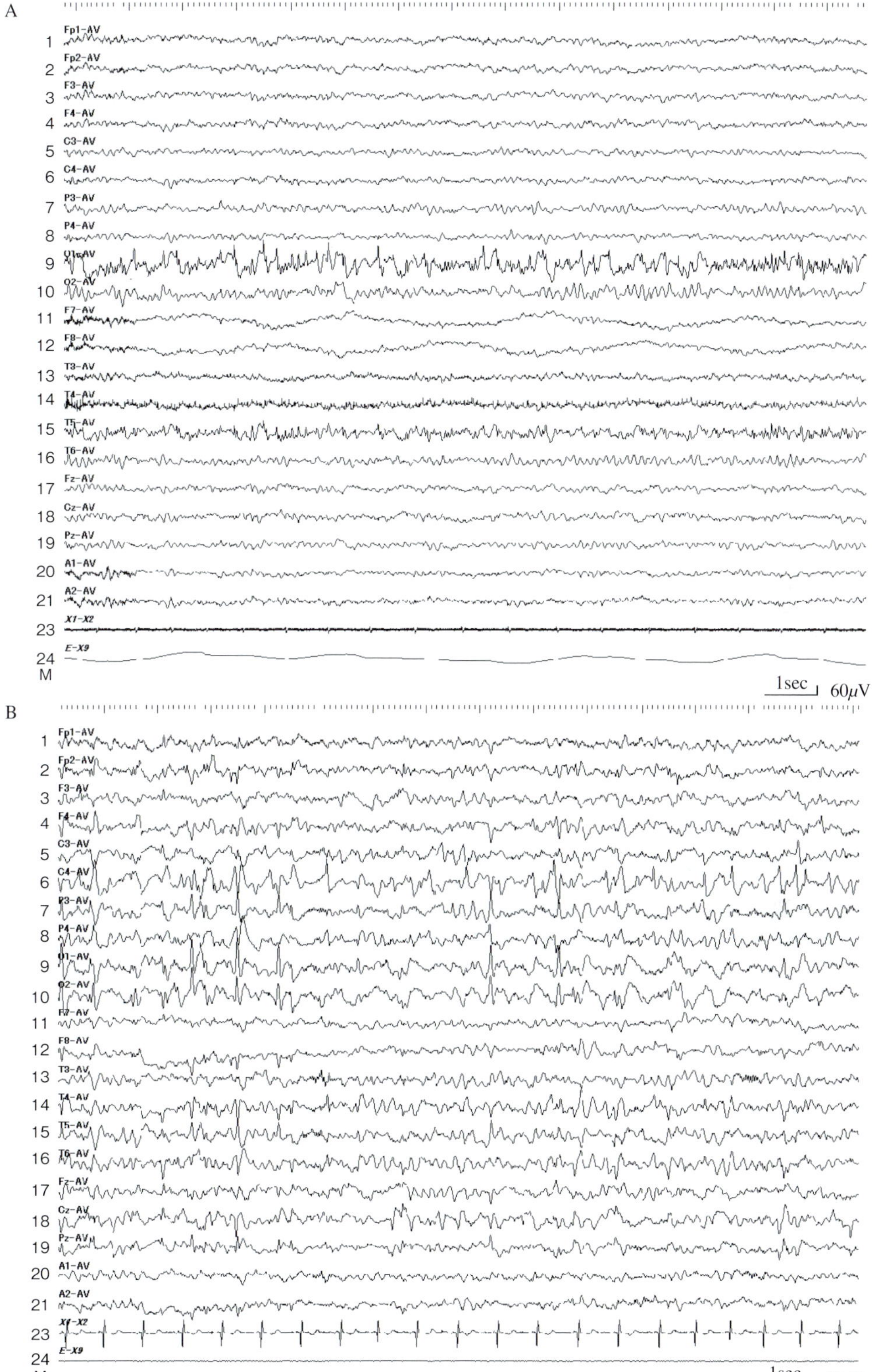

図5　小児後頭葉てんかんの発作間欠時脳波

上段(A)は視覚症状・右への眼球偏位・頭痛を主訴とした症例である．O1 優位だが O1-T5 に棘波と徐波が入り混じった脳波が連続して出現している．下段(B)は嘔吐と意識障害を主訴とした症例である．後頭部-頭頂部優位であるが，これと別個に中心側頭-中部にも棘波・鋭波が頻回に出現している．

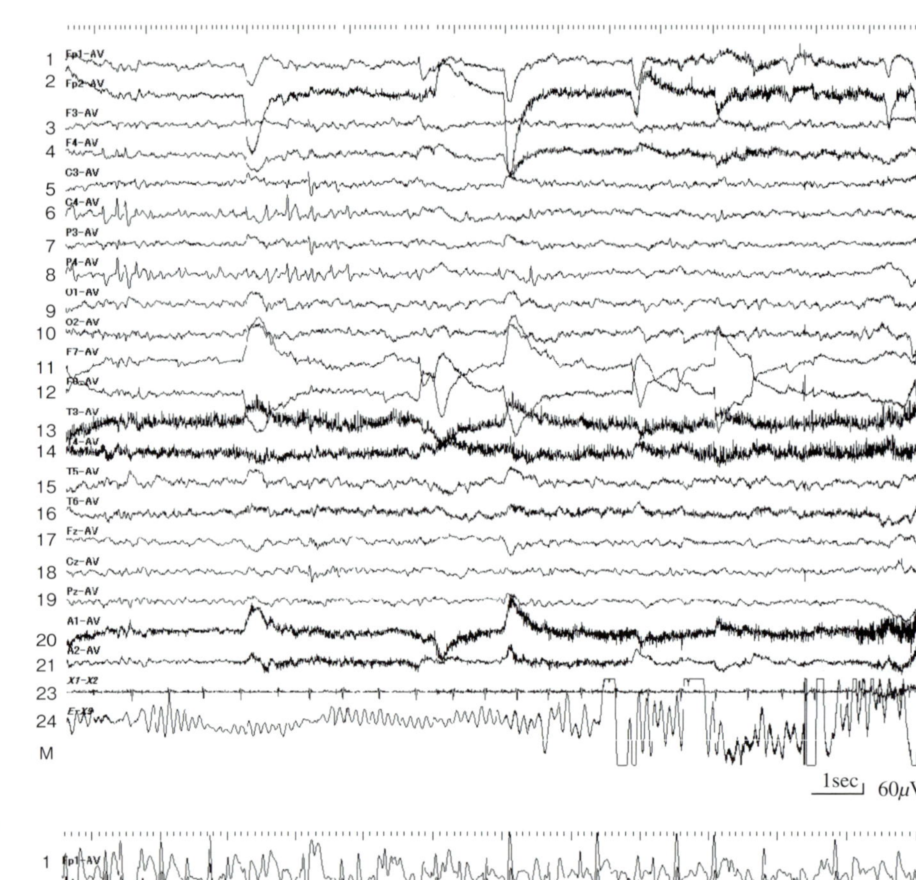

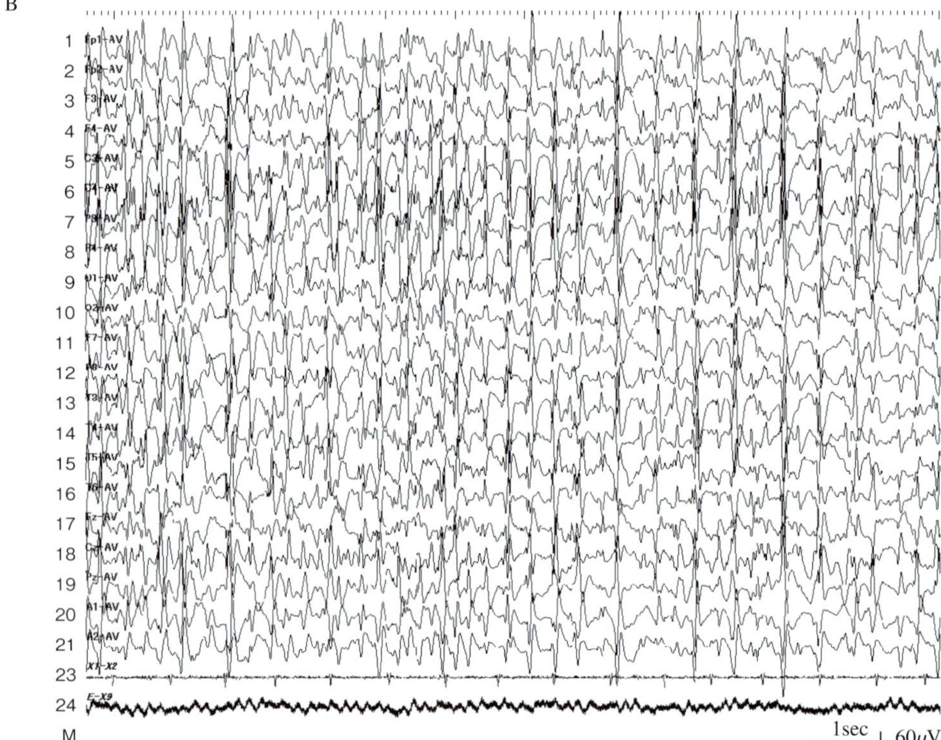

図6　睡眠時に持続性棘徐波を示すてんかん性脳症の発作間欠時脳波

上段(A)は覚醒時脳波．C4-P4 に棘波・鋭波を散発的に認める．下段(B)は睡眠時脳波．広汎性の棘徐波・鋭徐波が連続性に出現している．

るが，日中脱力・転倒することもあることからLennox-Gastaut症候群との鑑別が必要となる．覚醒記録では中心-頭頂-側頭部に局在する脳波所見を呈することが多く，睡眠中の脳波所見は二次性同期とも考えられている．

〔重松秀夫〕

参考文献

・Gibbs FA, et al.: Atlas of Electroencephalography Vol 1 Methodology and controls, Addison-Wesley Publishing, 1951.
・和田豊治，他：てんかんアトラス－CT・脳波－，医学書院，1983.
・Wolf P (ed): Epileptic seizures and syndromes. John Libbey & Company, London, 1994.
・渡辺裕貴：二次性感覚野にてんかん焦点をもつ患者の脳波・脳磁図と臨床症状．臨床神経生理学 2002: 30 (4), 291-298.
・高橋幸利，他：光感受性てんかんの診断・治療ガイドライン，てんかん研究 2005: 23 (2); 171-175.
・Bureau M, et al. (eds): Epileptic syndromes in Infancy, Childhood and Adolescence. 5th ed, John Libbey, London, 2012.
・高橋幸利（編）：アトラスてんかんの発作間欠期・発作時脳波を読む，診断と治療社，2007.
・Engel J Jr, et al. (eds): Epilepsy : A comprehensive textbook. 2nd ed, Lippincott-Williams & Wilkins, Philadelphia, 2008.
・Engel J Jr, et al.: A proposed diagnostic scheme for people with epileptic seizures and with epilepsy: report of the ILAE Task Force on Classification and Terminology. *Epilepsia* 2001; **42**: 796-803.
・Engel J Jr.: Report of the ILAE classification core group. *Epilepsia* 2006; **47**: 1558-1568.
・Berg AT, et al.: Revised terminology and concepts for organization of seizures and epilepsies: report of the ILAE Commission on Classification and Terminology, 2005-2009. *Epilepsia* 2010; **51**: 676-685.
・Fisher RS, et al.: Operational classification of seizure types by the International League Against Epilepsy: Position Paper of the ILAE Commission for Classification and Terminology. *Epilepsia* 2017; **58**: 522-530.
・Fisher RS, et al.: Instruction manual for the ILAE 2017 operational classification of seizure types. *Epilepsia* 2017; **58**: 531-542.
・Scheffer IE, et al.: ILAE classification of the epilepsies: Position paper of the ILAE Commission for Classification and Terminology. *Epilepsia* 2017; **58**: 512-521.

Column Rolando発射（Rolandic discharge：RD）

正常背景活動の中，高振幅の二相性の棘波・鋭波に徐波を伴うてんかん波が，Roland領域（10-20国際法ではC3-T3,C4-T4）に出現．一側性のことも左右非同期であったり左右交代性に出現することも，経年的に他の部位に移動したりもする．てんかん波は覚醒時には少ないが，睡眠が深くなるにしたがって振幅・頻度が増加し，時に広汎化傾向も示す（secondary bilateral synchrony）．年齢依存性に出現し，抗てんかん治療にかかわらず通常思春期頃までには消失することが多い．RDを示すてんかん症例はおおむね予後良好の経過をとることが多いが，良性小児てんかん以外の症候性てんかんでも出現することがあるので注意を要する．RDがあっても必ずしもてんかん発作を伴うとは限らない．熱性けいれん・発達障害・脳性麻痺など様々な症例でRDの出現が認められる（参照：p.228）．

後頭部に突発波をもつ小児てんかん

後頭部にてんかん発射があり，視覚症状を主体とする予後のよいてんかんとしてbenign epilepsy of childhood with occipital paroxysms（Gastaut）が報告されたが，その後必ずしも予後がよくない例もあることが判明して，良性の名称はとられ後頭部に突発波（棘徐波）をもつ小児てんかん（childhood epilepsy with occipital paroxysms）と分類されている．一方嘔吐などの自律神経症状が主体の予後良好群（Panayiotopoulos）は，中心・側頭部に棘波をもつ自然終息性小児てんかんと同様の年齢依存性焦点性てんかんと考えられており，後頭葉てんかんに位置づけられているが，経過中の脳波所見からは独自の自然終息性小児てんかんに属するとの考えもある．Panayiotopoulos型では，悪心・嘔吐などの自律神経症状で病院を受診することも多いため，胃腸障害・周期性嘔吐症などてんかん以外の疾患が疑われ，てんかん診断が遅れることも少なくない．

G 脳波でわかるてんかん発作・てんかん分類
2. 発作時脳波

てんかんは大脳神経のニューロンの過剰な発射(興奮)に起因する．そのため，大脳神経ニューロンの発射が起こりやすい大脳であるかどうかを確認する手段として，脳波検査はてんかんの診断に必須の検査である．日常診療で行う発作間欠時脳波検査によって大多数のてんかん発作・てんかん分類は可能であるが，てんかん原性焦点が大脳の深い位置にある場合，また大脳の電気的興奮の向きが脳波の電極と平行な場合には，発作間欠時脳波でてんかん性発射が確認できないことが多い．繰り返し脳波検査を行うことで，脳波異常の検出率の向上を図れるが，発作時の大脳神経ニューロンの興奮を直接に検査する発作時脳波を行えば，てんかん診断において極めて重要な情報を得ることができる．

① 発作時脳波の有用性

発作時脳波によって，①てんかん発作か否かの確定診断，②焦点発作か全般発作かの診断，③焦点発作の場合には，てんかん性発射の起始部位，広がりおよび進展のパターンから，てんかん原性焦点の同定が行える．特にビデオ脳波同時記録を利用すれば，脱力発作などごく短時間に起こる発作であっても，発作の詳細な解析が可能となる．効率よく発作時脳波を記録するためには，発作頻度，発作好発時間帯，発作誘発条件の有無などが重要な情報となる．発作頻度が少ない場合には，数日にわたる脳波検査が必要になるが，過呼吸賦活・光刺激賦活・睡眠賦活を活用すれば，より発作時脳波が捕捉されやすくなる．特に夜更かし・断眠などによって睡眠不足の状態を作って脳波検査を行うと，てんかん性発射が誘発されやすくなり，発作も脳波検査中に誘発されやすくなる．てんかん外科の適応を検討するため，どうしても発作出現に密接に関与しているてんかん原性領域を明らかにする必要がある場合には，十分にインフォームドコンセントを得たうえで，抗てんかん薬の減量・中止を行って発作捕捉を試みることもある．

② てんかん発作の鑑別診断

てんかん発作に類似しているが，てんかん発作に特徴的な突発性の脳波異常を示さない非てんかん発作(参照：p.45)や状況関連性発作(参照：p.40)も存在する．これらは，心因性の発作(偽発作など)と失神(syncope)，息止め発作(憤怒けいれん)(breath-holding spells)，驚愕反応(startle response)など心因性でないものとに大別できるが，心原性の原因で起こるQT延長症候群などでは運動・興奮が誘発要因となって頻脈性不整脈が起こり，意識を失うことがある．頻脈による状況関連性発作では意識障害を伴う焦点発作や脱力発作との鑑別が必要であり，十分な睡眠賦活を行った発作間欠時脳波・発作時脳波およびHolter心電図による24時間モニターも必要となる．てんかん患者，特に難治てんかん患者では，てんかん発作と心因性非てんかん発作が共存することも少なくない．全身性のけいれんや，反応性が低下して無目的な運動症状が主体の心因性非てんかん発作もあり，発作時脳波によって強直間代発作や意識障害を伴う焦点発作との鑑別が必要となる．非てんかん発作がてんかん発作に見誤られることも，本当のてんかん発作が非てんかん発作と見誤られるのも避ける必要があるので，ビデオ脳波同時記録によって臨床発作症状を詳細に検討することが重要となる．

睡眠から覚醒する際に，意識の不明瞭な錯乱状態が引き続く，夜間起き上がって歩き回る，突然叫び声をあげて恐怖の表情となるなどの症状がある時には，錯乱性覚醒，睡眠時遊行症，夜驚症などの睡眠随伴症（parasomnia）が鑑別にあがるが，側頭葉あるいは前頭葉の意識障害を伴う焦点発作（自動症，発作後のもうろう状態など）でも同様の症状が認められる．特に前頭葉の発作では発作間欠時にてんかん性脳波変化を欠くことも少なくないので，発作時脳波が診断確定のために重要となる．

③ てんかん発作と発作時脳波

発作症状・発作間欠時脳波とも焦点性あるいは全般性の所見を示し，臨床発作症状ともまったく矛盾が認められない場合には問題ないが，①発作間欠時脳波で脳波所見が乏しい場合，②発作間欠時脳波で焦点性と全般性の両方の所見が存在する場合，③臨床発作は焦点発作を疑わせるが，脳波が全般性である場合，④臨床発作が全般発作と考えられるが，発作間欠時脳波が局在性の所見しか示さない場合には，正確なてんかん診断のために，発作時脳波が必要となる．

意識障害を主徴とする，焦点発作と欠神発作の鑑別は，発作持続時間・発作のはじまりや終わり方・発作頻度・随伴症状などから日常診療上診断は比較的容易なことが多いが，幼児期発症の焦点発作の中には，比較的短時間の意識障害で，発作からの回復も早く，発作が群発して出現して，一見欠神発作（定型欠神発作）と区別がつかない症例も存在する．特に非定型欠神では，意識障害のはじまりと終わりが不明瞭で，自動症を伴うことがあるので，意識障害を伴う焦点発作と区別が困難な場合もある．脳波検査を実施さえすれば容易に診断可能であるが，臨床発作症状のみから診断するとてんかん発作型診断を間違えてしまう．このため治療薬剤の選択を誤る危険性もあるので注意を要する（図 1）．

▶ *Column* 発作時脳波の注意点

発作焦点からてんかん性発射が拡延して，拡延先の大脳局在症状が発作症状の中核として出現しているため，真のてんかん起始部位とは異なった部位の発作症状を示すこともある．前頭葉の発作症状でも，実は発作の起始部位が側頭葉である症例も存在するので，発作時脳波検査を行わないと，正確なてんかん原性焦点の同定ができない．またてんかん性発射が脳の深い部位より出現している場合や，てんかん発射の電流の向きが脳波電極に対して平行に出ている場合には，発作間欠時にてんかん性脳波異常として検出できない．たとえ頭皮上の発作時脳波であっても，100% てんかん性発射が確認されるわけではない．特に焦点性てんかんで発作の前兆のみで意識意識障害を伴わない焦点発作の場合には，頭皮上発作時脳波でまったく変化がなかったり，前頭葉てんかんの運動亢進症状を特徴とする自動症などでは，体動による筋電図のみで発作時脳波がはっきりしないことも多い．

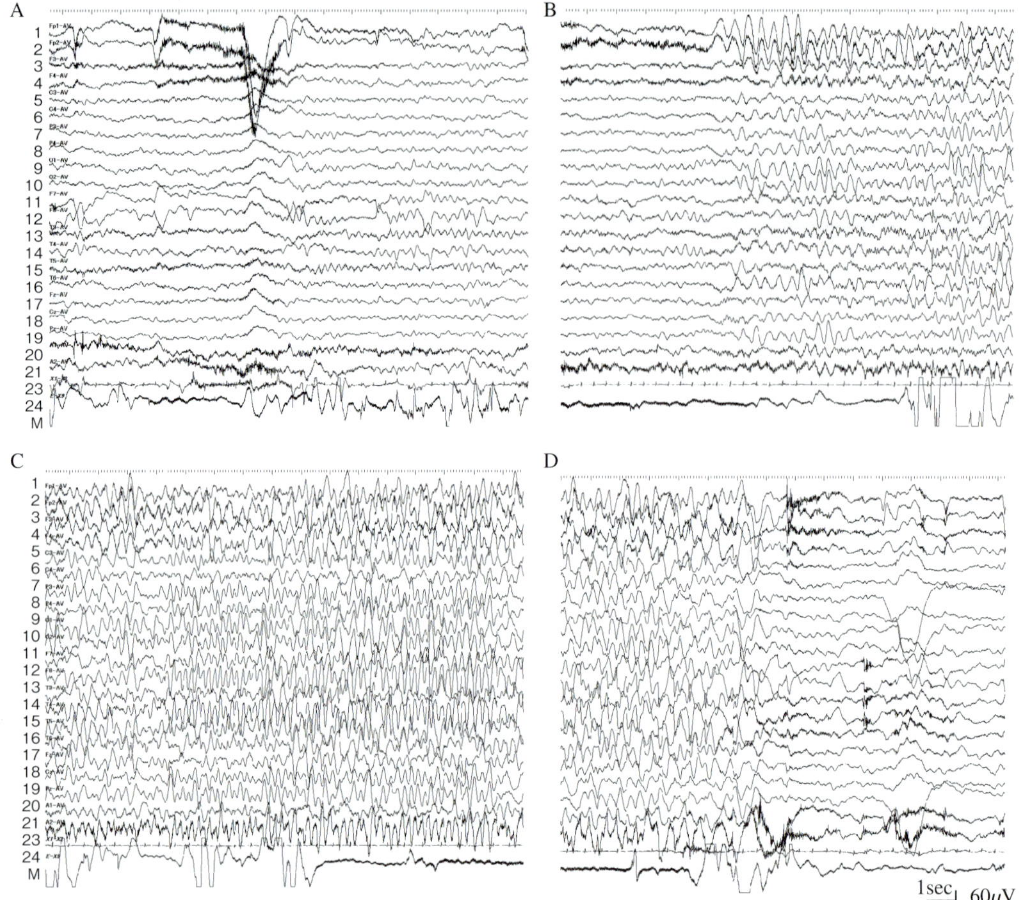

図1　頻回に出現する持続の短い意識障害発作：焦点発作（A → B → C → D）
2歳女児．焦点性てんかん．突然動作停止して反応がなくなり，呼びかけるとすぐ回復する発作が毎日頻回に出現するようになった．動作停止に一致して広汎性の徐波律動が出現している．A では，発作に先行して側頭部に徐波の出現が認められ，D の発作終了時には，徐波は突然消失し，発作から速やかに回復している．

a. 焦点発作

発作間欠時に複数の脳波誘導にまたがっててんかん性発射が出現していたり，両側性にてんかん性発射波が出現している場合には，発作時脳波でないとてんかん発作の起始部位は同定できない．焦点性てんかんでは，てんかんの原因となる何らかの大脳の局在性病変が存在している可能性を常に念頭におく必要がある．脳波上で局在性てんかん性異常が明らかで，治療抵抗性を示す症例では，てんかん外科手術の適応を早期に検討することも重要である．このため脳波上のてんかん発作起始部位を手がかりに，MRI・SPECT など画像検査を集中的に実施して，てんかん原性焦点と関連する器質病変をみつける努力を行うことが大切である．てんかん原性病変の 1 つとして皮質形成異常があるが，病変が極めて小さいと，一度の画像検査で確認できないことも多い．発作時脳波によっててんかん原性焦点を絞り込み，場所を限定して，画像検査を集中的に繰り返すことが，病変検出に有用である．

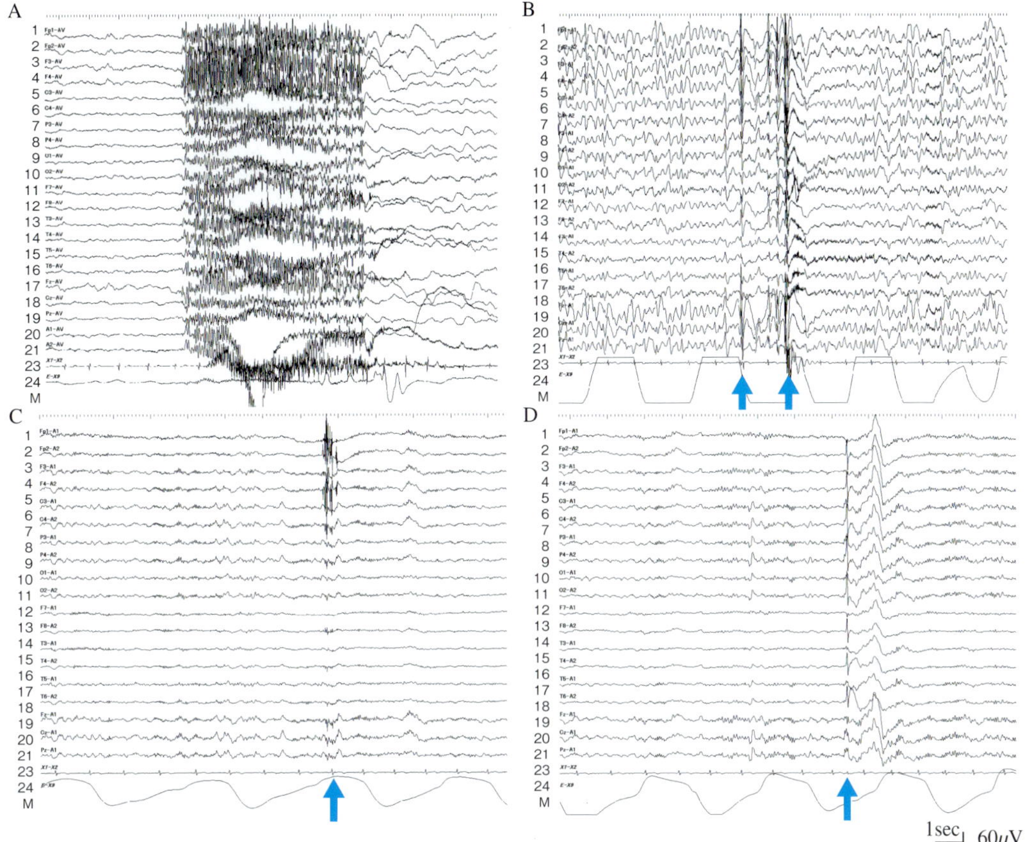

図2 強直発作(A)，てんかん性ミオクロニー発作(B)，非てんかん性ミオクロニー（C，D）

11歳男児．病因不明の全般てんかん．3歳頃よりビクツキが多いことに気づかれていた．5，6歳頃より強直発作が出現するようになる．発作で転倒することもあった．

A：強直発作に一致して両側広汎性の棘律動が出現している．

B：ミオクロニー(矢印部分)に一致して両側広汎性の多棘徐波が出現している．

C，D：ミオクロニー(矢印部分)に一致したてんかん性突発波の対応は認められない．脳波記録にみられる変化はいずれも体の動きに伴うアーチファクトである．

b. 全般発作

発作症状に一致して，両側広汎性のてんかん性発射が認められる．強直発作では，発作に一致して両側広汎性の棘律動が出現し，ミオクロニー発作では，身体の一部分あるいは全身の同期性あるいは非同期性に出現する短時間の筋攣縮に一致して，全般性多棘徐波複合が対応する．ミオクロニー発作ではてんかん性と非てんかん性のミオクロニーが共存することも少なくない(図2)．

強直発作の診断で，持続の長い四肢の硬直を示す場合には診断は容易だが，睡眠主体に体幹主体に出現する持続時間の短い強直発作ではミオクロニー発作と区別がむずかしいこともある．軸性強直発作(axial tonic seizure)とよばれる，体幹中心に強直が起こる場合には，呼吸の変化・開眼などの軽微な症状しか認められないため，発作があっても気づかれないことも多く，発作時脳波をとらないと見逃されやすい．

てんかん性スパズム(epileptic spasms)は，West症候群でみられる特有のシリーズ形成する短い筋攣縮の発作であり，強直発作より短く，ミオクロニー発作より持続が長い(参照：p.290)．発作時脳波では，背景波が消失して平坦化，低振幅の速波，体動のアーチファクトと区別がむずかしい高

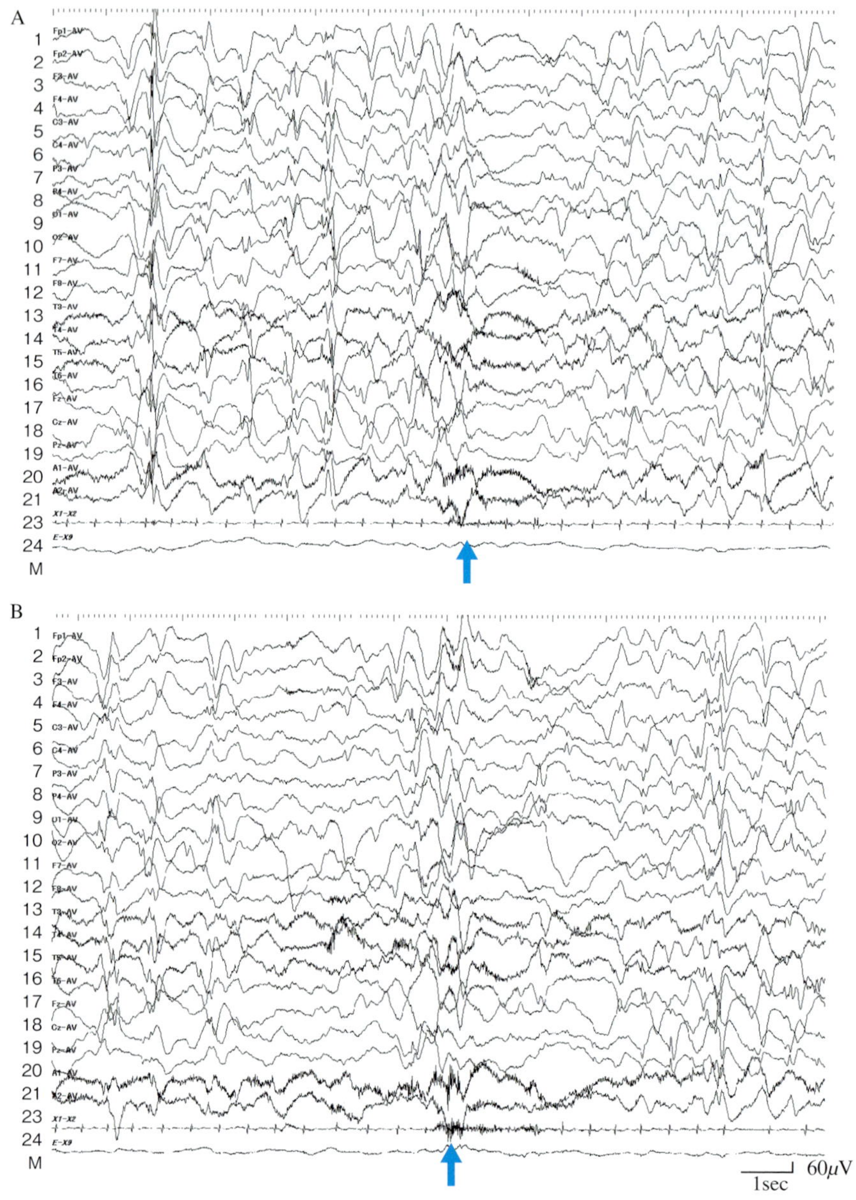

図3　てんかん性スパズム

7か月女児．West症候群．上(A)下(B)段とも矢印のところで頭部を前屈して，一瞬体をすくめるようなスパズムが出現している．上段(A)では，発作に一致して平坦化の所見が，下段(B)では，体動と区別できない広汎性の不規則な徐波のみで，はっきりしたてんかん性脳波変化に乏しい．

振幅の徐波，ほとんど脳波上変化が認められない場合など様々である(図3)．2017年てんかん発作分類では，焦点発作，全般発作，分類不明発作のいずれの分類にもてんかん性スパズムが含まれている．なお，てんかん発作の国際分類では，本来脱力発作は転倒発作と同義であり，瞬時に倒れる場合には力が抜けて倒れると考えられていた．しかしながらビデオ脳波同時記録の検討では，転倒発作では体幹優位に短い強直あるいは攣縮が出現して倒れることが多く，これ以外にもミオクロニーが先行して脱力する場合もあり，純粋に脱力のみで転倒する発作は少ないことがわかっている．

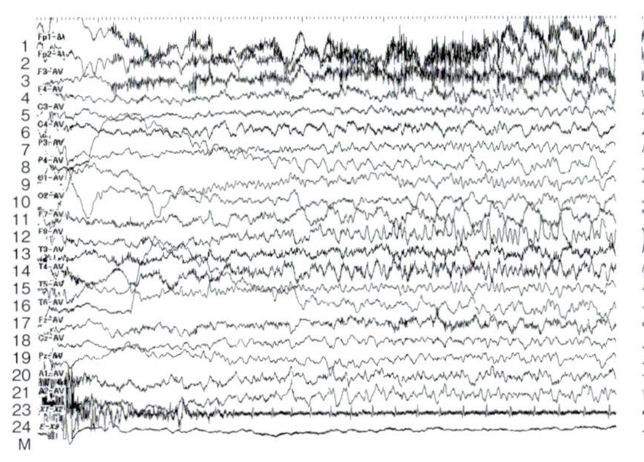
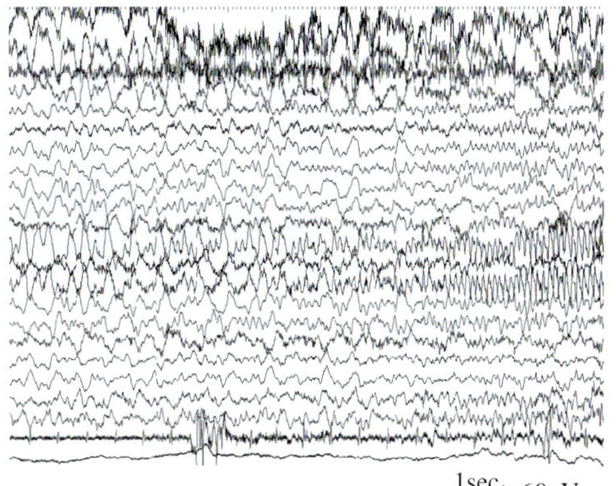

図4　意識障害を伴う焦点発作

11歳男児．側頭葉てんかん．側頭葉てんかんにおける意識障害を伴う焦点発作の発作起始時の脳波である．F8-T4に律動性の徐波が出現し，次第に振幅を増しながら広汎化していき意識障害とともに自動症が出現している．

Column　てんかん性スパズム

West症候群における発作型として過去にはinfantile spasmsという用語が使用されていたが，その後infantile spasmsは点頭てんかんと同義のてんかん病名として使用されるようになり，1981年てんかん発作国際分類上は適切な用語がなくなっていた．この発作が比較的年長になっても消失せず持続していたり，West症候群以外のてんかんでも独自の発作型として存在することがわかってきたため，国際分類案の中ではてんかん発作の用語として，てんかん性スパズム(epileptic spasms)が採用されている．焦点発作と複合あるいは合併して単発あるいはシリーズ形成して出現する場合もある．ミオクロニー発作，短い強直発作，前頭葉起原の強直姿位をとる発作などとの鑑別が問題となる場合もあるが，発作時脳波が有力な手がかりとなる．

二次性全般化発作(1981)

1981年てんかん発作の国際分類において，強直間代発作には部分起始性の二次性全般化発作と全般性強直間代発作があり，外見上同じような全身のけいれん発作でも前者は部分発作，後者は全般発作とまったく別の発作概念である．けいれん症状に左右差がなく，明らかな部分起始徴候も認められない強直間代発作でも，発作間欠時脳波で局所性のてんかん性発射波しか示されない症例では，二次性全般化発作つまりは部分起始性けいれん発作の可能性があり，強直間代発作の起始時の発作時脳波が鑑別上重要となる．2017年てんかん発作分類では，二次性全般化発作を廃止し，焦点発作から両側性強直間代発作への進展の用語を採用している．

アナログ脳波計の時代にはできるだけ周波数フィルターを使用しないで，自然な脳波記録を行うことが原則であったが，デジタル脳波計を用いれば，検査後に脳波誘導・振幅の自由な変更が可能である．てんかん性発射の同定のためには，周波数フィルターによって徐波あるいは速波成分を除去し，混入したアーチファクトの影響を打ち消したり，振幅・時間軸を調整して，てんかん性発射波を背景活動からみやすくする工夫を行うこともてんかん診断上重要である．

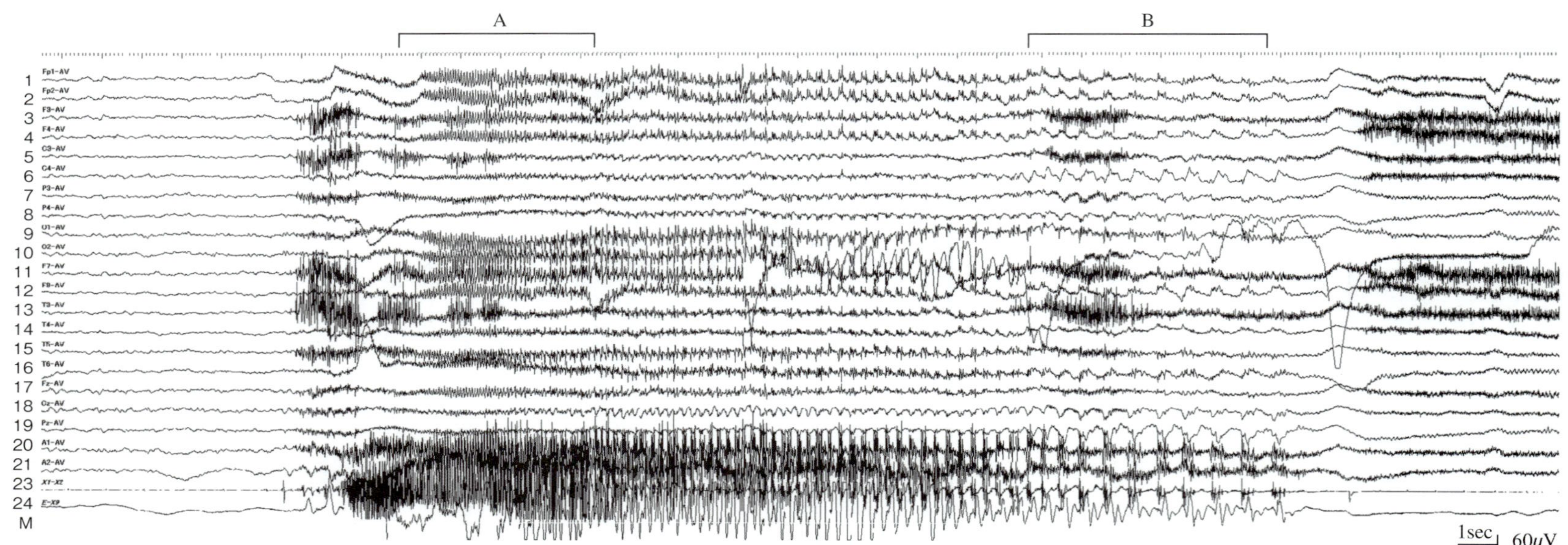

図5 意識障害を伴わない焦点発作

15歳男児．前頭葉てんかん．左上肢のしびれや硬直を主訴とする発作が不定期に出現していたが，発作間欠時脳波でてんかん性異常波がまったく認められない，意識障害のエピソードがない，登校など緊張すると出現しやすく，休みになると発作が認められなくなることから心因性発作が疑われていた．発作時脳波では，筋電図のアーチファクトの混入も多いが，筋電図とは異なる棘律動(A)とこれに引き続く徐波(B)が認められ，意識障害を伴わない焦点発作と診断した．

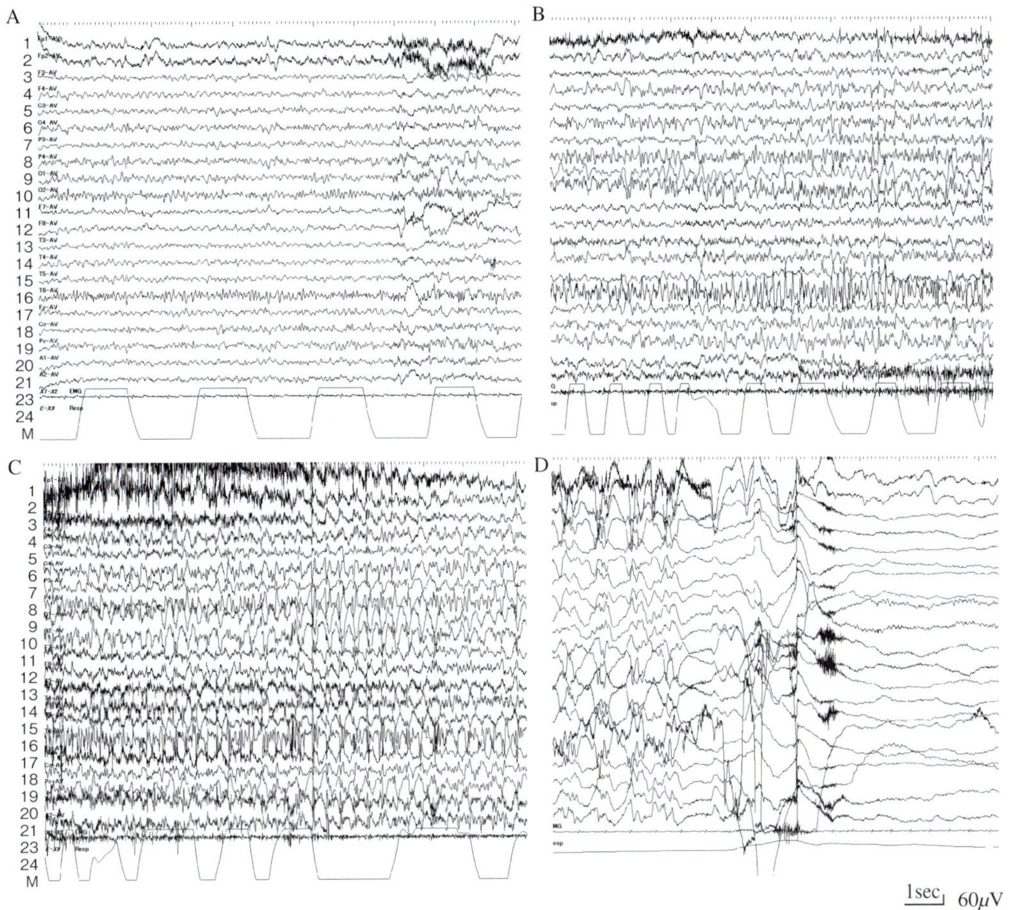

図6　意識障害を伴う焦点発作（A → B → C → D）
12歳女児．後頭葉てんかん．意識障害のエピソードのため何度か脳波検査を受けていたが，発作間欠時脳波では一度もてんかん性異常波の指摘は受けていない．学校で眼球・頭部を左へ回旋しながらけいれんに至る発作が出現したが，やはり脳波に異常が認められなかったため13歳時受診．脳波検査中の光刺激後に，左に眼球・頭部が回旋する発作が誘発された．O2-T6に突発波が出現（A），徐々に振幅を増しながら棘波が出現（B），O2-T6中心に広汎化しながら徐波優位となって（C）発作波が消失した（D）．

④ てんかん症候群と発作時脳波

a. 内側側頭葉てんかん

熱性けいれんの重積の既往が多く，MRIにて海馬硬化の所見が認められることも多い．一点凝視して動作停止する意識障害とともに口部あるいは身振り自動症が出現し，側頭前部にてんかん性発射を認める（図4）．突然意識が障害されることもあるが，上部不快感などの意識障害を伴わない焦点発作（前兆）が先行することもある．一側上肢が硬くなるジストニア肢位，これと対側の上肢に身振り自動症がある場合には，ジストニア肢位と対側の側頭部よりてんかん性発射が出現していることが多い．側頭葉の解剖学的位置の関係で，頭皮上から内側側頭葉の発作波が捕捉されにくいこともあり，蝶形骨誘導を用いた発作時脳波記録が有用である．

b. 前頭葉てんかん

発作間欠時脳波では，両側広汎性であったり，脳波所見が乏しい場合もある．前頭葉起源の発作の中には，発作間欠時脳波にてんかん性の脳波所見が乏しいこともあって，転換性障害，心因性発作と間違われることもあるので，診断確定のため発作時脳波が必須である(図5，参照：p.246)．

c. 後頭葉てんかん

後頭葉てんかんにおいて，てんかん発射が側頭葉に伝播して側頭葉てんかんの症状が前面に出る症例や，逆に側頭葉外側後方から発作波が出現する場合に，視覚症状が目立つ例もあるので注意が必要である．後頭葉てんかんにおいて，光感受性がある例では，光刺激賦活で発作が誘発されることもある(図6)．

d. ミオクロニー脱力発作てんかん

基礎波では頭頂部優位の4～7 Hzのθ波が特徴的とされ，全般性の2～3 Hzの棘徐波，鋭徐波が出現している．立位で尻もちをつくように瞬時に転倒するのも特徴的である．ミオクロニー発作・ミオクロニー脱力発作・脱力発作が中核発作であり，非定型欠神，強直間代発作を合併する．経過中強直発作が合併するとの報告もあり，Lennox-Gastaut症候群(参照：p.300)との異同が問題となるが，発作時脳波にてLennox-Gastaut症候群で認められるような高振幅棘律動がまったく認められないのが本症候群の特徴と考えてよい(参照：p.310)．

〔重松秀夫〕

参考文献

- Gibbs FA, et al.: Atlas of Electroencephalography. Vol 2 Epilepsy. Addison-Wesley, 1951.
- Wieser HG: Electroclinical Features of the Psychomotor Seizure. Gustav Fischer and Butterworths, 1983.
- Ikeno T, et al.: An analytic study of epileptic falls. *Epilepsia* 1985; **26**: 612-621.
- 和田豊治，他：てんかん発作時脳波アトラス．永井書店，1987.
- Wolf P (ed): Epileptic seizures and syndromes. John Libbey & Company, London, 1994.
- 国立療養所静岡神経医療センター（てんかんセンター）医局：術前検討：頭蓋内脳波による検索が必要と考えられた側頭葉てんかんの1例．てんかん研究2003; **21** (1): 30-35.
- Bureau M, et al. (eds): Epileptic syndromes in Infancy. Childhood and Adolescence. 4th ed, John Libbey, London, 2005.
- 高橋幸利（編）：アトラスてんかんの発作間欠期・発作時脳波を読む．診断と治療社，2007.
- Engel J Jr, et al. (eds): Epilepsy : A comprehensive textbook. 2nd ed,. Lippincott Williams & Wilkins, Philadelphia, 2008.
- Engel J Jr, et al.: A proposed diagnostic scheme for people with epileptic seizures and with epilepsy: report of the ILAE Task Force on Classification and Terminology. *Epilepsia* 2001; **42**: 796-803.
- Engel J Jr.: Report of the ILAE classification core group. *Epilepsia* 2006; **47**: 1558-1568.
- Berg AT, et al.: Revised terminology and concepts for organization of seizures and epilepsies: report of the ILAE Commission on Classification and Terminology, 2005-2009. *Epilepsia* 2010; **51**: 676-685.
- Fisher RS, et al.: Operational classification of seizure types by the International League Against Epilepsy: Position Paper of the ILAE Commission for Classification and Terminology. *Epilepsia* 2017; **58**: 522-530.
- Fisher RS, et al.: Instruction manual for the ILAE 2017 operational classification of seizure types. *Epilepsia* 2017; **58**: 531-542.
- Scheffer IE, et al.: ILAE classification of the epilepsies: Position paper of the ILAE Commission for Classification and Terminology. *Epilepsia* 2017; **58**: 512-521.

H 小児てんかんの画像診断
1. MRI, CT

てんかんにおける画像診断の役割は，てんかんの原因となる異常の有無や発作の状況に応じた態様を調べ，正確なてんかん診断や治療法の選択に重要な情報を提供することにある．最近の画像診断の進歩による撮影方法や測定内容の多様化に伴い，脳内の詳細な静的および動的変化が画像化され，てんかんの病態に密接に関連する情報が非侵襲的に，かつ選択性をもって捉えられるようになった．本章ではCT，MRIによる形態学的画像診断について述べる．ヘリカルCT[*1]や高磁場のMRIおよびエコープラナー（EPI）[*2]を用いた解像度の向上から脳の微細な形態学的異常の検出が可能となり，加えて撮影時間の短縮や静音化は，検査時の安静を保つことが困難で鎮静が必要なことも少なくない小児において大きく寄与している．

1 小児期の発達に伴う形態学的画像所見の変化

小児期は心身ともに発達が著しい時期で，それに伴う脳の形態や機能的変化が顕著であることから，画像診断に際しその時期に応じた正常の発達過程を十分に理解したうえで評価しなければならない．形態学的変化については，胎児・新生児・乳児期など，脳全体が外観上激しく変化する時期から，その後髄鞘化の完成に至る過程をMRIで捉えることができる(参照：Column「発達加齢に伴う髄鞘形成の変化」)．このうち，経齢的な髄鞘化の程度は正常範囲のバリエーションが大きく，形成異常などの異常病変の判定に苦慮する例では経時的に慎重な観察を必要とする(図 1)．

Column 発達加齢に伴う髄鞘形成の変化

脳の発達に伴う髄鞘形成による変化はMRIで観察可能である．髄鞘形成は一般的な原則として尾側から頭側へ，背側から腹側へと進む．したがって，脳幹部から小脳へ，大脳基底核から大脳半球白質へ，また大脳半球内では後頭葉－前頭葉－側頭葉へと進む．

生後直後では，脳白質は灰白質に比して，ほぼ全体がT1強調像で低信号，T2強調像で高信号となり，成人のコントラストと逆転している．その後，髄鞘形成により脂肪が増加し自由水が減少するために，徐々に(2歳まで)にT1強調像で高信号，T2強調像で低信号へと変化し，成人と同様のコントラストとなる．なお，T1強調像での髄鞘形成の変化はT2強調像での変化に先行する．

＊1　ヘリカル(らせん状)CT：X線ビームを患者の体のまわりにらせん状にあてて撮影する方法で，診断精度と撮影速度が飛躍的に向上した．

＊2　エコープラナー撮像法(echo planar imaging)：本撮像法により超高速の撮影が可能となり短時間に大量の撮像を得ることができ，特にfunctional MRIなどの精度向上に寄与している．

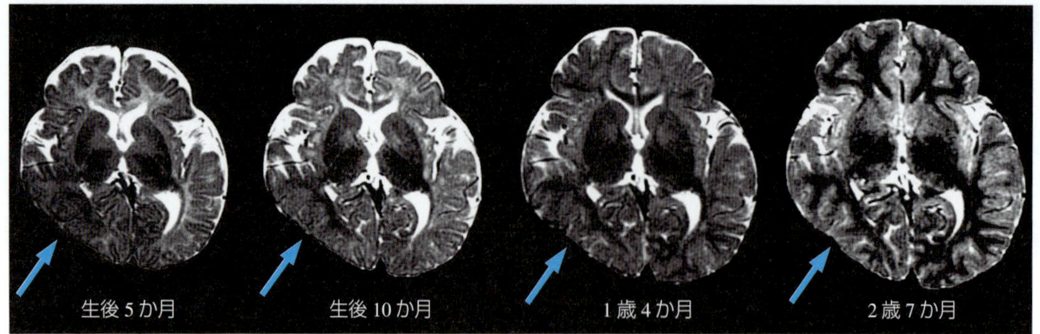

図1　症例1：皮質形成異常を伴う症候性部分てんかん児の経年的MRI所見の変化
加齢に伴う後方から前方へ向かう髄鞘形成に伴う変化(T2強調像では白質の高信号から低信号へ移行する)と，右側頭後頭葉の形成異常部位(矢印)では不規則な多小脳回から形成不全様の異常脳回への形態的変化が認められる．本例は3歳時に右側頭後頭葉切除を行い発作が消失した．

② 小児てんかんの形態学的画像所見

小児てんかん患者の画像所見は，前述した小児期の発達に伴う変化を背景に，

a. 発作の原因となる背景病変とその経時的な変化

b. 発作間欠期，発作時(重積時を含む)など発作に起因する脳内の変化

c. 反復する発作による二次的な経年的変化

が混在したものである．したがって，画像所見はこれらの個々の要因について分析して総合的に評価することが肝要であり，そのためには患児の詳細な臨床情報をもとにした読影を心がけなければならない．また，いずれの要因も流動的な所見が主体をなすことから経時的な検査が必要である．以下，上述の各要因について具体的な例を呈示する．

a. てんかん原性病変とその経時的な変化

1）てんかん原性病変

てんかんの原因となる病変(てんかん原性病変)としては奇形，腫瘍，炎症，循環障害や外傷などその内容は多彩であり，多くが小児期にてんかんを発病している．このうち，難治てんかんのために外科治療がなされた15歳未満の小児てんかん患者の病理診断をみると，皮質形成異常が最も多く，次いで胚芽異形成性神経上皮腫瘍(dysembryoplastic neuroepithelial tumor：DNT，参照：Column「胚芽異形成性神経上皮腫瘍」)やgangliogliomaに代表される良性の脳腫瘍，Rasmussen症候群，種々の原因による瘢痕組織などがあげられるが，成人手術例で最も多い海馬を主体とする内側側頭葉硬化

> **▶ *Column* 胚芽異形成性神経上皮腫瘍(DNT)**
>
> てんかんと関連の深い良性腫瘍で，大脳皮質を主体に神経やグリア起源の細胞で構成される多結節性病変を特徴とし，その背景に皮質形成異常を伴うことが多い．本腫瘍は，難治部分てんかんの責任病変として手術による発作抑制が有効な対象として注目される．画像所見の特徴は，皮質を中心に白質に及ぶ病変でCTで低吸収域，MRIではT1強調像で低信号，T2強調像で高信号を示し，約30%に造影効果を認める．病変周囲の浮腫や占拠性の圧排所見を欠くが，隣接する頭蓋骨の菲薄化や石灰化を伴う場合がある．

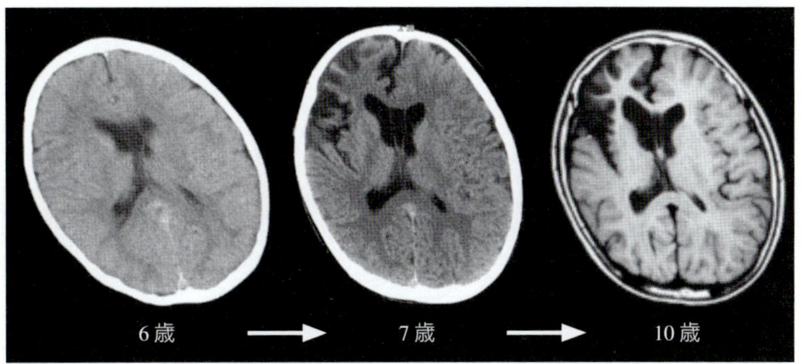

図2 症例 2：脳萎縮が進行性に推移した Rasmussen 症候群例

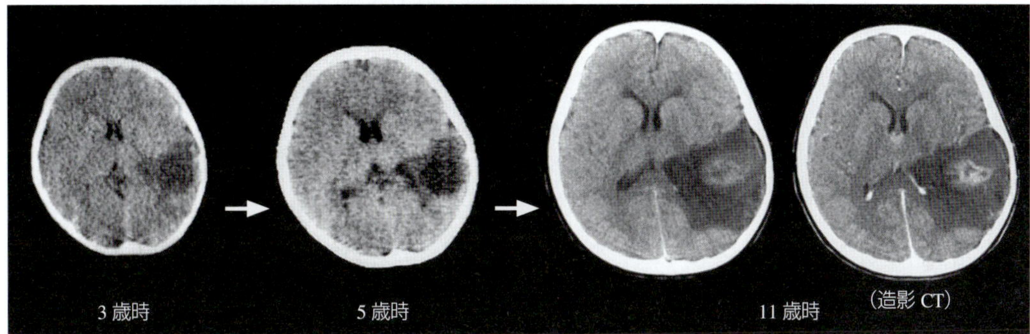

図3 症例 3：胚芽異形成性神経上皮腫瘍（DNT）を有したてんかん女児の経年的 MRI 所見の変化
DNT：dysembryoplastic neuroepithelial tumor

の手術が小児期になされることは少ない．これらの病変の大部分は MRI で検出され，大脳全体または半球性の広がりをもつものから，脳回の一部に限局するものまで多岐にわたるが，その特徴的な MRI 所見から診断が可能なものが多い．

2）てんかん原性病変の経時的な変化

てんかん原性病変の経時的な変化として，まず萎縮性の変化が明らかな代表として Rasmussen 症候群があげられる．発病時には明らかな異常を認めないが，発作の増悪とともに一側半球性に脳萎縮が進行する経時的変化が捉えられる（図 2）．これに対し，増大性の変化はグリオーマなど脳腫瘍が代表的であるが，良性腫瘍である DNT も緩やかではあるが進行性に増大する．

症例 3 は 3 歳の時点で脳梗塞が疑われたが，その後もてんかん発作は難治に経過し，CT 上は病変が外側に向かって増大し病変に接する頭蓋骨の菲薄化を生じ，10 歳時には病変内部に造影される部位も出現しているが，内側への圧排所見は乏しい（図 3）．

3）経時的検査の重要性

以上のように病変の進行が予想される例の画像検査は継続的になされやすいが，次に示すような小石灰化のみの病変や MRI 異常を認めない例の経時的検査も重要である．

症例 4 は右側頭頭頂葉に小石灰化を有する症候性部分てんかんとして CT による定期的な経過観察を行っていたが，7 年を経過した時点で軽度の頭痛だけで発作頻度に大きな変化がみられないにもかかわらず，急速に増大した占拠性病変へと変化した（図 4）．この症例は手術により（病理診断：多形黄色星細胞腫，pleomorphic xanthoastrocytoma）その後，良好な経過をたどっているが，このよう

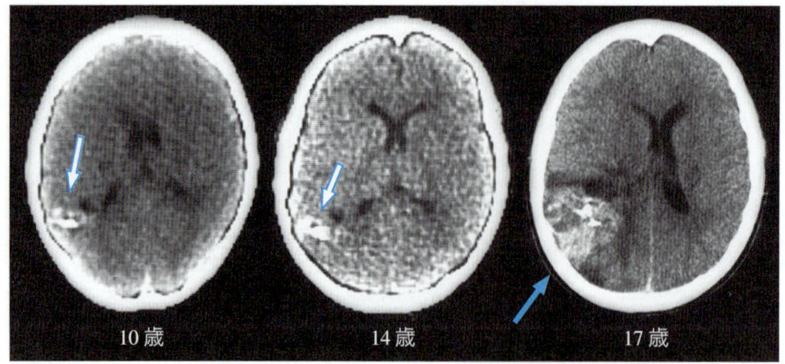

図4 症例 4：石灰化病変の経時的変化を示した多形黄色星細胞腫例
10 歳, 14 歳時の検査では⇨の小石灰化病変を認めるが 17 歳時には mass effect を伴う腫瘍性病変(➡)へ変化した.

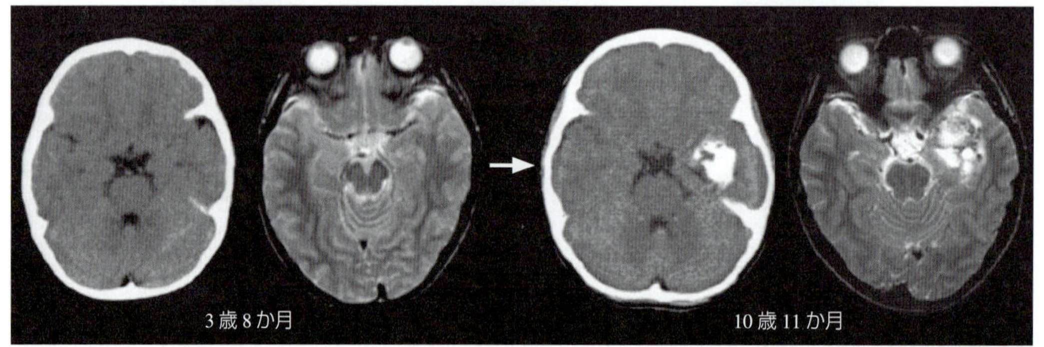

図5 症例 5：てんかん発病時(3 歳 8 か月)には明らかな病変は検出されなかったが, 発作の再発(10 歳 11 か月)とともに左側頭葉に石灰化病変の存在が明らかになった例(上衣芽腫例)

に発作の症状や頻度に変化がみられない場合でも定期的な画像検査の必要性が示唆される.

症例 5 は発病時点では明らかな MRI 異常はなく抗てんかん薬により発作は抑制されていたが, 7 年後に発作が再発した時点での MRI では右側頭葉の内側に石灰化と嚢腫を伴う病変が確認された(図 5). 本例は腫瘍を含む右側頭葉切除で発作は消失した(病理診断：上衣芽腫)が, 治療の経過の途中でこのように発作頻度の増悪を認めた時には特に注意を要する.

b. 発作に起因する脳内の変化

発作に起因する MRI 上の変化は, 特にてんかん重積時, およびその後の変化として捉えられることが多い.

1) てんかん重積

症例 6 は 3 歳時にけいれん重積を生じ, 発作が抑制された 6 日後に施行された MRI では左の大脳半球の腫脹が明らかである(図 6). その後, 同部位は脳浮腫の改善とともに萎縮性の変化に転じ, てんかん発作が難治化する中, 1 年後の MRI では半球性の萎縮像として捉えられた. 本例はその後, 機能的半球切除を受け発作が抑制された.

症例 7 はミオクロニーと半側けいれんをあわせもつ症例で, 生後 8 か月の MRI では明らかな異常は認めないが, けいれんを繰り返した生後 18 か月の MRI では左の海馬を主体に扁桃体, 海馬傍回に及ぶ側頭葉内側の萎縮と高信号を認め, 内側側頭葉硬化が明らかである(図 7)[1].

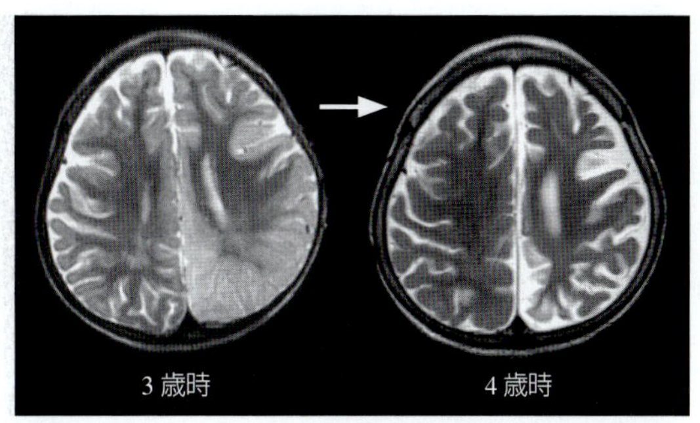

図6　症例 6：けいれん重積後の大脳半球の萎縮例

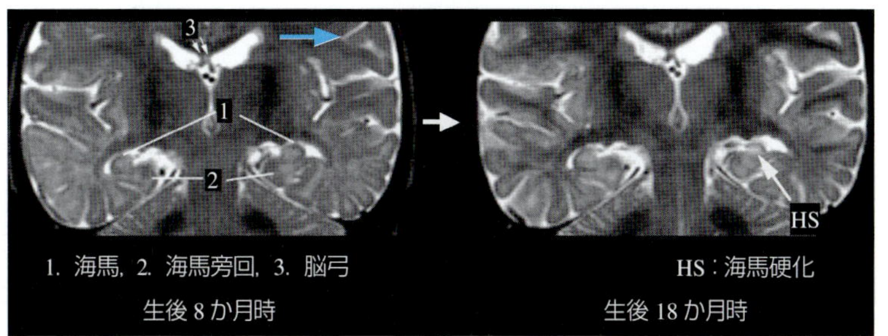

図7　症例 7：けいれん重積後に海馬を主体とする内側側頭葉硬化が明らかになった例
（松田一己, 他：内側側頭葉硬化. 画像診断 2001；**21**：153-162）

2）非けいれん性の焦点起始発作群発

またけいれん重積に限らず，非けいれん性の焦点起始発作が群発した時にも MRI 上の変化を認める場合がある．症例 8 は左前頭葉てんかんの 6 歳女児で，意識減損する焦点起始発作が群発した翌日の MRI の拡散画像で左前頭葉に高信号域を認め，その後，発作が安定した時期の MRI（FLAIR）で軽微な信号異常が確認され，手術で皮質形成異常（参照：Column「皮質形成異常」）が確認された（図 8）[2]．MRI の拡散画像は超早期の脳梗塞の検出に頻用されているが，てんかん発作後のてんかん焦点と関連する脳浮腫を捉えるのにも有用である．

c. 反復する発作による二次的な経年的変化

反復する発作に起因する二次的変化としては，循環障害による海綿状変化や空洞形成を皮質下に認めるものや組織変性に伴う石灰化の出現と増大を認めるものがある．ここでは皮質形成異常の経年的な変化例を示すが，症例 9 では右前頭葉の皮質下に高信号の出現を認め（図 9），症例 10 では CT 上の石灰化の出現と増大を認める（図 10）．

Column　皮質形成異常

皮質を主体とする脳回の形成障害で，形成異常の程度は皮質の層構造の乱れのみの段階から神経細胞やグリアの形態異常や起源の不明な細胞が出現するものまで様々である．病変の広がりも一脳回に極めて限局するものから半球性あるいは脳全体に及ぶ場合がある．画像所見の特徴は，CT では検出が困難で，MRI で脳回の形態異常（肥厚した脳回，多小脳回），皮質白質境界の不鮮明化，T2 高信号（皮質および皮質下の高信号，脳室壁と皮質をつなぐ高信号など）を認める．

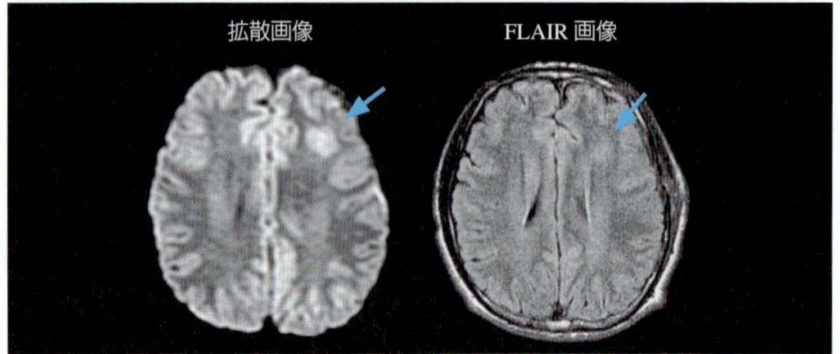

図8 症例 8：焦点起始発作の群発後に MRI 拡散画像上の高信号域を示した皮質形成異常例（左前頭葉てんかん）

（松田一己：てんかんの画像診断．最新精神医学 2006；**11**：331-337）

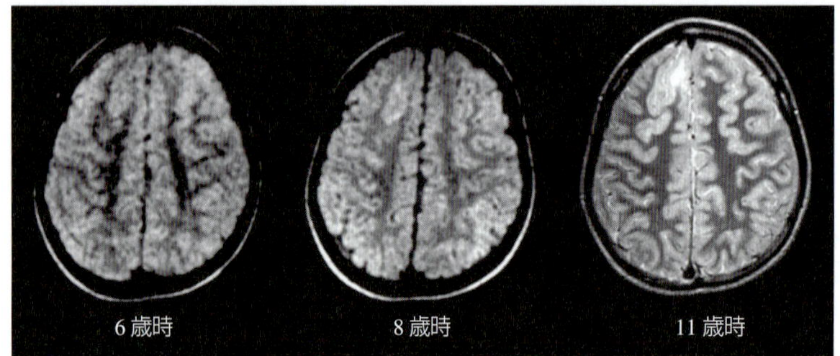

図9 症例 9：反復する発作に起因する二次的変化を示した症例（右前頭葉てんかん，皮質形成異常例）

本例では 6 歳時には信号異常はみられないが，8 歳時に軽微な，そして 11 歳時には皮質下の高信号が明らかである．

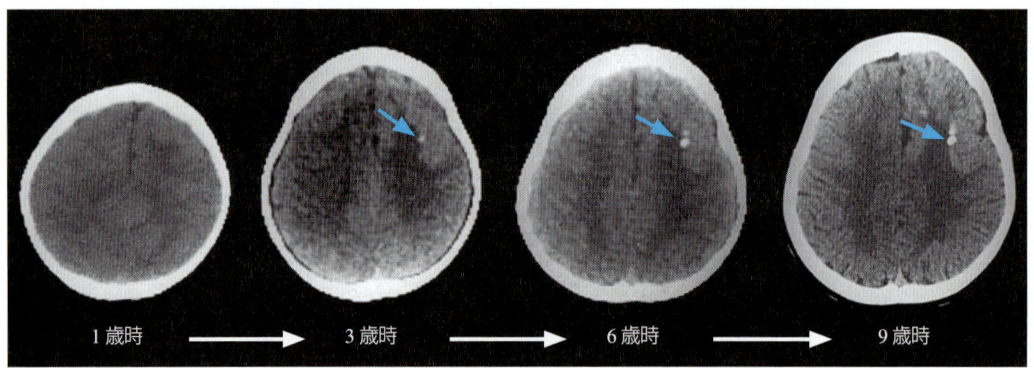

図10 症例 10：反復する発作に起因する二次的変化を示した症例（左前頭葉てんかん，皮質形成異常例）

年齢を経るにつれ，CT 上，石灰化の出現と増大（矢印），脳回異常が明らかになっている．

このように画像診断はてんかん患児の脳における形態的変化を画像化することでてんかんの原因や病態の理解に大いに役立つが，それぞれの患児の臨床的背景と発達過程を常に念頭においた評価を心がけることが大切であり，そのために経時的な画像検査の重要性が強調される．

〔松田一己〕

文 献

1）松田一己，他：内側側頭葉硬化．画像診断 2001; **21**: 153-162.

2）松田一己：てんかんの画像診断．最新精神医学 2006; **11**: 331-337.

H 小児てんかんの画像診断
2. SPECT, PET, MRS, fMRI, ASL

1 はじめに

てんかんにおける画像診断の役割は，正確なてんかん焦点診断や治療法の選択に重要な情報を提供することにある．CT や MRI は脳の形態学的異常を検出するのに対して，脳機能を評価する検査については，刻々と変化する脳血流・受容体・代謝の変化をとらえる手段が開発され，非侵襲的かつ選択性をもって捉えられるようになってきた．脳核医学検査(参照：Column「SPECT と PET」)がその代表であり，主に難治性てんかんの手術前評価として用いられ，MRI などによる形態学的所見への付加的な情報追加が期待できる．特に，MRI で異常所見を欠く例での焦点同定に寄与することが期待され，CT や MRI との合成画像で評価することで有効性が増す．てんかん焦点同定以外にも，焦点以外の領域の脳機能を評価するのにも有用である．さらに MRI の進歩により，MRI 装置により脳灌流画像(arterial spin labering：ASL)，運動野や言語野などの機能野同定(functional MRI：fMRI)，代謝物質測定(magnetic resonance spectroscopy：MRS)が評価できる時代になってきた．本項では，脳核医学検査として脳血流 SPECT，中枢性ベンゾジアゼピン受容体イメージングとして ^{123}I iomazenil SPECT(IMZ-SPECT)，糖代謝として FDG-PET について述べ，さらに MRI 装置で評価可能な，MRS，fMRI，ASL についても触れる．

2 小児期の発達に伴う画像所見の変化

小児期の発達に伴う脳血流の変化は，生後間もない時期には中心溝周囲の感覚・運動野皮質，視床，脳幹，小脳虫部で高血流を認め，次に頭頂葉，側頭葉，後頭葉皮質や基底核，小脳皮質が高くなり，生後 6 か月以降，前頭葉皮質の血流が高まり，生後 2 年で大脳皮質はほぼ均一な脳血流分布を示す[1]．

中枢性ベンゾジアゼピン受容体も脳血流とともにダイナミックに変化する．後頭葉は全年齢にわたり集積が高いが，乳児期早期は一次視覚野を中心に，乳児期後期に頭頂葉および側頭葉方向への集積が認められる．一次運動・感覚野は後頭葉と同様に乳児期に集積が高く，乳児期中期から後期

> **Column　SPECT と PET**
>
> SPECT は single photon emission computed tomography(単一光子放射断層撮影)，PET は positron emission tomography（陽電子放出断層撮影）の略である．両者とも，微量の放射性物質(ラジオアイソトープ)を含む製剤を体内に投与して臓器の機能を画像化する検査である．

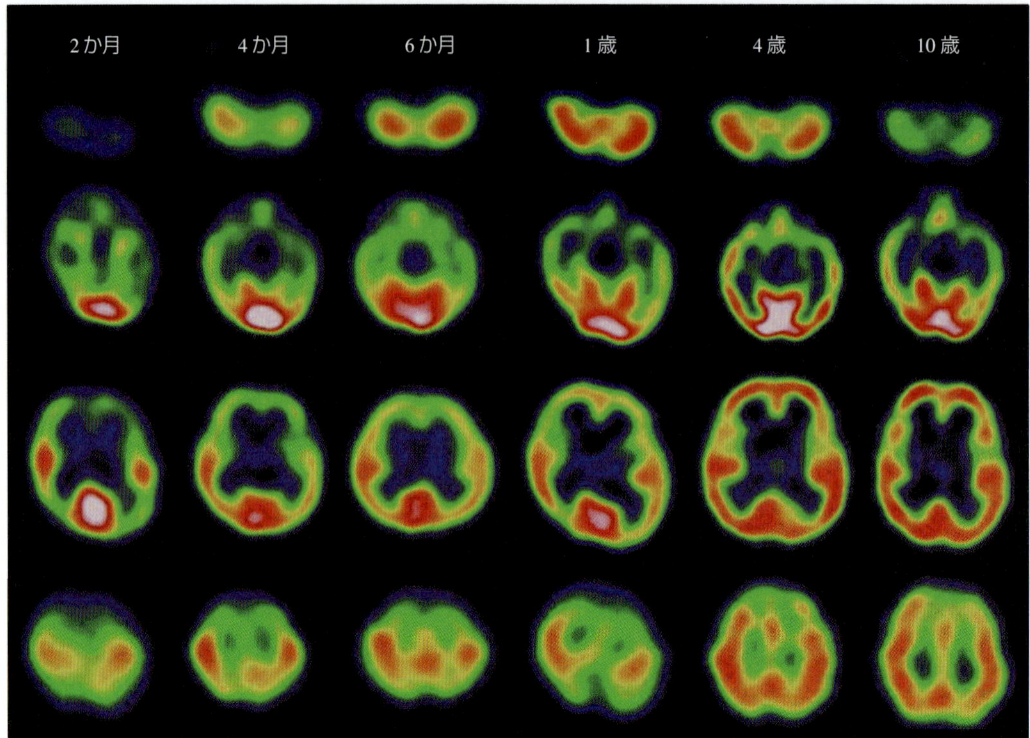

図1 中枢性ベンゾジアゼピン受容体の発達的変化（IMZ-SPECT）

にかけて，後頭葉からの集積の進展と重なる．前頭葉に関しては，乳児期後期から運動野に近い領域から前頭前野へ集積が進展する．小脳は幼児期早期に一時的に集積が上昇し，その後低下するという特異な年齢依存性の変化を示す．全年齢にわたり側頭葉内側および基底核・脳幹は集積が低い傾向にある[2)]（図1）．

③ 脳血流 SPECT（IMP-SPECT など）

てんかん焦点部位では発作間欠期に脳血流の低下を認め，発作時には脳血流の増加に転じる．症例1（図2）[3)]は髄膜脳炎によるけいれん重積を既往にもち，MRI で右海馬硬化が確認された3歳の側頭葉てんかん例である．脳血流 SPECT で発作間欠期に右側頭葉内側の血流低下を認め，発作時には逆に同部位が血流増加に転じている．SISCOM（参照：Column「SISCOM」）を用いた統計学的解析法により血流の有意な増加域のみが描出され，てんかん焦点の検出が容易になっている[4)]．また発作頻発時や発作重積後の間もない時期では発作のない間欠期においても脳血流の増加が捉えられ，焦点を推定する有力な所見となる．

また，症例2（図2）[3)]は3歳の髄膜炎後に左大脳半球に重度脳損傷をきたし，脳波では発作間欠期・発作時とも右側にてんかん焦点が推測される結果であったが，SISCOM を検討することで，発作起

▸ ***Column*** SISCOM（subtraction of ictal SPECT coregistered to MRI）

統計学的解析法の1つで発作時脳血流から発作間欠期の脳血流を差し引いた，いわゆる脳血流増加域について統計学的に有意な部位を MRI 上に投影して評価する方法である．

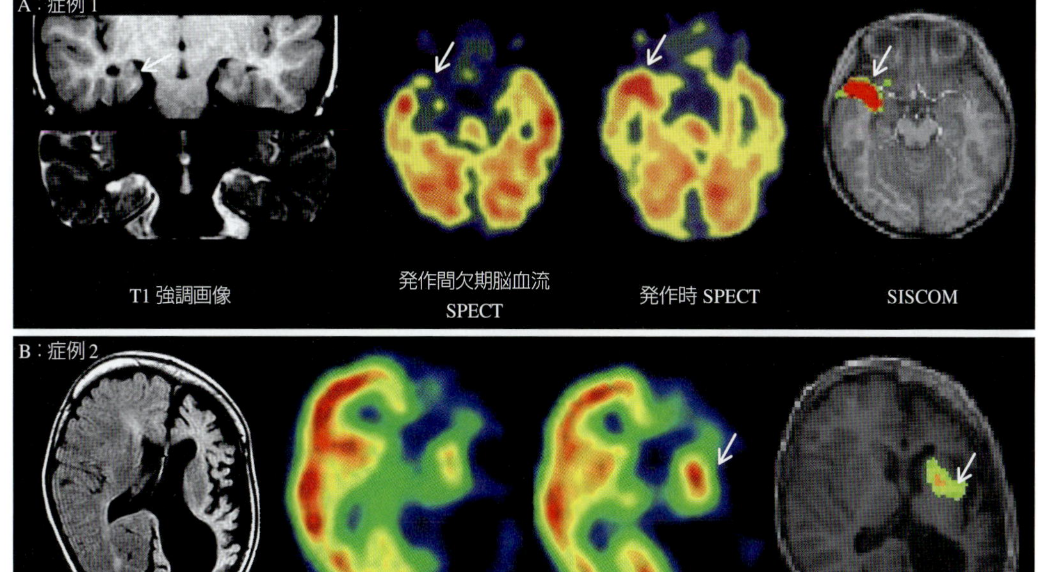

図2　脳血流 SPECT によるてんかん焦点検索（松田一己先生のご厚意による）
A：症例 1．3 歳側頭葉てんかん，B：症例 2．3 歳髄膜炎後のてんかん．

始領域が病側に推定され，左大脳半球離断術で発作消失が得られた症例である．発作時 SPECT は検査実施時間帯やマンパワーなど実施できる施設が限られているが，発作症状と発作時脳波の検査結果が一貫しない時など外科適応に悩む症例では，決定的な情報が得られる場合もある．

④ ^{123}I iomazenil SPECT（IMZ-SPECT）

中枢性ベンゾジアゼピン受容体は神経細胞膜に存在し，GABA 受容体および Cl チャネルと高分子複合体を形成し，抑制性シナプス伝達を担っている．IMZ-SPECT は中枢性ベンゾジアゼピン受容体イメージング剤として開発され，核種投与約 30 分後の早期像では脳血流分布を示し，約 3 時間後の後期像では中枢性ベンゾジアゼピン受容体の分布を示す．外科的治療が考慮される焦点性てんかん患者におけるてんかん焦点の診断として利用され，シンチグラム上てんかん焦点は低集積を示す．フルマゼニルも同様に中枢性ベンゾジアゼピン受容体の分布を示す PET 製剤である．

IMZ-SPECT の有用性は海馬硬化症と限局性皮質形成異常を中心に検討されてきた．まず海馬硬化症では神経細胞の脱落およびグリオーシスが病理所見の中心であり，その神経細胞の脱落の程度に応じて集積の低下が認められる[5,6]．限局性皮質形成異常は小児の難治性てんかんの原因の 1 つで，早期に外科治療を行うことが，発作予後の改善のみならず，発達や行動に対し好影響を与えるとされている．IMZ-SPECT による限局性皮質形成異常の早期発見は，早期介入に必須のステップであり，高率に集積低下所見を示す[7]．結節性硬化症においても皮質結節辺縁明瞭な低集積を示し，MRI で不明瞭であった皮質結節においても乳児期から明瞭に描出できる〔図 3（症例 3）〕[8]．症例 4（図 3）は，頭部 MRI や発作間欠期脳血流 SPECT でも明らかな異常を認めなかった．発作時脳波から左中

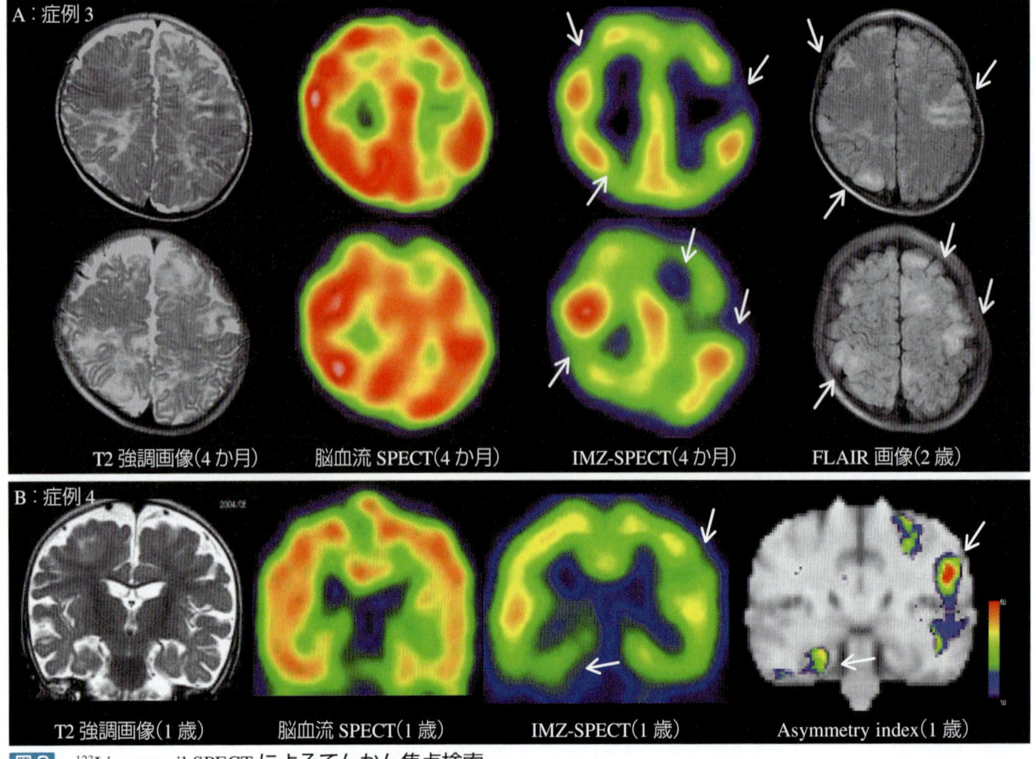

図3 123I iomazenil SPECT によるてんかん焦点検索

A：症例 3．2 歳結節性硬化症，B：症例 4．1 歳焦点性てんかん．

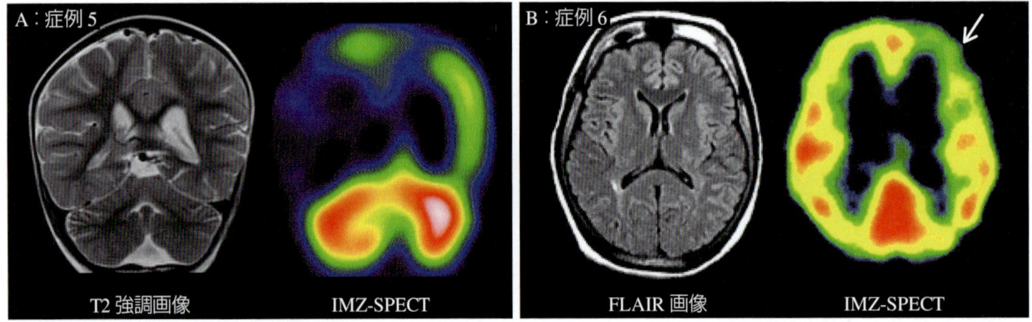

図4 123I iomazenil SPECT の集積変化

A：症例 5．SSADH 症例，B：症例 6．Rasmussen 症候群症例

Column 投薬による変化(ベンゾジアゼピン系薬剤長期内服)

ベンゾジアゼピン系薬剤を 2 か月以上内服している症例では 2 か月未満の症例と比べて IMZ-SPECT の RI カウントが有意に低値を示し，シンチグラム上集積が不均一となる傾向があり，低集積部位の同定が困難となる．ベンゾジアゼピン系薬剤の長期内服例では読影に注意を要する[11]．

心部がてんかん焦点と考えられ，IMZ-SPECT では焦点部位に一致した集積低下部位を明瞭に検出することができ，左右差をみる統計解析においても確認できた(図3)．

IMZ-SPECT は様々な小児神経疾患に応用され始めている．GABA の代謝異常のコハク酸セミアルデヒド脱水素酵素(succinic semialdehyde dehydrogenase：SSADH)欠損症では，GABA 蓄積により

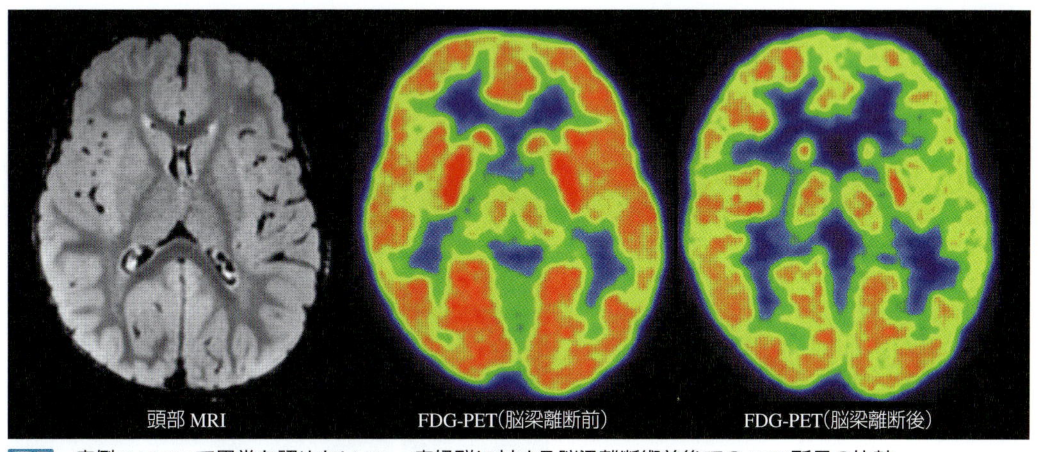

図5　症例 7：MRI で異常を認めない West 症候群に対する脳梁離断術前後での PET 所見の比較

Column 脳機能画像の統計解析

小児てんかん診療では, PET や SPECT を読影するに際には, 視察的な評価が中心となる. 小児を対象とした正常コントロールを作成することは困難で, 年齢(月齢)によっても集積がダイナミックに変動するため, 成人領域で利用可能な統計処理画像をそのまま利用することは難しい. しかし, SISCOM, 左右差の統計的比較, 成人データベースとの差を利用した統計的比較, 治療介入前後の統計的比較などでの評価が可能である.

GABA 受容体の down regulation が原因と考えられる大脳広汎に著明な集積低下の報告がある(図 4)[9]. また Rasmussen 症候群では, MRI 異常が出現する前から, 明瞭な集積低下を認めることが報告されている. 炎症性サイトカインや頻回の発作による GABA 受容体の細胞内への internalization や限局性皮質形成異常の存在が, IMZ-SPECT における集積低下の原因と推測されている(図 4)[10]. 抑制性シナプス伝達を評価したうえでのてんかん診療, ベンゾジアゼピン系薬物の有効性および耐性の評価, 小児神経疾患の病態解明や病変部位の機能評価など, 様々な分野での活躍が期待される[2].

5 ^{18}F-FDG-PET

FDG-PET は ^{18}F-fluorodeoxyglucose(FDG)を用いて局所糖代謝を推定する検査であるが, 実施可能な施設は限られている. 脳血流と同様に, てんかん焦点部位では発作間欠期に糖代謝の低下を認め, 発作時には糖代謝の増加に転じる. FDG-PET は FDG の脳内分布が決まるまでには静脈内投与後 30 分程度かかるため, 原則として発作間欠期の検討であるが, 発作頻度が多い場合などは発作時としての読影が必要となる. 空間分解能について SPECT より優れるため, てんかん焦点のより正確な評価ができ, MRI に異常所見のない例においても有用性が報告されている[12].

症例 7(図 5)は, 1 歳発症のてんかん性スパズムを認める難治性てんかんである. 発作間欠時脳波では両側前頭部優位に広汎なてんかん性突発波を認め, MRI, 発作間欠時脳血流 SPECT, IMZ-SPECT, FDG-PET で明らかな焦点を検出できず, 転倒し外傷が絶えないことから, 全脳梁離断術を実施した. 術後, 発作間欠期発射は左半球に側方化し, 発作時脳波でも左前頭部の速波が徐波に先行した. 術後の FDG-PET では, 左大脳半球の集積低下が顕在化し, 明瞭に変化を描出できた.

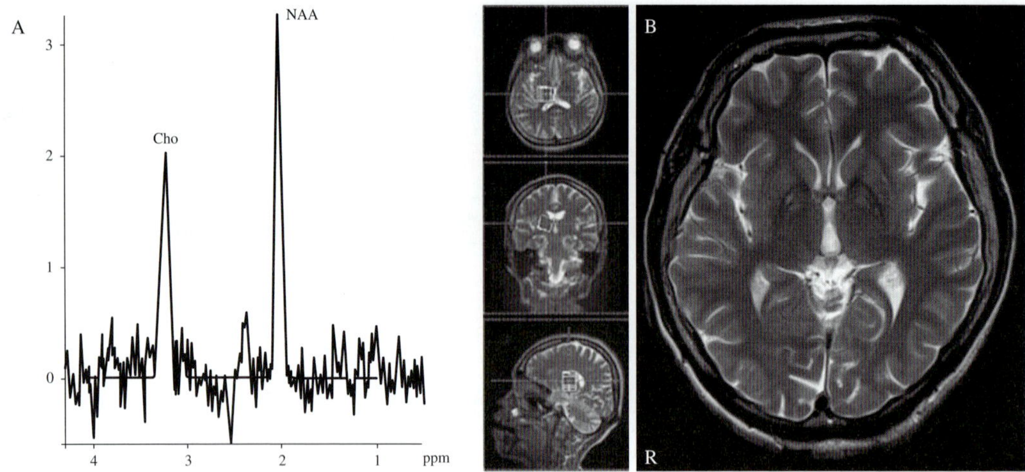

図6　症例8：クレアチン(Cr)欠損症
A：MRS所見，B：MRI所見.
(Akiyama T, et al.: A Japanese adult case of guanidinoacetate methyltransferase deficiency. *JIMD Rep* 2014; **12**: 65-69)

6 磁気共鳴スペクトロスコピー(magnetic resonance spectroscopy：MRS)

MRSは，MRI装置で脳実質内の代謝物を，通常のMRI撮像に追加して非侵襲的に測定できる．MRSは水の信号に埋もれている様々な代謝物からの信号を，縦軸に信号強度，横軸に周波数としたスペクトルを得る方法である．代表的な代謝物として，NAA(*N*-acetylaspartate：神経細胞)，Cr(creatine：神経細胞とグリア細胞)，Cho(choline：細胞膜代謝)，mIns(myoinositol：グリア細胞)，Lac(lactate：嫌気性解糖)，Glx(glutamin and glutamate complex：興奮性シナプス伝達物質)などが測定可能である．

てんかんの領域では，てんかんの病因診断に役立つ．例えば，クレアチン(Cr)欠損症におけるCrピークの欠損[13](症例8：図6)，非ケトン性高グリシン血症における3.55ppmのグリシンピーク，GABA transaminase欠損症やSSAHD欠損症におけるGABAピーク高値，ミトコンドリア病でのlactateピークなど，まれながらも治療に直結する疾患も含まれており，診断のついていない難治性てんかんではMRSでの評価が推奨される．

7 機能的MRI(functional MRI：fMRI)

fMRIとは，脳内の局所神経活動により変化した局所脳血流に伴って変化するMRIの信号強度を検出する技術である．局所脳実質が活性化された場合，局所の動脈が拡張し脳血流が増加することで，oxyhemoglobin濃度が局所脳組織にて増加し，deoxyhemoglobin濃度が低下する過程が進行する．この過程はblood oxygenation level dependent(BOLD)効果とよばれ，fMRIはこれを画像化したものである．神経活動それ自体を計測するのではなく，神経活動と相関する生理的変化を検出することで，間接的に脳活動を計測する．

小児てんかん診療で期待される点としては，外科手術を考慮する際の脳機能評価と焦点推定である．小児では複雑なタスクを行うことが困難であるが，タッピングタスクによる一次運動野を含めた運動関連領域，しりとり・呼称・読み聞かせ課題による言語関連領域の推定などが期待できる(図

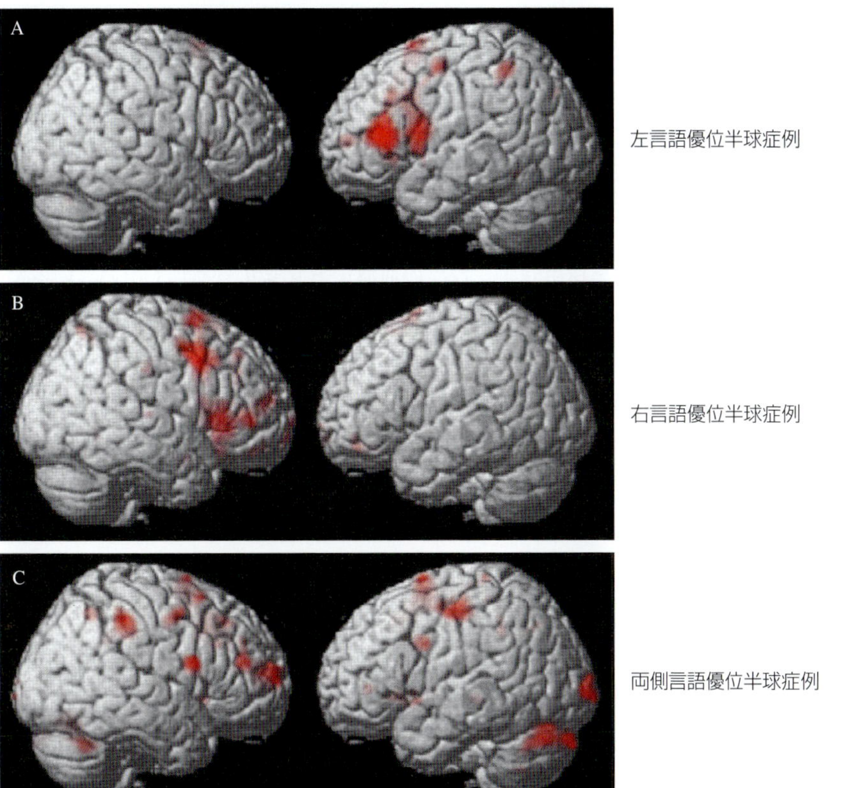

図7 Functional MRI による言語優位半球の同定
A：左言語優位半球，B：右言語優位半球，C：両側言語優位半球．
（松田一己先生のご厚意による）

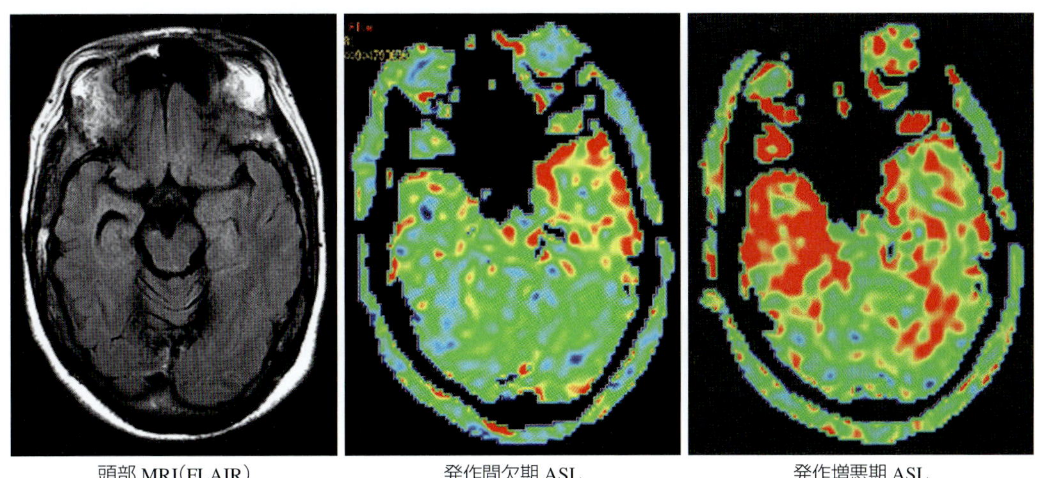

図8 症例 9：Rasmussen 症候群．MRI 画像，発作間欠期 ASL 画像，発作増悪期 ASL 画像の比較
（松田一己先生のご厚意による）

7）．fMRI で非侵襲的に運動関連領域や言語関連領域を確認することにより，優位半球の推定，手術方法の選択や切除範囲の決定などに寄与することが期待される．また，時間分解能に優れる EEG と組み合わせること（脳波・機能的 MRI 同時計測：EEGfMRI）で，てんかん焦点や皮質下構造を含めた焦点関連領域を推定する方法が研究されている[14]．

⑧ arterial spin labering(ASL)

現在の脳灌流画像を得るための検査法は一般的にSPECTが用いられている．しかし，放射線被曝，核医学検査のできる限られた施設，事前に準備されたトレーサーが必要といった制限があるため，簡単に繰り返し検査できない．一方，ASLは動脈血にラジオ波を照射して血流中のプロトンのスピンを反転し，この動脈血を内因性トレーサーとして，脳組織の毛細血管レベルの血流を視覚化する灌流画像法である．造影剤を使用せず，自己の血液をトレーサーとして用いているため，生理的な拡散性であり理想的なトレーサーといえる．PETやSPECTと同様に，ASLにおいても，てんかん発作の焦点は発作時や発作直後には高灌流，発作間欠時には低灌流になり焦点同定に有用とする報告がある[15]．造影剤や被曝を伴わず繰り返し実施でき，てんかん発作とその前後のダイナミックな変化が確認できる．14歳のRasmussen症候群の症例9において，発作増悪期に撮影されたASL画像では，右側頭葉に高灌流域が明瞭に検出された(図8)．

〔九鬼一郎〕

文 献

1) 矢野正幸，他監：目でみる小児核医学．2005；メディカルレビュー社，31-32.

2) 九鬼一郎，他：小児における[123]I iomazeil SEPCTの有用性．脳と発達 2012；**44**：5-12.

5) Takayama R, et al.: Successful hemispherotomy in two refractory epilepsy patients with cerebral hemiatrophy and contralateral EEG abnormalities. *Brain Dev* 2018; **40**: 601-606.

4) 松田一己，他：目でみるてんかん　SISCOMによるてんかん焦点の局在診断．*Epilepsy* 2008: **2**: 4-6.

5) Umeoka S, et al.: Usefulness of ^{123}I iomazenil single－photon　emission computed　tomography in discriminating between mesial and lateral temporal lobe epilepsy in patients in whom magnetic resonance imaging demonstrates normal findings. *J Neurosurg* 2007; **107**: 352-363.

6) Sata Y, et al.: Quantitative analysis of benzodiazepine receptor in temporal lobe epilepsy: [(125)I] iomazenil autoradiographic study of surgically resected specimens. *Epilepsia* 2002; **43**: 1039-1048.

7) Matsuda K, et al.: Neuroradiologic findings in focal cortical dysplasia: histologic correlation with surgically resected specimens. *Epilepsia* 2001; **42 Suppl 6**: 29-36.

8) 九鬼一郎，他：結節性硬化症における[123]I iomazenil SPECTの有用性とてんかん焦点検出に関する検討．脳と発達 2008; **40**: 54-56.

9) Horino A, et al.: A case of succinic semialdehyde dehydrogenase deficiency with status epilepticus and rapid regression. *Brain Dev* 2016; **38**: 866-870.

10) Kuki I, et al.: Functional neuroimaging in Rasmussen syndrome. *Epilepsy Res* 2018; **140**: 120-127.

11) 九鬼一郎，他：小児てんかんにおける[123]I iomazenil SPECTのベンゾジアゼピン系薬物の影響．脳と発達 2006; **38**: 300-301.

12) Drzezga A, et al.: ^{18}F-FDG PET studies in patients with extratemporal and temporal epilepsy: evaluation of an observer-independent analysis. *J Nucl Med* 1999; **40**: 737–746.

13) Akiyama T, et al.: A Japanese adult case of guanidinoacetate methyltransferase deficiency. *JIMD Rep* 2014; **12**: 65-69.

14) Zijlmans M, et al.: EEG-fMRI in the preoperative work-up for epilepsy surgery. *Brain* 2007; **130**: 2343-2353.

15) Sierra-Marcos A, et al.: Accuracy of arterial spin labeling magnetic resonance imaging (MRI) perfusion in detecting the epileptogenic zone in patients with drug-resistant neocortical epilepsy: comparison with electrophysiological data, structural MRI, SISCOM and FDG-PET. *Eur J Neurol* 2016; **23**: 160-167.

I 血液などの検体検査

1 はじめに

てんかん症例の血液などの検体検査は種々の目的で行われる．初診症例ではてんかん以外の疾病(非てんかん発作など)の鑑別，病因・病態の探索，抗てんかん薬治療中の症例では，血中濃度測定による有効性評価への補助，副作用スクリーニングなどを目的に行われる．本項ではてんかん以外の疾病の鑑別，病因・病態の探索などが目的の検体検査について主に記載する(図1)．抗てんかん薬治療中の症例の血中濃度測定などについてはp.115「K-3 抗てんかん薬の薬物療法の基本(血中濃度モニタリング，相互作用，食物の影響」を参照されたい．

2 状況関連性発作の鑑別

てんかん発作と似た発作症状を示すが，てんかん発作とは病態が異なる状況関連性発作(表1)の鑑別はきわめて重要である．状況関連性発作の代表的なものには，熱性けいれん，脳炎脳症による急性発作，急性代謝障害による急性発作などがある(参照：前見返し p.Ⅱ)．小児に多い状況関連性

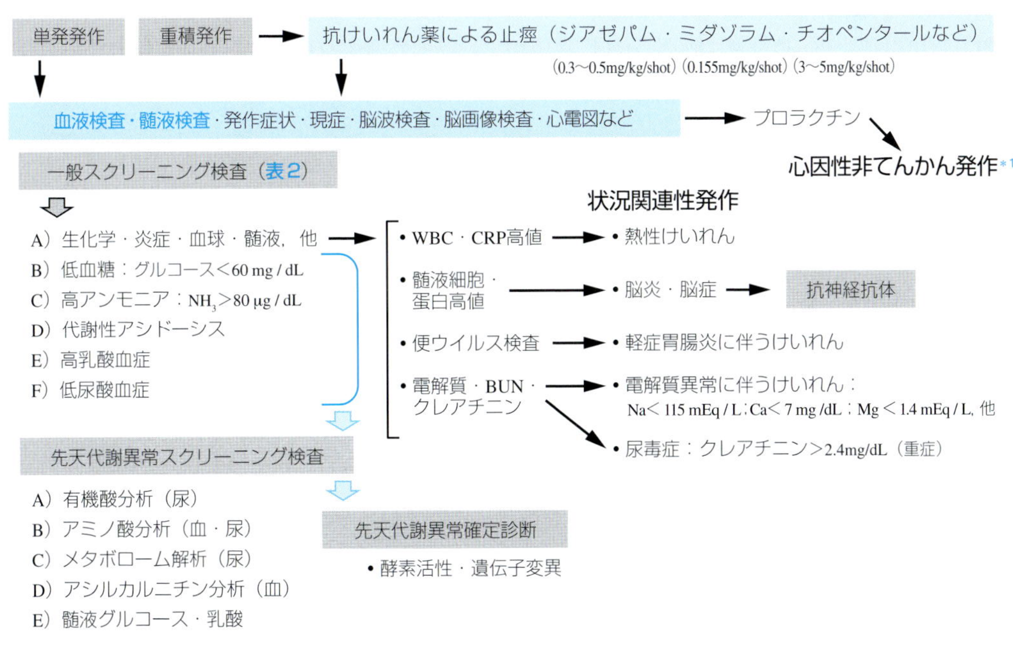

図1 非てんかん発作・先天代謝異常症のスクリーニング

*1：心因性非てんかん発作の診断は，長時間ビデオ脳波同時記録，発作時の対光反射やプロラクチンなどを参考に行う

表1 状況関連性発作

1. 感染症	3. 薬物・中毒
・熱性けいれん ・軽症胃腸炎に伴うけいれん ・急性脳炎	・テオフィリン・INH・抗ヒスタミン剤 ・ニューキノロン系抗菌薬 ・塩酸メチルフェニデート製剤 ・麻薬・Pb・樟脳・有機リン ・銀杏
2. 代謝障害	**4. 薬物離脱**
・低ナトリウム血症 ・低マグネシウム血症 ・低カルシウム血症 ・高アンモニア血症 ・尿毒症 ・低血糖症(IDDM，糖原病など) ・高血糖症(IDDM) ・非ケトン性高グリシン血症 ・ビタミン代謝障害(ビタミン B_6 など) ・子癇 ・低髄液糖(Glut-1 異常症など) ・モリブデン補酵素欠損症 ・GPI anchor 欠損症	・アルコール関連発作 **5. 脳血流障害** ・低酸素血症 ・血栓症（7日以内) ・憤怒けいれん **6. 物理的障害** ・頭部外傷(7日以内) ・頭蓋内脳外科手術(直後) ・感電

Glut-1: glucose transporter 1, IDDM: insulin dependent diabetes mellitus, GPI: glycosylphosphatidylinositol.

発作には熱性けいれん・息止め発作・チック・軽症胃腸炎に伴うけいれんなどがある．これらの状況関連性発作には，抗てんかん薬以外の治療法が優先する場合や治療不要の場合があり，またその診断治療開始の遅れは予後に影響する疾患も多い．よって，初回の発作をみた場合，まず一般的なスクリーニング検査(**表2**)を施行，血液・髄液検査の正常範囲逸脱がある場合は，状況関連性発作の可能性を慎重に検討する必要がある(**図1**)．

a. 熱性けいれん

小児の状況関連性発作の中で最も多い熱性けいれんは血液検査では診断できないが，血球検査(RBC，WBC，血小板，血液像，他)や炎症検査(CRP など)で感染症の存在を知ることは参考になり，髄液検査で脳炎を否定することも必要な場合がある．基本的には発作症状，家族歴，既往歴，脳波所見，経過などで鑑別する(**図1**)．

b. 脳炎・脳症による急性発作

脳炎・脳症は血液検査では確定診断できないが，血球検査や炎症検査などで感染症(炎症)の存在を知り，髄液検査・脳波・神経画像所見などで総合的に診断する．髄液細胞数が増加し，蛋白の増加などがあれば脳炎・脳症による急性発作がかなり確定されるが，髄液細胞数が増加しない脳炎・脳症も存在するので注意が必要である．

c. 軽症胃腸炎に伴うけいれん

乳幼児にみられる状況関連性発作で，胃腸炎症状に伴い無熱・有熱性けいれんを生じるが，高度の脱水や電解質異常を伴わない，群発発作が特徴である．便中のノロウイルスやロタウイルス抗原が迅速検査で陽性であると，本症が疑われる．けいれんの機序は不明とされているが CBZ の少量投与で速やかに軽快するので，診断は重要である(**図1**)[1]．

表2 血液・髄液のスクリーニング検査と解釈

検査項目	高 値	低 値
RBC・Hb	高張性脱水，他	頭蓋内出血，他
WBC	中枢神経感染症，他	有機酸代謝異常症，他
血小板		有機酸代謝異常症，他
ケトン体	糖尿病性ケトアシドーシス，有機酸代謝異常症(新生児)，他	脂肪酸代謝異常症，他
AST・ALT	心不全，脂肪酸代謝異常症，肝不全，他	
CPK	心不全，脂肪酸代謝異常症，他	甲状腺機能亢進症，他
CRP	中枢神経感染症，他	
血糖*1	糖尿病性ケトアシドーシス，他	
アンモニア*2	アミノ酸代謝異常症・肝不全・有機酸代謝異常症，他	糖尿病・糖原病・高インスリン血症・ホルモン欠乏・有機酸代謝異常症・アミノ酸代謝異常症，脂肪酸代謝異常症，他
BUN	腎不全	
血液ガス(BE)		糖尿病性ケトアシドーシス，有機酸代謝異常症，腎不全，尿細管障害，他
乳酸*3	糖新生系酵素欠損症・電子伝達系異常・有機酸代謝異常症，PDH欠損症，他	
遊離脂肪酸	糖尿病，脂肪酸代謝異常症，肝不全・糖原病，他	ホルモン欠乏
髄液細胞数	髄膜炎・脳炎，他	
髄液糖		Glut-1欠損症，化膿性髄膜炎

＊1：小児科診療1993; 56: 729，＊2：小児科診療1996; 59 (Suppl): 78，小児内科1996; 28 (Suppl): 255，＊3：小児内科1996; 28 (Suppl): 267，小児内科2001; 33 (Suppl): 182.

d. 電解質異常に伴うけいれん

電解質代謝障害による状況関連性発作には血液検査で鑑別可能なものが多い．

低ナトリウム血症は血清ナトリウム濃度が136 mEq / L未満に低下することである．高血糖がナトリウム濃度を低下させることもあるので注意を要する．ナトリウム濃度が120 mEq / L以下になると頭痛・嘔吐・低体温・意識障害などの神経症状が出現，115 mEq / L以下となるとけいれんが出現する．全般性強直間代発作が多いとされているが，焦点発作のこともある(図1)[2,3]．

低カルシウム血症では，テタニーに加えて全般発作あるいは焦点発作としてのけいれんが起こる[3]．カルシウム濃度が7 mg / dL(1.75 mmol / L)未満で診断する．低アルブミン血症があるとカルシウム濃度は低下するが，血清中のイオン化カルシウムが低下していなければ症状は現れない．

低マグネシウム血症は，血清マグネシウム濃度が1.4 mEq / L(0.70 mmol / L)を下回る場合に診断される．食欲不振，悪心，嘔吐，嗜眠，筋力低下，人格変化，テタニーなどの症状が現れ，1.4 mEq / L未満の重度低マグネシウム血症になると全般性強直間代発作などのけいれん発作や振戦などの不随意運動が起こるとされている[2]．

e. 低血糖症に伴うけいれん

血漿血糖値が60 mg / dL未満になると自律神経症状の冷や汗，悪心，振戦などが現れ，50 mg / dL未満になると視覚異状(霧視，複視)，錯乱，けいれん発作および昏睡が生じる．低血糖は食事摂取量による場合もあるが，小児では先天代謝異常症が病因となっていることもあるので，先天代謝異常スクリーニング検査を追加して行う(図1)．

f. 尿毒症に伴うけいれん

クレアチニンやBUNなどの高値から疑う．中程度の腎不全ではクレアチニンが1.5 mg / dLを超え，重症では2.4 mg / dL以上に，5 mg / dLを超える不可逆的腎不全となる．頭痛，傾眠，けいれんなどが起こる．

g. 高アンモニア血症に伴うけいれん

血中アンモニアの基準値は30～80 μg / dLで，長い駆血時間を要した採血，激しい啼泣，食後には，見かけ上の高値になることがあるので注意を要する．意識障害，興奮，アンモニア臭などがみられ，小児では先天代謝異常症が病因となっていることもあるので，先天代謝異常スクリーニング検査を追加する(図1)．尿素サイクル異常症では，嘔吐，哺乳力低下，多呼吸，けいれん，意識障害，行動異常，発達障害などがみられる．

③ 一般スクリーニング検査から特殊検査へ

前項で述べたように，状況関連性発作の鑑別目的で一般的なスクリーニング検査を施行するが，その中で低血糖，高アンモニア血症，代謝性アシドーシス，高乳酸血症など先天代謝異常を疑う所見がみつかることがある．そのような場合は先天代謝異常スクリーニング検査に進む(図1)．スクリーニングで先天代謝異常が疑われる例は酵素活性や遺伝子検査による確定診断に進む．各疾患の精密検査施設は日本先天代謝異常学会HP(http://jsimd.net/iof.html)を参照されたい．

先天代謝異常症の中には抗てんかん薬以外の治療法が有効な疾患があり，見逃さないことが重要である．有機酸分析・アミノ酸分析で異常がみられた場合は有機酸・アミノ酸・脂肪酸などの代謝異常を疑うが，急性期の検体でないと異常が出ないことがあるので，急性期の検体保存が肝要である．有機酸分析で非ケトン性ジカルボン酸尿症がみつかったときには，脂肪酸代謝異常症やペルオキシソーム病を疑い，アシルカルニチン分析や極長鎖脂肪酸分析に進む．

a. グルコーストランスポーター1欠損症(Glut-1異常症)

発作型はてんかん性スパズムをはじめ，全般性強直間代，ミオクロニー発作，非定型欠神，定型欠神，脱力発作，焦点発作と様々である[4]．血漿のグルコース濃度と髄液中のグルコース濃度で診断される[5]．低血糖がない状況で髄液糖が40 mg / dL以下，髄液糖／血糖比が0.45以下であると本症を疑う．ケトン食療法が有効である．

b. モリブデン補酵素欠損症

低酸素性脳障害に似た画像，てんかん発作を示す疾患で，著しい低尿酸血症の存在で疑う．尿中亜硫酸スクリーニングで陽性の場合は，*MOCS2A*(molybdenum cofactor synthesis 2A)遺伝子の変異を確認し確定診断される[6]．

c. ミトコンドリア病

安静臥床時の血中乳酸値もしくは髄液乳酸値が繰り返して，2 mmol / L(18 mg / dL)以上であること，またはMRSで病変部に乳酸ピークがあることで疑う．血中乳酸値は，長い駆血時間を要した採血，激しい啼泣，食後には，見かけ上の高値になることがあるので注意を要する．確定診断はミトコンドリア遺伝子の検索や筋生検などが必要となる．進行性の筋力低下，知的退行，記銘力障害，けいれん，精神症状，一過性麻痺，半盲，皮質盲，ミオクローヌス，ジストニア，小脳失調などを呈する[7]．

4 病態に関する検査

a. 抗神経抗体

近年，免疫介在性脳炎に関与する抗体が数多く報告され，血清や髄液中の抗神経抗体により免疫介在性脳炎が診断されるようになっている(参照：Column「非ヘルペス性急性辺縁系脳炎」)[8, 9](図1)．これらの抗体が陽性の場合は免疫介在性脳炎を念頭に鑑別診断を進める．一方，脳炎後てんかん，West 症候群などのてんかん症例においても抗神経抗体が検出され，知的障害などの併存症に関与している可能性がある[10～12]．免疫介在性脳炎はじめ種々の神経疾患で様々な抗神経抗体が病態を担っていることがわかってきた(表3)．

b. サイトカインなど

てんかんの病態に関係するとされるサイトカインには，IL-1β，TNFα，IL-6 などがある(表4)[13, 14]．

表3　抗神経抗体

	NMDAR抗体	MOG抗体	LGI1抗体	Caspr2抗体	$GABA_BR$抗体	AMPAR抗体	GAD抗体	GlyR抗体	NAE抗体
陽性疾患・症状	脳炎，てんかん，統合失調症，脳腫瘍，他	ADEM，視神経炎，多発性硬化症，他	辺縁系脳炎	Morvan症候群	記憶障害，てんかん発作	記憶障害	てんかん，軽度認知障害	筋強剛，ミオクローヌス，驚愕反応	急性脳症，精神症状，小脳失調
腫瘍合併	卵巣奇形腫	まれ	まれ	胸腺腫など	肺小細胞がん	肺がんなど	まれ	報告なし	まれ
抗体	IgG1主体	?	IgG4>IgG1	IgG4>IgG1	IgG1主体	?	IgG1主体	IgG1主体	?
測定機関(2018年現在)	静岡てんかん・神経医療センター，BML，他	東北大学，コスミック，他	コスミック，Oxford，他	コスミック，Oxford，他	Dalmau研究室，他	Dalmau研究室，他	Oxford，他	Oxford，他	福井県立大学
文献	*1，*2	*3，*4	*5，*6	*5	*7	*5	*5	*5	*8，*9

*1：高橋幸利，他：小児臨床検査のポイント2017，神経疾患関連抗体：NMDA型グルタミン酸受容体抗体（抗 NMDA受容体抗体）．小児内科 2017；**49**増：404-407.
*2：高橋幸利，他：神経疾患と NMDA型グルタミン酸受容体抗体．日本小児科学会誌 2014；**118**：1695-1707.
*3：Hino-Fukuyo N, et al.: Clinical features and long-term outcome of a group of Japanese children with inflammatory central nervous system disorders and seropositivity to myelin-oligodendrocyte glycoprotein antibodies. *Brain Dev* 2015; **37**: 849-852.
*4：Waters P, et al.: MOG cell-based assay detects non-MS patients with inflammatory neurologic disease. *Neurol Neuroimmunol Neuroinflamm* 2015; **2**: e89.
*5：Vincent A, et al.: Autoantibodies associated with diseases of the CNS: new developments and future challenges. *Lancet Neurol* 2011; **10**:759-772.
*6：Ohkawa T, et al.: Autoantibodies to Epilepsy-Related LGI1 in Limbic Encephalitis Neutralize LGI1-ADAM22 Interaction and Reduce Synaptic AMPA Receptors. *J Neurosci* 2013; **33**: 18161-18174.
*7：Lancaster E, et al.: Antibodies to the GABA（B）receptor in limbic encephalitis with seizures: case series and characterisation of the antigen. *Lancet Neurol* 2010; **9**: 67-76.
*8：米田　誠：橋本脳症と抗 NAE抗体．医学の歩み，2007; **27**: 277-280
*9：米田　誠：橋本脳症．*Bio Clinica* 2009; **24**: 75-81.

測定機関
・静岡てんかん・神経医療センター：http://www.shizuokamind.org/wp-content/uploads/2012/03/scheme20130317.pdf
・東北大学：http://www.ms.med.tohoku.ac.jp/aqp4ab.html
・Oxford University Hospitals Diagnostic tests：https://www.ouh.nhs.uk/immunology/diagnostic-tests/default.aspx
・Dalmau研究室：http://www.neuroimmunologybcn.org/en/who-we-are/josep-dalmau/

たとえば，TNFαは血管内皮に作用してT細胞の接着を増加させ，AMPA型GluRのシナプス表面への移動を促進し，興奮性シナプス後電流の発生頻度を増加させて発作を起こしやすくするとされている[10]．また，GABA受容体を細胞内に内在化し抑制性シナプス後電流を抑制することがわかっていて，TNFαのtransgenic miceは発作を起こすことが報告されている[10]．このようなデータは

表4　免疫因子の中枢神経系病態における役割

	中枢神経系での分泌細胞		BBBの通過性	中枢神経系での生物学的作用
	免疫細胞*	中枢神経系細胞		
IFN γ	・Th1細胞 ・NK細胞 ・細胞傷害性T細胞	?	不可	・MHC class Iの発現 ・MHC class IIの発現（アストロサイト，ミクログリア） ・ICAM-1の発現 ・TNFのミクログリアでの発現 ・tight junctionsの制御（very slow，days）
TNF α	・マクロファージ ・細胞傷害性T細胞 ・Th1細胞	・ミクログリア ・アストロサイト ・ニューロン	不可	・MHC class Iの発現（アストロサイト） ・毛細血管内皮細胞境界を軟弱化・脱ミエリン化（MS） ・急性発作での発作閾値低下 ・AMPA-Rを介した興奮毒性増加 ・シナプスでのGABA-R減少，AMPA-Rの増加
IL-1 β	・マクロファージ ・好中球 ・内皮細胞	・ミクログリア ・アストロサイト		・密着結合（tight junction）の破壊 ・血管内皮細胞でのNO産生を誘導 ・血管内皮細胞でのMMPs産生を誘導 ・NMDA型GluR（NR2A・NR2B）を活性化（興奮毒性に関与） ・グリアのグルタミン酸取り込みを抑制 ・TNF産生経由でグリアからのグルタミン酸放出を亢進させる
IL-12	・マクロファージ ・樹状細胞	・ミクログリア ・アストロサイト		・Th1細胞産生
IL-6		・ミクログリア ・アストロサイト ・ニューロン ・内皮細胞		・アストログリア増生 ・神経細胞保護/変性（濃度依存） ・炎症作用/抗炎症作用（濃度依存）
IL-17	・$CD4^+$T細胞			・炎症作用 ・TNFα産生誘導 ・T細胞増殖
MIP-1a（CCL3）	・マクロファージ			・ヒト顆粒細胞（好中球，好酸球，好塩基球）活性化 ・炎症性サイトカイン（IL-1，IL-6 and TNF-α）の線維芽細胞・マクロファージでの産生・分泌増加
MIP-1b（CCL4）	・マクロファージ			・ヒト顆粒細胞（好中球，好酸球，好塩基球）活性化 ・炎症性サイトカイン（IL-1，IL-6 and TNF-α）の線維芽細胞・マクロファージでの産生・分泌増加
RANTES（CCL5）	・NK細胞 ・$CD4^+$T細胞 ・$CD8^+$T細胞			・T細胞・好酸球・好塩基球の走化因子，白血球の炎症部位への呼び込み作用 ・炎症誘導，NK細胞をCHAK（CC-chemokine-activated killer）cellsへ誘導
VEGF				・生理的には胎児期の血管増生，生後では外傷後の血管増生，運動後の筋肉増生，血管閉塞後のバイパス形成 ・血管内皮の接着分子増加 ・マクロファージ走化
Ab to GluN2B	・形質細胞			・INMDA型GluRの内在化（拮抗作用）
Ab to GluA3	・形質細胞			・GluA3活性化で興奮毒性誘導 ・補体依存性細胞傷害作用 ・補体非依存性細胞傷害作用
Granzyme B	・細胞傷害性T細胞			・アポトーシス

*immune cells infiltrated into CNS；IFN-γは病的状態でのみCNSで検出される；MIP-1a: macrophage inflammatory protein 1 α, MIP-1b: macrophage inflammatory protein 1 β, RANTES: regulated upon activation, normal T-cell expressed and secreted, VEGF: vascular endothelial growth factor, Ab: antibody.

（Sredni-Kenigsbuch D: TH1/TH2 cytokines in the central nervous system. *Int J Neurosci* 2002; **112**: 665-703を元に作成）

> **Column　非ヘルペス性急性辺縁系脳炎**
>
> 傍感染性脳炎(脳症)の１つである非ヘルペス性急性辺縁系脳炎(nonherpetic acute limbic encephalitis：NHALE)は，言動の異常などの辺縁系症状で脳炎症状が急性にはじまり，けいれん重積などを経過中に呈するが，ステロイドパルスなどが奏効し，比較的予後が良いことが知られ，早期診断が重要である[8]．状況関連性発作で発病したNHALEの14例中８例は無熱性発作,５例は有熱発作であった[15]．無熱性発作で発病した８例中５例は，入院することなくてんかんなどの仮診断で帰宅している．NHALEのかなりの症例がてんかんと同じ無熱発作で発病することを忘れてはならない．

TNFαがてんかん原性，発作原性に寄与する可能性を示唆する．これらの免疫因子の測定は，免疫介在性てんかんの免疫修飾治療につながる可能性がある．

5　心因性非てんかん発作の鑑別のための血液検査：プロラクチン

けいれんや意識障害を訴える心因性非てんかん発作(偽発作)の診断は，発作時ビデオ脳波同時記録で行われることが多いが，発作頻度が少なかったり，脳波中には起こらなかったりし，診断に苦慮することも多い．心因性非てんかん発作出現の10～20分後に血中プロラクチン濃度を調べることで診断に役立つことがある[16]．てんかん発作では血中プロラクチンが上昇することがあるが，心因性非てんかん発作では上昇しないことが多い．

〔高橋幸利〕

文　献

1)鶴澤礼実，他：軽症胃腸炎に伴うけいれんにおけるカルバマゼピン少量（2.5mg/kg）単回投与の有効性．てんかん研究 2013；**31**：506-510.
2)岡島宏明，他：アルコール，薬物，子癇，非ケトン性高グリシン血症などによる急性の代謝障害や急性中毒の際に見られる発作．In. 別冊日本臨牀 神経症候群Ⅵ（第2版）－てんかん症候群－．日本臨牀社，2014；225-228.
3)勝盛　宏：電解質異常．小児内科 2006；**38**：433-436.
4)難病情報センター：指定難病248番グルコーストランスポーター1欠損症．http://www.nanbyou.or.jp/entry/4454
5)伊藤　康，他：先天代謝異常症　膜輸送系の異常　グルコーストランスポーター１欠損症候群．In. 別冊日本臨牀 新領域別症候群シリーズ No.28神経症候群Ⅲ（第2版）－その他の神経疾患を含めて－．日本臨牀社，2014；823-826.
6)Sass JO, et al.: Functional deficiencies of sulfite oxidase: Differential diagnoses in neonates presenting with intractable seizures and cystic encephalomalacia. *Brain Dev* 2010: **32**: 544-549.
7)難病情報センター：指定難病21番ミトコンドリア病．http://www.nanbyou.or.jp/entry/335
8)高橋幸利，他：神経疾患とNMDA型グルタミン酸受容体抗体．日本小児科学会誌 2014；**118**：1695-1707.
9)高橋幸利，他：小児臨床検査のポイント2017，神経疾患関連抗体：NMDA型グルタミン酸受容体抗体（抗NMDA受容体抗体）．小児内科 2017；**49**増：404-407.
10)高橋幸利，他：脳炎後てんかんの病態・治療．臨床精神薬理 2018；**21**：741-749.
11)Mori T, et al.: Antibodies against peptides of NMDA-type GluR in cerebrospinal fluid of patients with epileptic spasms. *Eur J Paediatr Neurol* 2016; **20**: 865-873.
12)Suleiman J, et al.: Autoantibodies to neuronal antigens in children with new-onset seizures classified according to the revised ILAE organization of seizures and epilepsies. *Epilepsia* 2013; **54**: 2091-2100.
13)高橋幸利，他：稀少難治性てんかんマニュアル，Ⅱ章　診断マニュアル，免疫介在性てんかん診断マニュアル．診断と治療社；2013：126-131.
14)高橋幸利：特別企画シリーズ：てんかんを分かり易く理解するための神経科学6 免疫．てんかん研究 2016；**33**：683-687.
15)高橋幸利，他：脳炎に伴うけいれん．In. 精神科臨床リュミエール14 精神科領域におけるけいれん・けいれん様運動（兼本浩祐，他編）．中山書店；2009：144-150.
16)Chen DK, et al.: Therapeutics and technology assessment subcommittee of the American Academy of Neurology, Use of serum prolactin in diagnosing epileptic seizures: report of the Therapeutics and Technology Assessment Subcommittee of the American Academy of Neurology. *Neurology* 2005; **65**: 668-675.

J 希少てんかんの遺伝子検査

① はじめに

ILAE が提唱する 2017 年のてんかん分類では，てんかんの病因を 6 つのカテゴリーすなわち，脳の構造異常(structural)，感染(infectious)，代謝(metabolic)，免疫(immune)，不明(unknown)，そして素因(遺伝，genetic)に分けることが推奨されている(参照：p.3 図 1)．これら病因の中でも，とりわけ遺伝(子)に関する知見はここ数年で大きなブレイクスルーがみられている．

近年，ゲノム解析効率を飛躍的に高めた次世代シーケンサー（next generation sequencing：NGS）の登場により，新規のてんかん関連遺伝子の報告が相次いでいる．例えば，数年前に OMIM(online mendelian inheritance in man)に登録されていた EIEE(early infantile epileptic encephalopathy：早期乳児てんかん性脳症)関連遺伝子は 20 程度であったが，2018 年 4 月現在では 60 まで登録されている(表)．

② 遺伝子解析手法

主な検査法の概要を述べる(詳細は成書を参照されたい)．

a. Sanger 法 (Sanger sequencing)

1953 年に DNA の二重らせん構造が発見された後，1977 年に開発された Sanger 法は 2000 年半ばに NGS が登場するまでの長らくの間，主たる遺伝子解析方法であった．NGS のように網羅的な解析法ではなく，症状や経過から単一または複数の原因遺伝子を推定し解析を行う．Sanger 法は網羅性においては NGS に大きく劣るが，解析精度と低廉なコストの点においては依然として有用性がある．現時点の NGS は解析精度が欠点の 1 つとされており，Sanger 法は NGS の解析結果を確認する目的でも用いられている．

b. 次世代シーケンサーによる解析

NGS は多数の遺伝子解析を網羅的かつ高速に行うことを可能にした手法である．NGS の登場はてんかん患者の遺伝子解析において飛躍的な知見の集積に寄与している．基本的な解析の流れを図に示すが，解析機種ごとにシーケンス原理が異なる．解析対象とする領域によりパネルシーケンス，全エクソーム解析，全ゲノムシーケンス解析に分けられる．

1）パネルシーケンス(panel sequencing)

想定される複数の遺伝子を狙って解析を行う手法で，各研究施設で組み合わせが異なる．例として West 症候群に関連する主要な遺伝子シーケンスパネルや，熱性けいれん・Dravet 症候群に関連

表 OMIMに登録されているEIEE(紙面の都合上，EIEE1-EIEE30までを示す)

てんかん性脳症	染色体座位	遺伝子	遺伝形式
EIEE1	Xp21.3	*ARX*	XLR
EIEE2 (ISSX2：乳児スパズム，X連鎖性2)	Xp22.13	*COKL5*	XLD
EIEE3	11p15.5	*SLC25A22*	AR
EIEE4	9q34.11	*STXBP1*	AD
EIEE5	9q34.11	*SPTAN1*	AD
EIEE6 (Dravet症候群)	2q24.3	*SCN1A/SCN9A*	AD
EIEE7	20q13.33	*KCNQ2*	AD
EIEE8 (Hyperekpexia and epilepsy)	Xq11.1	*ARHGEF9*	XLR
EIEE9 (PCDH19関連症候群，Juberg-Hellman症候群)	Xq22.1	*PCDH19*	XLD
EIEE10 (MCSZ：microcephaly，seizures，and developmental delay)	19q13.33	*PNKP*	AR
EIEE11	2q24.3	*SCN2A*	AD
EIEE12	20p12.3	*PLCB1*	AR
EIEE13	112p13.13	*SCN8A*	AD
EIEE14	9q34.3	*KCNT1*	AD
EIEE15	1p34.1	*ST3GAL3*	AR
EIEE16	16p13.3	*TBC1D24*	AR
EIEE17	16p13	*GNAO1*	AD
EIEE18	1p34.2	*SZT2*	AR
EIEE19	5q34	*GABRA1*	AD
EIEE20 (Multiple congenital anomalies-hypotonia-seizures syndrome2)	Xq22.2	*PIGA*	XLR
EIEE21	12p13.31	*NECAP1*	AR
EIEE22 (Congenital disorder of glycosylation，type lim)	Xp11.23	*SLC35A2*	Smo，XLD
EIEE23	1p31.3	*DOCK7*	AR
EIEE24	5p12	*HCN1*	AD
EIEE25	17p13.1	*SLC13A5*	AR
EIEE26	20q13.13	*ARX*	XLR
EIEE27	12p13.1	*GRIN2B*	AD
EIEE28	16q23.1-q23.2	*WWOX*	AR
EIEE29	16q22.1	*AARS*	AR
EIEE30	21q22.3	*SIK1*	AD

XLR (X-linked recessive，伴性劣性遺伝)，XLD (X-linked dominant，伴性優性遺伝)，AR (Autosomal recessive，常染色体劣性遺伝)，AD (Autosomal dominant，常染色体優性遺伝)，Smo (Somatic mosaicism，体細胞モザイク)

https://www.omim.org/entry/●●●●●●?search=EIEE%201&highlight=1%20eiee

●の部分にそれぞれのEIEEに特異的な6桁のMIM番号が入る.

例：EIEE1であればhttps://www.omim.org/entry/ 308350?search=EIEE%201&highlight=1%20eiee

する遺伝子シーケンスパネルなどがある．複数の遺伝子を同時に解析することができることから，各遺伝子を個別に解析する場合と比較してコストの低減と時間の短縮を図ることができる．また，解析対象を絞ることで以下に示すWES，WGSと比較してもコストと時間，倫理問題の回避の点で利点がある(参照：Column「パネルシーケンスによる遺伝子変異の検出率」).

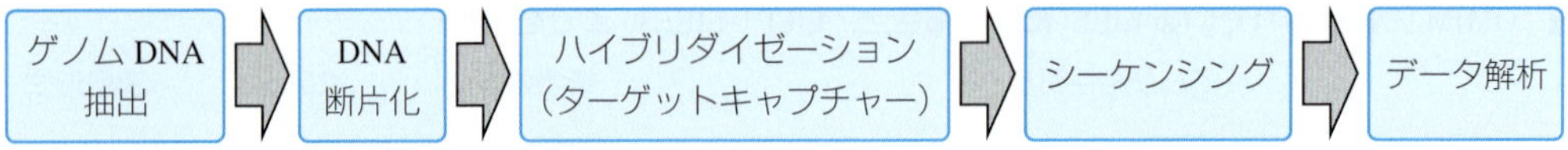

ゲノムDNA抽出 → DNA断片化 → ハイブリダイゼーション(ターゲットキャプチャー) → シーケンシング → データ解析

図 次世代シーケンサー(NGS)の解析の流れ

> **Column** パネルシーケンスによる遺伝子変異の検出率
>
> 278人のてんかん性脳症の児を対象に，172の遺伝子について パネルシーケンスによる解析を行ったところ，37.1%にあたる103人に35の遺伝子変異が同定されたという報告[1]や，アレイCGHの結果に異常のなかった難治性てんかんの小児45例のうち25%でパネルシーケンスにより臨床的に意義のある遺伝子変異が同定されたという報告がある[2].

> **Column** WESによる遺伝子変異の検出率
>
> てんかん性脳症の小児10例にWESを行ったところ，7例にpathogenic variantを認めたという報告がある[4]．また，64の遺伝子に対してパネルシーケンスによる解析を行ったがvariantを同定できなかった40例の焦点性てんかん患者に対してWESを行ったところ，5例(12.5%)で*SCN1A*，*DEPDC5*，*PCDH19*，*GABRG2*，*NPRL2*などのpathogenic variantが確認されたという報告がある[5].

2) 全エクソーム解析(whole exome sequencing：WES)

ヒトゲノムに存在するすべてのエクソンの塩基配列を解析対象とする手法を全エクソーム解析(whole exome sequencing)またはエクソーム(exome)解析と称する．エクソンはヒトゲノムのうち1.3%に過ぎず，疾患の原因となるpathogenic variantの多く(約85%)はエクソン領域とsplice領域に認められる[3]ことから，WESは全ゲノムシーケンス解析と比較して疾患の原因遺伝子特定における費用対効果が高い手法といえる(参照：Column「WESによる遺伝子変異の検出率」).

3) 全ゲノムシーケンス解析(whole genome sequencing：WGS)

解析対象とする生物の全ゲノムについて塩基配列を決定する手法である．網羅性において他の手法に対して圧倒的な優位性があり，ゲノムにおけるすべての領域のほぼすべてのvariantが検出可能である．現時点ではてんかん患者の原因検索においては，コストや解析時間の点からWESが実施されることが多いが，今後WGSのコストが下がり，解析効率の向上に伴い解析時間の短縮が図れれば，WGSが解析の主流を占める可能性がある．WGSはイントロン変異，スペーサー変異を含めて解析することにより，WESでは検出できない部位に重要な機能が見出されることが期待される．エクソン以外の領域の異常がてんかんの原因とされる例として，*SAMD12*(*sterile* alpha motif domain containing 12)のイントロン中のTTTCA，TTTTAリピートの異常な反復がBAFME (benign adult familial myoclonic epilepsy)の原因となり得ることが報告されている[6].

現時点でWGS，WESに共通する問題点として，短い断片の塩基配列決定において解析できない部分が残存することがある点など，解析精度が若干低いことがあげられるが，カバレージ(同一の塩基配列の解析につき何断片解析するかというカウント)を高めることにより，精度を上昇させることがある程度可能である.

遺伝子解析実施の具体例(NGS による原因遺伝子が特定)

a. パネルシーケンスで *SCN1A* ミスセンス変異が同定された Dravet 症候群の男児例

月齢 6 か月で左半身の間代発作を発症した．その後，右半身の間代発作もみられるようになったため，焦点運動発作と診断してカルバマゼピン(CBZ)を開始したが発作はむしろ増悪した．その後，発作は改善と増悪を繰り返しながら日～週単位で持続していたが，特に発熱時や入浴の際には高頻度でみられた．5 歳時，てんかん性脳症に関連する 109 個の遺伝子を対象としたパネルシーケンスを実施したところ，*SCN1A*(sodium channel protein type 1 subunit alpha)に c.302 G > A:p.Arg101Gln)の *de novo* ミスセンス変異が同定された．臨床経過と遺伝子検査結果とから Dravet 症候群と診断した．
(福岡大学医学部小児科の廣瀬伸一先生，石井敦士先生に解析いただいた症例)

b. WES で *KCNT1* ミスセンス変異が同定された，遊走性焦点発作を伴う乳児てんかんの男児例

生後 1 か月で偏視を伴い非対称性に四肢を強直させる焦点運動発作を発症した．発作の側方性は一定せず，また起始側から他側への発作症状の進展が頻繁にみられた．発作時脳波で発作焦点の移動が確認され，遊走性焦点発作を伴う乳児てんかん(epilepsy of infancy with migrating focal seizures：EIMFS)と診断した．フェノバルビタール(PB)，クロナゼパム(CZP)，クロバザム(CLB)，レベチラセタム(LEV)，臭化カリウム(KBr)などの抗てんかん薬治療を行うが，いずれも効果は限定的，または無効であった．WES により *KCNT1*(potassium sodium-activated channel subfamily T member 1)に既存の報告のあるヘテロ接合性ミスセンス変異(c.1283G>A:p.Arg428Gln)が同定された．同一の遺伝子変異を有する EIMFS 例で抗不整脈薬であるキニジン硫酸塩が有効であったとする報告[7]に基づき，生後 9 か月から LEV と KBr に加えてキニジン硫酸塩の内服を開始した．開始から 6 か月後のてんかん発作の頻度は半分程に減少した．
(横浜市立大学大学院医学研究科遺伝学の松本直通先生，中島光子先生に解析いただいた症例)

c. WES により *STXBP1* ミスセンス変異が同定された West 症候群の女児例

生後 1 か月で右偏視，両上肢を挙上する焦点運動発作を発症した．発作は日単位であり PB，CLB，ゾニサミド(ZNS)，バルプロ酸(VPA)，トピラマート(TPM)などの抗てんかん薬治療の効果は乏しかった．生後 7 か月になると脳波ではヒプスアリスミアを認め，シリーズ形成するスパズムも加わったが ACTH 療法により抑制され，焦点運動発作のみが残存した．WES により *STXBP1*(syntaxin binding protein1)に *de novo* のヘテロ接合性ミスセンス変異 (c.560c>T:p.Pro187Leu)が同定され，Sanger 法でも確認された．同様の遺伝子変異を有する難治てんかん例で LEV が有効であったとする症例報告[8]にならい，LEV を開始したところ焦点運動発作は 10 か月間抑制された．
(昭和大学医学部小児科学講座の加藤光広先生，横浜市立大学大学院医学研究科遺伝学の松本直通先生，中島光子先生に解析いただいた症例)

遺伝子検査法の選択

早期に WES を行うことで他の不要な検査を省略することができ，結果としてコストの節約が可能になるという海外の研究報告[9]もあるが，わが国では NGS，Sanger 法のいずれの遺伝子解析も特定の研究機関で実施されているのが現状で，保険適用はない．限られた医療資源という制約のも

とですべてのてんかん症例に対してWESやWGSを行うことは現実的ではなく，下記G分染法，FISH法，アレイCGHなどの染色体検査やMLPA法も含め症例ごとに適切な検査法をstep by stepで選択する必要がある．

a. G分染法(G-banding)

分染法により検出される染色体に特徴的なバンドパターンをもとに各染色体を同定し，倍数性，異数性および転座の有無などを解析する．てんかんにおいては環状20番染色体症候群などの染色体異常が疑われる症例において有用である．

b．FISH法(fluorescence *in situ* hybridization)

染色体上の特定の部位をターゲットとし，染色体の構造異常，数的異常を検出する．遺伝子座特異的プローブなどが存在する疾患や症候群のみに限られ，Angelman症候群，Miller-Dieker症候群，1p36欠失症候群，5p欠失症候群などが疑われる症例に有用である．

c. アレイCGH(array comparative genomic hybridization)

ゲノムのDNA配列のコピー数の異常を網羅的に解析する染色体解析法である．特にマイクロアレイCGHでは，一度に多数のゲノム領域を網羅的に解析することができ，かつ微細な異常まで検出することが可能となっている．一方で遺伝子のコピー数変化を伴わない均衡型の転座や逆位などは検出ができない．そのため，遺伝子のコピー数変化を伴わない均衡型の相互転座や逆位，低頻度モザイクなどはFISH法による確認が必要となる．

d. MLPA法(multiplex ligation-dependent probe amplification)

アレイCGHと同じく，DNAコピー数の異常を検出することができる遺伝子解析法であるが，一度に解析できる領域に制限があり，網羅的な解析はできない．

5 遺伝子解析結果の解釈における問題点・留意点

a. variantの解釈の難しさ

遺伝子解析結果は，解析を依頼した研究施設からバイオインフォマティクスの解釈を添えた報告書の形式で臨床医の元に届けられることが一般的である．遺伝子解析機器に検体をセットしさえすれば正確な判定結果が得られると考えている臨床医は少なくないが，実際には解析結果(塩基配列)の判断には専門知識や最新の疾患遺伝子情報に基づく解釈が必要となる．塩基配列の決定のみならず，解析結果の解釈までを含めて遺伝子解析とよぶのが適切であろう．

患者のゲノムをWES解析すると多数のvariantが検出されるのが通常であるが，variantの多くは個人差を形成する多型(人口の1%以上に存在するもの)で占められ，発病につながる病的変異は一部に過ぎない．患者の疾患が単一遺伝子の異常に基づくものであると仮定すれば，多数のvariantの中から病因となる病的変異をみつけ出すことが必要となる．

検出されたvariantは疾患の原因となるか否かの2択で判定されるわけではなく，疾患の原因である可能性に応じて4～5段階に分類される．例えば，American College of Medical Genetics and Genomics(ACMG)はvariantを以下の5つのカテゴリーに分類することを提唱している[10]．①

pathogenic，② likely pathogenic，③ benign，④ likely benign，⑤ uncertain significance．また，Human Genome Variation Society（HGVS）では，ACMG とは異なる下記のカテゴリーに分類することを提唱している[11]．① affects function，② probably affects function，③ unknown，④ probably does not affect function，⑤ does not affect function．このように variant の評価法が解析機関や研究者によって異なることが問題となっており，今後は統一された評価法の確立が望まれる（参照：Column「variant 評価の不一致」，「変異と多型，variant について」）．

b. モザイク症例の問題

遺伝子検査の材料となることが多い患者の末梢血単核球の遺伝子に病的変異を認めなくても，別の器官を構成する細胞の遺伝子には病的変異がみつかることもある（somatic mosaicism）．例えば，限局性皮質異形成の症例において脳組織のみに mTOR（mammalian target of rapamycin）が発現している体細胞モザイク変異を確認したという報告[13]や，同じく脳組織のみに *STXBP1* 体細胞モザイク変異がみつかったという報告がある．

患者と両親の末梢血単核球を検体として解析した WES により，両親にはない病的変異が患者にみつかり *de novo* と判断し，他の知見からも病因変異と診断できた場合でも，両親の精子や卵子の一部に病的変異が存在する可能性（germ line mosaicism）は否定できないので，遺伝カウンセリングに際しては慎重に説明する必要がある．てんかん診療を行う臨床医が遺伝学の知識を身に着けておくべきことは疑いないが，遺伝学を専門としない医師にとって近年の遺伝学は非常に難解といわざるを得ないのも事実である．患者の担当医チームでは結果の解釈や患者への説明が困難と判断した際には遺伝専門医へのコンサルトが必要である．

▶ *Column* variant 評価の不一致

主として発達遅滞，てんかんなどの神経疾患，眼科的疾患を有する患者 155 例に対して WES が行われた研究では解析機関と遺伝専門医との間で variant の評価に 14% の差があったと報告されており，普遍的な解析結果解釈の困難さと解析結果解釈において臨床症状を斟酌することの重要性が示されている[12]．

▶ *Column* 変異と多型，variant について

従前，表現型に影響を及ぼすゲノムの塩基配列の変化には変異（mutation）という用語が用いられてきた．一方，個体差といえる表現型に影響しない塩基配列は多型（polymorphisms）とよばれてきた．変異と多型は両者を明確に分けられることを前提としているが，近年では表現型に影響を及ぼす遺伝子変化か否かの判定は必ずしも明確には峻別できないことを重視し，塩基配列の変化に対して variant という用語が頻用されるようになった．日本人類遺伝学会の遺伝学用語において variant は多様性と訳されてはいるが，variant（またはバリアント）のまま用いられることが一般的である．ただし，変異の用語も依然として用いられており，本項でも特に表現型に異常の原因となる塩基配列の変化に対しては病的変異という語を用いている．

6 今後の展望

遺伝子検査により得られた結果の蓄積により，同様の遺伝子変異を有する例の臨床経過を比較検討することで，治療やフォローの最適化を図ることが可能となる．さらに，遺伝子がコードする蛋白の機能から治療方針を立てることが期待される．一例としてノックアウトマウスをモデルとした治療開発や病態解明の試みが行われている[14]．

また NGS の登場に伴い，過去と比較して迅速かつ比較的安価な遺伝子解析が可能となったことで，大規模な遺伝子研究を目的とした事業の立ち上げがみられている．例えば，てんかんとその関連障害の原因遺伝子を明らかにすることにより患者ごとの遺伝的差異に基づいたてんかん治療をテーラーメイドに行うことを目的として，25,000 人ものてんかん患者を対象とした国際的共同研究体である Epi25 collaborative が活動中である[15]．

NGS の登場により新たなてんかん原因遺伝子の発見と遺伝子の機能解明，それに基づいた治療法の探求がこれまでにない速度で進行している．臨床医には，遺伝学への理解を含めつつ，遺伝学的検査を行うべき患者に適切な解析方法を用いて検査を依頼し妥当な解釈を行うこと，そして貴重な症例については積極的な症例報告などを発信していくことがこれまで以上に求められる．

〔吉冨晋作・高橋幸利〕

文 献

1) Ko A, et al.: Targeted gene panel and genotype-phenotype correlation in children with developmental and epileptic encephalopathy. *Epilepsy Res* 2018; **141**: 48-55.

2) Segal E, et al.: Diagnostic Yield of Epilepsy Panels in Children With Medication-Refractory Epilepsy. *Pediatr Neurol* 2016; **64**: 66-71.

3) Choi M, et al.: Genetic diagnosis by whole exome capture and massively parallel DNA sequencing. *Proc Natl Acad Sci U S A* 2009; **106**: 19096-19101.

4) Veeramah KR, et al.: Exome sequencing reveals new causal mutations in children with epileptic encephalopathies. *Epilepsia* 2013; **54**: 1270–1281.

5) Perucca P, et al.: Real-world utility of whole exome sequencing with targeted gene analysis for focal epilepsy. *Epilepsy Res* 2017; **131**: 1-8.

6) Ishiura H, et al.: Expansions of intronic TTTCA and TTTTA repeats in benign adult familial myoclonic epilepsy. *Nat Genet* 2018; **50**: 581-590.

7) Bearden D, et al.: Targeted treatment of migrating partial seizures of infancy with quinidine. *Ann Neurol* 2014; **76**: 457-461.

8) Dilena R, et al.: Dramatic effect of levetiracetam in early-onset epileptic encephalopathy due to STXBP1 mutation. *Brain Dev* 2016; **38**: 128-131.

9) Howell KB, et al.: A population-based cost-effectiveness study of early genetic testing in severe epilepsies of infancy. *Epilepsia* 2018; **59**: 1177-1187.

10) Richards S, et al.: Standards and guidelines for the interpretation of sequence variants: a joint consensus recommendation of the American College of Medical Genetics and Genomics and the Association for Molecular Pathology. *Genet Med* 2015; **17**:405-424.

11) Human Genome Variation Society. http://www.hgvs.org

12) Baldridge D, et al.: The Exome Clinic and the role of medical genetics expertise in the interpretation of exome sequencing results. *Genet Med* 2017; **19**: 1040-1048.

13) Nakashima M, et al.: Somatic Mutations in the MTOR gene cause focal cortical dysplasia type IIb. *Ann Neurol* 2015; **78**:375-386.

14) Mutoh H, et al.: Biallelic Variants in CNPY3, Encoding an Endoplasmic Reticulum Chaperone, Cause Early-Onset Epileptic Encephalopathy. *Am J Hum Genet* 2018 Jan 26. pii: S0002-9297(18)30004-1. doi: 10.1016/j.ajhg.2018.01.004. [Epub ahead of print]

15) Epi25 collaborative. http://epi-25.org/

K 抗てんかん薬の薬物療法の基本
1. 総論, 作用機序, 薬剤の選択・調整

 総論・開始判断

a. 総　論

てんかん治療の出発点は，てんかんを正しく診断することにある．てんかん発作でないものには抗てんかん薬の効果は期待できない．日本てんかん学会の「てんかんの診断ガイドライン」においても，「けいれん性・非けいれん性を問わず，急性の発作性症状を認めた場合には，てんかん以外の疾患を鑑別する必要がある」と強調されている．てんかん以外の疾患の鑑別については第1部F, G, H(参照：p.36 ～ 82)を参照されたい．

てんかんの診断が確かな場合，てんかん治療の中心をなすものは薬物であるが，その場合にも，てんかんの薬物治療によって得られる効果，副作用の可能性を患者ないしは家族に十分に説明し，同意を得られた場合に治療開始となる．薬物の治療効果と副反応をはかりにかけ，メリットがデメリットを上回るように配慮しなくてはいけない．医療の原点ともいうべきHippocratesの言葉“First, do no harm”はてんかん治療においても基本となる．

てんかんの薬物療法は“発作の治療”にとどまらない．行うべきは“てんかん発作を有する患者”の治療であり，最終的な目標は“QOL向上”にある．治療にあたっててんかん発作型の正しい認識が重要であるが，発達，運動，行動，精神などの合併症の有無や，原因・背景疾患，年齢，性別などの要因も勘案し，患者および家族の生活と人生にとって最善の方法を模索することが求められる．治療可能な原因疾患のある場合には，原因疾患の治療が優先される．寝不足などの発作誘因があれば回避するよう生活指導する．

b. 薬剤治療開始時期

1回のみの発作では治療を開始しないのが従来一般的であった．実際，一度のみの発作で薬物治療を開始した場合には，治療開始前の発作頻度がわからないために効果判定に困る場合がある．しかし発作を繰り返すリスクが高い場合には治療開始も選択肢となり，国際抗てんかん連盟は「発作が1回だけでも，特定のてんかん症候群と診断される場合や，その後10年間の発作再発率が60%を上回ると考えられる場合は，てんかんと診断する」としている[1]．何をもって再発率60%と判断するかに問題が残るが，けいれん重積，著明な脳波異常，他の神経症状合併，MRI/CT異常のうち複数要因を有する場合がこれにあたると考えられる．再度の発作が社会的に重大な影響を及ぼし得る場合などでも初回発作後に治療開始を考慮すべきとの意見もある一方で，中心・側頭部に棘波を示す自然終息性てんかん(旧称：BECT)(参照：p.228)やPanayiotopoulos症候群(参照：p.255)のような自然終息性焦点性てんかんでは，発作頻度次第では治療開始を保留する選択肢もある．点頭てんかんを除くと，治療開始の遅れはその後の治療反応性や予後に必ずしも影響しないと考えられ

ているが，治療開始を保留するにあたっては，発作による外傷や入浴中の溺水の危険，学習・教育への悪影響の可能性，発作再発に対する心理的負担を考慮し，十分な説明と同意が必要である．

② 抗てんかん薬の作用機序と新薬

従来の抗てんかん薬は偶然に抗てんかん効果が見出されたものが大半であったが，基礎研究の進歩に伴い薬理機序に基づいて開発・創薬されつつある．抗てんかん薬の作用部位として，GABA ベンゾジアゼピン受容体複合体，グルタミン酸受容体，Na^+チャネル，Ca^{2+}チャネルが代表的である．

(a) GABA ベンゾジアゼピン受容体複合体：てんかんに対して一般に抑制的に作用し，これを増強する薬剤としてフェノバルビタール(PB)，各種ベンゾジアゼピン系薬剤(BZD)，バルプロ酸ナトリウム(VPA)などがあり，ビガバトリン(VGB)は GABA 分解酵素 GABA-T を不可逆的に阻害して GABA 濃度を上昇させる．

(b) Na^+チャネル：Na^+チャネル開口による活動電位発生を抑制する作用を有するのはカルバマゼピン(CBZ)，フェニトイン(PHT)，ラモトリギン(LTG)などがある．ルフィナミド(RFN)は Na^+チャネルの不活化状態を延長し，ラコサミド(LCM)は Na^+チャネルの緩徐な不活性化機構を増強する．

(c) T 型 Ca^{2+}チャネル：エトスクシミド(ESM)，VPA は T 型 Ca^{2+}チャネルを抑制し，欠神発作に対する効果が強い．

(d) AMPA 型グルタミン酸受容体：神経興奮性に作用するグルタミン酸受容体の中でてんかんに強く関連すると考えられている受容体で，同受容体を非競合的に阻害するペランパネル(PER)はグルタミン酸濃度非依存性に抑制作用を有する．トピラマート(TPM)も阻害作用を有する．

(e) その他：レベチラセタム(LEV)は神経終末のシナプス小胞タンパク SV2A に結合することで，グルタミン酸のシナプス間隙への放出を減少させる．

VPA，ゾニサミド(ZNS)，TPM，LTG，LEV などは複数の作用機序を有して効果を期待できる発

▶ *Column* ジェネリックを使用するときに気をつけたいこと

ジェネリックの最大のメリットは薬価が低く設定されていることで，国全体として医療費を低く抑えることにはつながるが，小児医療費補助のある年齢では個々のメリットはあまりない．最大の問題は生体利用率の差の存在である．有効成分の含有量は先発品と同等であるが，配合物などの違いから生体利用率は一定ではなく，先発品に対して－ 20 ～＋ 25% までの差が認められている．最初から後発品で治療開始する場合には，同じ会社の後発品を継続するのであれば大きな問題は生じないが，治療途中で先発品から後発品，後発品から先発品へ変更する場合には体に吸収される薬物量が増減すると，発作が増加したり副作用が増強する可能性がある．整腸剤や抗生剤などでは多少血中濃度が変更しても実害のないことが多いが，抗てんかん薬は有効域と副作用出現域が近接しているので，抗不整脈薬などとともに特に慎重な対応が必要である．また，後発品は会社の都合で製造が中止されることがあり，別会社の後発品へ変更する場合にはさらに大きく増減する恐れがある．発作が十分に抑制されている場合には変更しないほうが無難である．やむを得ず変更する場合は各製薬会社のホームページなどで生体利用率の差を確認するとともに，変更前後で血中濃度を比較して必要に応じ用量変更を考慮する．

表1 主なてんかん病型・症候群で使用される抗てんかん薬

	第一選択薬	第二選択薬	併用薬	避けるべき薬剤
焦点性てんかん	LEV CBZ VPA*	LTG ZNS TPM (OXC)	CLB	
欠神てんかん	VPA* ESM	LTG	BZDs	GBP CBZ PHT
Lennox-Gastaut 症候群	VPA*	LTG ZNS TPM RFN	BZDs ESM LEV	GBP CBZ
若年ミオクロニーてんかん	VPA*	LEV LTG ZNS TPM	BZDs	GBP CBZ PHT
GTC 主体の全般てんかん	VPA*	ZNS LTG LEV TPM	PB	

*妊娠可能年齢の女性ではできるだけ避ける
（ ）：本邦未販売
（日本神経学会：てんかん診療ガイドライン2018．医学書院，2018：64を元に作成）

作型も多岐にわたる一方，PHT，CBZ，ガバペンチン（GBP），ESM，PB などはほぼ単一の作用機序を有し有効発作型が限られ，一部の発作型を増悪させる危険性がある．スチリペントール（STP），RFN，VGB はそれぞれ Dravet 症候群，Lennox-Gastaut 症候群，点頭てんかんに限定して承認されている．主なてんかん病型・症候群で使用される抗てんかん薬は**表1**のとおりである．各てんかん症候群の薬物治療の詳細はそれぞれの症候群の章を参照されたい．

新薬承認後，概ね 10 年を経過すると同一成分を有する後発医薬品（ジェネリック）の製造販売が可能となる．抗てんかん薬では CBZ，VPA，ジアゼパム（DZP），ニトラゼパム（NZP），ZNS，TPM，LTG の 7 種類が上市されているが，使用にあたっては注意が必要である（参照：Column「ジェネリックを使用するときに気をつけたいこと」）．

③ 薬物選択

厳密なエビデンスを伴う臨床データは限られており，国際抗てんかん連盟（ILAE）[2]，アメリカてんかん学会とアメリカ神経学会の合同[3]，イギリスの NICE（National Institute for Health and Clinical Excellence）[4] などのガイドラインが参考になる．使用可能な薬剤が異なるので外国のガイドラインをそのままわが国にあてはめることはできないが，治療開始や中止の基準など参考になる点も多い．日本てんかん学会は「小児てんかんの包括的治療ガイドライン（2005 年）」，「ウエスト症候群の診断・治療ガイドライン（2006 年）」，「新規抗てんかん薬を用いたてんかんの薬物治療ガイドライン（2010 年）」を公開し[5]，日本神経学会のてんかん診療ガイドライン[6] や，いくつかの単行本も参考になる[7,8]．エキスパートオピニオンも薬剤選択の参考となる（参照：Column「evidence based medicine（EBM）とエキスパートオピニオン」）．

薬物選択の基準として，てんかん発作型がもっとも重視されるが，同じ発作型でもてんかん症候群によって薬剤選択の異なる場合がある．副作用の可能性に関しても併存症の有無によって薬剤選

> **Column　evidence based medicine(EBM)とエキスパートオピニオン**
>
> 成人はもとより小児てんかんでは各発作型，症候群に対する抗てんかん薬の有効性に関する厳密なエビデンスはいくつかの新薬を除くとほとんどないというのが現状である．これは有効な薬がないということを意味するのではなく，有効性が証明されていないに過ぎない．厳密に計画された臨床研究で無効が証明された薬剤を避けるべきであるのはいうまでもないが，そのようなデータも極めて限られている．多くの薬剤は有効と無効のいずれのエビデンスも欠いており，効くかもしれなければ効かないかもしれないと記載するのが中立的表現である．
>
> EBM最重視の風潮に対して「飛行機から飛び降りる際にパラシュートを使用すると有意に救命率が高まるというエビデンス(研究)がない」と揶揄的に引用される．エビデンス確認のために患者に危険の及ぶ臨床試験をすることは許されず，エビデンスのない薬剤の中にも有効薬は確実に存在し得る．個々の経験は全く無意味なものではなく，経験の積み重ねからその背景を洞察したうえで，エビデンス確立へ向けた臨床研究を立ち上げる姿勢が求められる．
>
> このままでは薬剤選択に困るので，次善の策として調査されたのがエキスパートオピニオンであり[10,11]，参考とするに十分値する．

択を考慮する必要がある．年齢・性別などの要因にも配慮が求められる．最終的には全要因を総合的に検討し，患者・家族と相談のうえで薬物が選択されるべきである．

a. 発作型から

発作型別に一応の指針が出されており(**表2**)，薬剤選択の基本的骨格となる．

b. てんかん分類・てんかん症候群から

West症候群(参照：p.290)，Dravet症候群(参照：p.318)，CSWS-LKS，BECT(参照：p.228)，若年ミオクロニーてんかん(参照：p.278)，小児欠神てんかん(参照：p.270)などはそれぞれに応じた薬物選択が望ましい．各症候群によって合併しやすい発作型があり，経年的変化も予想可能で，各々の特殊性を考慮した薬剤選択が望ましい．詳細は各症候群の項目を参照されたい．

c. 神経併存症から

- 多動・衝動性：幼児・学童にPB，BZDを使用するとしばしば多動・衝動性の悪化，集中力低下がみられ，LEV，PERは易興奮性を伴うことがある[9]．治療前にこれらの症状を有する場合には特に注意が必要で，治療継続が困難な場合も少なくない．
- 小脳失調：PHTは失調を悪化させ，進行性ミオクローヌスてんかんを悪化させることがある．
- 眠気：CBZ，PB，BZDなどは比較的眠気が強いので，相乗作用に注意が必要である．
- 重度重複障害：BZDは気道分泌を増加させやすく，筋緊張低下作用による上気道狭窄悪化も加わると呼吸障害が悪化することがある．

d. そのほかの合併症から(代表的なもの)

- 中等度以上の心伝導ブロックがある場合は，CBZは禁忌である．

表2 発作型別・作用機序別の薬剤選択の目安

作用部位	主な作用	薬剤	略号	販売開始年	焦点発作	全般発作					
					二次性全般化も含む	強直間代発作	強直発作	ミオクロニー発作	欠神発作	脱力発作	てんかん性スパスム
Na^+チャネル(NaC)											
	NaC↓	カルバマゼピン	CBZ	1966	◎		△	×	×	×	
	NaC↓	フェニトイン	PHT	1940	○	○	◎	×	×		
	NaC↓	エトトイン	EHN	1960	○						
	NaC 不活性状態↑	ルフィナミド	RFN	2013			○			○	
	NaC 緩徐不活性化↑	ラコサミド	LCM	2016	○						
GABA-BZD 受容体複合体											
	GABA-BZD↑	フェノバルビタール	PB	1944	○	○	○		×		
	GABA-BZD↑	プリミドン	PRM	1956	○	○	○		×		
	BZD 受容体+	ニトラゼパム	NZP	1967	○	○	△	◎	○	○	○
	BZD 受容体+	クロナゼパム	CZP	1981	○	○	△	◎	○	○	○
	BZD 受容体+	クロバザム	CLB	2000	○	○	△	◎	○	○	○
	GABA↑	スチリペントール	STP	2012		○		○	○		
	GABA-T↓	ビガバトリン	VGB	2016							◎
	GABA 受容体 Cl チャネル↑	臭化カリウム	Br		○	○					
Ca^{2+}チャネル											
	CaT↓	エトスクシミド	ESM	1967	×	×	×	○	◎	◎	
複数											
	GABA↑, NaC↓, CaT↓	バルプロ酸	VPA	1975	○	◎	◎	◎	◎	◎	○
	NaC↓, CaT↓	ゾニサミド	ZNS	1989	○	○	○	○		○	○
	GABA↑, Glu↓, CaP/Q↓	ガバペンチン	GBP	2006	○			×	×		
	NaC↓, CaL↓, AMPA↓, GABA↑	トピラマート	TPM	2007	○	○	○	○	○	○	○
	NaC↓, Glu↓, CaNP/Q↓	ラモトリギン	LTG	2008	○	○	○	△	○	○	
	SV2A+(Glu↓), CaN↓	レベチラセタム	LEV	2010	○	○		○			
その他											
	CA↓	スルチアム	ST	1960	○						
	CA↓	アセタゾラミド	AZM	1958	○				○		
	AMPA↓	ペランパネル	PER	2016	○	○					

↓：抑制, ↑：亢進, +：結合, NaC：Na (sodium) channel, GABA-BZD：gamma-aminobutyric acid/benzodiazepine receptor complex, GABA-T：GABA transaminase, CaT：calcium channel T-type, Glu：glutamic acid receptor, CaP/Q：calcium channel P/Q-type, CaL：calcium channel L-type, AMPA：α-amino-3-hydroxy-5-methyl-4-isoxazolepropionic acid receptor, CaNP/Q：calcium channel N-type and P/Q-type, SV2A：synaptic vesicle glycoprotein 2A, CaN：calcium channel N-type, CA：carbonic anhydrase.
◎効果を期待できる, ○有効なことがある, △有効なことも悪化させることもある, ×一般に避けるべきとされる

・肥満のある人には VPA 使用を避けるべきである.
・閉塞隅角緑内障がある場合は TPM, BZD の使用を避ける.

e. 性別から

学童以降の女児では, 若年ミオクロニーてんかんなど成人後も服用継続の可能性が高い場合には, 将来的な妊娠に備えた配慮も必要である. VPA で発作抑制されたのちに成人後に他剤に切り替えるのは, 再発リスクを考慮すると困難なことがある.

表3 抗てんかん薬による悪化の可能性

悪化の起こりうるてんかん発作型と症候群	抗てんかん薬
欠神発作	PB, CBZ, GBP
強直発作	ESM, CZP, NZP, CLB
ミオクロニー発作	CBZ, LTG
Dravet 症候群	CBZ, LTG
進行性ミオクローヌスてんかん	PHT
ECSWS, ABPE	CBZ, PB

ECSWS : epilepsy with continuous spike waves during slow wave sleep,
ABPE : atypical benign partial epilepsy of childhood

女性では催奇形性を考慮し妊娠可能年齢に達する前に必要最小限度の種類・用量を目指す．妊娠の可能性がある場合にトリメタジオンは禁忌で，中等量以上の VPA 投与や VPA と CBZ の併用も避けるべきである．いずれも妊娠初期に服用していないことが重要であり，過去の服用歴は問題ないとされている．葉酸欠乏による胎児奇形リスクに対して，日本てんかん学会のガイドラインでは非妊娠時：0.4 mg / 日，妊娠時：0.6 mg / 日，授乳時：0.5 mg / 日の葉酸内服を推奨しているが，妊娠 11 週までは 4 mg / 日を勧める意見もある．男性に関しては特別の配慮は不要と一般に考えられている．

f. 年齢から

小児では薬剤代謝が活発なために半減期が成人よりも短縮するのが一般的で，学童期以降に次第に薬物代謝は低下し，思春期頃には成人レベルになるが個人差も大きい．特に PHT は乳幼児ではなかなか血中濃度が有効域まで上がりにくく管理が難しい．一部のてんかん症候群では特定の年齢で脳波所見・発作型に一定の変化がみられる場合があり，変化に応じた対応が望ましい．

g. 発作増悪の可能性への配慮から

各てんかん症候群，各薬剤の各論でも記載されているように，一部の薬剤が特定のてんかん発作型・症候群や神経症状を悪化させる可能性があり，十分な注意が必要である．代表的なものとしては**表3**のようなものがある．

4 薬物調整の基本原則

抗てんかん薬は原則として単剤で治療開始する．薬物治療開始時にいきなり維持量を投与されて眠気・ふらつきに堪えかねて自己断薬する例も散見され（特に CBZ など），維持量だけでなく初期投与量を理解することは重要である．最初に薬に対する不信感を患者と家族に植えつけることはその後の治療にも悪影響を及ぼし，有効薬を十分に使えない状況も生じ得る．薬剤にもよるが維持量のおおむね 1/3 ～ 1/10 の量で開始する（参照：後見返し p.VI）．成書に記載されている有効維持量や至適有効血中濃度はあくまで目安である．通常の維持用量や有効血中濃度以下でも効果を示す場合があり，その場合にはさらなる増量は不要なので，特別に急ぐ状況でなければ少ない量から徐々に増量するほうが望ましい．

効果が不十分な場合には，眠気などの副作用の有無を確かめ，服用量，発作症状の変化，必要に応じて血中濃度や脳波所見も勘案して，用量変更の必要性を考えていく．1～4週ごとに増量し，十分な有効性を認める場合には増量を見合わせ，副作用が強い場合には増量を保留するか少し減量する．迷った時は同量維持としたほうが，焦って変更するよりもよいことが多い．

一般的な最大維持量・有効血中濃度に達したものの効果が十分ではないか，副作用などのために十分には増量できない場合には，第二選択薬剤との置き換えを徐々に行う．部分的に有効だからという理由で初期から安易に多剤併用にするべきではない．

薬物治療をどこまで積極的に行うかはてんかんの難治度によって異なる．例えば，嘔吐を伴うけいれん重積で発症した場合，脳内器質性病変を伴う場合には症候性焦点性てんかんとして十分な治療が必要だが，診察・検査所見と臨床経過がPanayiotopoulos症候群を示唆する場合には，良好な経過が予想されるので少なめの薬物治療が推奨される．個々のてんかん症候群，てんかん類型，難治度に応じて，最少有効量による治療を模索するとともに，治療抵抗性の場合には最大許容量まで使用し治療効果を判定する．

5 効果判定（図）

てんかん治療の最大の目標は発作消失であるが，それ以外にも様々な面から有効性を評価することが望ましい．

a. 発　作

発作の頻度，長さ，強さ，広がりはもちろんのこと，意識減損の有無，発作の起こるタイミング（睡眠中のみかどうか）もQOLへの影響が大きく，転倒発作の有無，回復までに要する時間や，頭痛・嘔吐・一時的麻痺などの発作後障害の有無や程度も重要であり，薬剤変更前後の変化の有無を評価する．

b. 脳　波

小児では加齢や薬剤によって脳波所見が良くも悪くも変化することが成人よりも多い．発作とQOLの変化は必ずしも脳波変化とパラレルでなく，発作の変化以上に脳波が大きく変化する場合がある．正確に評価するためには覚醒同士，睡眠同士で経過を追って評価する．てんかん性異常波の変化だけでなく，基礎波や背景活動の変化も評価するべきである．通常は年に1～2回脳波を施行することが多いが，薬剤変更の節目に脳波を随時評価することが望ましい．数年ぶりに施行した脳波所見に大きな変化があっても数種類の薬剤変更後では原因薬剤の特定は困難で，その後の薬剤調整に支障をきたすことになる．

ビデオ脳波による発作の再評価も有用である．てんかん性スパズムであることを確認して種々の

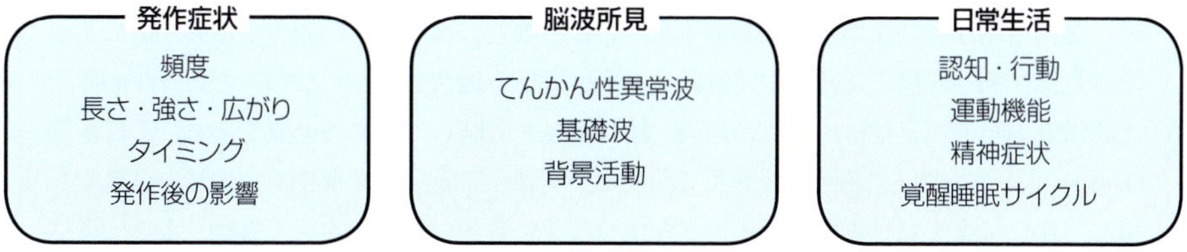

発作症状
頻度
長さ・強さ・広がり
タイミング
発作後の影響

脳波所見
てんかん性異常波
基礎波
背景活動

日常生活
認知・行動
運動機能
精神症状
覚醒睡眠サイクル

図　てんかんの治療効果判定

治療をするも難治に経過したために再評価したところ，実は非てんかん性スパズムや他の発作型に入れ替わっていることもあり，治療方針修正のタイミングを失わないようにしなくてはならない．

c. 発作以外の症状

ふらつきや，多動・衝動性，自閉症に伴う興奮・自傷，睡眠覚醒サイクルの変化にも配慮が必要である．発作が不変でもこれらが改善されれば QOL が改善し，逆もしかりである．

d. 日常生活

以上の諸要因を考慮した QOL の改善がもっとも重要な評価項目である．発作が改善しても副作用等(参照：p.107)によりかえって QOL が低下する場合があり，発作ばかりにとらわれないように視野を広げて評価する．てんかん治療が単にてんかん発作の治療にとどまらない所以である．

6 合理的多剤併用療法

単一発作型の場合はできるだけ単剤による治療を試みるが，複数の発作型を合わせもつ場合や難治な経過では 2 剤以上の組み合わせを必要とすることも少なくない．現在わが国で使用可能な抗てんかん薬約 25 種類から 2 剤を選ぶ選択肢は 300 通りにもなり，より効果を期待でき，より副作用の出現しにくい可能性を考慮してより適切な組み合わせを選ぶ必要がある．一般的には，作用機序の共通する薬剤どうしは効果よりも副作用が増強しやすい傾向にあり，作用機序の異なる薬剤の併用が推奨される．例えば，PB と BZD 系など BZD 複合体に作用する薬剤の組み合わせは眠気，多動などが出現しやすく，CBZ と LTG など Na^+チャネル阻害薬の組み合わせはふらつきが出現しやすい．血中濃度に影響を及ぼすことによる相互作用(pharmacokinetic：PK，参照：p.115)と，血中濃度の変化を介さない相互作用(pharmacodynamic：PD)をよく理解して使いこなすことが肝要である．PD の例としては，難治性欠神発作に対する VPA ＋ ESM，難治性焦点発作や強直発作に対する VPA ＋ LTG などがある．

Column 薬を減らすのも(こそ！)りっぱな治療

てんかんの治療というと，どの薬を使おうか？　という考えが一番に思い浮かぶかもしれないが，静岡てんかん・神経医療センターに治療入院すると，まず薬剤整理からはじめることが多い．極めて難治に経過し，図らずも多剤併用となっている患者が多いからである．多剤併用が有効な場合も一部あるが，むしろ眠気の増加などの副作用増強，薬による発作増悪，相互作用による血中濃度低下を招いている場合も少なくない．どの薬が必要でどの薬を減らすべきかは，個々の経過，検査所見を吟味して決める必要がある．ここが腕のみせどころであり，判断を間違えて必要な薬を減らすと発作が悪化するのはいうまでもない．中には薬を減らすだけでずいぶん良くなる患者がいるのも事実である．まさに薬は両刃の剣である．

⑦ 薬剤抵抗性てんかん

発作型，てんかん病型，てんかん症候群に対して適切とされる薬剤2剤を，副作用がない範囲の十分な血中濃度で使用しても一定期間(1年もしくは治療前の最長発作間隔の3倍の長いほう)発作が抑制されない場合を薬剤抵抗性てんかんとよぶ[12)]．この定義は成人てんかんのデータから導かれたものであり，小児では3剤まで試みる価値があるという考えがある一方で，切除手術の対象となる場合はより早期に判断すべきとの考えもある．

いずれにせよ，診断・薬剤選択に迷う場合，発作が複雑で分類困難な場合，通常の抗てんかん薬治療を3か月以上行っても発作が抑制されない場合には，専門医療機関もしくは専門医への紹介を考慮する(参照：Column「薬を減らすのも(こそ！)りっぱな治療」)．薬剤抵抗性てんかんのように思われる場合には，てんかん診断，発作型やてんかん病型・症候群の診断に誤認がないか再確認したうえで，第三選択薬剤と置き換えるか2種類の併用を試みる．この際，特異的治療の可能な原因・背景疾患がないか，ACTH療法(参照：p.189)・ケトン食療法(参照：p.179)・外科治療(参照：p.196～216)の適応がないかについても検討することが望ましい．

⑧ 減量と中止

発作抑制2年以上，脳波正常化，神経学的所見正常に加えて本人と家族の希望がそろった場合に，慎重に減量中止を試みることが選択肢となる．脳波正常化と神経学的所見正常は必須条件ではないが，これらの異常を有する場合は再発率が高いと考えられる．多剤併用の場合は，最も効果がないか最も副作用が負担となっていると考えられる薬から減量する．一見効果がないようにみえても有効である場合もあるので，服用中の量にもよるが何段階にも分けて漸減することが多い．薬物減量中の脳波が再発予測の参考になるかどうかは議論のあるところであり，脳波悪化のないことは再発しないことを保証しないが，明らかな脳波の悪化は再発のリスクがより高い．減量期間の長短は再発率に影響しないとされるが，あまり早急な減量は控えたほうが無難である．1剤中止後にすぐに次の薬剤減量をはじめるのは控えて，発作再発の有無を確認するために1年は待ち，最後の1剤の中止は特に慎重に進めることが望ましい．発作再発例の90%は減量中か中止後2年以内とされるので，完全に薬剤中止してからも2年間は発作再発による事故防止のために，一定の注意が必要である．

小児てんかんの薬物治療終結のガイドラインが日本てんかん学会から公開されている[5)]．十分なエビデンスがないのが現状であり，一律に基準を決めるのではなく個別に判断することがNICEガイドラインでも推奨されている[4)]．自然終息性小児焦点性てんかんでは早期に減量中止が可能である一方，若年ミオクロニーてんかんは発作再発率が極めて高いため服薬中止は勧められない．各てんかん症候群別の減量・断薬基準の確立が望まれるが十分なデータは揃っておらず，今後の課題である．てんかん症候群の長期経過を考慮して，発作の勢いの強い時期には十分な治療を行い，勢いが軽減するにつれてより軽めの治療へと対応を変えることも選択肢となるが，再発リスクは避けられない．

安全第一で長期に治療継続する選択肢もあるが，何年発作がなくても，いくら脳波がよくなっていても，ごく一部の自然終息性てんかん以外は薬物減量中止による再発のリスクは必ずついて回り，絶対に再発しなくなるような確たる方法はない．一生薬物治療を続ける覚悟ができている場合はともかく，一度は減量中止を試みたい場合には一定の再発リスクが避けられない旨説明して了解を得たうえで，患者・家族と十分に話し合い再発リスクを受容できるタイミングを選ぶことが重要であり，万が一発作が再発した際の社会的影響，外傷や入浴中の溺水などの危険性に配慮するとともに，思春期以後では車の運転も考慮する必要がある．

〔今井克美〕

文 献

1）赤松直樹，他:てんかんの実用的臨床定義（ILAE official report Epilepsia 2014 Apr;55（4）:475-82. の邦訳）．てんかん研究 2015; **32**: 579-588.

2）ILAE Treatment Guidelines: Evidence-based Analysis of Antiepileptic Drug Efficacy and Effectiveness as Initial Monotherapy for Epileptic Seizures and Syndromes. *Epilepsia* 2006; **47**: 1094-1120.（https://www.ilae.org/files/ilaeGuideline/Guidelines.pdf）

3）アメリカてんかん学会Guidelines. https://www.aesnet.org/clinical_resources/guidelines

4）イギリスNICE（National Institute for Health and Clinical Excellence）2018 updated. https://www.nice.org.uk/guidance/cg137

5）日本てんかん学会ガイドライン作成委員会. http://square.umin.ac.jp/jes/epilepsy-detail.html

6）日本神経学会:てんかん診療ガイドライン2018．医学書院，2018

7）高橋幸利 編:新規抗てんかん薬マスターブック改訂第2版．診断と治療社，2017

8）Patsalos PN, et al eds.: The Epilepsy Prescriber's Guide to Antiepileptic Drugs. 3rd ed. Cambridge. 2018

9）Moavero R, et al.: Cognitive and behavioral effects of new antiepileptic drugs in pediatric epilepsy. *Brain Dev* 2017; **39**: 464-469.

10）Wheless JW, et al.: Treatment of pediatric epilepsy: expert opinion, 2005. *J Child Neurol* 2005; **20**: S1-56.

11）Wheless JW, et al.: Traetment of pediatric epilepsy: European expert opinion. *Epileptic Disord* 2007; **9**: 353-412.

12）Kwan P, et al.: Definition of drug resistant epilepsy. *Epilepsia* 2010; **51**: 1069-1077.

K 抗てんかん薬の薬物療法の基本
2. 副作用

1 はじめに

英国での9～93歳の525連続症例のてんかん発作予後調査では，63%が発作抑制されたが，抗てんかん薬が漸減中止でき治療終結に至ったのは6.5%にすぎず[1)]，抗てんかん薬治療は長期になる症例が多い．PMDA医薬品情報サイト掲載の治験データに基づく各抗てんかん薬の副作用頻度は，昔と最近では報告基準が異なるため必ずしも同列には比較できないが，バルプロ酸ナトリウム(VPA)の14.5%からスチリペントール(STP)の91.7%まで様々で，最近発売の新規抗てんかん薬は70%前後と高頻度である[2)]．そのため，抗てんかん薬治療開始時には各薬剤の作用機序を考慮した合理的で慎重な選択，長期の服用，成人期での副作用にも配慮した選択が必要となる．

特異体質者の頻度が少ない，長期投与でないと出現しないなどの理由で，少数例の治験では気づかれず販売後に顕在化する副作用もあるので，発売初期には注意して慎重な増量をしたほうがよい．抗てんかん薬に共通する重大副作用としては，重症薬疹，造血機能障害があり，その他には，眠気，ふらつき，めまいなどの精神神経系副作用が多い[3,4)]．

抗てんかん薬の副作用を大きく分けると，特異体質によるものと，薬理作用に関連して起こるもの，発作頻度変化に伴う生物学的変化によるものがある[5)]（**表1**）．特異体質によるものとしては重症薬疹が重要で，重症薬疹になりやすい薬疹病型にはStevens-Johnson症候群型薬疹(SJS)，中毒性表皮壊死症型薬疹(toxic epidermal necrolysis：TEN)，ヒト6型ヘルペスウイルス(HHV-6)の再活性化が関与する薬剤性過敏症症候群(drug induced hypersensitivity syndrome：DIHS)などが知られている[6)]．

表1 抗てんかん薬の副作用の分類と代表例

分　類	発現部位	例
1. 特異体質性副作用		重症薬疹(LTG, CBZ，他)
2. 薬理関連性副作用		
1) 投与薬剤起因性	中枢神経系	眠気(PB, CBZ，他)，発作増悪(CBZによるミオクロニー発作増加，他)，認知機能障害(TPM, PER，他)
	非中枢神経系	尿路結石(ZNS, TPM，他)，発汗障害(ZNS, TPM，他)
	胎児障害	神経管閉鎖障害(VPA，他)
2) 薬物相互作用起因性	中枢神経系	酵素誘導-血中濃度低下による発作増悪(CBZ, PHTなどの追加) タンパク結合率の高い薬剤追加-遊離抗てんかん薬増加による眠気(STP, CZP，PERなどの追加)
	非中枢神経系	悪心・嘔吐(VPAにLTG追加，他)
3) 発作頻度変化の影響	中枢神経系	強制正常化

CBZ：カルバマゼピン，PHT：フェニトイン，ZNS：ゾニサミド，TPM：トピラマート，PER：ペランパネル，LTG：ラモトリギン，VPA：バルプロ酸ナトリウム，PB：フェノバルビタール，CZP：クロナゼパム，STP：スチリペントール．

② 薬疹

特異体質性による副作用と考えられる．医薬品・医療機器等安全性情報 No.290（2012 年 4 月）によると，重症薬疹は約 2 年半で 1,505 例（この期間に報告された全副作用報告数 82,261 例の 1.8%）の報告があり，そのうち抗てんかん薬が 257 例を占め，ラモトリギン（LTG）101 例，カルバマゼピン（CBZ）86 例で，抗てんかん薬は重症薬疹が多い薬剤である．重症薬疹報告例の予後は未回復が 48 例（3.2%），後遺症ありが 31 例（2.1%），死亡が 131 例（8.7%），転帰不明などが 438 例（29.1%）と重症薬疹の予後は不良である．抗てんかん薬治療では重症薬疹に注意した薬剤選択，開始量，増量計画が必要である[7]．

重症薬疹のてんかん症例における発症率は，新規抗てんかん薬発売前（2006 年）の当センターの 21,655 例の調査では SJS/TEN が 0.097%（21 例）であったが[8]，2008 年に LTG が発売された後はさらに高まったと推定している．薬剤別にみると，重症薬疹が起こりやすいと思われる薬剤には LTG，フェニトイン（PHT），CBZ がある（表 2）．LTG の重症薬疹発症率は日本人で 0.5%（LTG インタビューフォーム），英国では 0.04%（8/18,112 人）とされ[9]，日本人でかなり頻度が高く，体質が発症に関与していると思われる．また LTG の重症薬疹は小児に高用量で投与した場合に起こりやすいので，小児例ではさらなる注意が必要である．

重症薬疹（SJS/TEN など）の発症に遺伝的素因である HLA が関与していることが最近明らかになっており，CBZ では，漢民族などの HLA B＊15：02，日本人の HLA B＊59：01，HLA B＊15：11，HLA A＊31：01 が報告されている[7]．中国漢民族では HLA B＊15：02 をもつ人が多く CBZ による薬疹が起こりやすいので，日本在住の中国漢民族には CBZ を第一選択としないほうがよい．LTG

表2　抗てんかん薬の皮膚副作用頻度

	商品名	副作用頻度＊1	重症薬疹の頻度		皮膚副作用頻度	
			DI ＊1	Frey ＊2	DI ＊1	Arif ＊3
LTG	ラミクタール	55.2%	SJS＝0.5%	0.04%	5% 以上：発疹	4.8%: rash
PHT	アレビアチン，他	未調査	不明	0.05%	頻度不明：猩紅熱様・麻疹様・中毒疹様発疹	5.9%: rash
CBZ	テグレトール，他	38.1%	不明	0.02%	頻度不明：痤瘡，多形結節性紅斑，他	3.7%: rash
VPA	デパケン，セレニカ，他	14.5%	未記載		5% 未満：発疹	0.7%: rash
LEV	イーケプラ	54.9%	不明		3% 以上：湿疹，発疹，痤瘡	0.6%: rash
GAB	ガバペン	20.2%	不明		3% 未満：発疹，湿疹	0.3%: rash
TPM	トピナ	75.2%	未記載		5% 未満：発疹，他	
CLB	マイスタン	48.9%	不明		5% 未満：発疹	
CZP	リボトリール，他	27.3%	不明		5% 未満：発疹	
ZNS	エクセグラン	24.7%	不明		0.1% 未満：多形紅斑	
LCM	ビムパット	59.4%	不明		1% 未満：発疹，蕁麻疹	
STP	ディアコミット	91.7%	不明		頻度不明：発疹，蕁麻疹，他	
PB	フェノバール，他	未調査	不明			
RFN	イノベロン	70.7%	不明			
PER	フィコンパ	72.4%	未記載			

LTG：ラモトリギン，PHT：フェニトイン，CBZ：カルバマゼピン，VPA：バルプロ酸ナトリウム，LEV：レベチラセタム，GBP：ガバペンチン，TPM：トピラマート，CLB：クロバザム，CZP：クロナゼパム，ZNS：ゾニサミド，LCM：ラコサミド，STP：スチリペントール，PB：フェノバルビタール，RFN：ルフィナミド，PER：ペランパネル．

副作用頻度，すべての副作用を合わせた頻度：＊1 DI：医薬品インタビューフォーム（http://www.info.pmda.go.jp/info/ippan_index.html）；＊2 Frey N, et al.: *Epilepsia* 2017; **58**: 2178–2185.；＊3 Arif H, et al.: *Neurology* 2007; **68**: 1701-1709.

（高橋幸利，他：第一選択薬に過敏症あり！　そのとき薬物治療をどう行うか？　抗てんかん薬．薬局 2018；**69**：484-488）

Column　薬疹の再発

当センターの抗てんかん薬によると思われる軽症薬疹118例中14例(11.9%)が複数の抗てんかん薬による薬疹を経験し，7例(5.9%)が抗てんかん薬以外の薬剤による薬疹を経験していた[7,8]．一方，抗てんかん薬によると思われる重症薬疹21例中10例(47.6%)が複数の抗てんかん薬による薬疹を経験し，4例(19.0%)が抗てんかん薬以外の薬剤による薬疹を経験していた．抗てんかん薬以外も含めて，何らかの薬疹の既往がある症例では薬剤選択，開始投与量や増量速度に注意が必要である．

Column　抗てんかん薬以外の薬疹

当センターの21,655例の調査では，抗てんかん薬以外の薬剤(主に抗生剤)による軽症薬疹が38例(0.175%)にみられた[8]．

では明らかなHLAの報告はないが，治験の中で投与量の増加速度をかなり抑えることで頻度が減少した経験があり，遺伝素因のみならず，薬剤濃度の変化速度も発症に寄与している可能性がある(参照：Column「薬疹の再発」)．リスクが高いと推測されるLTGなどでは，決められた初期投与量・増量スケジュールを厳守する必要がある．

抗てんかん薬による軽症薬疹の発症率は，当センターの21,655例の調査では0.545%(118例)であった[8]．必ずしもHLAなどの体質の強い関与はわかっていないが，CBZ(61例)，PHT(32例)，フェノバルビタール(PB)(14例)が多かった(参照：Column「抗てんかん薬以外の薬疹」)．

病因・病態の薬疹発症率への影響にも注意が必要である．筆者らの検討では，脳炎後てんかんでは薬疹が23.9%と高頻度に出現，脳炎後1か月以内に多いが，薬剤(発生率)ではPHT(25%)，LTG(25%)，PB(14.2%)，CBZ(11.1%)などが多い[10]．脳炎後てんかんの病態には免疫が関与しており，薬疹を含め副作用が起こりやすい状態であると思われる．脳炎後てんかんでは急性期に薬疹が出ても，DLSTなどを参考に再使用可能な場合があり，LTG(2年後)，CBZ(3か月後)，PB(1年後)で，きわめて慎重な導入で再使用できた症例を経験している．

抗てんかん薬による薬疹の既往のある症例では，薬疹の起こりやすい抗てんかん薬(PHT，LTG，CBZなど)を避け，起こりにくい薬剤を選択する必要がある．薬疹後の使用としては，クロナゼパム(CZP)，レベチラセタム(LEV)，ジアゼパム(DZP)などが比較的安全と報告されている[11]．

③ 眠　気

眠気には，薬理関連・投与薬剤関連性の副作用として起こるものがある．抗てんかん薬の中枢神経系での作用点は，抑制シナプス伝達機能を高めるものと，興奮性シナプス伝達機能を抑制するものに大別でき，前者はGABA増強作用によるものが多い(図1)[5]．PB，クロバザム(CLB)やCZPやニトラゼパム(NZP)などのベンゾジアゼピン(BZD)系薬物，VPA，トピラマート(TPM)，ビガバトリン(VGB)などがこの抑制系賦活作用機序を有していて，抗不安作用，睡眠作用を有する薬剤も多いため眠気などが出やすい．初期投与量が多いと眠気が起こりやすく，中止せざるを得ないこ

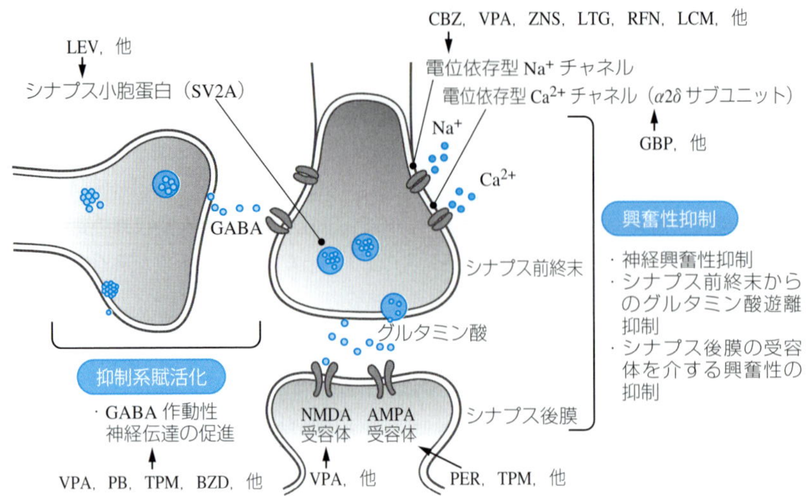

図1 抗てんかん薬の主な作用点

LEV：レベチラセタム，CBZ：カルバマゼピン，VPA：バルプロ酸ナトリウム，ZNS：ゾニサミド，LTG：ラモトリギン，RFN：ルフィナミド，LCM：ラコサミド，GBP：ガバペンチン，PB：フェノバルビタール，TPM：トピラマート，BZD：ベンゾジアゼピン，PER：ペランパネル，AMPA：α-amino-3-hydroxy-5-methyl-4-isoxazolepropionic acid，GABA：γ-アミノ酪酸.
（医薬品インタビューフォーム CODE DI-I-FYC102〔2016 年 5 月作成〕より改変，高橋幸利，他：抗てんかん薬の作用機序と副作用．小児内科 2018；**50**：549-553を元に作成）

表3 抗てんかん薬の薬物動態

抗てんかん薬	吸 収	髄液・脳 /CNS 移行（脳内濃度 / 血漿中濃度 %）	血漿蛋白結合率（%）	半減期（時間）
GBP	絶食時および食後投与後の AUC に差は認められなかった．絶食時と比較して C_{max} および T_{max} の平均値はそれぞれ 16% 低下および 1.6 時間延長した.	80	＜3	6～7
LEV	空腹時と比べて，食後投与時では T_{max} が約 1.3 時間延長し，C_{max} は 30% 低下したが，AUC は同等であった.	～90	＜10	7～9
LTG	食後投与では空腹時に比べ血漿中 LTG の T_{max} は遅延したが，AUC に有意な差を認めなかった.	～50	～55	～35
ESM	記載なし	データなし	5	33～60
TPM	食事は影響しない	～90	15～41	9.1～23.4
RFN	食後投与では絶食下と比べ血漿中 RFN の C_{max} および $AUC_{0\text{-}inf}$ はそれぞれ 56% および 34% 上昇したが，T_{max} および $t_{1/2}$ は一定であった.	110(脳 / 血漿)	34	～9
ZNS	食事は影響しない	0.75	48.6	63
PB	記載なし	0.46	45～60	～100
CBZ	記載なし	～30	～75	5～26
PHT	記載なし	0.75	70～95	7～42
VPA	食事は影響しない	6.8～27.9	＞90	7.9
CLB	記載なし	CLB，デスメチル体の移行が良い	～90	～25
CZP	記載なし	データなし	95	～27
PER	単回経口投与後速やかかつほぼ完全に吸収され，初回通過効果はほとんど受けない.	100	95～96	75.8
STP	空腹時に投与したときに比べ，食後に投与したときにはスチリペントールの血中濃度が高い傾向を示した.	～40	99	7～11

GBP：ガバペンチン，LEV：レベチラセタム，LTG：ラモトリギン，ESM：エトスクシミド，TPM：トピラマート，RFN：ルフィナミド，ZNS：ゾニサミド，PB：フェノバルビタール，CBZ：カルバマゼピン，PHT：フェニトイン，VPA：バルプロ酸ナトリウム，CLB：クロバザム，CZP：クロナゼパム，PER：ペランパネル，STP：スチリペントール，AUC：area under the curve.
（Rambeck B, et al.: *Epilepsia* 2006; **47**: 681–694.，医薬品インタビューフォーム，高橋幸利，他：ペランパネル水和物．小児科臨床 2017；**70**：1210-1216.，高橋幸利，他：抗てんかん薬の作用機序と副作用．小児内科 2018；**50**：549-553を元に作成）

ともあり，なるべく少量，夕食後あるいは就寝前での投与開始も対策の1つである．CBZなどは投与開始時には高濃度になっていても，酵素誘導で自然に濃度が下がり眠気が軽快したりすることもあるので，経過をよくみることも必要である．

眠気には，薬理関連・薬剤相互作用起因性の副作用として起こるものがある．抗てんかん薬は内服後消化管で吸収され，血中ではアルブミンなどの血漿蛋白と結合して存在するものがあり，蛋白結合率は多様である（**表3**）．蛋白結合率の高い抗てんかん薬投与中に，さらに結合率の高い抗てんかん薬を追加投与すると，先に投与されていた薬剤が蛋白から遊離し，遊離血中濃度が増加し血液脳関門を越えて，中枢神経系に移行しやすくなる．その結果，脳への移行が増え眠気が起こる場合もある[12)]．

4 催奇形性

薬理関連・投与薬剤関連性の副作用として，抗てんかん薬の妊娠中投与で，胎児に奇形（major congenital malformations：MCM）が起こるリスクがあり注意を要する（**表4**）．発生する頻度としてはプリミドン（PRM），VPA，PB，TPMなどが高く，リスク比としてみるとVPA，TPM，PB，PHTなどが高く，一方LTGなどはリスク比の増加がないとされている[13)]．妊娠前からカウンセリング，抗てんかん薬の調整，葉酸投与などが必要である．

VPA，PB，PHTは妊娠中の投与で出生後の子どもの認知機能を低下させる可能性があり，なるべく投与を避ける．

表4 催奇形性：単剤使用における頻度

	頻度(%)・リスク比(RR)		奇形内容・認知機能予後	推奨
	Tomson(%)*1	Weston(RR)*2		
VPA	6.7～13.8	5.69	神経管閉鎖不全，心奇形，外表奇形，他	VPA level ＜ 70 μg / mL（投与量600 mg以下），VPA-Rへの変更
TPM	2.4～6.8	3.69	口唇口蓋裂，尿道下裂，他	
PB	5.5～7.4	2.84	心奇形，他	子どもの認知機能を下げる可能性があり使用を避ける*4
PHT	2.4～5.8	2.38	小頭症，他	投与量200 mg以下，子どもの認知機能を下げる可能性があり使用を避ける*4
CBZ	2.6～5.6	2.01	二分脊椎，他	投与量400 mg以下
LTG	1.9～4.6	No increase	口唇口蓋裂	妊娠初期に濃度低下するので濃度測定
LEV	0.7～2.4	No increase*3		
OXC	2.2～5.9	No increase*3		
ZNS		No increase*3	無脳症	
GBP		No increase*3		
PRM	14.3	No increase*3		投与量400 mg以下
対照	1.1～3.3			

VPA：バルプロ酸ナトリウム，TPM：トピラマート，PB：フェノバルビタール，PHT：フェニトイン，CBZ：カルバマゼピン，LTG：ラモトリギン，LEV：レベチラセタム，OXC：オクスカルバゼピン，ZNS：ゾニサミド，GBP：ガバペンチン，PRM：プリミドン，RR：risk ratio.

＊1：Teratogenic and other considerations in the selection of antiepileptic drugs in girls and Women, Torbjörn Tomson, 3rd Congress of the European Academy of Neurology Amsterdam, The Netherlands, June 24–27, 2017.

＊2：Weston J, et al.: Monotherapy treatment of epilepsy in pregnancy: congenital malformation outcomes in the child. *Cochrane Database Syst Rev* 2016; **11**: CD010224.

＊3：few data

＊4：Harden CL, et al.: Management issues for women with epilepsy-Focus on pregnancy (an evidence-based review) II. Teratogenesis and perinatal outcomes. *Epilepsia* 2009; **50**: 1237-1246.

表5 抗てんかん薬による発作増悪

抗てんかん薬	高頻度	低頻度
CBZ	欠神発作，ミオクロニー発作，欠神様発作（ECSWS）	焦点性発作
PHT	光感受性発作	
LTG	ミオクロニー発作	
GBP	ミオクロニー発作	
CLB，CZP，DZP	強直発作	欠神発作
PB	欠神発作，ミオクロニー発作，欠神様発作（ECSWS）	
ESM		けいれん発作

CBZ：カルバマゼピン，PHT：フェニトイン，LTG：ラモトリギン，GBP：ガバペンチン，CLB：クロバザム，CZP：クロナゼパム，DZP：ジアゼパム，PB：フェノバルビタール，ESM：エトスクシミド，ECSWS：epilepsy with continuous spike-waves during slow wave sleep.

（高橋幸利，他：てんかん－基礎・臨床研究の最新知識－Ⅲ-10.抗てんかん薬の副作用．日本臨牀 2014：**72**：908-919）

5 発作増悪

薬理関連・投与薬剤関連性の副作用として発作増悪が起こることがある．

ミトコンドリア障害を基礎疾患としてもつ患者にVPAを投与すると，発作が増悪し，脳萎縮が進行，認知面での退行を進めることがある．VPAによる発作増悪，退行をみた場合には，基礎疾患の再検討が必要である．

正確なメカニズムは不明であるが，一部の抗てんかん薬では特定の発作が誘発されることがある[2]（**表5**）．主にシナプス前膜にある電位依存型Na^+チャネルに作用してNaの流入を変化させ，脱分極を抑制する機序で興奮性伝達を抑え，抗てんかん作用をもたらすと考えられる，PHT，CBZ，LTGなどがこの副作用を共有している．慎重な増量が必要である．CBZでは欠神発作やミオクロニー発作，LTGではミオクロニー発作の増悪がよく知られている．

てんかん症候群でみると，Dravet症候群ではCBZによる発作の増悪が知られている．

6 認知機能障害

薬理関連・投与薬剤関連性の副作用として認知機能障害が起こることがある．

グルタミン酸受容体(GluR)は主にシナプス後膜にあって記憶学習に関与している[14]．TPM，ペランパネル(PER)，VPAなどはGluRに作用することが知られていて[5]，GluR拮抗作用を示すので，記憶学習に影響する可能性がある．TPMでは計算障害や記憶障害，思考力低下など，PERでは構語障害や記憶障害の記載がインタビューフォームにある．これらのGluRに作用する薬剤は，認知機能や行動の変化に注意し少量からの慎重な増量が安全である．小児てんかん症例での認知機能への影響をまとめた論文によると，PB，PHT，CBZ，VPA，TPM，ゾニサミド(ZNS)で低下作用があり，特にPBとTPMが他の抗てんかん薬より低下作用が強い（**表6**）[15]．一方LTGは認知機能を低下させるリスクが低く，CBZやTPMに比べて安全である．

7 炭酸脱水酵素阻害

薬理関連・投与薬剤関連性の副作用として尿路結石が起こることがある．

表6 抗てんかん薬による小児てんかん症例の認知機能への影響

対照などとの比較		他の抗てんかん薬との比較
PB	低下	低下 / 同等：⇔ VPA，CBZ，PHT
PHT	低下	同等：PB，VPA，CBZ
CBZ	低下	同等：PB，VPA，ESM，PHT
VPA	低下	向上：PB，TPM　同等：PHT，CBZ
GBP	低下 / 変化なし	向上：CBZ，TPM　同等：LTG
LTG	変化なし	向上：CBZ，TPM　同等：GBP
TPM	低下	低下：VPA，GBP，LTG
LEV	向上 / 変化なし	論文なし
OXC	変化なし	同等：PHT
ZNS	低下	論文なし

PB：フェノバルビタール，PHT：フェニトイン，CBZ：カルバマゼピン，VPA：バルプロ酸ナトリウム，GBP：ガバペンチン，LTG：ラモトリギン，TPM：トピラマート，LEV：レベチラセタム，OXC：オクスカルバゼピン，ZNS：ゾニサミド．

（Bourgeois BF: Determining the effects of antiepileptic drugs on cognitive function in pediatric patients with epilepsy. *J Child Neurol* 2004; **19**（Suppl 1）：S15–S24を元に作成）

アセタゾラミド，ZNS，TPM は炭酸脱水酵素阻害作用を有するため，近位尿細管での HCO_3^- の再吸収を抑制，脳内 CO_2 濃度の局所的増大効果を有する．尿が酸性化するため，尿路結石ができやすくなる．ZNS では重症心身障害児・者で高頻度になることがわかっているので，そのような症例では超音波検査，血尿などの経過観察が必要である．

⑧ 精神障害・行動変化

薬理関連・投与薬剤関連性の副作用として，精神障害や行動変化が起こることがある．

成人を含めたてんかん患者の 30% にうつ症状，10 ～ 25% に不安障害，2 ～ 7% に精神病が起こるとされていて[16]，抗てんかん薬によるものなのか，病因疾患によるものなのか，はっきりしない症例もある．小児では成人症例ほどの頻度はないが，抗てんかん薬の副作用として精神症状・行動変化をみることがあり，BZD 系の CZP，CLB などの多動，いらいら，攻撃性，LEV のいらいら，攻撃性，抑うつ，精神病症状などがよく知られている[17]（**表 7**）．そのため，TPM や LEV はうつ病・精神病を併存する症例には避ける必要がある．一方，CBZ や VPA には気分安定化作用があり，気分障害を併存するてんかん症例には適応がある．

抗てんかん薬による精神および行動の障害を予防するためには，強力な抗てんかん薬の追加投与や変更は時間をかけて行い，服薬コンプライアンス維持のための指導を十分に行うよう，てんかん学会のガイドラインでは示されている．

発作頻度変化の影響として精神障害や行動変化が起こることがあり，強制正常化とよばれる[18]．小児ではまれであるが，抗てんかん薬により発作頻度が減少抑制し，脳波が正常化すると，行動の変容が起こり，易怒性，暴力行為などが出現するもので，発作が再発すると改善することが多い．

⑨ 造血機能障害

再生不良性貧血は CBZ，エトスクシミド（ESM），PHT，ZNS で，無顆粒球症は CBZ，PHT，PB，ZNS で注意が必要である[16]．

表7 抗てんかん薬の精神作用と適応症と禁忌

抗てんかん薬	精神作用		適応併存症／忌避
	副作用	治療効果	
PB	抑うつ，多動・いらいら・攻撃性(知的障害児)	なし	／うつ病
PHT	精神病症状	気分安定	気分障害／精神病
BZD	多動・いらいら・攻撃性(乳幼児と知的障害児)，依存症	抗不安作用	不安障害／
CBZ	なし	気分安定	気分障害／
VPA	なし	気分安定	気分障害／
VGB	精神病症状，抑うつ，多動・いらいら・攻撃性(小児)	なし	なし／うつ病・精神病
ZNS	精神病症状，抑うつ，いらいら	なし	なし／うつ病・精神病
LTG	多動・いらいら・攻撃性(知的障害児)	気分安定・抗うつ(軽度)	気分障害，うつ病／不安障害
GBP	多動・いらいら・攻撃性(知的障害児)	抗不安作用	不安障害／
TPM	抑うつ，精神病症状，いらいら	抗衝動作用	なし／うつ病・精神病
OXC	なし	気分安定	気分障害／なし
LEV	いらいら，攻撃性，抑うつ，精神病症状	なし	／不安障害・うつ病・精神病
STP	多動・いらいら・攻撃性	なし	なし／なし
RFN	なし	なし	なし／なし
LCM	なし	なし	なし／なし
PER	攻撃性，不安障害	なし	／精神病

PB：フェノバルビタール，PHT：フェニトイン，BZD：ベンゾジアゼピン，CBZ：カルバマゼピン，VPA：バルプロ酸ナトリウム，VGB：ビガバトリン，ZNS：ゾニサミド，LTG：ラモトリギン，GBP：ガバペンチン，TPM：トピラマート，OXC：オクスカルバゼピン，LEV：レベチラセタム，STP：スチリペントール，RFN：ルフィナミド，LCM：ラコサミド，PER：ペランパネル．
（Perucca P, et al.: Antiepileptic drug effects on mood and behavior: molecular targets. *Epilepsy Behav* 2013; **26**: 440-449.，各医薬品のインタビューフォームを元に作成）

〔高橋幸利〕

文　献

1) Kwan P, et al.: Early identification of refractory epilepsy. *N Engl J Med* 2000; **342**: 314-319.
2) 高橋幸利，他：てんかん－基礎・臨床研究の最新知識－Ⅲ-10.抗てんかん薬の副作用．日本臨牀 2014；**72**：908-919.
3) 高橋幸利：小児の抗てんかん薬開始量，血中濃度，有効性．In. プライマリ・ケアのための新規抗てんかん薬マスターブック，改訂第2版（高橋幸利，編）．診断と治療社，2017；Ⅱ.
4) 高橋幸利：成人の抗てんかん薬開始量，血中濃度，有効性．In.プライマリ・ケアのための新規抗てんかん薬マスターブック，改訂第2版（高橋幸利，編）．診断と治療社，2017；Ⅵ.
5) 高橋幸利，他：抗てんかん薬の作用機序と副作用．小児内科 2018；**50**：549-553.
6) 藤本和久：薬疹の診断と治療－重症型薬疹への対応－．日医大医会誌 2006；**2**：103-107.
7) 高橋幸利，他：第一選択薬に過敏症あり！　そのとき薬物治療をどう行うか？　抗てんかん薬．薬局 2018；**69**：484-488.
8) 高橋幸利：抗てんかん薬による重症薬疹の患者及び対照群に係わるHLA型に関する研究．平成18年度厚生労働科学研究費補助金（創薬基盤推進研究事業研究事業）重篤な皮膚有害事象の診断・治療と遺伝子マーカーに関する研究（H18-ファーマコ－一般-0002）総括・分担研究報告書．2007；33-35.
9) Frey N, et al.: The risk of Stevens-Johnson syndrome and toxic epidermal necrolysis in new users of antiepileptic drugs. *Epilepsia* 2017; **58**: 2178–2185.
10) Mogami Y, et al.: Cutaneous adverse drug reaction in patients with epilepsy after acute encephalitis. *Brain Dev* 2012; **34**: 496-503.
11) De Luca F, et al.: Tolerated drugs in subjects with severe cutaneous adverse reactions (SCARs) induced by anticonvulsants and review of the literature. *Clin Mol Allergy* 2017; **15**: 16.
12) 高橋幸利，他：ペランパネル水和物．小児科臨床 2017；**70**：1210-1216.
13) Weston J, et al.: Monotherapy treatment of epilepsy in pregnancy: congenital malformation outcomes in the child. *Cochrane Database Syst Rev* 2016; **11**: CD010224.
14) 高橋幸利，他：神経疾患とNMDA型グルタミン酸受容体抗体．日本小児科学会誌 2014；**118**：1695-1707.
15) Bourgeois BF: Determining the effects of antiepileptic drugs on cognitive function in pediatric patients with epilepsy. *J Child Neurol* 2004; **19**（**Suppl 1**）：S15–S24.
16) Zaccara G, et al.: Chapter 22. Management of Side-Effects of Antiepileptic Drugs. In. The Treatment of Epilepsy, 3rd ed. (Shorvon S et al eds.). Blackwell Publishing. 2009; 289-299.
17) Perucca P, et al.: Antiepileptic drug effects on mood and behavior: molecular targets. *Epilepsy Behav* 2013; **26**: 440-449.
18) 日本てんかん学会：成人てんかんの精神医学的合併症に関する診断・治療ガイドライン（http://square.umin.ac.jp/jes/pdf/seisin-guide.pdf）

K 抗てんかん薬の薬物療法の基本 3. 血中濃度モニタリング，相互作用，食物の影響

1 薬物血中濃度モニタリング

添付文書の用法・用量に基づいて抗てんかん薬を投与しても，患者個々でその血中濃度が異なることがある．これは抗てんかん薬の薬物動態が年齢，体重，薬物代謝酵素の遺伝子多型と発現量，併用薬などによって変動するためである．特に小児は成長によって薬物動態が大きく変動するため薬物血中濃度モニタリング（TDM）が推奨される．さらにTDMは，抗てんかん薬の効果判定，増量可否の判断，有害事象の発見と予測，服薬コンプライアンスの確認に有用である[1]．TDMをより有効に活用するためには，抗てんかん薬の薬物動態の特性を理解することが重要である（表1）[1,2]．

a. 抗てんかん薬の半減期

半減期とは，薬物の血中濃度が最高値から半分に減少するまでの時間のことである．一般的に血中半減期，消失半減期，$T_{1/2}$，T-halfなどと表記され，TDMを行ううえで重要なパラメータの1つである．抗てんかん薬を開始する時，または増量，減量した場合，定常状態への到達度を判断するには半減期が重要な因子となる．通常，半減期が5倍以上経過した時点を定常状態とみなしTDMを実施する．抗てんかん薬の中でもフェニトイン（PHT），フェノバルビタール（PB），ゾニサミド（ZNS），ペランパネル（PER）は半減期が長い．これらの抗てんかん薬はどの時点で採血しても変動が少ない．半減期の長い薬剤は1日1回の投与も可能である．一方，ガバペンチンは半減期が短く，1日3回投与が基本である．

b. 抗てんかん薬の代謝

薬物代謝とは，薬物を分解あるいは排出するための代謝反応の総称であり，大半の抗てんかん薬は肝臓で代謝されて体外に排出される．一方，ガバペンチン，ビガバトリンは分子量が小さく，大部分は代謝を受けずに未変化体のまま腎臓で排泄される．肝臓での薬物代謝は，主にcytochrome P450 isoenzyme system（CYP）やUDP–glucuronosyltransferase（UGT）が関与する．CYPにはいくつかのサブタイプがあり，抗てんかん薬の薬物代謝を理解するうえではCYP3A4，CYP2C9，CYP2C19が重要である．多くの抗てんかん薬がCYP3A4で代謝されるが，酵素の発現量に個体差があるため，血中濃度が変動しやすい．PHTは主にCYP2C9とCYP2C19で代謝される．CYP2C9には酵素活性を低下させる*CYP2C9*3*アレルの存在が報告されている．日本人の*CYP2C9*3*アレルの保有率は3～5%と欧米人と比較して低いが，このアレルを保有しているとPHTの増量に伴い血中濃度が急激に上昇して中毒を生じることがある．また，CYP2C19にも2つの代表的な遺伝子多型（*CYP2C19*2*と*CYP2C19*3*）の存在が知られている．日本人の約20%は，これら変異アレルを2つもち，薬物代謝能が著しく低下するpoor metabolizer（欠損型）である．CYP2C19欠損型にPHTを投与すると代

表1　主な抗てんかん薬の薬物動態と相互作用

抗てんかん薬	半減期（時）	蛋白結合率（%）	腎排泄率（%）	代謝酵素	酵素誘導薬の影響						酵素阻害薬の影響	
					PHT	PB	CBZ	TPM	RFN	OXC	VPA	STP
バルプロ酸（VPA）	11～20	90	＜3	UGTs CYP2C9	↓↓	↓↓	↓↓	↓		↓	−	↑
フェニトイン（PHT）	30～100	90	＜1	CYP2C9 CYP2C19	−			↑	↑	↑		↑↑
フェノバルビタール（PB）	70～140	55	＜3	CYP2C9 CYP2C19		−			↑		↑	↑↑
カルバマゼピン（CBZ）	8～20	75	＜3	CYP3A4	↓		−		↓		↑*1	↑↑
ゾニサミド（ZNS）	50～70	50	30～50	CYP3A4	↓↓	↓↓	↓↓				↓	
クロバザム（CLB）	10～30	85	＜3	CYP3A4	↓↓	↓↓	↓↓				↓	↑
デスメチルクロバザム（NCLB）	30～70	90	＜5	CYP2C19	↑	↑	↑					↑↑
クロナゼパム（CZP）	17～56	85	＜3	CYP3A4	↓	↓	↓					
ニトラゼパム（NZP）	27	80	＜3	CYP3A4	↓	↓	↓					
エトスクシミド（ESM）	40～60	0	10～20	CYP3A4	↓	↓	↓				↑	
ガバペンチン（GBP）	5～9	0	100	なし								
トピラマート（TPM）	20～30	96	50～70	CYP3A4	↓↓	↓↓	↓↓	−			↓	↑
ラモトリギン（LTG）	15～35	55	＜10	UGT1A4 UGT2B7	↓↓	↓↓	↓↓	↓	↓	↓	↑↑	
レベチラセタム（LEV）	6～8	0	55～65	なし	↓	↓	↓					
ラコサミド（LCM）	12～13	30	30～40	CYP2C19	↓		↓					
ペランパネル（PER）	66～90	95	＜3	CYP3A4	↓↓	↓	↓↓	↓	↓	↓↓		↑
オクスカルバゼピン（OXC）*2	8～15	40	−	UGTs	↓	↓	↓					
ルフィナミド（RFN）	8～12	30	＜3	−	↓	↓	↓		−		↑	
スチリペントール（STP）	8.5～23.5	99	＜20	CYP1A2 CYP3A4 CYP2C19	↓↓	↓↓	↓↓					
ビガバトリン（VGB）	5～8	0	90	なし								
エベロリムス	35～39	74	0	CYP3A4	↓↓	↓↓	↓↓					

＊1 エポキシ体の血中濃度，＊2 OXCの活性代謝物（MHD）

（Patsalos PN, et al.: Antiepileptic drugs--best practice guidelines for therapeutic drug monitoring: a position paper by the subcommission on therapeutic drug monitoring, ILAE Commission on Therapeutic Strategies. *Epilepsia* 2008; **49**: 1239-1276., Patsalos PN, et al.: Serum protein binding of 25 antiepileptic drugs in a routine clinical setting: A comparison of free non-protein-bound concentrations. *Epilepsia*. 2017; **58**: 1234-1243を元に作成）

謝が飽和しやすく，急激な血中濃度の上昇を認めることがある．さらに，クロバザム（CLB）の活性代謝物である *N*- デスメチルクロバザム（*N*-desmethylclobazam：NCLB）は CYP2C19 によって代謝される．このため，CYP2C19 欠損型の NCLB 血中濃度は CYP2C19 野生型と比べ 10 倍以上になることがある．血中濃度上昇による抗てんかん作用が期待できるが，眠気，ふらつき，気道分泌過多などの有害事象の発現頻度が上昇する．特に小児患者は，発達に悪影響を与える可能性があるため，注意が必要である．CYP2C9 と CYP2C19 の遺伝子多型は，外部の検査機関で測定可能であるが保険適用外である．PHT と CLB の代謝は個体間の違いが大きいため，血中濃度を確認しながら慎重に漸増する必要がある．

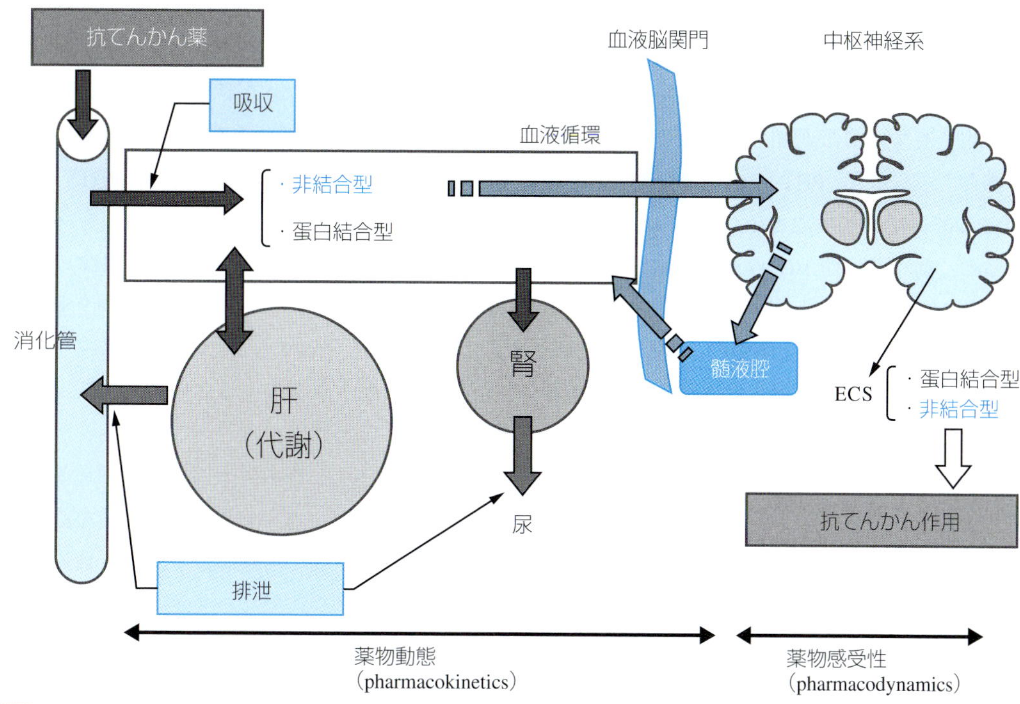

図　抗てんかん薬間の相互作用のメカニズム

ECS：extracellular space

(高橋幸利：必携！ けいれん，意識障害ーそのときどうする，抗てんかん薬間の薬剤相互作用．小児内科 2006; **38**: 230-232を元に作成)

c. 蛋白結合

抗てんかん薬の多くは，血中でアルブミンや α_1-酸性糖蛋白などの蛋白質へ結合し，残りは遊離した状態で存在している(図)．通常，蛋白質と結合した抗てんかん薬は，血液脳関門を通過することができない．したがって，遊離型のみが組織に分布して薬効や有害事象の発現に関与する．一般的に蛋白結合は薬物の体内動態や薬効，毒性に多大な影響を及ぼす．日常診療で測定している血中濃度は，結合型と遊離型の総和である．通常，遊離型濃度は総血中濃度に比例して増加するが，低濃度で有害事象が出現したり，高濃度でようやく効果が認められたりすることもある．例えば，新生児や低栄養状態で低アルブミン血症を認める場合は遊離型濃度が増加して，有害事象が発現しやすくなる．バルプロ酸(VPA)，PHT，PB など蛋白結合率が高い抗てんかん薬をアルブミン値が低い患者に投与する場合は，有害事象の発現に注意する必要がある．また，蛋白結合は病態や薬物間相互作用によっても変動し，薬物動態が変動する場合がある．ペランパネルは血中でアルブミンと α_1-酸性糖蛋白に結合することが知られており，炎症に伴って血中濃度が上昇する．しかし，血中濃度の上昇と有害事象の発生頻度に相関性はない．これは，炎症によって誘導された急性期蛋白質とペランパネルが結合し，結合型濃度が上昇したためと考えられている[5]．

2 薬物相互作用

PHT，PB〔プリミドン(PRM)を含む〕，カルバマゼピン(CBZ)は酵素誘導薬とよばれ，CYP や UGT などの薬物代謝酵素を強力に誘導して，併用抗てんかん薬の血中濃度を大きく低下させる．

その作用は強力であり，例えばUGTで代謝されるラモトリギン(LTG)とCYP3A4で代謝されるトピラマート(TPM)，ZNS，クロバザム(CLB)，PER，エベロリムスの血中濃度はこれら抗てんかん薬と併用することによって40～70%低下する．また，TPMとルフィナミド(RFN)も弱い酵素誘導作用を有することが知られている．実臨床においてPHTとCBZの酵素誘導能はPBよりも強力である[3]．しかし，PHTにCBZを併用しても酵素誘導能はほとんど変化しない．通常，PHT，PB，CBZの酵素誘導能は濃度依存であるが，一定濃度でプラトーに達する傾向がある．PHTを例にあげると，血中濃度が10 μg / mL未満であれば，酵素誘導能は濃度に比例する．しかし，PHTの血中濃度が15 μg / mLでも，20 μg / mL以上でも酵素誘導能はほとんど変わらない．酵素誘導剤を漸減する場合は酵素誘導剤の血中濃度を確認することによって相互作用を予測することが可能である．

市販されている医薬品の約50%はCYP3A4で代謝される．酵素誘導による血中濃度の低下は，CYP3A4で代謝される抗菌薬，抗ウイルス薬，抗悪性腫瘍薬，抗凝血薬，スタチン，カルシウム拮抗薬，抗うつ薬，抗精神病薬，ステロイドでも同様に認められる．一部の医薬品は酵素誘導薬との併用が禁忌になっているが，大部分は併用注意に指定されている．てんかん以外の合併症を治療中の患者に対して，PHT，PB，CBZを用いる時は，併用薬がどういった代謝酵素で代謝されるか考慮する必要がある．

一方，スチリペントール(STP)はCYP3A4とCYP2C19の阻害薬である．特にCYP2C19の阻害作用は強力で，CLBの代謝物であるNCLBの血中濃度を3～10倍上昇させる．STPのCYP2C19の阻害作用は初期用量(20 mg / kg)でも顕著に認められる．また，VPAはUGTを競合阻害することによって，LTGの血中濃度を大きく上昇させる．VPAのUGT阻害作用は濃度が高いほど大きくなるが，低濃度であっても強い阻害作用を示す．例えば，VPAの血中濃度が40 μg / mL未満であってもLTGの血中濃度は1.5倍以上上昇することがある[4]．

抗てんかん薬服用時に最も注意すべき併用薬は抗菌薬である．クラリスロマイシン，エリスロマイシンなどマクロライド系抗菌薬はCYP3A4を強力に阻害する．このため，CBZ，TPM，CLB，PER，エベロリムスを併用している場合は血中濃度の上昇に注意が必要である．マクロライド系抗菌薬の中でもアジスロマイシンはCYP3A4阻害作用を有さない．一方，カルバペネム系抗菌薬はVPAの吸収，分布，代謝に影響し，VPAの血中濃度を大きく低下させるため両剤の併用は禁忌となっている．ファロペネムは禁忌となっていないが，VPAとの併用は避けるべきである．

3 食物，サプリメントの相互作用

グレープフルーツに含まれるフラノクマリン類のベルガモチン，ジヒドロベルガモチンはCYP3A4とP糖蛋白を阻害することが知られている．この阻害作用は個体差があり，必ずしも100%生じる相互作用ではない．しかし，阻害作用が3～7日持続する事例もあるため，CYP3A4で代謝される抗てんかん薬(**表1**)を服用している患者に対しては摂取を控えるよう指導する．阻害物質は，果皮，果肉，種子に含まれるが，果皮が最も含有量が高い．グレープフルーツ以外にも，オロブランコ(スウィーティー)，ブンタン，八朔，ダイダイにもこの成分が含まれる．一方，ミカン，レモン，バレンシアオレンジ，夏ミカンにはほとんど含まれない．

セイヨウオトギリソウ(セント・ジョーンズ・ワート)の抽出物は，うつ病や不安障害の治療に用いられることがあり，諸外国ではその抽出物が薬局で販売されている．一方，わが国での認知度は低いが，サプリメントとして購入することもできる．セント・ジョーンズ・ワートに含まれるハイパフォリンは，CYP3A4を誘導することが知られており，CYP3A4で代謝される抗てんかん薬との併用は避けるべきである．

〔山本吉章〕

文 献

1）Patsalos PN, et al.: Antiepileptic drugs--best practice guidelines for therapeutic drug monitoring: a position paper by the subcommission on therapeutic drug monitoring, ILAE Commission on Therapeutic Strategies. *Epilepsia* 2008; **49**: 1239-1276.

2）Patsalos PN, et al.: Serum protein binding of 25 antiepileptic drugs in a routine clinical setting: A comparison of free non-protein-bound concentrations. *Epilepsia*. 2017; **58**: 1234-1243.

3）Hole K, et al.: Comparison of CYP3A4-inducing capacity of enzyme-inducing antiepileptic drugs using 4β-hydroxycholesterol as biomarker. *Ther Drug Monit*. 2018; **40**: 463-468.

4）Yamamoto Y, et al.: Influence of uridine diphosphate glucuronosyltransferase inducers and inhibitors on the plasma lamotrigine concentration in pediatric patients with refractory epilepsy. *Drug Metab Pharmacokinet* 2015; **30**: 214-220.

5）Yamamoto Y, et al.: Influence of inflammation on the pharmacokinetics of perampanel. *Ther Drug Monit* 2018 *in press*.

L 抗てんかん薬各論
1. カルバマゼピン(CBZ)

作用機序

電位依存性 Na^+チャネルのブロックによる皮質ニューロンの高頻度発火の抑制や，L 型 Ca^{2+}チャネルの抑制，神経伝達の修飾などにより抗てんかん作用を示すとされている．抗コリン作用を有する．

吸収・排泄

カルバマゼピン(CBZ)の消化管からの吸収は比較的緩徐で，単回投与の場合，4 ～ 24 時間後に最高血中濃度に達する．血中では 70 ～ 80% が血漿蛋白と結合し，薬理活性を示すのは残りの 20 ～ 30% の蛋白非結合型のものである．反復投与した場合はチトクロム P450(CYP)など薬物代謝酵素の自己誘導が起こり，血中半減期は 16 ～ 24 時間に短縮し，さらに他の酵素誘導を起こす抗てんかん薬と併用した場合は 9 ～ 10 時間となる．

小児適応症

てんかんの中で二次性全般化発作を含む部分発作における第一選択薬．てんかん性格，てんかんに伴う精神障害などにも有効．ミオクロニー発作，欠神発作には無効で，発作増悪の可能性もある．てんかん発作以外にも，躁病，躁うつ病の躁状態，統合失調症の興奮状態，三叉神経痛にも効果がある．

小児投与量

CBZ として 2 ～ 4 mg / kg / 日から投与開始し，年齢・症状に応じて血中濃度をモニタリングしながら 2 mg / kg ずつ漸増，通常 1 日 10 ～ 20 mg / kg(100 ～ 600 mg)2 回に分けて経口投与．血中濃度の目安は 4 ～ 12 μg / mL．15 μg / mL を超えると中毒症状が出現する．薬物代謝酵素の自己誘導により，投与開始後 3 ～ 5 週間で血中濃度が約半分に低下することに注意が必要である．

小児有効性データ

小児部分てんかんの初発症例 100 例での CBZ 単剤治療の有効性の検討では，55 例が 1 年後も発作抑制されており，10 例が副作用などで中止，35 例では発作が持続していた[1)]．

禁　忌

本剤の成分または三環系抗うつ薬に対し過敏症の既往歴がある患者，重篤な血液障害のある患者，第 II 度以上の房室ブロック，高度の徐脈(50 拍 / 分未満)のある患者，深在性真菌症治療薬のボリコナゾールを投与中の患者，ポルフィリン症の患者．

併用注意が必要な薬剤

小児で使用頻度の多いマクロライド系抗生物質(エリスロマイシン，クラリスロマイシンなど)は CYP を抑制し CBZ 濃度を上げるので副作用が出現することがあり，イソニアジド(INH)，ワルファリンなどは CYP を誘導し CBZ 濃度を下げるので，発作が起こることがある．

抗てんかん薬では，クロバザム(CLB)，ゾニサミド(ZNS)，クロナゼパム(CZP)，エトスクシミド(ESM)，トピラマート(TPM)はCBZによる代謝酵素誘導により血中濃度が低下し，フェニトイン(PHT)は代謝が相互に促進され血中濃度が低下し，また代謝競合によりPHTの血中濃度が上昇することがある．バルプロ酸(VPA)を併用すると，CBZ血中濃度は変化しないがCBZのエポキシ代謝物が増加し，副作用が出現することがある．ラモトリギン(LTG)は肝のグルクロン酸抱合がCBZで促進され，LTG血中濃度が低下することがある．食物の中ではグレープフルーツジュースの成分がCBZの血中濃度を増加させるので注意が必要である(参照：p.118)．

使用上の注意点・副作用

重大な副作用として，再生不良性貧血，汎血球減少，肝・腎機能障害，抗利尿ホルモン不適合分泌症候群(syndrome of inappropriate secretion of antidiuretic hormone：SIADH)などがあり，定期的な血液検査が必要である．甲状腺機能低下の報告もある．眠気，眩暈，複視，運動失調などの中枢神経症状は過量投与の徴候であることが多いので，至適投与量まで徐々に減量する必要があるが，投与開始時期に多く，低用量から開始しゆっくり増量することで回避できることが多い．CYP3A4などの自己誘導により自然に消失する場合もある．その他には絶対音感を有する人には半音下がって聞こえるという副作用が起こることがあるので，そのような人への投与は避けたほうがよい．他の抗てんかん薬に比べ，薬疹が多いことにも注意が必要である．

L 抗てんかん薬各論

製　剤

商品名	剤形・規格	薬　価
テグレトール(サンファーマ／田辺三菱製薬)	錠：100 mg 200 mg 細粒：50%	100 mg 1錠：6.4円 200 mg 1錠：10.3円 細粒50% 1 g：22.0円
カルバマゼピン「フジナガ」・「アメル」(藤永製薬，共和薬品工業)	錠：100 mg 200 mg 細粒：50%	100 mg 1錠：5.6円 200 mg 1錠：6.7円 細粒50% 1 g：15.0円

〔池上真理子〕

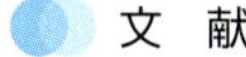

文　献

1) Holland KD, et al.: Response to carbamazepine in children with newly diagnosed partial on set epilepsy. *Neurology* 2007; **69**: 596-599.

▶ *Column*　Stevens-Johnson症候群に関与するHLA

CBZに関連するStevens-Johnson症候群の遺伝的素因の1つとして，HLA-B*1502が中国漢民族では同定された．HLA-B*1502の頻度は民族間で異なり，日本人は1%未満とされるが，香港，タイ，マレーシア，およびフィリピンの一部では15%以上が陽性であると報告され，在日外国人の診療にあたって，注意が必要である．日本人においてはHLA-A*3101の関連を示唆する報告もあり，薬疹の家族歴など注意深い問診も重要である(参照：p.108)．

L 抗てんかん薬各論

2. フェニトイン(PHT)

作用機序

フェニトイン(PHT)は H Biltz により 1908 年に合成され 1916 年より睡眠薬として用いられた．その後 1938 年にてんかん治療に供された 80 年余りの歴史を有する薬剤である．わが国においては 1940 年に市販されている．

PHT は Na^+-K^+ ATPase と Na^+チャネルの調節による神経興奮・抑制システムにかかわっている．またカルシウム－カルモジュリン依存性酵素系への作用も，その多様な機能をもたらしている．さらに環状ヌクレオチドに対する作用は細胞機能に多くの効果を与えている．このように PHT は細胞・生理学的機能に広範囲に作用していると考えられている．作用機序は神経膜の安定化，シナプスにおける post tetanic potentiation(PTP)を抑制することにある．PHT は脳細胞内の Na 含量を減じるとともに Na 放出率を増大させることで膜安定化をもたらすと考えられている．けいれん閾値の上昇ではなく，発作焦点からてんかん発射の拡散を防止することで抗けいれん効果を発現する．

吸収・排泄

吸収は消化管で，分布は脳内濃度 / 血漿中濃度比は 0.75 ～ 1.04，髄液移行性：髄液 / 血清中濃度比は 0.10 ± 0.02 で相関良好，唾液への移行性：唾液 / 血清中濃度比は 0.11 ± 0.03 で相関良好である．乳汁中への移行性は血清中濃度の 18.1 ± 5.0% である．なお胎児への移行性は臍帯血 / 母体血中濃度比では 0.97 ± 0.04 である．代謝は主として肝臓でフェニル基が水酸化され 5-(p-hydroxyphenyl)-5-phenylhydantoin (HPPH)となり，このほとんどがグルクロン酸抱合される．関与する酵素はチトクロム P450 分子種で CYP2C9, CYP2C19 が主である．PHT の主たる代謝産物に薬理活性は認められない．薬物動態については，最高血中濃度到達時間は成人データで 3 ～ 4 時間，半減期は 10 ～ 14 時間である．成人に比して年少児ほど 1 日の単位体重あたりの投与量は大きい．排泄は主に尿中で総 HPPH の 96.9 ～ 99.0%，糞中に trace-1.2% とされる．排泄速度は投与後 24 時間までに尿中に総 HPPH 排泄量の 35.8 ～ 66.8% が，48 時間までに 81.4 ～ 90.1%，72 時間までに 94.3 ～ 100% が排泄される．

小児適応症

部分発作および二次性全般化発作を有する症候性てんかんに最も有効とされる．また，速効型ベンゾジアゼピンと併用することによりてんかん重積に対しても有効である．他に自律神経発作，精神運動発作に対しても適応がある．

PHT は単剤治療てんかん患者の 30% が抵抗性を示す．併用療法としてバルプロ酸(VPA)は難治てんかんに好ましい組み合わせとの報告がある．また低用量のフェノバルビタール(PB)との併用もよいといわれる．

小児投与量

初期治療は 2 ～ 4 mg / kg / 日を毎食後 2 ～ 3 回に分割経口投与する．おおまかな用量は PHT として，乳児 20 ～ 100 mg / 日，幼児 50 ～ 200 mg / 日，学童 100 ～ 300 mg / 日を毎食後 2 ～ 3 回に分割経口投与する．

症状，耐薬性に応じ適宜増減が認められている．血中濃度治療域は 5 ～ 20 μg / mL.

小児有効性データ

成人を含めた国内の発作型別の効果を示す．大発作が 79.6%，焦点発作，Jackson 型発作が 92.9%，精神運動発作が 82.4%，自律神経発作を含むその他の発作が 33.3% である．

禁　忌

欠神発作，ミオクロニー発作，スパズム，Lennox-Gastaut 症候群，小児てんかん性脳症では発作が悪化することがある．ただし，Lennox-Gastaut 症候群においては強直・間代要素に対してのみ有効でその他の発作を悪化させる．進行性ミオクローヌスてんかんにおいても投与は避けたほうがよい．

急激な減量あるいは中止は，しばしばてんかん重積状態を惹起するので避けなければならない．

併用注意が必要な薬剤

薬物代謝酵素 CYP2C9 および一部 CYP2C19 で代謝される．CYP3A，CYP2B6 の誘導作用を有する．併用禁忌薬はない．

1)抗てんかん薬との併用

ゾニサミド(ZNS)，トピラマート(TPM)は PHT 代謝を抑制し PHT 血中濃度を上昇させ，ZNS，TPM 血中濃度は PHT による代謝酵素誘導により下降することがある．クロバザム(CLB)も同様であるが PHT の血中濃度の上昇機序は不明である．

2)その他，小児によく用いられる薬剤との併用

メチルフェニデートは肝代謝を抑制するため PHT の血中濃度は上昇する．テオフィリン，アミノフィリンは PHT の血中濃度を低下させる．一方，PHT の酵素誘導よりテオフィリンの血中濃度は低下することがある．副腎皮質ホルモン，デキサメサゾンなどは PHT の酵素誘導により血中濃度が低下することがある．

使用上の注意点・副作用

PHT は有効血中濃度と中毒域が近接しており，副作用を避けるために定期的な血中濃度測定をし，投与量の評価をすることが強く望まれる．この際，比較的高い有効血中濃度付近ではわずかの投与量の増減で血中濃度の急激な上昇・下降をみることがあるので，少量ずつの調整を心がけたい．注意深い投与により呼吸・循環抑制は起きないとされる．またベンゾジアゼピンやバルビツレートのような強い中枢神経系抑制作用はない．

重大な全身性副作用として，Stevens-Johnson 症候群，中毒性表皮壊死融解症(toxic epidermal necrolysis：TEN)，過敏症症候群，SLE 様症状がある．その他各臓器に対する重大な副作用として，再生不良性貧血，汎血球減少症といった血液疾患，劇症肝炎や肝機能障害，間質性肺炎，悪性リンパ腫やリンパ節腫脹，小脳萎縮，横紋筋融解症，急性腎不全や間質性腎炎がある．これらを認めた場合は原則として投与を中止もしくは減量をする．

その他重篤とはいえないがしばしば経験する副作用として，運動失調，構音障害といった精神神経症状と，複視，眼振などの眼症状，悪心・嘔吐がある．これらは用量依存性(関連性)症状であり投与量の調整で改善を得ることが期待できる．他に小児に出現しやすい歯肉増殖は歯肉上皮の肥厚と線維性組織の束状増殖, 血管拡張, 炎症細胞の浸潤を病理組織所見とする．発現頻度は 50 ～ 70% と高く PHT 投与量·期間との相関については否定的であり，用量依存とはいえないようである．歯周疾患は増悪因子となるためブラッシング指導は肝要であろう．高度であれば外科的処置を要する．他にもくる病，骨軟化症，

甲状腺機能異常，血清葉酸低下，免疫グロブリン低下，多毛がある．

血中濃度と副作用出現の関係は以下である．

治療有効域である 10 ～ 20 μg / mL より高濃度で，視覚障害，小脳・前庭機能障害を呈する．30 μg / mL 以上で眼振，失調が，30 ～ 40 μg / mL で構音障害，無気力，精神状態の変化が，40 ～ 60 μg / mL で昏睡が生じる．中毒時の治療については成書を参考にされたい．

一般に眠気，注意力・集中力・反射運動能力の低下が現れることがある．思春期以降の小児の場合，授業や実習などで危険を伴うような体操や機械操作従事はこれをさけるよう指導せざるを得ない場合もある．

製　剤

商品名	剤形・規格	薬　価
アレビアチン（大日本住友製薬）	錠：25 mg 100 mg 散：10%	25 mg　1 錠：11.9 円 100 mg 1 錠：12.7 円 散 10% 1 g　：11.9 円
ヒダントール（藤永製薬）	錠：25 mg 100 mg 散：10%	25 mg　1 錠：11.9 円 100 mg 1 錠：12.7 円 散 10% 1 g　：11.9 円

フェニトイン製剤は商品が異なると血中濃度が大きく変化するので，薬剤の切り替えに注意が必要である．

〔四家達彦〕

参考文献

・抗てんかん薬　日本薬局方　フェニトイン錠，フェニトイン散　医薬品インタビューフォーム．改訂第15版，大日本住友製薬株式会社, 2009.

・Perucca E et al.: Phenytoin and other hydantoin. In : Levy RH (ed), Antiepileptic Drugs. 5th ed, Lippincott Williams & Wilkins, Philadelphia, 2002; 549-618.

Column ホスフェニトインナトリウム水和物

ホスフェニトインナトリウム水和物はフェニトインのプロドラッグで，生体内で加水分解され薬理作用を発揮する抗けいれん作用のある注射液である．従来のフェニトインナトリウム注射液は，強アルカリ性・高浸透圧による組織傷害性が問題であったが，医療現場，日本てんかん学会，日本小児神経学会からの要望に応え，注射液として 2011 年に市販された．生理食塩液や 5% ブドウ糖液などを用い適宜希釈，2 歳以上の小児から成人までてんかん重積状態など，幅広く用いられる．

L 抗てんかん薬各論
3. ゾニサミド(ZNS)

作用機序

作用機序は十分解明されていないが，ゾニサミド(ZNS)にはNa^+チャネル阻害作用とT-type Ca^{2+}チャネルの阻害作用があり，GABA受容体やグルタミン酸受容体への直接作用はないとされている．また発作活動の伝播過程の遮断，てんかん原性焦点の抑制などが示唆されている．

吸収・排泄

ZNSは単回投与の場合5.3 ± 1.3時間後に最高血中濃度に達し，消失半減期は60時間前後でゆっくり減少する．1日1回反復投与すると，血漿中濃度が定常状態に達するのに，ほぼ14～17日を要すると推定される．吸収に関しては経口投与したZNSは胃，小腸全域で吸収されると考えられている．またZNSは主として肝臓で代謝され，イソキサゾール環開裂体を生成したあとグルクロン酸抱合などを受け，主として尿中に排泄される．

小児適応症

部分てんかんおよび全般てんかんに適応がある．部分発作，単純部分発作，複雑部分発作，二次性全般化強直間代発作，全般発作，強直間代発作，強直発作，非定型欠神発作，混合発作の各発作型に適応がある．最近では小児例においてWest症候群に対しACTH療法前に試みるべき薬剤の1つとされ，著効例の報告も散見される．また施設によってはWest症候群において初回の抗けいれん薬として選択されている．また少用量の剤形の製剤がParkinson病治療薬として承認されている．肥満，ジスキネジア，偏頭痛，双極性障害に使用されることがあるが，わが国では承認されていない．

小児投与量

小児に対しては，投与開始時2～4 mg / kg / 日を1～3回に分割経口投与する．以後1～2週ごとに増量して通常4～8 mg / kg / 日まで漸増し，1～3回に分割経口投与する．なお，最高量は12 mg / kg / 日までとする．血中濃度の目安は10～40 μg / mLで，40 μg / mL以上が中毒域と考えられている[1]．

小児有効性データ

小国ら[1]は小児てんかん症例393例に投与し，臨床発作の転帰，脳波所見，行動面の評価の3視点を総合して，著明改善，改善，やや改善，不変，やや悪化，悪化，著明悪化の7段階に分け，効果の検討を行った．その結果，側頭葉てんかんにおいて53.3%，側頭葉以外の部分てんかん56.8%，未決定部分てんかん66.7%にやや改善以上の総合改善度をみた．またWest症候群において，50%レスポンダーレートは20～38%と報告されている[2,3]．

禁　忌

本剤の成分に対し過敏症の既往歴のある患者以外，特に併用禁忌はない．

併用注意が必要な薬剤

ZNS を投与されている患者において，フェニトイン(PHT)，カルバマゼピン(CBZ)を併用すると CYP が誘導され，ZNS の血中濃度が低下することが示唆されている．また PHT との併用では PHT の代謝が抑制され，血中濃度が上昇する．また三環系抗うつ薬の併用で高血圧，失神，筋強剛などの副作用がみられることもある．作用機序が共通するトピラマートと副作用が近似するため，私見ではあるがトピラマートとの併用を避けている．

使用上の注意点・副作用

重大な副作用として皮膚粘膜眼症候群，過敏症症候群，再生不良性貧血，無顆粒球症などがあり，定期的な観察，検査が必要である．発現率の高い副作用は眠気で，減量により改善することが多い．さらに小児例において問題となるのは発汗減少である．発生率は 17.5 ～ 44.4% といわれている．特に夏季や屋外での運動の際に，発汗減少のため高体温となり，熱中症に至ることもある．したがって，発汗減少のために熱中症をきたしやすいことを母親，教師らに十分説明しておく必要がある．発汗減少は可逆的であると考えられており，ZNS の減量もしくは中止にて改善する．摂食障害を合併した脳性麻痺や重症心身障害児(者)では腎尿路結石の発生がみられることがあり，結石切石術，摘出術に至った症例もある．ZNS 投与時は摂取水分量や排尿回数などに注意を払い，また定期的に結石の有無について超音波検査などを行う必要がある．また ZNS の副作用として記銘力，判断力の低下をきたすことがある．特に学齢時では計算力，記憶力，認知機能などの低下をきたし，ZNS を減量もしくは中止せざるを得ないこともある．

製　剤

商品名	剤形・規格	薬　価
エクセグラン（大日本住友製薬）	錠：100 mg 散：20%	100 mg 1 錠：27.4 円 散 20% 1 g：52.5 円
ゾニサミド「アメル」（共和薬品工業）	錠：100 mg 散：20%	100 mg 1 錠：16.5 円 散 20% 1 g：33.5 円

少用量剤形のトレリーフ（大日本住友製薬）は，Parkinson病用の製剤なので，てんかんに使用の際には承認外効能・効果となる．

〔渡邉宏雄〕

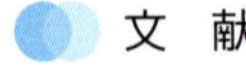

文　献

1）小国弘量，他：新抗てんかん薬AD-810 Zonisamideの小児てんかんにおける臨床第三相試験．小児科臨床 1988; **41**: 439-450.

2）Yanai S, et al.: Treatment of infantile spasms with zonisamid. *Brain Dev* 1999; **21**: 157-161.

3）Suzuki Y: Zonisamide in West syndrome. *Brain Dev* 2001; **23**: 658-661.

L 抗てんかん薬各論
4. ラモトリギン(LTG)

作用機序

Na^+チャネルを頻度依存的かつ電位依存的に抑制することにより神経膜を安定化させ，グルタミン酸などの興奮性神経伝達物質の遊離を抑制することによって抗けいれん作用を示す．Ca^{2+}チャネルに対する抑制作用も報告されている[1]．

吸収・排泄

腸管から吸収され，単回投与の場合 1.7 ～ 2.5 時間に最高血中濃度に達する．蛋白結合率は 53.1 ～ 56.2% である．多くはグルクロン酸転移酵素(おもに UGT1A4)によりグルクロン酸抱合され尿中に排泄される．単剤投与の場合の血中濃度半減期は 31 ～ 38 時間である．グルクロン酸抱合が競合するバルプロ酸(VPA)との併用では，半減期は長くなり，海外の報告では約 70 時間であったという．逆にグルクロン酸抱合を誘導する薬剤*1 と併用した場合は代謝が促進され，半減期は 7 ～ 20 時間となる．

小児適応症

両側性強直間代発作を含む焦点発作，定型欠神発作，強直間代発作に対し単剤治療の適応がある．他剤により効果が十分でない焦点発作，強直間代発作，Lennox-Gastaut 症候群(参照：p.300)における全般発作に対し併用療法の適応がある．単剤治療での催奇性が低く，妊娠の可能性のある女性に対する治療薬として推奨される．また，行動異常・精神状態の改善の報告があり，特に，抑うつ状態などの気分障害に対する効果が期待される．認知機能に対する影響はないと報告されている．

小児投与量

単剤療法の場合(定型欠神発作に用いる場合)：最初の 2 週間は，LTG 0.3 mg / kg / 日を分 1 または分 2 で投与し，次の 2 週間は 0.6 mg / kg / 日を分 1 または分 2 で投与する．その後は，1 ～ 2 週間ごとに最大 0.6 mg / kg / 日ずつ分 1 または分 2 で漸増する．維持量は，1 ～ 10 mg / kg / 日とし，分 1 または分 2 で投与する．最大量は 200 mg / 日である．

VPA と併用の場合：LTG として最初の 2 週間は 0.15 mg / kg / 日を 1 回投与し，次の 2 週は，0.3 mg / kg / 日を 1 回投与する．その後は 1 ～ 2 週ごとに最大 0.3 mg / kg / 日ずつ漸増する．維持量は，グルクロン酸抱合を誘導する薬剤*1 と併用のない場合は 1 ～ 3 mg / kg / 日を，グルクロン酸抱合を誘導する薬剤*1 と併用のある場合は，1 ～ 5 mg / kg / 日を分 2 で経口投与する．なお 1 日最大量は 200 mg / 日とする．

VPA と併用しない場合：グルクロン酸抱合を誘導する薬剤*1 以外の薬物*2 と併用する場合は，VPA と併用の場合と同様に投与する．グルクロン酸抱合を誘導する薬剤*1 を併用する場合は，LTG として最初の 2 週間は，0.6 mg / kg / 日を分 2 で，次の 2 週間は 1.2 mg / kg / 日を分 2 で投与し，1 ～ 2 週間ごとに最大 1.2 mg / kg / 日ずつ増量し，維持量は 5 ～ 15 mg / kg / 日で分 2 投与する．なお 1 日最大量は 400 mg / 日とする．

＊1　フェニトイン(PHT)，カルバマゼピン(CBZ)，フェノバルビタール(PB)，プリミドン(PRM)など
＊2　ゾニサミド(ZNS)，ガバペンチン(GBP)，トピラマート(TPM)など

小児有効性データ

国内第三相試験（単盲検比較試験）では，小児難治てんかん患者（Lennox-Gastaut 症候群を含む）168 例において，部分発作は 36.4%，強直間代発作は 70.6%，Lennox-Gastaut 症候群の全般発作は 42% において改善されたと報告されている[2]．さらに，4 ～ 12 歳の未治療の定型欠神発作に対する単剤治療の小児オープン試験で維持期終了時に 35% は完全に発作が抑制されたとの報告がある[3]．

禁　忌

本剤の成分に過敏症のある患者．腎不全，肝障害のある場合は本剤のクリアランスが低下することがあるので慎重な投与が望まれる．他の抗てんかん薬に対しアレルギーがある場合は，発疹の出現率が約 3 倍になるので慎重な投与が望まれる．

併用注意が必要な薬剤

VPA と LTG はグルクロン酸抱合が競合するので，併用すると LTG の血中濃度が上昇する．PHT，CBZ，PB，PRM，リファンピシン，ロピナビル・リトナビル合剤は，LTG の代謝を促進し，LTG の血中濃度が低下する．CBZ との併用で，めまい，失調，複視などが発現したという報告がある．単剤投与と比べ，リスペリドンとの併用で傾眠の報告がある．経口避妊薬（卵胞ホルモン・黄体ホルモン合剤）の併用で LTG の血中濃度が減少することがある．

使用上の注意点・副作用

特徴的な副作用は，本剤成分に対するアレルギーによる薬疹である．丘疹が多いとされ，5 ～ 6% 程度の頻度で，投与開始から 8 週以内に出現することが多い．薬疹の出現頻度が他剤と比較して高いわけではないが，皮膚粘膜眼症候群（Stevens-Johnson 症候群）および中毒性表皮壊死融解症（toxic epidermal necrolysis：TEN）などに重症化しやすい（1 / 1,000 ～ 5,000）ことが特徴である．VPA 併用例・高用量投与開始例で発現率が高く，少量で投与開始し，緩徐に増量することで発疹の出現頻度を減少させることができる．他の副作用には，傾眠，めまい，肝機能障害などがあり，再生不良性貧血，汎血球減少，無顆粒球症，無菌性髄膜炎の報告がある．Dravet 症候群では発作の悪化の報告があり注意を要する[4]．

製　剤

商品名	剤形・規格	薬　価
ラミクタール（グラクソ・スミスクライン）	錠：小児用 2 mg 小児用 5 mg 25 mg 100 mg	2 mg　：14.5 円 5 mg　：27.8 円 25 mg　：86.8 円 100 mg：231.6 円

〔久保田裕子〕

文　献

1）須貝研司：抗てんかん薬update：Annual Review 神経2010. 中外医学社，2010: 273-281.

2）大田原俊輔，他：ラモトリギンの難治てんかんに対する単盲検比較試験―ゾニサミドを対照とした小児第III相比較試験．てんかん研究 2008; 25: 425-440.

3）Yasumoto S, et al.: Lamotrigine monotherapy for newly diagnosed typical absence seizures in children: A multi-center, uncontrolled, open-label study. *Brain Dev* 2016; **38**: 407-413.

4）Guerrini R, et al.: Lamotrigine and seizure aggravation in severe myoclonic epilepsy. *Epilepsia* 1998; **39**: 508-512.

L

抗てんかん薬各論
5. レベチラセタム(LEV)

作用機序

神経伝達物質放出の調節に関与すると考えられるシナプス小胞の蛋白質 SV2A に結合，N 型 Ca^{2+} チャネル阻害作用，細胞内 Ca^{2+} 遊離抑制作用，抑制性のグリシンおよび GABA 作動性電流に対するアロステリック阻害の抑制などを介して発作を抑制する．従来の抗てんかん薬でみられる作用機序，つまり $GABA_A$ 受容体の増強，興奮性の Na^+ チャネルの阻害，低電位依存性 Ca^{2+} チャネル(T タイプ)の阻害，グルタミン酸受容体の阻害などはみられない．

吸収・排泄

成人においては，経口投与後に約 100% 吸収され，血中で蛋白質とは結合せず(10% 未満)，肝代謝を受けずに腎臓より排泄される．血中濃度は投与後約 1 時間で最高となり，半減期は 6 ～ 8 時間，繰り返し投与では約 2 日で定常状態となる．6 ～ 12 歳の小児では，body clearance が成人より 30 ～ 40% 高く，半減期が 5 ～ 7 時間とやや短い．そのため服薬量が成人よりも体重あたり 1.3 ～ 1.4 倍必要であると報告されている[1)]．

小児適応症

わが国では 2010 年 9 月に，成人の部分発作に対する薬剤として発売された．その後，他の抗てんかん薬で十分な効果が認められないてんかん患者の強直間代発作に対する抗てんかん薬との併用療法の適応が追加され，さらに小児の適応も承認された．一方，他の抗てんかん薬で認められているような頭痛，痛み，精神科的疾患などへの効果は報告されていない．

小児投与量

4 ～ 11 歳の児童もしくは体重 50 kg 未満の患者に対しては，初期用量は 1 日 2 回，20 mg / kg / 日とし，有効性や安全性に注意しながら 60 mg / kg / 日まで増量する．増量もしくは減量は 2 週間で 20 mg / kg を超えない範囲で行う．4 歳未満の患者への使用に対する十分なデータはない．体重 50 kg 以上の小児では，成人と同じ用法・用量を用い，最大量は 3,000 mg / 日である．

小児有効性データ

198 名の小児の難治性局在関連てんかん患者における検討では，44.6% の患者で発作が 50% 以上抑制され，6.9% の患者で発作が完全に抑制された[2)]．全般てんかんに対しても，open-label study ではあるが，症候性もしくは特発性の全般てんかん患者における検討で，36 ～ 82% の患者で 50% 以上の発作抑制が，9 ～ 42% の患者で完全な抑制が報告されている[3,4)]．小児における単剤治療についての報告も徐々になされつつある[5,6)]．

禁　忌

LEV もしくは他のピロリドン誘導体(piracetam)に対する過敏症の既往のある患者．

併用注意が必要な薬剤

LEV は血中で蛋白質と結合せず，肝代謝も受けないため，他の抗てんかん薬の血中濃度・薬物動態には影響を与えない．ジゴキシン，ワルファリン，経口避妊薬などとの相互作用もないことが報告されている．

使用上の注意点・副作用

主たる副作用は他の抗てんかん薬と同様で眠気，脱力感，めまい，頭痛，倦怠感，思考異常などであるが，他の抗てんかん薬よりも忍容性が高いとされている．LEV を使用している患者において自殺や自殺企図・自殺念慮が報告されているので十分な注意が必要である．易刺激性，攻撃性のある患者では 10 mg / kg / 日から開始することも検討する．また，一部の患者では LEV の投与によりけいれんが増加することが報告されており，また突然の中止により発作を誘発することも報告されている．腎排泄のため，腎機能障害を認める患者では投与量の調節が望ましい．なお，透析にて約 50% の LEV が除去される．

製　剤

商品名	剤形・規格	薬　価
イーケプラ(UCB / 大塚製薬)	錠：250 mg 500 mg ドライシロップ：50%	250 mg 1 錠：123.2 円 500 mg 1 錠：201.2 円 1 g：221.2 円

〔寺田清人〕

文　献

1）Pellock JM, et al.: Pharmacokinetic study of levetiracetam in children. *Epilepsia* 2001; **42**: 1574-1579.
2）Glauser TA, et al.: Double-blind placebo-controlled trial of adjunctive levetiracetam in pediatric partial seizures. *Neurology* 2006; **66**: 1654-1660.
3）Grosso S, et al.: Efficacy and safety of levetiracetam: an add-on trial in children with refractory epilepsy. *Seizure* 2005; **14**: 248-253.
4）Labate A, et al.: Levetiracetam in patients with generalised epilepsy and myoclonic seizures: an open label study. *Seizure* 2006; **15**: 214-218.
5）Weijenberg A, et al.: Levetiracetam monotherapy in children with epilepsy: A systematic review. *CNS Drugs* 2015; **29**: 371-382
6）Kanemura H, et al.: Effect of Levetiracetam monotherapy in nonlesional focal childhood epilepsy. *Neuropediatrics* 2017; **49**: 135-141.

Column　イーケプラ点滴静注

わが国でも 2015 年にイーケプラ点滴静注が承認された．二次性全般化発作を含む部分発作のある方，または薬剤抵抗性の強直間代発作における併用療法の方で，一時的に経口投与ができない状況における経口製剤の代替療法として使用される．経口投与からの切り替えでは，経口投与と同じ用量・投与回数で用い，経口投与に先立って投与する場合には 1 回 500 mg を 1 日 2 回から開始する．

L

抗てんかん薬各論
6. ペランパネル(PER)

作用機序

α-amino-3-hydroxyl-5-methyl-4-isoxazole-propionate (AMPA) 型グルタミン酸受容体に選択的に，かつ通常のグルタミン酸結合部位と異なる部位に非競合的に結合して拮抗作用を示すことで，グルタミン酸濃度に左右されず神経性興奮を抑制する[1)].

吸収・排泄

本剤は経口投与後 0.75 ～ 1.50 時間で C_{max} に達し，血漿蛋白結合率 95% で主に未変化体として存在し，血中濃度半減期は 2 mg および 4 mg でそれぞれ 102 時間および 63.9 時間である. CYP3A が関与する酸化·抱合反応により代謝され，糞便中に 69%，尿中に 28% が排泄される.

小児適応症

他の抗てんかん薬で十分な効果が認められない部分発作(二次性全般化発作を含む)と強直間代発作に対する抗てんかん薬との併用療法が適応で，わが国では 12 歳以上が対象である. 米国食品医薬品局(FDA)では部分てんかん単剤療法が承認され，さらに 4 歳以上の適応拡大が認められ，今後日本での適用拡大が期待される.

小児投与量

12 歳以上の小児に対し，1 日 1 回 2 mg の就寝前経口投与で開始し，1 週間以上の間隔をあけて 2 mg ずつ漸増する. 維持用量は CYP3A を誘導する抗てんかん薬の併用がない場合は 1 日 1 回 8 mg，併用がある場合は 1 日 1 回 8 ～ 12 mg とする. 症状により 1 週間以上の間隔をあけて 2 mg ずつ適宜増減するが，低用量での有効例もあり，緩徐な増量が望ましく，1 日最高用量は 12 mg までとする. 本剤の半減期は長く，就前の飲み忘れでも翌日の血中濃度の大きな低下は生じないので，日中の服用は避け，就寝前の服用とする.

小児有効性データ

成人を含む 12 歳以上の部分てんかん患者および強直間代発作患者を対象とした国際共同試験の結果，発作頻度は観察期からの変化率が有意に減少し，50% レスポンダー率は前者では 4 mg 群 23.0%，8 mg 群 36.0%，12 mg 群 43.3% で，後者(最大 8 mg/ 日)では 64.2% であった[2,3)]. 小児に限定した大きな母集団での報告は少なく，発作の種類，評価期間などに差があるため，50% レスポンダー率(括弧は症例数)は 50%(62 例)[4)]，31%(58 例)[5)]，63%(16 例)[6)]，19%(96 例)[7)]とばらつきがみられる. また，本剤に対する反応を 12 歳以上と 12 歳未満で比較すると前者が良好とする報告[5,6)]と有意差はなかったとする報告がある[7)].

禁忌，慎重投与

本剤の成分に対し過敏症の既往歴のある患児，重度の肝機能障害のある患児が禁忌で，軽度および中等度の肝機能障害，重度の腎機能障害または透析中の末期腎障害では慎重投与となっている．

併用注意が必要な薬剤

本剤は主に CYP3A で代謝されるため，CYP3A を誘導する薬剤(カルバマゼピン，フェニトイン>リファンピシン，フェノバルビタール，セイヨウオトギリソウ)との併用で本剤の血中濃度が低下する一方，CYP3A 阻害作用を有する薬剤(イトラコナゾールなど)との併用では本剤の血中濃度が上昇する可能性がある(参照：p.115)．

小児への使用上の注意点

低出生体重児，新生児または乳児および 2 歳以上 12 歳未満の小児に対する安全性は確立していない．一方，小児(12 歳以上)における易刺激性，攻撃性・敵意などの精神症状の発現割合が成人に比べて高くなることが臨床試験で示唆され，慎重な観察が必要である．12 歳以上であっても症例によっては 1 mg / 日より慎重に開始することも考慮する．

副作用

主な副作用は，浮動性めまい，傾眠，易刺激性で，特に後者の易刺激性，攻撃性，不安，怒りなどの精神症状は重大な副作用であり初期症状として出現するため，慎重な観察と症状出現時の減薬，中止を含む適切な処置が必要である．一方，副作用は服薬初期に出現しやすく，一過性のことも多いことから，症状の程度に応じて適切に対処する必要がある．

製　剤

商品名	剤形・規格	薬　価
フィコンパ(エーザイ)	錠：2 mg 4 mg	2 mg 1 錠：189.7 円 4 mg 1 錠：310.2 円

〔松田一己〕

文　献

1) Faulkner MA: Spotlight on perampanel in the management of seizures: design, development and an update on place in therapy. *Drug Des Devel Ther* 2017; **11**: 2921-2930.

2) エーザイ株式会社：フィコンパ錠2 mg，同錠4mgに関する資料．日本人を含む部分発作を有するてんかん患者を対象とした第Ⅲ相試験（335試験，国際共同治験）．In. PMDA「申請資料概要」9．臨床概要23：328-369，http://www.pmda.go.jp/drugs/2016/P20160322006/index.html

3) French JA: Perampanel for tonic-clonic seizures in idiopathic generalized epilepsy - A randomized trial. *Neurology* 2015; **85**: 950-957.

4) Singh K, et al.: Safety and efficacy of paerampanel in children with various epilepsy syndromes: a single-centre postmarketing study. *Epilepsy Behav* 2016; **11**: 41-45.

5) Biro A, et al.: Effectiveness and tolerability of perampanel in children and adolescents with refractory epilepsies: first experiences. *Neuropediatrics* 2015; **46**: 110-115.

6) De Liso P, et al.: Effectiveness and tolerability of perampanel in children and adolescents with refractory epilepsies-an Italian observational multicenter study. *Epilepsy Res* 2016; **134**: 374-377.

7) Swiderska N, et al.: Effectiveness and tolerability of perampanel in children, adolescents and young adults with refractory epilepsy: A UK multicentre study. *Seizure* 2017; **52**: 63-70.

L 抗てんかん薬各論
7. トピラマート(TPM)

作用機序

① $GABA_A$ 受容体機能の増強，②カイニン酸 /AMPA(α- アミノ -3- ヒドロキシ -5- メチルイソキサゾール -4- プロピオン酸)型グルタミン酸受容体の抑制，③電位依存性 Na^+ チャネルの抑制および④電位依存性 L 型 Ca^{2+} チャネルの抑制と多くの機序を介して抗てんかん作用を発現するものと考えられている．

吸収・排泄

本剤は腸管より速やかに吸収され，単回投与の場合，約 2 時間後に最高血中濃度に達する．本剤の薬物動態特性は，投与量に比例しており，反復投与時は腎機能が正常な患者は 4 ～ 8 日で定常状態に達する．投与量に比例して血中濃度も上昇するため，血中濃度モニタリングは必ずしも必要ないが，コマーシャルベースで測定が可能である．また，主として腎臓より排泄されるため腎機能低下患者には慎重に投与する必要がある．一部は肝臓にて代謝を受け，代謝を受ける主なチトクロム P450(CYP)分子種は CYP3A4 とされている．

小児適応症

わが国での本剤の適応症は他の抗てんかん薬で十分な効果が認められないてんかん患者の部分発作(二次性全般化発作を含む)とされ，他の抗てんかん薬との併用療法となっている．小児については 2013 年 11 月より 2 歳以上の小児に対する用法・用量の追加承認が得られている．

小児投与量

TPM として 1 日量 0.5 ～ 1 mg / kg の経口投与で開始し，2 週間以上の間隔をあけて 1 日量 1 ～ 2 mg / kg に増量する．以後，2 週間以上の間隔をあけて 1 日量として 0.5 ～ 2 mg / kg ずつ漸増し，維持量として 1 日量 6 mg / kg を経口投与する．症状により適宜増減するが，1 日最高投与量は 9 mg / kg または 600 mg のいずれか少ない投与量までとする．なお，いずれも 1 日 2 回に分割して経口投与する．

小児有効性データ

小児の症候性または潜因性局在関連性てんかんを対象とした国内の有効性検証試験[1)]では，50% 以上の発作減少率は 37.3% と報告され，海外小児有効性検証試験[2)]とほぼ同様の改善率であった．

Dravet 症候群のけいれん発作に対する，50% 以上の発作減少率は 55 ～ 78% と報告されている[3, 4)]．

West 症候群に対する治療効果に関しては，発作消失率が 20 ～ 44%，50% 以上の発作減少率は 35 ～ 70% と報告されており[5～8)]．より年長のてんかん性スパズムを呈する難治性てんかん症例や Lennox-Gastaut 症候群に対しての有効性も報告されている[9, 10)]．

禁　忌

本剤の成分に対し過敏症の既往のある患者．

L 抗てんかん薬各論

併用注意が必要な薬剤

CYP3A4の酵素誘導を有する薬剤であるPHTやCBZとの併用でTPMの血漿中薬物濃度が低下することが報告されている．併用時，PHT自体の血中濃度は上昇し，CBZは変化しないことが報告されている．またアセタゾラミドなどの炭酸脱水素酵素阻害薬では腎結石のリスクが上昇する．

使用上の注意点・副作用

小児用法追加承認時の国内臨床試験における副作用は，86例中66例(76.7%)に認められた．主な副作用は傾眠28例(32.6%)，乏汗症13例(15.1%)，食欲減退12例(14.0%)，発汗障害11例(12.8%)，体重減少8例(9.3%)などであった．頻度は低いものの重大な副作用として，続発性閉塞隅角緑内障およびそれに伴う強度近視や，腎・尿路結石，代謝性アシドーシスなどが報告されている．また，出生時の奇形発現率がやや高いことも報告されている[11]．

TPMは副作用による脱落率が高いことがわかっているが，少量から開始して緩徐に増量することで副作用の出現を抑えられるとも報告されている[12]．

製　剤

商品名	剤形・規格	薬　価
トピナ(協和発酵キリン)	錠：25 mg	25 mg　1錠：52.7円
	50 mg	50 mg　1錠：87.8円
	100 mg	100 mg　1錠：143.4円
	細粒：10%	細粒10%　1 g：184.0円
トピラマート(共和薬品工業)	錠：25 mg	25 mg　1錠：22.5円
	50 mg	50 mg　1錠：36.7円
	100 mg	100 mg　1錠：58.9円

〔木水友一〕

文　献

1）大塚頌子：小児の症候性または潜因性局在関連性てんかんに対するトピラマートの有効性検証試験．てんかん研究 2013; **31**: 19-29.

2）Elterman RD, et al.: A double-blind, randomized trial of topiramate as adjunctive therapy for partial-onset seizures in children. Topiramate YP Study Group. *Neurology* 1999; **52**: 1338-1344.

3）Kröll-Seger J, et al.: Topiramate in the treatment of highly refractory patients with Dravet syndrome. *Neuropediatrics* 2006; **37**: 325-329.

4）Coppola G, et al.: Topiramate as add-on drug in severe myoclonic epilepsy in infancy: an Italian multicenter open trial. *Epilepsy Res* 2002; **49**: 45-48.

5）Kwon YS, et al.: Topiramate monotherapy in infantile spasm. *Yonsei Med J* 2006; **47**: 498-504.

6）Zou LP, et al.: Evaluation of open-label topiramate as primary or adjunctive therapy in infantile spasms. *Clin Neuropharmacol* 2008; **31**: 86-92.

7）Hosain SA, et al.: Topiramate for the treatment of infantile spasms. *J Child Neurol* 2006; **21**: 17-19.

8）Dressler A, et al.: Efficacy and tolerability of the ketogenic diet in Dravet syndrome - Comparison with various standard antiepileptic drug regimen. *Epilepsy Res* 2015; **109**: 81-89.

9）Sachdeo RC, et al.: A double-blind, randomized trial of topiramate in Lennox-Gastaut syndrome. Topiramate YL Study Group. *Neurology* 1999; **52**: 1882-1887.

10）Endoh F, et al.: Efficacy of topiramate for intractable childhood generalized epilepsy with epileptic spasms: with special reference to electroencephalographic changes. *Seizure* 2012; **21**: 522-528.

11）Veroniki AA, et al.: Comparative safety of anti-epileptic drugs during pregnancy: a systematic review and network meta-analysis of congenital malformations and prenatal outcomes. *BMC Med* 2017; **15**: 95.

12）Cho YJ, et al.: Long-term efficacy and tolerability of topiramate as add-on therapy in refractory partial epilepsy: an observational study. *Epilepsia* 2009; **50**: 1910-1919.

L 抗てんかん薬各論
8. ガバペンチン(GBP)

作用機序

2つの機序が推察されている．①電位依存性 Ca^{2+}チャネルの $\alpha_2\delta$ サブユニットに結合して前シナプスで Ca^{2+}の流入を抑制し，グルタミン酸などの興奮性神経伝達物質の遊離を抑制する．また，②脳内GABA量を増加させ，GABAトランスポーターを活性化させることによって抑制性であるGABA神経系機能を維持・増強する(図)．

吸収・排泄

単回経口投与した時，投与後約3時間で最高血漿中濃度に達し，消失半減期は6～7時間である．反復経口投与した時，投与後2日までに定常状態に達し，最終投与後の消失半減期は約5時間である．ほとんど代謝を受けず，薬物代謝酵素を誘導しない．血漿蛋白との結合は認められず，未変化体の尿中排泄率はほぼ100%である．

小児適応症

成人では，他の抗てんかん薬で十分な効果が認められないてんかん患者の部分発作(二次性全般化発作を含む)に対する，他の抗てんかん薬との併用療法が適応とされている．小児適応症のための治験において有効性が確認され，シロップ製剤が2011年11月発売となった．低出生体重児，新生児，乳児，または3歳未満の幼児に対する安全性は確立していない．

小児投与量

成人および13歳以上の小児の投与量はガバペンチン(GBP)として初日1日量600 mg，2日目1日量1,200 mgをそれぞれ3回に分割経口投与する．3日目以降は，維持量として1日量1,200～1,800 mgを3回に分割経口投与する．なお，症状により適宜増減するが，1日最高投与量は2,400 mgまでとする．

3～12歳の小児では初日10 mg / kg / 日，2日目20 mg / kg / 日を分3で投与，3日目以降は維持量として3～4歳は40 mg / kg / 日，5～12歳は25～35 mg / kg / 日を分3で投与する．1日最大投与量は50 mg / kg / 日とする．この投与スケジュールでは眠気が問題になる場合が少なくないので1日ごとではなくゆっくり漸増するのもよい．

小児有効性データ

海外のデータでは，3～12歳の小児における難治性部分てんかん発作に対してGBPを12週間併用投与したところ，プラセボ群よりGBP群で有意に部分発作のResponse Ratioがすぐれていた．わが国での長期投与試験ではてんかん発作頻度減少率は－49.3%(64週)であった．

禁　忌

本剤の成分に対し過敏症の既往歴のある患者．

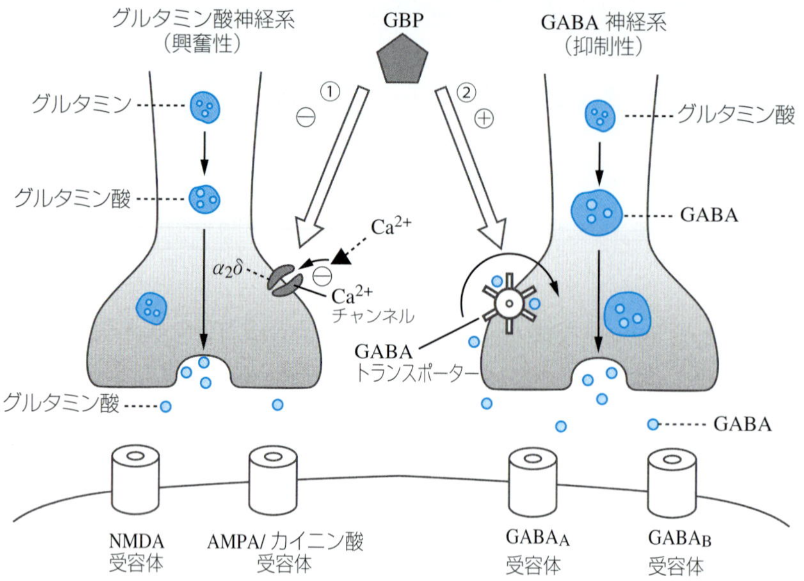

図　ガバペンチン（GBP）の作用機序（推察）

（ガバペンチンインタビューフォームを元に作成）

併用注意が必要な薬剤

制酸剤（水酸化アルミニウム，水酸化マグネシウム）は併用により GBP の血漿中濃度が低下したため，制酸剤服用後少なくとも 2 時間以降に本剤を服用することが望ましい．モルヒネは併用により GBP の血漿中濃度が上昇するため，傾眠等の中枢神経抑制症状に注意し，必要に応じて GBP またはモルヒネの用量を減量する．

使用上の注意点・副作用

成人での主な副作用は，傾眠，浮動性めまい，頭痛，複視，倦怠感などである．国内 154 例の幼児および小児患者の 60 例（39.0％）に副作用が認められた．おもな副作用は，傾眠（27.3％），食欲亢進（1.9％），流涎過多（1.9％），発疹（1.9％）などであった．

製　剤

商品名	剤形・規格	薬　価
ガバペン（ファイザー）	錠：200 mg 300 mg 400 mg シロップ 5％	200 mg 1 錠：40.4 円 300 mg 1 錠：54.3 円 400 mg 1 錠：66.3 円 5％ 1 mL：22.5 円

〔大谷英之〕

参考文献

・山内俊雄：新しい抗てんかん薬gabapentin．臨床精神薬理 2006; **9**: 1869-1877.

・Appleton R, et al.: Gabapentin as add-on therapy in children with refractory partial seizures: a 12-week, multicentre, double-blind, placebo-controlled study. *Epilepsia* 1990; **40**: 1147-1154.

L 抗てんかん薬各論 9. エトトイン(EHN)

エトトイン(EHN)はアメリカでは1957年に全般性強直間代発作(generalized tonic-clonic seizure：GTC)の治療薬として発売され，1960年からはわが国でも発売されている．フェニトイン(PHT)に比べて副作用がないかわりに発作抑制効果も劣るとされ，今日ではほとんど用いられることがない．しかし，この効果が劣るという評価は用量不足による過小評価であり，適切に用いればPHTと同様に有効であり，かつ歯肉増殖，多毛，ふらつきなどの副作用が軽い有用な薬剤であるとの報告がある[1,2]．これまでの報告例や自験例を総合すると，EHNはPHTの6～10倍の投与量が必要である．わが国では2004年末から錠剤(100 mg錠)の出荷が停止され，末のみが使用可能である．今後の使用状況によっては末も市場から消える可能性があり，その点でも適応のある患者にはぜひ使用を一考して再評価したい薬剤である．

作用機序

PHTはフェニル基を2つもつのに対し，EHNは1つである．EHNの作用機序は十分に解明されていないが，PHTに類似したものと考えられている[3]．

吸収・排泄

成人では25～30 mg / kgの単回投与後2～4時間で最高血中濃度に達する．半減期は5.1時間と短い．血中からの排出は用量依存性と考えられている[2~5]．

小児適応症

基本的にはPHTと同じと考えられる．すなわち，強直間代発作，強直発作などけいれん性の全般発作と，部分発作一般に有効である．

小児投与量

諸報告を総合すると，EHNとして10 mg / kg / 日から投与開始し，5～10 mg / kg / 日ずつ漸増，最終的に1日20～50 mg / kg / 日を3～4回に分けて経口投与するのが実際的と思われる．血中濃度は15～50 μg / mLを目安とする．

小児有効性データ

Livingstonらはてんかん患者108例(うち88例は1～14歳)に対するEHNの使用成績を報告した．投与期間は4～16か月，投与量は1日750～5,000 mgで，3～4分服とした．発作型からみると大発作と精神運動発作(側頭葉起原の複雑部分発作に相当)に有効で，小型の運動発作と小発作(欠神発作)には無効であった．未治療例67例では大発作27例中9例，精神運動発作9例中2例で完全抑制された．EHNが無効であった21例にPHTを投与したところ，11例で発作が完全抑制された．一方，PHTが無効であった25例にEHNを投与したところ，1例でのみ完全抑制が得られた．PHTが有効だが副作用が著しい16例においてEHNに置換したところ，2例でのみ有効であった．失調，歯肉増殖，多毛などはみられなかった．このようにEHNはPHTに比べて発作抑制効果は劣るが，副作用はなく有用な抗てんかん薬であると結論した[6].

Carter らは 7 ～ 21 歳の 17 例に EHN を追加または単剤で 6 ～ 208 週間投与し，16 例で発作完全抑制を得た．EHN の投与量は 12 ～ 49（平均 28.8）mg / kg / 日であり，服薬 2 時間後に測定した血中濃度は 14.4 ～ 34.0（平均 22.1）μg / mL であった[1].

Biton らは，17 ～ 51 歳の 46 例に EHN を投与し，50% 以上の発作抑制を 51.3% の患者で得た．EHN 投与量は平均 42.9（13.4 ～ 73）mg / kg，血中濃度は 23.2（6 ～ 59）μg / mL であった．

自験例 15 例，平均年齢 32 歳（24 ～ 43 歳）．いずれも難治性で，8 例では PHT 有効だが歯肉増殖，多毛，ふらつきなどのために継続困難であった．1 例は PHT で薬疹を認めた．EHN は平均 2.6 剤の従来処方に追加され，処方全体を調整しながら平均 4.0 年間（0.8 ～ 8.0 年）継続した．7 例で 50% 以上の発作頻度の減少を認めた．これら有効群の投与量は平均 39.5（25.8 ～ 55.7）mg / kg，服薬 2 時間半後の血中濃度は平均 38.0（14 ～ 76）μg / mL であった．診断は症候性部分てんかん 5，特発性全般てんかん 1，症候性全般てんかん 1 例であった．発作型は，単純部分発作 1，複雑部分発作 5，GTC 2，強直発作 1 例であった．当初 PHT を併用していた 3 例では，EHN に置換できた．EHN 服用後新たに歯肉増殖や多毛が出現した例はなく，PHT による歯肉増殖は PHT 中止後改善・消失した．

禁　忌

本剤の成分またはヒダントイン化合物に対し過敏症の患者．ただし，PHT に過敏であっても本剤には過敏でない例もある．

併用注意が必要な薬剤

イソニアジド，パラアミノサリチル酸，クマリン系抗凝血薬は本剤の血中濃度を上昇させ中毒症状（眼振，構音障害，運動失調，眼筋麻痺など）が現れることがある．抗てんかん薬ではアセタゾラミドを併用すると，本剤によるビタミン D 分解促進，アセタゾラミドによる代謝性アシドーシス，腎尿細管障害の影響でくる病，骨軟化症が現れやすいので注意が必要である．

使用上の注意点・副作用

皮膚粘膜眼症候群や中毒性表皮壊死症の例がないわけではないので，注意が必要である．血中濃度は株式会社 SRL など臨床検査の受託会社に委託して測定できたが，2014 年以降は中止となり，現在は測定できない．

製　剤

商品名	剤形・規格	薬　価
アクセノン（大日本住友製薬）	末	末 1 g：65.1 円

〔日吉俊雄〕

文　献

1）Carter CA, et al.: Ethotoin in seizures of childhood and adolescence. *Neurology* 1984; **34**: 791-795.
2）Biton V, et al.: Adjunctive therapy for intractable epilepsy with ethotoin. *Epilepsia* 1990; **31**: 433-437.
3）Kupferberg HJ: Other Hydantoins: Mephenytoin and Ethotoin. In: Woodbury DM, et al. (eds), Antiepileptic Drugs, Raven Press, New York, 1982; 283-295.
4）Troupin AS, et al.: Clinical pharmacology of mephenytoin and ethotoin. *Ann Neurol* 1979; **6**: 410-414.
5）Meyer MC, et al.: Nonlinear ethotoin kinetics. *Clin Pharmacol Ther* 1983; **33**: 329-334.
6）Livingston S, et al.: The use of peganone (AC 695) in the treatment of epilepsy. *J Pediatr* 1956; **49**: 728-732.

L 抗てんかん薬各論
10. バルプロ酸(VPA)

作用機序

バルプロ酸(VPA)は脳の興奮を抑制する神経伝達物質のGABA濃度やドパミン濃度を上昇させるとともに，セロトニン代謝を促進する．このような神経伝達物質の作用を介した脳内抑制系の賦活作用に基づくとされている．また皮質ニューロンにおいてNa^+チャネル依存性の活動電位の発生を抑制し，スパイクの発生を阻害する．

吸収・排泄

シロップ，細粒，錠剤は吸収が早く内服2時間前後で血中濃度が最高になり，平均半減期は6～15時間である．一方徐放型では最高血中濃度に達するまで5～10時間ほど要するが血中濃度の変動が少ないため1日1回の投与でも安定した血中濃度が得られる．短鎖の分枝鎖脂肪酸構造を有し，グルクロニールトランスフェラーゼ，β酸化などで代謝され，肝から排泄される．

小児適応症

欠神発作，ミオクロニー発作，強直発作などの全般発作に対しては高い有効性が認められ第一選択薬となっている．また部分発作に対しても有効性が認められている．てんかん発作以外にも，躁病，躁うつ病の躁状態の治療にも用いられる．

小児投与量

5～10 mg / kg / 日から投与開始し，年齢，症状に応じて血中濃度をモニタリングしながら5～10 mg / kg / 日ずつ増量する．通常10～30 mg / kg / 日を1日2～3回に分割し経口投与する．有効血中濃度は40～120 μg / mLである．成人では400～1,200 mg / 日が用量の範囲である．

小児有効性データ

小児特発性全般てんかんの初発あるいは他剤が無効であった67人症例中47人(70%)がバルプロ酸(VPA)単剤で発作抑制を認めた[1]．

強直間代発作をもつ特発性全般てんかんあるいは部分てんかんの初発症例におけるVPA(130例)とカルバマゼピン(CBZ，130例)の有効性の比較検討で，2年間の発作抑制率はVPA 55%，CBZ 45%であり，有意差を認めなかった[2]．

禁　忌

重篤な肝障害のある患者，尿素サイクル異常症の患者には投与しない．血中濃度が低下するためカルバペネム系抗菌薬は併用しない．

併用注意が必要な薬剤

フェニトイン(PHT)，CBZ，フェノバルビタール(PB)，プリミドン(PRM)はVPAの排泄を高めるため，

VPA の血中濃度は下がるとされている．PHT 服用中に VPA を併用すると PHT 濃度は低下する．PB 服用中に VPA を併用すると PB 濃度は上昇する．VPA はラモトリギン（LTG）の半減期を延長させるため LTG の血中濃度を上昇させる[3]．マクロライド系抗菌薬は CYP を抑制し VPA 血中濃度を上昇させることがある．

使用上の注意点・副作用

重大な副作用として劇症肝炎などの重篤な肝障害，高アンモニア血症を伴う意識障害，汎血球減少，血小板減少，急性膵炎，間質性腎炎，Fanconi 症候群，横紋筋融解，抗利尿ホルモン分泌異常症候群（syndrome of inappropriate secretion of antidiuretic hormone：SIADH）などがあり，定期的な血液，尿検査が必要である．また脳の萎縮，痴呆様症状，Parkinson 症状が現れることもあり VPA の投与中止により回復する．悪心，食欲低下あるいは亢進といった消化器症状，脱毛や縮毛などの毛髪の変化も認める．催奇形性が認められており，高濃度の VPA 内服，多剤との併用によりその発生率は高くなるので妊娠可能女性では投与量などに注意を要する[4]．また妊娠中 VPA を服用した母から出生した小児の全般性，特に言語性の知能指数の低下が用量依存性に認められること[5]，自閉症スペクトラムの発症が高いことが報告されており[6]，留意が必要である（参照：p.111）．

製　剤

商品名	剤形・規格	薬　価
デパケン（協和発酵キリン）	錠：100 mg 200 mg シロップ：5% 細粒：20% 40%	100 mg　1 錠：9.9 円 200 mg　1 錠：12.4 円 シロップ 5% 1 mL：7.6 円 細粒 20%　1 g：14.3 円 40%　1 g：21.5 円
デパケンR（協和発酵キリン）	錠：100 mg 200 mg	100 mg　1 錠：9.5 円 200 mg　1 錠：15.5 円
セレニカR（興和／田辺三菱製薬）	錠：200 mg 400 mg 顆粒：40%	200 mg　1 錠：20.0 円 400 mg　1 錠：32.8 円 顆粒 40%　1 g：33.5 円
バレリン（大日本住友製薬）	錠：100 mg 200 mg シロップ：5%	100 mg　1 錠：9.1 円 200 mg　1 錠：10.4 円 シロップ 5% 1 mL：6.7 円

〔髙山留美子〕

文　献

1）Dulac O, et al.: Sodium valproate monotherapy in childhood epilepsy. *Brain Dev* 1986; **8**: 47-52.

2）Verity CM, et al.: A multicentre comparative trial of sodium valproate and carbamazepine in paediatric epilepsy. The Paediatric EPITEG Collaborative Group. *Dev Med Child Neurol* 1995; **37**: 97-108.

3）高橋幸利：特集！けいれん・意識障害ー抗てんかん薬の薬物動態・薬剤相互作用. 小児内科 2014; **9**: 1238-1241.

4）兼子　直，他：てんかんをもつ妊娠可能年齢の女性に対する治療ガイドライン．てんかん研究 2007; **25**: 27-31.

5）Meador KJ, et al.: Fetal antiepileptic drug exposure and cognitive outcomes at age 6 years (NEAD study): a prospective observational study. *Lancet Neurol* 2013; **12**: 244-252.

6）Christensen J, et al.: Prenatal valproate exposure and risk of autism spectrum disorders and childhood autism. *JAMA* 2013; **309**: 1696-1703.

L 抗てんかん薬各論
11. フェノバルビタール(PB)

作用機序

GABA$_A$ 受容体のサブユニットに存在するバルビツール酸誘導体結合部位に結合することにより，抑制性伝達物質 GABA の受容体親和性を高め，Cl^-チャネル開口作用を増強して神経機能抑制作用を促進する．

吸収・排泄

消化管から 6 ～ 18 時間以上かけて吸収される．最高血中濃度到達時間は約 1.0 ～ 2.4 時間である．40 ～ 60% が蛋白と結合する．約 1 / 3 は尿中に排泄され，約 2 / 3 は肝代謝を受けて代謝産物として排泄される．半減期は約 4 ～ 5 日であり，血中濃度の定常化には 14 ～ 20 日かかる．

小児適応症

てんかんの中で，強直間代発作(全般けいれん発作，大発作)と焦点発作(Jackson 型発作を含む)に有効．また，けいれん重積時の治療にも選択される．てんかん発作以外にも，不眠症，不安緊張状態の鎮静，自律神経発作，精神運動発作に効果がある．

小児投与量

・1 歳未満；初期量 2 mg / kg / 日，投与回数 1 日 1 ～ 2 回，維持量 3 ～ 5 mg / kg / 日
・1 歳以上；初期量 2 mg / kg / 日，投与回数 1 日 1 ～ 2 回，維持量 2 ～ 4 mg / kg / 日
・15 歳以上；初期量 30 ～ 50 mg / 日，投与回数 1 日 1 回，維持量 30 ～ 200 mg / 日

血中濃度の目安は 10 ～ 40 μg / mL．40 ～ 45 μg / mL を超えると中毒症状が出現する．

小児有効性データ

てんかんの小児 2,455 例において，第一選択薬として PB を開始した．24 か月の時点で，発作消失は 347 / 1,324 名(26%)，50% 以上発作減少は 600 /1,324 名(45%)であった[1]．

禁　忌

本剤の成分またはバルビツール酸系化合物に対して過敏症の患者，急性間欠性ポルフィリン症の患者，ボリコナゾールを投与中の患者．

併用注意が必要な薬剤

中枢神経抑制薬〔フェノチアジン誘導体，バルビツール酸誘導体，トランキライザー，トピラマート(TPM)など〕，抗ヒスタミン薬(ジフェンヒドラミンなど)，アルコールは相加的中枢神経抑制作用のため作用が増強されることがある．三環系抗うつ薬(イミプラミンなど)，四環系抗うつ薬(マプロチリンなど)は相加的中枢神経抑制作用のため作用が増強されることと代謝酵素誘導作用により血中濃度が低下することがある．メチルフェニデートは肝代謝を抑制すると考えられているため PB の血中濃度が上昇することがある．ドキシサイクリン，ワルファリンは酵素誘導作用によりこれらの薬剤の作用が減弱するこ

とがある.

抗てんかん薬では，バルプロ酸(VPA)，クロバザム(CLB)，カルバマゼピン(CBZ)は代謝酵素誘導作用によりこれらの薬剤の血中濃度が低下し，VPA が肝代謝を抑制するため PB の血中濃度が上昇することがある. ラモトリギン(LTG)はグルクロン酸抱合を促進されて血中濃度が低下することがある. その他，CYP3A4 で代謝される薬剤(アゼルニジピン，イマチニブ，インジナビル，サキナビル，シクロスポリン，タクロリムス，フェロジピン，ベラパミル，モンテルカスト，副腎皮質ホルモン剤，卵胞ホルモン剤・黄体ホルモン剤)の血中濃度も低下することがある.

使用上の注意点・副作用

重大な副作用として，皮膚粘膜眼症候群，過敏症症候群，依存症，顆粒球減少・血小板減少，肝機能障害，呼吸抑制などがあり，十分な観察と定期的な血液検査が必要である. また，特に小児においては，眠気，注意力・集中力の低下，多動，失調が問題とされている. 長期間服用により，葉酸，ビタミン K，ビタミン D 欠乏などの副作用も報告されている. 母体血中濃度に対する母乳中濃度の割合は 45.9 ± 24.9% であるため，乳児に嗜眠を認めることがあり，授乳中の女性への投与の中止もしくは授乳の制限を考慮する必要がある. PB は欠神発作を悪化させることがあるので注意する必要がある(参照：p.111).

製　剤

商品名	剤形・規格	薬　価
フェノバール (藤永製薬 / 第一三共)	錠：30 mg エリキシル：0.4% 末 散：10%	30 mg 1 錠：6.9 円 エリキシル 0.4% 1 mL：4.1 円 末 1 g：27.6 円 散 10% 1 g：7.8 円
ワコビタール坐剤 (和光堂 / 高田製薬)	坐剤：15 mg 30 mg 50 mg 100 mg	15 mg 1 個：31.5 円 30 mg 1 個：44.9 円 50 mg 1 個：55.8 円 100 mg 1 個：71.0 円
ルピアール坐剤 (久光製薬 / エスエス製薬)	坐剤：25 mg 50 mg 100 mg	25 mg 1 個：38.0 円 50 mg 1 個：52.1 円 100 mg 1 個：65.1 円

〔最上友紀子〕

文　献

1) Wang WZ, et al.: Efficacy assessment of phenobarbital in epilepsy: a large community-based intervention trial in rural China. *Lancet Neurol* 2006; **5**: 46-52.

▸ *Column* てんかん重積時のノーベルバールの位置づけ

ノーベルバールはフェノバルビタールの注射製剤であり，新生児けいれんとてんかん重積状態に適応がある. ベンゾジアゼピン系薬剤の静注で発作が消失しなかった場合のセカンドラインの治療(推奨グレード B)として使用されるが，静注後は濃度が上昇しているため，必要に応じてフェノバルビタールの維持治療に移行することができる.

L

抗てんかん薬各論
12. エトスクシミド(ESM)

作用機序

エトスクシミド(ESM)は1958年に開発されたスクシミド系抗てんかん薬で，視床神経細胞の電位依存性T型Ca^{2+}チャネルを抑制することにより，視床から大脳皮質への3Hz律動性放電の伝播を抑制し，けいれん抑制作用を発揮すると推測されている[1)]．しかし近年，ESMが欠神発作モデルマウスの皮質への直接投与により発作波抑制効果をもたらすなどの報告があり[2, 3)]，その明確な作用機序は不明である．

吸収・排泄

1回経口投与では，投与3～7時間後に血中濃度は最高に達し，反復投与により7～12日後に平衡状態に達する．血中半減期は，小児では30～40時間，成人40～60時間である．

小児適応症

欠神発作に有効．ミオクロニー発作，非定型欠神，ミオクロニー欠神発作などにも時に有効．

小児投与量

10～15 mg / kg / 日から投与を開始し，通常20～30 mg / kg / 日の投与により，投与開始後7～12日で，有効血中濃度(40～100 μg / mL)が得られる．消化器系副作用を予防するため，食後に分2ないし分3で投与することが望ましい．

小児有効性データ

ESMは欠神発作に対する有効性が高く，小児欠神てんかん(childhood absence epilepsy：CAE)の治療薬として広く用いられてきた．欠神発作以外の全般発作(強直間代発作・ミオクロニー発作)，部分発作に対しては効果が少ないため，バルプロ酸(VPA)導入後は使用頻度が減少し，ザロンチン錠は現在製造中止となっている．しかし，欠神発作に対しては，ESMはVPAと並んで現在でも第一選択薬[4, 5)]ないし第二選択薬[6, 7)]として認められ，両者の併用ではじめて発作の抑制が得られる症例もあり，今後も有用性が期待される薬剤である．

禁　忌

スクシミド系薬剤アレルギーの既往．

併用注意が必要な薬剤

代謝にはCYP3A4が関与するため，酵素誘導作用のあるカルバマゼピン(CBZ)，フェニトイン(PHT)，フェノバルビタール(PB)との併用でESM血中濃度は低下する．VPAとの併用によりESM血中濃度は上昇する．

使用上の注意点・副作用

最も多い用量依存性の副作用は，腹部不快感，悪心などの消化器症状で，頭痛，傾眠なども比較的多くみられる．ときに，運動失調，吃逆，骨髄抑制，眼振，複視，薬疹もみられる．薬剤誘発性ループスや Stevens-Johnson 症候群の報告もあり，注意が必要である．

製　剤

商品名	剤形・規格	薬　価
エピレオプチマル(エーザイ)	散：50%	散 50%　1 g：39.6 円
ザロンチンシロップ 5%(第一三共)	シロップ：5%	シロップ 5%　1 mL：7.9 円

〔堀米ゆみ〕

文　献

1) Coulter DA, et al.: Characterization of ethosuximide reduction of low-threshold calcium current in thalamic neurons. *Ann Neurol* 1989; **25**: 582-593.

2) Gülhan Aker R, et al.: Localized cortical injections of ethosuximide suppress spike-and-wave activity and reduce the resistance to kindling in genetic absence epilepsy rats (GAERS). *Epilepsy Res* 2010; **89**: 7-16.

3) Hughes JR: Absence seizures: a review of recent reports with new concepts. *Epilepsy Behav* 2009; **15**: 404-412.

4) Karceski S, et al.: Treatment pf epilepsy in adults:expert opinion, 2005. *Epilepsy Behav* 2005; **7**(S1): S1-64.

5) Penovich PE, et al.: Use of a new antiepileptic drug or an old one as first drug for treatment of absence epilepsy. *Epilepsia* 2009; **50**(S8): 37-41.

6) Wheless DF, et al.: Treatment of pediatric epilepsy: expert opinion, 2005. *J Child Neurol* 2005; **20**(S1): S1-56.

7) 井上有史，他：成人てんかんにおける薬物治療ガイドライン．てんかん研究 2005; **23**: 244-253.

8) Glauser TA, et al.: Ethosuximide, valproic acid, and lamotrigine in childhood absence epilepsy. *N Engl J Med* 2010 ; **362**: 797-799.

9) Vining EP: Ethosuximide in childhood absence epilepsy--older and better. *N Engl J Med* 2010; **362**: 843-845.

10) Oguni H, et al.: Dramatic effect of ethosuximide on epileptic negative myoclonus: implications for the neurophysiological mechanism. *Neuropediatrics* 1998; **29**: 29-34.

11) Hirano Y, et al.: Epileptic negative drop attacks in atypical benign partial epilepsy: a neurophysiological study. *Epileptic Disord* 2009; **11**: 37-41.

Column　ESM in CAE ― older and better

小児欠神てんかんと新規に診断された 453 症例を対象とした多施設共同研究が行われ，VPA，ESM，ラモトリギン(LTG)の 3 剤を二重盲検試験により比較したところ，効果は VPA と ESM は同等で，LTG より高く，ESM は VPA に比し副作用(注意力低下)の出現率が少ないと報告された[8]．Johns Hopkins 大の Vining はこの論文に対し，高血圧の治療にサイアザイド剤がいまだに最も有用であるのと同様に，ESM もすぐれた効果をもつ(ethosuximide in childhood absence epilepsy － older and better, the winner was ethosuximide, the oldest of the three)とコメントしている[9]．また ESM は，中心側頭部棘波を示す非定型小児てんかん(旧：非定型良性部分てんかん，ABPE)，てんかん性陰性ミオクローヌス(ENM)，ミオクロニー脱力発作を伴うてんかん(Doose 症候群)，ミオクロニー欠神てんかん(Tassinari 症候群)の治療にも有用である[10,11]．しかしながら，エピレオプチマル散は，「激マズ(苦くて舌にはりつく)」，「プチ丸先生の破壊力，恐るべし」とまで表現されているとおり，確かに苦く，VPA と並んで CAE の第一選択薬として用いられるためには，わが国で発売中止になっている錠剤の復活が望まれる．

L

抗てんかん薬各論
13. ビガバトリン(VGB)

作用機序

GABA 増強作用：脳内でγ-アミノ酪酸(GABA)の分解にかかわる GABA アミノ基転移酵素(GABA-T)に疑似物質として不可逆的に作用し，酵素活性を阻害して脳内の GABA 濃度を上昇させることにより抗てんかん作用を示す．

吸収・排泄

ビガバトリン(VGB)は消化管からほぼ全て吸収され，ほとんど血漿蛋白に結合せず，代謝されずに尿中に未変化体として排泄される．通常使用する濃度では薬物代謝酵素誘導作用はなく，薬物相互作用は示さない．内服 1 ～ 3 時間で最高血中濃度に達し，半減期は 5 ～ 7 時間程度である．

小児適応症

わが国では点頭てんかんのみが適応であり，特に結節性硬化症に伴う症例では有効性が高く，英国の NICE ガイドライン(2012)[1]では ACTH などのステロイド療法より先の選択が推奨されている．

小児投与量

生後 4 週以上の患者には 50 mg / kg / 日で開始し，3 日以上の間隔をあけ 50 mg / kg / 日を超えない範囲で増量する．1 日最大量は 150 mg / kg / 日，あるいは 3,000 mg / 日を超えないこととして，用法は分 2 投与で用時溶解して服用する．本剤の投与開始後に 2 ～ 4 週間で治療効果を認めない場合，あるいは最高投与量である 150 mg / kg / 日を投与しても症状の改善を認めない場合には本剤の投与中止を考慮する．腎機能障害の患者では低い用量で反応する可能性があり，さらに低用量からの開始を考慮する必要がある．

小児有効性データ

短期効果は，米国の多施設共同無作為化試験では開始 2 週間以内の発作抑制率は，低用量(18 ～ 36 mg / kg / 日)で 11%，高用量(100 ～ 148 mg / kg / 日)で 36% であった[2]．病因別発作抑制率では結節性硬化症 52%，遺伝子異常 10%，周産期障害 10%，原因不明 27% であった．

英国の長期効果に関する研究(The United Kingdom Infantile Spasms Study：UKISS)では，14 か月時での発作予後・発達予後はステロイド療法と VGB で有意差は認めなかった[3]．

禁　忌

VGB に対する過敏症，あるいはサブリル登録システム(サブリル適正使用窓口 SRSP センター)[4]の規定に準拠しない患者．

併用注意が必要な薬剤

網膜症を起こす恐れのある薬剤(ヒドロキシクロロキンなど)，緑内障を起こす恐れのある薬剤(プレドニゾロンなど)など．VGB はフェニトイン濃度を低下させる可能性がある．

使用上の注意点・副作用

不可逆的な網膜障害による視野障害，視力障害が現れることがあるので，厳格に処方管理されている．サブリル登録システムで登録された処方医師，眼科医，薬剤師のもとにおいて登録された患者にのみ文書で同意を得たうえで処方可能である．

眼科副作用の早期発見・対処のため，原則3か月ごとの眼科診察と3～6か月ごとの網膜電図検査が必須である．眼科異常が疑われる時はその都度処方継続には同意が必要であり，投与中止後も少なくとも6か月後までに網膜電図を含めた眼科検査と必要に応じた眼科診察が必要である．視野狭窄が疑われるとき，累積投与量が3,000 gに達したとき，投与開始後1年ごとに，いずれも文書での同意取得が必要である．

①視力障害・視野障害

約1/3の患者で不可逆的視野狭窄が起こり，曝露期間・累積投与量に比例している．視野障害は両側性求心性視野狭窄で，通常鼻側から現れ，耳側より鼻側が高度に障害される．3か月程度で急激に発現，悪化することがある．海外での成人・小児での難治てんかん患者に対して行われた試験では，成人で36.5%（110/301例），小児では20%（17/85例）で1回以上の両側性の求心性視野狭窄症状がみられた．ラットの実験でタウリン投与が網膜毒性を軽減する報告[5]があるが，臨床的なエビデンスは確立されていない．また，視神経萎縮，視神経炎の報告がある．

②脳症症状

脳波上徐波活動を呈し，鎮静，混迷，錯乱，意識障害などの脳症症状が報告されている．急速な増量，腎障害時に注意が必要である．

③頭部MRI異常

T2強調画像，拡散強調画像で，視床，基底核，脳幹，小脳などに高信号が現れることがあり，開始前，投与中は定期的なMRI検査が必要である．

④その他の副作用

てんかん重積状態（5%未満），ミオクローヌス（頻度不明），呼吸障害（頻度不明）．

製　剤

商品名	剤形・規格	薬　価
サブリル散（サノフィ）	包：500 mg（1包505 mg中ビガバトリン500 mg含有）	500 mg 1包：1,487.0円

〔山口解冬・高橋幸利〕

文　献

1）National Institute for Health and Care Excellence: Nice clinical guideline 137. diagnosis and management, January 2012. https://www.nice.org.uk/guidance/cg137/chapter/appendix-g-abbreviations-and-glossary#infantile-spasms-2

2）Elterman RD, et al.: Randomized trial of vigabatrin in patients with infantile spasms. *Neurology* 2001; **57**: 1415-1421.

3）Lux AL, et al.: The United Kingdom Infantile Spasms Study (UKISS) comparing hormone treatment with vigabatrin on developmental and epilepsy outcomes to age 14 months: a multicentre randomised trial. *Lancet Neurol* 2005; **4**: 712-717.

4）サブリル適正使用窓口SRSPセンター：サブリル登録システム．https://srspjapan.com/

5）Jammoul F, et al.: Taurine deficiency is a cause of vigabatrin-induced retinal phototoxicity. *Ann Neurol* 2009; **65**: 98-107.

L 抗てんかん薬各論
14. クロバザム(CLB)

作用機序

ベンゾジアゼピン(BZD)受容体に選択的に結合し，GABA ニューロンの働きを増強すると考えられている.

吸収・排泄

単回投与の場合，服用後 1 ～ 4 時間で最高血中濃度に達する．血中半減期は 10 ～ 30 時間である．反復投与の際には，服薬開始後約 1 週間で定常状態となる[1]．CLB は CYP3A4 により *N*-デスメチルクロバザム(NCLB)に代謝され，NCLB は CYP2C19 によりさらに代謝される(図)．代謝物質である NCLB の半減期は, 30 ～ 100 時間と遅く, 服薬開始後 4 週間後においても血中濃度は上昇傾向にある．したがって，効果判定・副作用の有無については約 1 か月の服用が必要であると考えられる[2]．抗てんかん作用はクロバザムのみならず NCLB も有するとされている.

小児適応症

他の一次治療薬の補助薬として，全般発作(強直間代発作，強直発作，非定型欠神，ミオクロニー発作，脱力発作)，部分発作(単純部分発作，複雑部分発作，二次性全般化強直間代発作)の両者に含まれる様々な発作に有効性をもっている.

小児投与量

0.1 mg / kg / 日より投与開始し，年齢，症状に応じて徐々に漸増する．通常 0.2 ～ 0.8 mg / kg / 日を維持量とし，1 ～ 3 回に分けて経口投与する．血中濃度と有効性の関連が明らかでなく，発作抑制効果と副作用の出現を確認しながら投与量を決定する．最高投与量は小児 1.0 mg / kg / 日，成人 40 mg / 日.

小児有効性データ

小児における，わが国での部分てんかんを対象とした二重盲検比較試験および全般てんかんを対象とした比較試験において，部分てんかんに対しては 65%，全般てんかんでは，Lennox-Gastaut 症候群に対し 64%，その他の症候性全般てんかんに対しては 46% の改善率を示している．発作型でみると，二次性全般化強直間代発作に対して 71%，複雑部分発作に対して 68%，強直発作に対して 64% の改善率を示している(PMDA 添付文書情報・一部改変).

禁　忌

1)本剤の成分に対し過敏症の既往歴のある患者
2)急性狭隅角緑内障の患者(眼圧を上昇させるおそれがある)
3)重症筋無力症の患者(重症筋無力症の症状を悪化させるおそれがある)

併用注意が必要な薬剤

フェニトイン(PHT)，フェノバルビタール(PB)，カルバマゼピン(CBZ)は，CLB の血中濃度を低下さ

図　クロバザムの代謝

（野口祥紀，他：スティリペントール併用による血中デスメチルクロバザム濃度の変動．てんかん研究 2009；**27**：39-44 を元に作成）

せる．これは，CYP3A4 を誘導することによると考えられている．また，機序は不明であるが，CLB がこれらの薬剤の血中濃度を上昇させることがある．フェノチアジン誘導体，バルビツール酸誘導体，モノアミン酸化酵素阻害薬は相互に作用が増強されることがある．

使用上の注意点・副作用

1)主な副作用として，眠気，ふらつき，行動異常などがある．重大な副作用として，依存性，呼吸抑制がある．また小児などでは，喘鳴，喀痰増加，気道分泌過多，唾液分泌過多，嚥下障害が現れ，肺炎，気管支炎に至ることがある．
2)服用しているうちに初期に認められた効果が次第に低下してくることがある．この機序として，長期服用により，脳内の BZD レセプターの数の減少，あるいは GABA 受容体の感受性の低下などが考えられている．
3)投与により発作が悪化または誘発されることがある．
4)急激な投与量の減少ないし投与の中止により，てんかん重積状態が現れることがある．

製　剤

商品名	剤形・規格	薬　価
マイスタン（大日本住友製薬）	錠：5 mg 10 mg 細粒：1%	5 mg 1 錠　：20.6 円 10 mg 1 錠　：35.8 円 細粒 1% 1 g：31.4 円

〔美根　潤〕

文　献

1）山磨康子：小児期てんかんの薬物療法．日医雑誌 2007; **136**; 1086-1092.
2）日本てんかん協会（編）：日常生活のためのてんかんの薬．日本文化科学社，2003; 96.

L

抗てんかん薬各論
15. クロナゼパム(CZP)

作用機序

抑制性の GABA ニューロンのシナプス後膜に存在するベンゾジアゼピン(BZD)受容体にアゴニストとして高い親和性で結合し，GABA 親和性を増大させることにより，GABA ニューロンの作用を特異的に増強すると考えられている．

吸収・排泄

クロナゼパム(CZP)は脂溶性の塩基性薬物であり，消化管からの吸収が良好かつ速やかで，脳内移行性もよく，肝臓でそのほとんどが代謝され，排泄は肝臓より腎臓で多く行われる．CZP のクリアランスは加齢に伴い減少するため，同じ血中レベルを得るためには，小児では投与量を多くし，老齢者では少なくする必要がある．血中濃度のピーク時間は成人で 1 ～ 4 時間，小児で 1 ～ 3 時間，半減期は成人で 26 ～ 49 時間，小児で 22 ～ 33 時間である．

小児適応症

ミオクロニー発作に対してバルプロ酸(VPA)に次いでレベチラセタム(LEV)，ラモトリギン(LTG)，クロバザム(CLB)と並んで推奨されている[1]．その他，脱力発作，欠神発作，スパズム(West 症候群)，精神運動発作，自律神経発作，反射てんかんなどにも用いられる．

小児投与量

初回量 CZP として，0.025 mg / kg / 日を 1 ～ 3 回に分けて経口投与する．維持量は 0.1 mg / kg / 日を 1 ～ 3 回に分けて経口投与する．なお，年齢・症状に応じて適宜増減する．成人最大量は 6 mg / 日．有効血中濃度は，0.03 ～ 0.08 μg / mL である．

漸減・中止に関しては，週に≦ 0.04 mg / kg で減量し，投与量が 0.04 mg / kg 未満になったら安全に断薬できるという報告がある[2]．

小児有効性データ

精神遅滞を伴わない部分発作を有する無治療の 40 例での CZP 単剤治療の効果は，30 例で発作が抑制されたと報告されている[3]．

1 ～ 18 歳の患者 15 名(男 9 名，女 6 名)に対し生理食塩水および CZP 0.02 mg / kg BW を 1 か月の間隔をあけ 1 回ずつ筋肉注射が行われた(うち 5 名が単盲検パイロット試験，10 名が二重盲検比較試験)．長時間脳波でてんかん性異常波の出現頻度の評価を行い，CZP 投与群で－ 69%，プラセボ群で－ 2%(p = 0.0015)と著明な改善が得られた[4]．

禁　忌

1)本剤の成分に対し過敏症の既往歴のある患者

2)急性狭隅角緑内障の患者(BZD 系薬剤は弱い抗コリン作用を有するため，眼圧が上昇するおそれがある)

3）重症筋無力症の患者（BZD 系薬剤は筋弛緩作用を有するため，重症筋無力症を悪化させるおそれがある）

併用注意が必要な薬剤

CZP に対しフェノバルビタール（PB），カルバマゼピン（CBZ），フェニトイン（PHT），プリミドン（PRM），LTG を用いることにより CZP の血中濃度が低下，CZP により CBZ は血中濃度を低下，PRM は血中濃度を上昇，PHT は血中濃度を上昇もしくは低下させる．バルビツール酸誘導体・アルコール（飲酒）・フェノチアジン誘導体との併用で中枢神経抑制作用が増強されるおそれがある．クロルジアゼポキシドとの併用で舞踏病が発現したとの報告がある．VPA との併用で欠神発作重積が出現したとの報告がある．

使用上の注意点・副作用

重大な副作用としては依存性（頻度不明），呼吸抑制・睡眠中の多呼吸発作（0.1% 以下），刺激興奮・錯乱（頻度不明），肝機能障害・黄疸（頻度不明）がある．その他，高頻度（5% 以上）に認められる副作用としては眠気，ふらつき，比較的多い副作用としては，喘鳴，気道分泌増多，流涎，けいれん増加，失調，筋緊張低下，認知機能低下がある．

また，副作用の好発時期との関係は，開始時：眠気，性格変化，多動，興奮，不随意運動，けいれん増加，高濃度時：気道分泌物増加，注意力低下，である．

製　剤

商品名	剤形・規格	薬　価
リボトリール（中外製薬）	錠：0.5 mg	0.5 mg 1 錠：9.1 円
	1 mg	1 mg 1 錠：13.2 円
	2 mg	2 mg 1 錠：23.1 円
	細粒：0.1%	細粒0.1% 1 g：13.1 円
	0.5%	0.5% 1 g：48.4 円
ランドセン（大日本住友製薬）	錠：0.5 mg	0.5 mg 1 錠：9.1 円
	1 mg	1 mg 1 錠：13.5 円
	2 mg	2 mg 1 錠：23.5 円
	細粒：0.1%	細粒0.1% 1 g：13.1 円
	0.5%	0.5% 1 g：49.2 円

〔向田壮一〕

文　献

1）日本神経学会（監）：CQ4-6．小児・思春期の全般発作にバルプロ酸，部分発作にカルバマゼピンを使用して，血中濃度が治療域でも発作が再発した場合には，次になにを使用すべきか．てんかん診療ガイドライン2018，医学書院，2018; 48-51.

2）Sugai K: Seizures with clonazepam: discontinuation and suggestions for safe discontinuation rates in children. *Epilepsia* 1993; **34**: 1089-1097.

3）三浦寿男：小児における抗てんかん薬物療法の特異性．脳と発達 1990; **22**: 154-159.

4）Dahlin M, et al.: Reduction of epileptiform activity in response to low dose clonazepam in children with epilepsy: a randomized double blind study. *Epilepsia* 2000; **41**: 308-315.

L 抗てんかん薬各論
16. ニトラゼパム(NZP)

作用機序
脳内のベンゾジアゼピン受容体を介して GABA ニューロンに作用して大脳辺縁系，視床下部の神経の過剰活動を調整し，抗不安作用，鎮静，催眠作用，抗けいれん作用などを示す(図).

吸収・排泄
大部分は肝臓で代謝されるが，一部は腸管壁で薬物代謝酵素により代謝される．血漿蛋白結合率は 86 〜 87% であり，投与後 1 〜 4 時間で最高血中濃度に達し，半減期は 8 〜 19 時間である．健康成人における投与 24 時間後の尿中排泄率は 13 〜 20% であった．

小児適応症
異型小発作群：点頭てんかん，ミオクロニー発作，失立発作．

焦点性発作：焦点性けいれん発作，精神運動発作，自律神経発作．

小児投与量
抗てんかん薬として用いる場合，通常，成人，小児ともに NZP として 5 〜 15 mg / 日を適宜分割投与する．なお，年齢，症状につき適宜増減する．通常，小児では 0.1 〜 0.5 mg / kg / 日とし，slow titration により副作用を軽減することができる．

小児有効性データ

報　告	小児有効性データ
Chamberlain (*J Child Neurol* 1996)	10 例の Lennox-Gastaut 症候群の小児のうち，2 例 (20%)で発作消失，4 例で部分効果あり，4 例は効果なし
Millichap and Ortiz (*Am J Dis Child* 1966)	myoclonic epilepsy 36 例のうち 27 例 (75%)で発作消失
Gibbs and Anderson (*Neurology* 1965)	infantile spasm の 22 例中，4 例 (18%)で改善あり
Liske and Forster (*JN Drugs* 1963)	50 例中，30 例 (60%)で 25% 以上の改善あり
Dreifuss (*Arch Neurol* 1986)	未治療の infantile spasms において 50% で 75% 以上の発作減少
DeMarco (*Clin Electroencephalogr* 1988)	ESES を示すてんかん患者において SES の消失と失語を改善した

ESES：electrical status epilepticus during sleep

禁　忌
本剤の成分に対して過敏症の既往歴がある患者，急性狭隅角緑内障の患者，重症筋無力症の患者．

併用注意が必要な薬剤
アルコール，中枢神経抑制剤(フェノチアジン系誘導体，バルビツール系誘導体など)，MAO 阻害剤，シメチジンとは併用しないことが望ましい．MAO 阻害剤，シメチジンの併用では本剤の代謝が抑制され，中枢神経抑制作用が増強されるおそれがある．

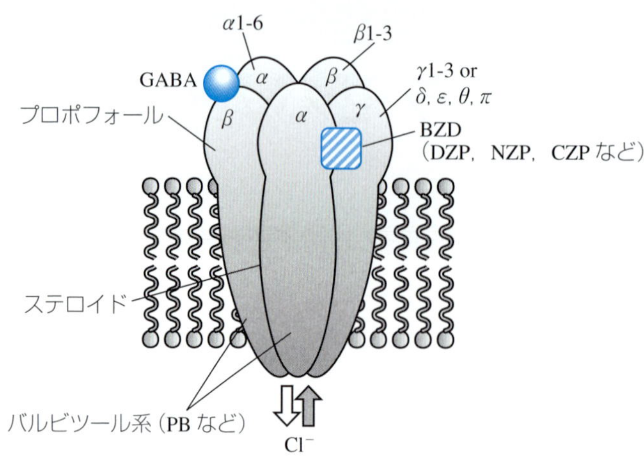

図 $GABA_A$ 受容体と薬剤作用部位

(上野伸哉, 他:$GABA_A$ 受容体応答の制御機構. 弘前医学 2016;**66**:105-109 を元に作成)

使用量の注意点・副作用

重大な副作用として呼吸抑制, CO_2 ナルコーシスがあり, その他にも, 刺激, 興奮, 肝機能障害, ふらつき, 倦怠感, 頭痛, 眠気, 悪心, 嘔吐, 口渇などを生じる可能性があるため, 十分な観察が必要である. 連用により薬物依存(0.1% 未満)を生じることがあるので, 用量および使用期間に注意し投与は慎重に行う. また, 連用中における投与量の急激な減少ないし投与の中止により, けいれん発作(0.1% 未満), 譫妄, 振戦, 不眠, 不安, 幻覚, 妄想などの離脱症状(0.1 ~ 5% 未満)があらわれることがあるので, 投与を中止する場合には, 徐々に減量することが重要である. 乳児, 小児に投与する場合, 気道分泌過多, 嚥下障害を起こすことがあるので, 観察を十分に行い, このような症状があらわれた場合には投与を中止するなど適切な処置を行うべきである.

製 剤

商品名	剤形・規格	薬 価
ベンザリン(塩野義製薬)	錠: 2 mg 5 mg 10 mg 細粒:1%	2 mg 1 錠:5.8 円 5 mg 1 錠:9.9 円 10 mg 1 錠:15.4 円 細粒 1% 1g :16.7 円
ネルボン(第一三共)	錠: 5 mg 10 mg 細粒:1%	5 mg 1 錠:10.0 円 10 mg 1 錠:15.6 円 細粒 1% 1g :15.8 円
ニトラゼパム「TCK」(辰巳化学)	錠: 5 mg 10 mg 細粒:1%	5 mg 1 錠:5.4 円 10 mg 1 錠:5.6 円 細粒 1% 1g :6.2 円
ニトラゼパム(鶴原製薬, 日本ジェネリック, 武田テバファーマ, コーアイセイ, 東和薬品)	錠: 5 mg	5 mg 1 錠:5.4 円

〔堀野朝子・高橋幸利〕

参考文献

・Hosain SA, et al.: Nitrazepam for the treatment of Lennox-Gastaut syndrome. *Pediatr Neurol* 2003; **28**: 16-19.

L

抗てんかん薬各論
17. ビタミン B_6 製剤(Vit B_6)

作用機序

リン酸ピリドキサールカルシウム，ピリドキシン塩酸塩は体内で速やかにピリドキサールリン酸エステルとなり，細胞・ミトコンドリア内における B_6 酵素群の補酵素として生体の蛋白質・アミノ酸代謝の中心的役割を果たす，抑制性神経伝達物質 GABA の生成やシナプス刺激伝達に必要な各種アミノ類(アドレナリン，ノルアドレナリン，5-ヒドロキシトリプタミンなど)の生成に働くことで，抗けいれん作用を示すことが考えられている(図).

吸収・排泄

健康成人男性にリン酸ピリドキサールカルシウム 60 mg を経口投与した時，投与 30 分後には最高血中濃度に達し，投与 3 時間後には 52.9%，投与 24 時間後には 79.4% が尿中に排泄された．一方，腸溶剤であるピリドキサールリン酸 60 mg を経口投与した時，投与 3 時間後に最高血中濃度に達し，投与 3 時間後には 4.0%，投与 24 時間後には 79.6% が尿中に排泄された[1]．肝臓で代謝される.

小児適応症

ビタミン B_6 依存性けいれん(West 症候群，参照：p.290).

小児投与量

West 症候群に対してビタミン(Vit)B_6 大量療法の有効性が認められている．従来のアデロキザール散では，Vit B_6 10 ～ 20 mg / kg / 日，分 3 から開始し 3 ～ 5 日ごとに 10 mg / kg / 日ずつ増量，最高 50 mg / kg / 日まで増量し効果判定する．ピリドキシン依存性けいれんにおいて Vit B_6 大量療法(100 mg 静注)が診断と治療を兼ねており，維持量には 10 ～ 20 mg / kg / 日を必要とする.

リン酸ピリドキサールカルシウムであるアデロキザール散 7.8% が 2017 年で販売中止となったため，同効薬としてピリドキサールリン酸エステル水和物のピドキサール錠を使用する．ピドキサール錠は光に不安定であり，粉砕を要する場合は内服前に粉砕することで安定性が保たれる．分包された袋の中で，スプーンで圧すると粉砕できる．水などに溶けやすく，強い苦みはない.

アデロキザール散とピドキサール錠は mg 力価では同量である．アデロキザール散 1 g(78 mg 力価)は，ピドキサール 20 mg 錠では約 4 錠に相当する．粉砕での処方は薬効が不安定になることから，錠剤単位になる処方が望まれる．またアデロキザール散からピドキザール錠への処方変更時，吸収速度に違いがあることに留意する.

小児有効性データ

West 症候群の初発 17 例での Vit B_6 大量療法の有効性の検討では，5 人(潜因性 2 人，症候性 3 人)が発作抑制され，12 例は発作が持続した[2].

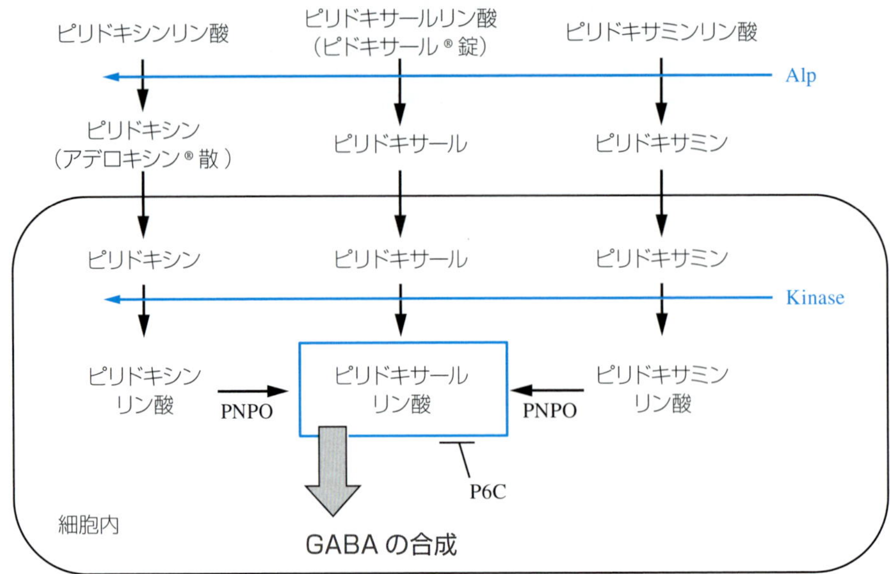

図　ビタミン B_6 の代謝

Alp：alkaline phosphatase，P6C：ピペリジン-6-カルボキシレート，PNPO：pyridox(am)ine phosphate oxidase.

併用注意が必要な薬剤

レボドパ；Vit B_6 はレボドパ脱炭酸酵素の補酵素であるため併用により末梢での脱炭酸化を促し，レボドパの作用部位への到達量が減少するおそれがある．

使用上の注意点・副作用

Vit B_6 大量療法で嘔吐，下痢，食欲不振，消化管出血などの消化器症状や肝機能障害を認めるが，処方量の調整や内服方法の工夫で回避できることもある．また横紋筋融解症も報告されている．注射剤にはベンジルアルコールが含有されている．ベンジルアルコールによると疑われる新生児(低出生体重児)の中毒例が報告されており，新生児への静脈投与時は大量療法になることが多いため慎重かつ十分な配慮が必要である．

製　剤

商品名	剤形・規格	薬　価
ピドキサール錠(中外製薬)	錠：10 mg 20 mg 30 mg	10 mg　1錠：5.6円 20 mg　1錠：5.8円 30 mg　1錠：8.8円

〔髙山留美子〕

文　献

1）安田和人，他．：ビタミンB_6経口薬服用による健康成人の血中ビタミンB_6濃度および尿中代謝物質排泄量の変動．ビタミン 1992; **66**: 469-475.

2）Pietz J, et al.: Treatment of infantile spasms with high-dosage vitamin B6. *Epilepsia* 1993; **34**: 757-763.

L 抗てんかん薬各論
18. スチリペントール(STP)

作用機序

スチリペントール(stiripentol：STP)は複数の抗てんかん機序が報告されている[1)](図)．①シナプス間隙での GABA の取り込みを抑制．② GABA トランスアミナーゼを抑制することにより，シナプスにおける GABA 濃度増加作用をもたらし，抑制系機能を高める．③ $GABA_A$ 受容体の開口時間を延長し，受容体伝達を亢進させ，抑制系機能を高める．α_3 サブユニットを含む $GABA_A$ 受容体では作用が強いが，β_1 を含む $GABA_A$ 受容体では作用が弱い[2)]．STP とベンゾジアゼピンは $GABA_A$ 受容体の作用点が異なり，相加作用が期待できる[3)]．④ CYP3A4，CYP2C19 や CYP2D6 の抑制作用で他の抗てんかん薬の代謝を抑制し濃度を上昇させることで抗てんかん作用を示す．クロバザム(CLB)は CYP3A4 による脱メチル化と CYP2C19 による水酸化で代謝されるが，STP により CLB や desmethyl CLB の濃度が上昇し抗てんかん作用が増強される[4)]．

吸収・排泄

STP は空腹時に投与した時に比べ，食後に投与した時に血中濃度が高い傾向を示し，単回投与での C_{max} は 3.43 μg / mL および 6.63 μg / mL で，約 2 倍の違いがあり，食後投与が有効である．T_{max} は約 2 時間で，内服後 2 時間で濃度が最も高くなる．血漿蛋白結合率は 99% と高く，多くがアルブミンと結合して存在し，ごく一部が血液脳関門を通過して中枢神経系に至る[5)]．

STP は抱合および酸化反応により広範に代謝され，主に尿中に排泄されるが，酸化反応には CYP1A2，CYP2C19，CYP3A4 などの関与がわかっている．

1. 脳における主要な抑制性神経伝達物質である GABA(γ - アミノ酪酸)のシグナル伝達を増強することにより，抗てんかん作用を示す
   ①神経終末より放出された GABA の取り込み阻害作用
   ② GABA 分解酵素(GABA トランスアミナーゼ)の活性抑制作用
   ③ $GABA_A$ 受容体のシグナル伝達における促進性アロステリック調節作用
2. CYP 阻害作用に基づく薬物代謝阻害作用により，併用抗てんかん薬の血中濃度を高め，その抗けいれん作用を増強する

GABA-T：GABAトランスアミナーゼ
SSA：コハク酸セミアルデヒド
Cl^-：塩化物イオン

図 スチリペントールの作用機序
(インタビューフォーム2013年12月改訂第4版より筆者改変)

表 STPの効果

対象	群	SFR	RR	文献
Dravet 症候群	STP	9 / 21 (43%)	15 / 21 (71%)	Chiron C, et al.: *Lancet* 2000; **356**: 1638-1642.
	placebo	0 / 20 (0%)	1 / 20 (5%)	
Dravet 症候群	STP (early)	2 / 23 (9%)	14 / 23 (61%)	Inoue Y et al.: *Epilepsia* 2009; **50**: 2362-2368.
	STP (late)	1 / 23 (4%)	11 / 23 (48%)	
部分てんかん	STP		32 / 67 (48%)	Chiron C, et all.: *J Child Neurol* 2006; **21**: 496-502.
Dravet 症候群	STP	4 / 24 (17%)*	16 / 24 (66.7%)	Inoue Y, et al.: *Epilepsy Res*. 2014; **108**: 725-731.

SFR; seizure free rate, RR, responder rate
*for clonic or tonic-clonic seizures

小児適応症

適応症はDravet症候群のみである．CLBおよびバルプロ酸ナトリウム(VPA)で十分な効果が認められないDravet症候群患者における間代発作，または強直間代発作に対するCLBおよびVPAとの併用療法として適応が承認されている．VPAおよびCLB以外の薬剤が併用されていてもよいが，STPの薬物相互作用は強いので，なるべく併用薬を少なくしてからSTPを開始したほうがよい．

小児投与量

通常，1歳以上の患者には1日20 mg / kgから開始し，1日2～3回に分割して食事中または食直後に経口投与するとされているが，さらに少量からの開始が禁じられているわけではないので，多剤併用例や幼少例では1日10 mg / kg以下の開始量も検討する．開始後，1週間以上の間隔をあけ10 mg / kgずつ増量，1日最大量としては1日50 mg / kgまたは2,500 mgのいずれか低いほうを超えない量とされているが，発作が抑制できれば最大量以下の投与量でよい．

小児有効性データ

SFRはChironらの初報では43%と高率であったが，わが国では10%前後，RRは60%程度と思われる(**表**)[1]．最近のChironらの報告ではDravet症候群54例の96%がSTPを内服し，96%は発作が抑制されていないが，発作頻度や属性に改善がみられているという[6]．

禁　忌

STPあるいはデキストリン，デンプングリコール酸ナトリウムなどの添加物に過敏性のある症例．

併用注意が必要な薬剤

STPは血漿蛋白結合率が99%と極めて高いので，血漿遊離STPの濃度は血清アルブミン濃度の影響を受けやすく，ペランパネル，VPA，CLBといったやはり血漿蛋白結合率が高い薬剤と相互作用が起こりやすい[7]．STPの血漿濃度の測定は検査会社で可能なので，濃度を参考に薬物調整するとよい．また，STPが抑制するCYP3A4，CYP2C19やCYP2D6で代謝される抗てんかん薬の濃度が上昇する可能性があり，CBZ，PHT，ゾニサミド(ZNS)，エトスクシミド(ESM)，クロナゼパム(CZP)，CLBなどの抗てんかん薬の濃度上昇に注意をする．

併用上の注意点・副作用

STPによるCYPの抑制で，CLBやdesmethyl CLBの濃度上昇が起こるので，CLBの副作用である眠気，低緊張，いらいら感が出現した場合はCLBの投与量を減量することも検討する．STPによるVPA代謝の抑制で，VPA 濃度が上昇し，食欲不振が顕在化した場合は，VPA の投与量を減量することも検討する．特にトピラマート併用例では VPA 濃度が上昇しやすいとされている[8]．

国内第 III 相試験および長期投与試験において，副作用が 24 例中 22 例(91.7%)に認められ，主な副作用は傾眠 19 例(79.2%)，食欲減退 16 例(66.7%)，運動失調 14 例(58.3%)，γ -GTP 増加 9 例(37.5%)，振戦 6 例(25.0%)であった(ディアコミット IF)．筆者らの経験では，食べ物と STP を口腔内に入れたまま 1 時間以上嚥下しない症例や，長期の食欲低下の後外傷なく大腿骨骨折を経験した症例があり，食事摂取量には注意する必要がある．

製 剤

わが国では 2012 年にディアコミットという商品名で発売され，カプセルには 250 mg，ドライシロップには 250 mg と 500 mg の分包がある．ドライシロップは STP として 250 mg を約 10 mL の水に用時懸濁し，必要量を服用する．水溶液のままでは保存できない．

商品名	剤形・規格	薬 価
ディアコミット（MeijiSeika ファルマ）	ドライシロップ分包： 250mg 500mg カプセル： 250mg	250mg 1 包： 520.8 円 500mg 1 包： 1,041.8 円 250mg 1 カプセル： 520.8 円

〔高橋幸利〕

文 献

1) 高橋幸利：スチリペントールの使い方．プライマリ・ケアのための新規抗てんかん薬マスターブック 改訂第2版．高橋幸利（編），診断と治療社，2017; 94-96.

2) Fisher JL: The anti-convulsant stiripentol acts directly on the GABA(A) receptor as a positive allosteric modulator. *Neuropharmacology* 2009; **56** : 190–197.

3) Fisher JL: Interactions between modulators of the GABA(A) receptor: Stiripentol and benzodiazepines. *Eur J Pharmacol* 2011; **654**: 160–165.

4) 野口祥紀ほか：スティリペントール併用による血中デスメチルクロバザム濃度の変動― CYP2C19遺伝子多型に基づく4症例における検討―．てんかん研究 2009; **27**: 39-44.

5) 高橋幸利，ペランパネル水和物．小児科臨床 2017; **70**：1210-1216.

6) De Liso P, et al.: Patients with dravet syndrome in the era of stiripentol: A French cohort cross-sectional study. *Epilepsy Res* 2016; **125**: 42-46.

7) 高橋幸利，ほか：抗てんかん薬の薬物動態・薬剤相互作用．小児内科 2014; **46**: 1238-1241.

8) Jogamoto T, et al., Add-on stiripentol elevates serum valproate levels in patients with or without concomitant topiramate therapy. *Epilepsy Res* 2017; **130**: 7-12.

L 抗てんかん薬各論
19. ルフィナミド(RFN)

作用機序

既存の抗てんかん薬と類似性のない，新規構造のトリアゾノール誘導体をもつ．機序の詳細は明らかになっていないが，電位依存性 Na^+チャネルの不活性化状態を延長し，さらに持続性の高頻度発火を緩やかに広い濃度範囲で抑制することにより抗てんかん作用を示す．

吸収・排泄

最高血漿濃度到達時間は 4 ～ 6 時間，半減期は 6 ～ 10 時間である．1 日 2 回反復経口投与を行った時，2 ～ 3 日で定常状態に達する．食後 600 mg 単回投与時の吸収率は 85% 以上と推定される．経口バイオアベイラビリティは用量増加に伴い減少するが，食事により血中濃度 - 時間曲線下面積(AUC)は 34% 増加する．血清蛋白結合率は 30% と低い．おもに肝臓で代謝され主要代謝酵素はカルボキシエステラーゼである．

小児適応症

4 歳以上の小児に対する Lennox-Gastaut 症候群(LGS)における強直発作および脱力発作に対する併用療法である．

小児投与量

4 歳以上の小児で体重 15.0 ～ 30.0 kg の場合では，最初の 2 日間は 200 mg/ 日を 2 回に分けて食後に内服し，その後は 2 日ごとに 200 mg/ 日以下ずつ漸増し，維持用量は 1,000 mg/ 日である．4 歳以上の小児で体重 30.1 kg 以上の場合，最初の 2 日間は 400 mg/ 日を 2 回に分けて食後に内服し，その後は 2 日ごとに 400 mg/ 日以下ずつ漸増する．維持用量は体重 30.1 ～ 50.0 kg は 1,800 mg/ 日，体重 50.1 ～ 70.0 kg は 2,400 mg/ 日，体重 70.1 kg 以上は 3,200 mg/ 日である．

上記の増量方法は，副作用の出現も多くなり，低用量での有効性を認める症例もあることから，発作の頻度や重症度に応じて適宜増量用量，日数を調整する必要がある [1)]．

小児有効性データ

20 歳以下の LGS 128 症例の併用療法における RFN の非盲検試験では，46 人(35.9%)は発作頻度が 50% 以下に減少し，10 人(7.8%)は発作抑制された [2)]．その他 LGS の抗てんかん薬による発作抑制効果を表に示す．

慎重投与

先天性 QT 短縮症候群．

併用注意が必要な薬剤

カルバマゼピン，ビガバトリン，フェノバルビタール，フェニトイン，プリミドンとの併用時は，

表 Lennox-Gastaut症候群における抗てんかん薬治療効果

抗てんかん薬	研究方法	効果(AED/Placebo)	文献
バルプロ酸	Open	SFR：18%	Covanis A, et al.: *Epilepsia* 1982; **23**: 692-720.
ルフィナミド (total seizure)	Double blind Placebo-controlled	RR = 31.1% / 10.9% ($p = 0.0045$)	Glauser TA, et al.: *Neurology* 2008; **71**:1950-1958.
ルフィナミド (tonic-atonic seizure)	Double blind Placebo-controlled	MSR = 42.5% / +1.4% ($p < 0.0001$)	Glauser TA, et al.: *Neurology* 2008; **71**:1950-1958.
ルフィナミド	Open extension after CT	RR = 25.0%	Ohtsuka Y, et al.: *Epilepsy Res* 2016; **121**: 1-7.
ゾニサミド	Add on	RR = 51.6% / 6.7%	You SJ , et al.: *Brain Day*. 2008; **30**: 287-290.
クロバザム	Multicenter, randomized, double-blind	RR = 58% (0.5 mg / kg / 日) RR = 77% (1 mg / kg / 日)	Conry JA, et al.: Proceedings of the 64th Annual Meeting of the American Epilepsy Society; December 3-7, 2010; San Antonio, Tx.
ニトラゼパム	Open trial	RR = 40%($n = 10$)	Chamberlain MC: *J Child Neurol* 1996; **11**: 31-34.
ラモトリギン	Double blind Placebo-controlled	RR = 33% / 16% ($p = 0.01$)	Motte J, et al.: *N Engl J Med* 1997; **337**: 1807-1812.
トピラマート	Double blind Placebo-controlled	RR = 33% / 8% ($p = 0.002$)	Sacheo RD, et al.: *Neurology* 1999; 52: 1882-1887.

SFR: seizure free rata, PR: responder rate, MSR: mean seizure reduction
(高橋幸利：プライマリ・ケアのための新規抗てんかん薬マスターブック．改訂第2版，診断と治療社，2017を元に作成)

RFNの血中濃度は低下する．バルプロ酸との併用時はRFNの血中濃度は上昇し，特に小児で上昇しやすい．ラモトリギン，トピラマート，ベンゾジアゼピンとの併用時は，RFN血中濃度に影響を及ぼさない[3)]．

使用上の注意点・副作用

眠気，食欲低下，嘔吐，便秘などの副作用が多い．国内の長期試験で17歳以上の症例おいて，食欲低下と体重減少はRFNの内服期間と関連する傾向があり留意を要する[4)]．また，薬剤過敏性症候群，重篤な薬疹(drug reaction with eosinophilia and systemic syndrome)が報告されている[5)]．

製　剤

商品名	剤形・規格	薬　価
イノベロン(エーザイ)	錠：100 mg 200 mg	100 mg　1錠：82.0円 200 mg　1錠：134.1円

〔髙山留美子〕

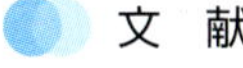
文　献

1) 髙山留美子，他：Lennox-Gastaut症候群におけるrufinamideの短期有効性と安全性についての検討．脳と発達 2016; **48**: 332-336.
2) Kim SH, et al.: Rufinamide as an adjuvant treatment in children with Lennox-Gastaut syndrome. *Seizure* 2012; **21**: 288-291.
3) Perucca E, et al.: Rufinamide: clinical pharmacokinetics and concentration-response relationships in patients with epilepsy. *Epilepsia* 2008; **49**: 1123-1141.
4) Ohtsuka Y, et al.: Long-term safety and seizure outcome in Japanese patients with Lennox-Gastaut syndrome receiving adjunctive rufinamide therapy: An open-label study following a randomized clinical trial. *Epilepsy Res* 2016; **121**: 1-7.
5) Shahbaz S, et al.: A case of Drug Rash with Eosinophilia and Systemic Symptoms (DRESS) related to rufinamide. *Dermatol Online J* 2013; **19**: 4.

L

抗てんかん薬各論
20. 臭化カリウム(KBr)

作用機序

フランス人 Balard が 1826 年，海水の塩から臭素を発見し，はじめて合成され，ヨウ化ナトリウムのかわりに医療用に使用され，1857 年 Locock によりてんかんに対する有効性が報告された．最も古い抗てんかん薬である．

生体内で臭素イオンを遊離し，大脳皮質の知覚ならびに運動領域の興奮を抑制する．知覚過敏が消失し，弱い安静，倦怠感を促す．

吸収・排泄

消化管から容易に吸収される．動物実験では血液脳関門通過性が認められる．胎盤関門の通過，母乳中への移行もあり．すべての排泄器官から排泄されるが，多くは尿中であり，尿中排泄率は投与後 24 ～ 36 時間で投与量の 1 / 4 ～ 1 / 10．しかし，これ以降は徐々にしか排泄されず，半減期は約 12 日である．

小児適応症

不安緊張状態の鎮静，小児の難治てんかん．

小児投与量

成人 1 回 0.5 ～ 1 g を 1 日 3 回経口投与．年齢，症状により適宜増減する．小児難治てんかんに使用する時は 10 ～ 20 mg / kg / 日よりはじめ，1 週ごと増量．通常 50 ～ 70 mg / kg / 日を維持量とする．

有効血中濃度は 500 ～ 1,000 μg / mL(50 ～ 100 mg / dL)，てんかんの場合は 750 ～ 1,000 μg / mL(75 ～ 100 mg / dL)に維持する．血中 Br 濃度 1,600 μg / mL(160 mg / dL)異常で中毒症状を発現することがあるが，個体差があり，800 μg / mL(80 mg / dL)でも中毒を呈することがある．

血清 Cl 測定値は血清 Br 濃度と相関しており，血中濃度のモニタリングに有用である．

小児有効性データ

乳児重症ミオクロニーてんかん 99 例でのけいれん重積予防管理の日本全国アンケート調査では，KBr 定期内服患者の 41.7% で有効であり，他の抗てんかん薬と比較し最も有効であった[1]．

乳児重症ミオクロニーてんかん 11 症例，およびその辺縁群 11 症例での有効性の検討では，KBr 投与開始後 3 か月時点で，全般性強直間代発作(generalized tonic-clonic seizure：GTC)をもつ 22 症例中 8 例で 75% 以上，9 例で 50 ～ 75% の発作改善を認めた[2]．

禁　忌

臭化化合物に対して過敏症の既往がある患者，腎機能障害のある患者，脱水症，全身衰弱のある患者，器質的脳障害，うつ病の患者，緑内障の患者，低塩性食事を摂取している患者．

併用注意が必要な薬剤

フェノチアジン誘導体，バルビツール酸誘導体などの中枢神経抑制薬との併用，飲酒により眠気・注意力低下·集中力低下·反射運動能力低下などが増強することがあるので，やむを得ず投与する場合には，減量するなど注意する（相互に中枢神経抑制作用を増強することが考えられている）．

使用上の注意点・副作用

副作用としては，発疹，紅斑などの過敏症，悪心・嘔吐，頭痛，眩暈，うつ，構音障害，痤瘡，膿痂疹などが現れることがある．また，連用すると体内に蓄積し，摂取量と排泄量が平衡を保つ臭素平衡の状態になり，慢性中毒を起こすことがあるので，十分な観察を行い慎重に投与する．

KBr の薬物動態は NaCl に類似し，かつ体液中濃度は総ハロゲン（F，Br，Cl，I）量として平衡しているので，低塩性食事を摂取している患者では吸収が促進され，血圧上昇，中毒を起こす恐れがある．

製　剤

商品名	剤形・規格	薬　価
臭化カリウム「ヤマゼン」（山善製薬）	散剤：99% 以上	1 g：8.11 円

〔池上真理子〕

文　献

1）Tanabe T, et al.: Management of and prophylaxis against status epilepticus in children with severe myoclonic epilepsy in infancy (SMEI; Dravet syndrome) --a nationwide questionnaire survey in Japan. *Brain Dev* 2008; **30**: 629-635.

2）Oguni H, et al.: Treatment of severe myoclonic epilepsy in infants with bromide and its borderline variant. *Epilepsia* 1994; **35**: 1140-1145.

L

抗てんかん薬各論
21. スルチアム(ST)

作用機序

脳組織内の炭酸脱水酵素阻害作用により，神経細胞の過興奮性を抑制する．

吸収・排泄

小腸より吸収される．蛋白結合率約 29% で，半減期 2 ～ 7 時間．排泄は，80 ～ 90% が尿中排泄，10 ～ 20% が便中排泄．

小児適応症

精神運動発作に対する効能が認められている．てんかんの中の部分発作に有効で，特に，中心・側頭部に棘波をもつ良性小児てんかんなどの小児良性部分てんかん，electrical status epilepticus during sleep（ESES），Landau-Kleffner 症候群などに用いられることが多い．

小児投与量

小児は，初期量 2 ～ 3 mg / kg / 日で開始し，維持量 5 ～ 10 mg / kg / 日で調整する．成人は，初期量 50 ～ 100 mg / 日で開始し，維持量 200 ～ 600 mg / 日で調整する．

小児有効性データ

難治性小児てんかんの小児 20 名に ST 投与した．3 名(15%)発作消失した．50% 以上発作減少は部分てんかん 11 / 15 名，全般てんかん 2 / 4 名であった．認知機能低下と眠気の副作用のため 2 名が ST 中止した[1]．

禁　忌

本剤の成分に対し過敏症の患者，腎障害のある患者．

併用注意が必要な薬剤

フェニトイン(PHT)の代謝を抑制すると考えられており，血中濃度が上昇することがある．また，ラモトリギン(LTG)の血中濃度が上昇することがある．

使用上の注意点・副作用

重大な副作用として，腎不全の報告があり，十分な観察と定期的な検査が必要である．その他，過敏症，白血球減少，眠気・眩暈，食思不振，四肢のしびれ，代謝性アシドーシスなど．

製 剤

商品名	剤形・規格	薬価
オスポロット（共和薬品工業）	錠：50 mg 200 mg	50 mg　1錠：6.8円 200 mg　1錠：22.4円

〔最上友紀子・高橋幸利〕

文 献

1）Swiderska N, et al.: Sulthiame in refractory paediatric epilepsies: an experience of an 'old' antiepileptic drug in a tertiary paediatric neurology unit. *Seizure* 2011; **20**: 805-808.

Column 中心・側頭部に棘波をもつ小児てんかんの治療

中心・側頭部に棘波をもつ小児てんかんは小児期によく遭遇するてんかんで，発作予後が良いことでよく知られている．スルチアムは**表**に示すように発作抑制率が良い．日本神経学会の診療ガイドラインにおいても第二選択薬として記載されている．

表 中心・側頭部に棘波をもつ小児てんかんにおける抗てんかん薬治療効果

抗てんかん薬	研究方法	効果	文献
スルチアム	Double blind	CR 81%(ST) CR 29%(Placebo) $p = 0.00002$	Rating D, et al.: *Epilepsia* 2000; **41**, 1284-1288.
	Observation	SFR 67% DR 15%	Kramer U, et al.: *J Child Neurol* 2002; **17**: 913-915.
ガバペンチン	Double blind	Intent-to-treat analysis: $p = 0.085$	Bourgeois BF: *Epilepsia* 2000; **41**: 1057-1058
カルバマゼピン	Observation	SFR 74% DR 15% AR 5%	Kramer U, et al.: *J Child Neurol* 2002; **17**: 913-915.
レベチラセタム	Observation	SFR 43%	Verrotti A, et al.: *Seizure* 2007; **16**: 271-275.

RR：responder rate，SFR：seizure free rate，CR：continuation rate，DR：discontinuation rate.
（高橋幸利：プライマリ・ケアのための新規抗てんかん薬マスターブック．診断と治療社，2012）

L 抗てんかん薬各論

22. オクスカルバゼピン(OXC)

- カルバマゼピン(CBZ)の副作用軽減を目的として開発された類似化合物(分子量 252.27)で，三環構造の 10 位がケト基となっているのが唯一の違いである(図)．オキ「シ」カルバゼピンやオクスカルバ「マ」ゼピンと間違って発音されることがあるが，オクスカルバゼピンが正しい．
- 1990 年デンマークで成人焦点性てんかんの治療薬として承認され，2015 年 2 月現在，米国，欧州など 93 の国または地域で小児および成人てんかん患者の焦点発作に対する併用療法または単剤療法として承認されている．日本では 2016 年に承認されたが未販売である(参照：Column「海外では焦点発作の第一選択薬の 1 つ，日本では販売日が未定」)．

作用機序

- 電位依存性ナトリウムチャネル阻害作用：CBZ と同様に，興奮した細胞膜を安定化させることで神経細胞の高頻度反復性発射を抑え，発作性電気活動が周囲に伝搬するのを阻害する．
- 高電位活性化カルシウム電流の抑制，カリウムチャネルとの相互作用，グルタミン酸介在性作用の抑制も有する．

吸収・排泄

- OXC 自身には抗てんかん作用はなく，肝臓にて 10 位ケト基が還元的代謝を受け抗てんかん作用のある 10-モノヒドロキシ誘導体(MHD)ラセミ体(*S* 体 80%，*R* 体 20%)となり，MHD は主にグルクロン酸抱合され不活性体として尿中に排泄される(図)．

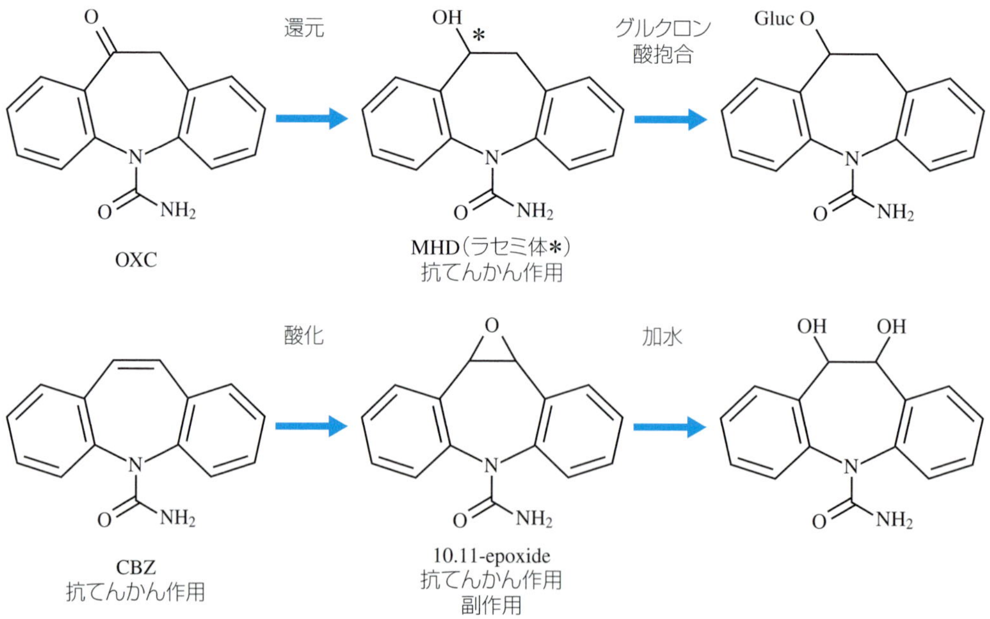

図　OXC と CBZ の肝代謝

• 内服後は 100% 吸収され，食事による影響はない.
• 成人では OXC の血中濃度は内服後 3 ～ 6 時間でピーク，2 ～ 3 日で定常状態に達し，MHD の半減期は 2 時間以内と短い[1]. 幼児では代謝活性が高く，血中濃度は低めとなる.
• CBZ の様々な副作用の原因となる 10,11-epoxido を作らないことは OXC の利点である.
• CBZ でみられる代謝酵素の自己誘導がないので導入時の眠気等の忍容性は良好だが，薬疹リスクを考慮すると緩徐な増量が望ましい.
• 血漿蛋白結合率は CBZ 75%，OXC 60% に対して，MHD 40% である.
• 抗てんかん作用を有する MHD の至適有効血中濃度は 3 ～ 35 μg / mL（12 ～ 137 μmol / L）とされる[1].

日本における適応とガイドライン

• 他の抗てんかん薬で十分な効果が認められない 4 ～ 14 歳のてんかん患者の焦点発作（二次性全般化発作を含む）に対する併用療法として承認された.
• 14 歳までに投与開始した患者は 15 歳以降も注意しながら継続可能である.
• 全般てんかんは適応外で，欠神発作やミオクローヌスなどを悪化させることがある.
• 日本のてんかん診療ガイドライン 2018[2]では，VPA の効果が不十分な全般性強直間代発作における選択肢の 1 つ（適応外），特発性焦点性てんかんの第二選択薬の 1 つとして記載されている.

海外における適応とガイドライン

焦点発作（二次性全般化発作を含む）に対して以下のような記載がある.
• 米国 4 歳以上，欧州 6 歳以上は第一選択が可能で，米国 2 歳以上で併用投与が可能である.
• 国際抗てんかん連盟は，小児では OXC のみが Class A エビデンスがあるとされた[3].
• 英国 NICE ガイドライン（2012，2016 修正）では焦点発作（二次性全般化発作を含む）の第一選択薬として CBZ，LTG，LEV，VPA とともに，全般性強直間代発作の第一選択薬として CBZ，VPA，LTG とともに，OXC が推奨されている[4].

小児投与量

• 用法および用量：通常，4 歳以上の小児では表のとおりである.
• 腎機能が低下している患者では，Ccr ＜ 30 mL / min 未満の場合は減量を考慮する.

小児有効性データ

日本における焦点発作（二次性全般化発作を含む）を有する 4 ～ 14 歳の小児を対象とした臨床試験の結果は，二重盲検期における 28 日当たりの発作回数は実薬群－ 15.3%，プラセボ群＋ 2.4% で有意差を認めなかったが，漸増期の影響を排除するために行われた維持期（第 2 ～ 8 週）の追加解析では，実薬群－ 19.6%，プラセボ群＋ 1.8% で，有意差を認めた．臨床試験における responder rate は日本の 4 ～ 14 歳

表　OXC の開始・漸増方法

開始・漸増法	1 日投与量（分 2 で投与）
開始用量	8 ～ 10 mg / kg か 600 mg の少ないほう
増量幅 （1 週間以上の間隔で）	10 mg / kg か 600 mg の少ないほうを超えない
維持量 （症状により適宜増減）	体重 15.0 kg 以上 20.0 kg 未満　600 mg
	体重 20.0 kg 以上 29.0 kg 以下　900 mg
	体重 29.1 kg 以上 39.0 kg 以下　1,200 mg
	体重 39.1 kg 以上　1,800 mg

ではプラセボ群 3.9% に対し OXC 群 23.4%[5]，米国の 3 ～ 17 歳ではプラセボ群 22% に対し OXC 群 41%[6] であった．海外では，CBZ 無効例や，CBZ への追加投与による有効例も報告されている．

禁　忌

- 禁忌：本剤の成分に対し過敏症の既往歴のある患者．高度の肝機能障害患者，第 II 度以上の房室ブロック，高度の徐脈（心拍 50 未満）のある患者．
- 慎重投与：心疾患，第 I 度の房室ブロック，低 Na 血症，肝障害，腎障害，CBZ に対する過敏症反応の既往，甲状腺機能低下症．

併用注意が必要な薬剤

- CYP を介する薬物相互作用があるが，その程度は CBZ より軽い．OXC と MHD は CYP3A4/5 誘導作用により CBZ の血中濃度を低下させ，CYP2C19 阻害作用により PB，PHT の血中濃度を増加させる．CBZ，PB，PHT，PRM などの CYP3A4/5 誘導薬との併用により MHD 濃度が低下することがあるが，マクロライド系抗生剤などの CYP3A4/5 阻害薬の併用では MHD 濃度の上昇はみられなかった．以上から，必要に応じて血中濃度の測定や臨床症状の観察を行い，慎重に用量調節する．
- VPA 併用により遊離 MHD が増加し，MHD 血中濃度が低下する．

使用上の注意・副作用

副作用の多くは CBZ と共通するが，より軽い．国内臨床試験二重盲検期の実薬投与群では，協調運動障害 4.3%，上気道炎症 4.3%，低 Na 血症 4.3% などを認め，プラセボ投与群に比べて実薬投与群の発現症例数が 2 例以上多かった副作用は，傾眠，発疹，嘔吐，白血球減少症，回転性めまい，複視，低ナトリウム血症，および運動失調であった[5]．

薬疹の可能性がある発疹は国内の臨床試験で本剤を投与された 96 例中 11 例（11%）に認め，全て漸増期間中であった．中毒性表皮壊死融解症（toxic epidermal necrolysis：TEN），皮膚粘膜眼症候群（Stevens-Johnson syndrome：SJS）などの全身症状を伴う重篤な皮膚障害は認められなかったが，本邦承認にあたっては諸外国での報告を考慮し「TEN，SJS，薬剤性過敏症症候群等の全身症状を伴う重篤な皮膚障害が現れることがある」との警告が付記された．

CBZ の有害皮膚反応リスク増加に関連する可能性が指摘されている HLA-A* 3101 または HLA-B* 1502 は本剤との関連も危惧されるが，今のところは明らかな関連性は示されていない．CBZ に対して過敏症（薬疹）の既往のある患者の 25 ～ 30% が OXC 服用によって薬疹が生じるとされる．

治験の漸増期間中にのみ薬疹が認められたため緩徐漸増法に変更のうえで承認されたので，これを上回る速さで漸増しないように注意が必要である．

▶ *Column*　海外では焦点発作の第一選択薬の 1 つ，日本では販売日が未定

わが国では小児の焦点発作に対する製造販売が 2016 年 7 月に承認されたが，治験中は重症薬疹の発生がなかったにもかかわらず，治験薬中止を要する発疹などが認められたこと，海外で重症薬疹の報告があることを理由に，「他の医療機関との連携も含めて重篤な皮膚障害に対して十分に対応できる体制が確認できた医療機関・薬局において，てんかんの診断，治療に精通し，本剤の適正使用について十分に理解している医師によって処方が行われるよう，製造販売にあたって本剤に関する管理者の設置も含め必要な措置を講じること」という条件が付記されたこともあり，わが国では販売日が未定である．

妊産婦での使用について動物研究のいくつかは悪影響を示唆しているが，FDA ではヒトでの正確なデータがない class C に分類している．乳汁中の MHD 濃度は母体血の 50 ～ 80% である[1)]．

製　剤

- 商品名：オクノベル®．
- 剤型：内用懸濁液 6%，150 mg 錠，300 mg 錠で治験が行われた．
- 内用懸濁液：プラムレモンフレーバーが加えられている．褐色ガラス瓶に充填することで遮光し室温で保存するとき，36 か月有効．服用に際しては，薬液採取前に容器をよく振り，放置せず直ちに投与量を採取する．

〔今井克美〕

文　献

1) Oxcarbazepine. In. The Epilepsy Prescriber's Guide to antiepileptic drugs. 3rd ed. (Patsalos-PN, et al eds.), Cambridge Medicine 2018: 284-195.
2) 日本神経学会（監）：日本神経学会てんかんガイドライン2018．医学書院 2018：48-51, 65-66.
3) Glauser T, et al.: Updated ILAE evidence review of antiepileptic drug efficacy and effectiveness as initial monotherapy for epileptic seizures and syndromes. *Epilepsia* 2013; **54**: 1-13.
4) NICEガイドライン2016
https://www.nice.org.uk/guidance/cg137/chapter/appendix-e-pharmacological-treatment
5) オクノベル審議結果報告
http://www.pmda.go.jp/drugs/2016/P20160602001/620095000_22800AMX00424_A100_1.pdf#search=' オクノベル審議結果報告書'
6) Glauser TA, et al.: Adjunctive therapy with oxcarbazepine in children with partial seizures. The Oxcarbazepine Pediatric Study Group. *Neurology* 2000; **54**: 2237-2244.

L

抗てんかん薬各論
23. ラコサミド(LCM)

欧米で2008年に，日本では2016年7月に承認された(成人，併用，部分てんかん，用量は400 mgまで)．カルバマゼピン(徐放剤)との単剤比較で発作消失に関して非劣性が証明され[1]，安全性も確認されたことから，米国では2014年に，日本では2017年8月に効能・効果を「てんかん患者の部分発作(二次性全般化発作を含む)」として製造販売承認を取得し，単剤処方も可能になった．さらに，4～17歳未満の日本人を含む国際臨床試験で有効性が示され，2019年1月には4歳以上の小児にも適応になり，またドライシロップ(DS)と注射剤も承認された．

作用機序

電位依存性ナトリウムチャネルの緩徐な不活性化機構を増強することにより，過興奮状態にある神経細胞膜を安定化させるなど，既存の抗てんかん薬とは異なる作用を有する．

吸収・排泄

経口摂取後速やかに吸収され，食事の影響を受けない．服用後0.5～4時間で血漿中濃度はピークに達し，線形動態を示す．バイオアベイラビリティはほぼ100%で，蛋白結合率は15%未満である．半減期は約14時間で，約3日で定常状態にいたる．肝臓での代謝は約60%，94%は尿中排泄で，30～40%は未変化体のまま排泄される．代謝にはCYP2C19，CYP2C9，CYP3A4が関与するが，酵素の誘導や抑制はなく，他薬との相互作用はない．年齢，性別，CYP2C19の多型は薬物動態に影響しない．ただし，酵素誘導薬でLCMの血中濃度が25%低下する．有効血中濃度は知られていない．

小児適応

てんかん患者の部分発作(二次性全般化発作を含む)に対する単剤療法または併用療法である．錠剤，DS，注射剤ともに，4歳以上の小児から適応が認められている．

小児投与量

通常，4歳以上の小児にはLCMとして1日2 mg / kg(DSとして20 mg / kg)より投与開始し，その後1週間以上の間隔をあけ1日用量として2 mg / kg(DSとして20 mg / kg)ずつ増量，維持用量を体重30 kg未満の小児には1日6 mg / kg(DSとして60 mg / kg)，体重30 kg以上50 kg未満の小児には1日4 mg / kg(DSとして40 mg / kg)とする．いずれも1日2回に分けて(DSでは懸濁して)経口投与する．注射剤は，LCM経口投与と同じ1日用量および投与回数にて，1回量を30～60分かけて点滴静脈内投与する．

小児有効性データ

4～17歳未満の小児てんかん患者136例(日本人46例を含む)を対象として，12 mg / kg / 日までを経口投与した長期継続投与試験では，観察期間からの全治療期間における部分発作回数変化率の中央値は－52.73%(日本人で－27.63%)であった．18歳以下の難治焦点てんかんにLCMを使用した後方視的研究では，12か月の発作消失は16%，50%レスポンダーは44.4%であり，副作用は，発作の悪化(14.7%)，複視(5.2%)，めまい(3.7%)，失調(2.1%)，眠気(2.1%)であった[2]．知的障害を併存する症例では，1年後の継続率は62%，

2 年後は 43.7% であり，ナトリウムチャネル遮断薬（sodium channel blocker：SCB）の併用の有無との関連はみられなかった[3]．しかし，小児例で，経過とともに効果が顕著に減少していく（継続率は 1 年で 47.7%，2 年で 27.9%）という報告もある[4]．LCM の小児使用の文献展望（797 例）では，50% 以上発作が減少した症例は 51%，発作消失は 24%，副作用は 18 ～ 59% でみられ，めまい，鎮静，消化器症状，気分変化であった[5]．Lennox-Gastaut 症候群では，50% レスポンダーは約半数，32% は効果なく，17% は悪化したという[5]．

禁　忌

重度の肝機能障害のある患者では LCM の血中濃度が上昇するおそれがある．腎機能障害のある患者には慎重投与，血液透析を受けている患者では透析後に追加投与を考慮する．

併用注意が必要な薬剤

心電図で PR 間隔の延長を起こすおそれのある薬剤や抗不整脈剤を併用している患者では，房室ブロックなどに関連する症状の発現に注意する．

使用上の注意・副作用

LCM を投与した患者で，発現率が最も高い有害事象は浮動性めまいであり，投与中止に至った有害事象のうち発現率が最も高い有害事象も浮動性めまいであった．浮動性めまいの発現率を低下させるためには増量法に注意が必要である．従来の SCB（カルバマゼピン，ラモトリギン，オクスカルバゼピン，フェニトインおよびその誘導体を少なくとも 1 剤併用した患者（以下，SCB 群）とそれ以外の作用機序をもつ抗てんかん薬（non-SCB）のみを併用した患者（以下，NSCB 群）を比べると，SCB 群でも NSCB 群でも有効性は認められたが，NSCB 群に比べ SCB 群で有害事象の発現率が高かった．緩徐に増量することにより，LCM の忍容性が良好に保たれ，特に浮動性めまいによる脱落を減らせる可能性が示唆されている[6]．

日本および中国で実施したプラセボ対照比較試験[7]およびそれに続く長期継続投与試験における安全性解析対象例 527 例（日本人 139 例を含む）のうち，313 例（59.4%）に副作用が認められた．主な副作用は，浮動性めまい（27.5%），傾眠（10.4%），頭痛（5.9%），嘔吐（5.9%），悪心（5.5%）などであった．

重大な副作用として，心室頻脈性不整脈のリスクが知られている．房室ブロック，心静止，徐脈，失神などをきたすおそれがある．また，中毒性表皮壊死融解症（toxic epidermal necrolysis：TEN），皮膚粘膜眼症候群（Stevens-Johnson 症候群），薬剤性過敏症症候群，無顆粒球症が報告されている．

製　剤

商品名	剤形・規格	薬　価
ビムパット（ユーシービージャパン，第一三共）	錠：　50 mg（ピンク色） 100 mg（濃黄色） ドライシロップ（DS）：10%（白色～微黄白色顆粒） 注：200 mg / 20mL（無色透明）	50 mg　1 錠：215.2 円 100 mg　1 錠：351.3 円 薬価未定 薬価未定

〔井上有史〕

文　献

1) Baulac M, et al.: Efficacy, safety, and tolerability of lacosamide monotherapy versus controlled-release carbamazepine in patients with newly diagnosed epilepsy: a phase 3, randomised, double-blind, non-inferiority trial. *Lancet Neurol* 2017; **16**: 43-54.
2) Sanmarti-Vilaplana F, et al.: The effectiveness and safety of lacosamide in children with epilepsy in a clinical practice setting. *Epilepsy Behav* 2018; **79**: 130-137.
3) Boettcher S, et al.: Lacosamide in the treatment of patients with epilepsy and intellectual disabilities: A long-term study of 136 patients. *Epilepsia* 2017; **58**: 1749-1754.
4) Rosati A, et al.: Long-term efficacy of add-on lacosamide treatment in children and adolescents with refractory epilepsies: A single-center observational study. *Epilepsia* 2018; **59**: 1004-1010.
5) Ortiz de la Rosa JS, et al.: Efficacy of lacosamide in children and adolescents with drug-resistant epilepsy and refractory status epilepticus: A systematic review. *Seizure* 2018; **56**: 34-40.
6) Sake JK, et al.: A pooled analysis of lacosamide clinical trial data grouped by mechanism of action of concomitant antiepileptic drugs. *CNS Drugs* 2010; **24**: 1055-1068.
7) Hong Z, et al.: Efficacy and safety of adjunctive lacosamide for the treatment of partial-onset seizures in Chinese and Japanese adults: A randomized, double-blind, placebo-controlled study. *Epilepsy Res* 2016; **127**: 267-275.

L

抗てんかん薬各論
24. エベロリムス

作用機序

エベロリムスは，哺乳類ラパマイシン標的蛋白質(mammalia target of rapamycin：mTOR)の活性を選択的に抑制する薬剤である．

エベロリムスの適応疾患とされる結節性硬化症は，*TSC1* 遺伝子または *TSC2* 遺伝子の変異によって引き起こされる．これら 2 つの遺伝子異常により，ラパマイシンが作用する代謝経路の中の，mTOR の活性上昇が起こる．その結果，細胞増殖，血管新生，グルコース取り込み代謝，細胞配向および遊走の促進，細胞の成長および増殖の増大，神経細胞の興奮性亢進，皮質構造およびネットワーク機能の異常，およびシナプス可塑性の異常へとつながって行く．エベロリムスは mTOR 過剰産生を抑制することにより，結節性硬化症で生じる様々な合併症に対する抑制効果がある．

適応症

①根治切除不能または転移性の腎細胞癌，②神経内分泌腫瘍，③手術不能または再発乳癌，④結節性硬化症に伴う腎血管筋脂肪腫，⑤結節性硬化症に伴う上衣下巨細胞性星細胞腫．

てんかんに対する適応

欧州における結節性硬化症に対するエベロリムスの適応承認においては，ピボタル第 III 相試験(EXamining everolimus In a Study of TSC：EXIST-3)の結果が重視された[1]．EXIST-3 では，部分発作症例において，エベロリムスを併用した二重盲験試験を施行し，有意な発作減少が認められたことが示された．

欧州においては，エベロリムス(欧州では「Votubia®」)が，2017 年 2 月に 2 歳以上の結節性硬化症(TSC)に伴う難治性てんかん患者の部分発作(二次性全般化発作を含む)に対する併用療法として承認された．

日本国内においても，結節性硬化症，限局性皮質異形成に合併したてんかん発作に対する薬効判定のために，多施設共同による臨床治験が施行・計画されている．

用法および用量

結節性硬化症に合併した，部分発作に対する適応が欧州では認められている．結節性硬化症てんかん症例での EXIST-3 試験においては，年齢と体表面積と cytochrome P450 3A4 (CYP3A4)/P-glycoprotein(PgP) inducers を併用しているか否かに応じて投与量が決定された．これは，エベロリムスが CYP3A4 酵素によって代謝されるためである．10 歳以下で CYP3A4 / PgP inducers を併用していない場合は 6 mg / m^2 を，併用している場合は 9 mg / m^2 を服用した．10 歳以上 18 歳以下で CYP3A4/PgP inducers を併用していない場合は 5 mg / m^2 を，併用している場合は 8 mg/m^2 を服用した．18 歳以上で CYP3A4/PgP inducers を併用していない場合は 3 mg / m^2 を，併用している場合は 5 mg/m^2 を服用した．その後，目標のエベロリムス濃度トラフ値にするために，最初の 6 週間の中で 3 回以内，その後 12 週間の中で適宜薬剤を増量する．増量する薬剤量は CYP3A4/PgP inducers を併用していない場合は 2 mg を，併用している場合は 4 mg としていた．

現在，腎細胞癌，神経内分泌腫瘍，結節性硬化症に伴う腎血管筋脂肪腫の場合，通常，成人にはエベロリムスとして1日1回10 mgを経口投与する．なお，患者の状態により適宜減量する．手術不能または再発乳癌の場合，内分泌療法剤との併用において，通常，成人にはエベロリムスとして1日1回10 mgを経口投与する．なお，患者の状態により適宜減量する．結節性硬化症に伴う上衣下巨細胞性星細胞腫の場合，通常，エベロリムスとして3.0 mg / m^{2}を1日1回経口投与する．なお，患者の状態やトラフ濃度により適宜増減する．

EXIST-3試験の薬剤使用量は，現在結節性硬化症に伴う上衣下巨細胞性星細胞腫や腎血管筋脂肪腫の用量と同程度と考えられるため，本薬剤の保険適応がなされた場合も同程度の使用量になるものと予想される．

TDM・薬物相互作用の注意点

EXIST-3試験試験においては，治験施行における薬物治療トラフ濃度を，3～7 ng / mL（低用量）および9～15 ng / mL（高用量）とに分けて評価した．双方ともにてんかん発作に対する有意な有効性を示し，副作用発現に有意差は認めなかった[1]．

CYP3A4/PgP inducersにより薬物濃度は減弱するために，薬物使用量を上記のTDMにより調整が必要である．

副作用

両薬剤ともに，肺・呼吸器障害，感染症（敗血症を含む），腎不全など，死亡の可能性のある重篤な副作用を引き起こす可能性がある．特に間質性肺炎の発症に対して注意を払う必要がある．ACE阻害剤を服用している患者では血管性浮腫のリスクが高まる．よくみられる副作用に，口腔内潰瘍，口内痛がある．妊娠中の女性に重大な害を及ぼすことがあり，本剤を服用中または服用終了後8週間以内で，妊娠の可能性がある女性は，効果の高い方法で避妊することが推奨される．

禁忌・慎重投与

肺に間質性陰影を認める患者では，間質性肺疾患が発症，重症化するおそれがある．感染症を合併している患者では，免疫抑制により感染症が悪化するおそれがある．

投与時の注意点

間質性肺炎の発症に注意し，定期的な画像検査を行う必要がある．口内炎の発症率は高く，その際は薬剤量の調節，休薬などが必要になることがある．

製　剤

商品名	剤形・規格	薬　価
アフィニトール（ノバルティスファーマ）	錠：　2.5 mg	2.5 mg　1錠：　5,373.3円
	5 mg	5 mg　1錠：10,410.2円
	分散錠：2 mg	2 mg　1錠：　4,249.2円
	3 mg	3 mg　1錠：　6,218.3円

〔白石秀明〕

文　献

1）French JA, et al.: Adjunctive everolimus therapy for treatment-resistant focal-onset seizures associated with tuberous sclerosis（EXIST-3）: a phase 3, randomised, double-blind, placebo-controlled study. *Lancet* 2016; **388**: 2153-2163.

L 抗てんかん薬各論
25. ブリバラセタム(BRV)

作用機序

レベチラセタム(LEV)と同様，脳内においてシナプス小胞蛋白質2A(SV2A)に対して高い選択的親和性を示し，抗けいれん作用の主要機序と考えられる[1)]．高電位活性化 Ca^{2+} チャネルおよびAMPAレセプターと拮抗しない．血液脳関門を速やかに通過し，作用を発揮する．動物実験では部分てんかん，全般てんかんモデル双方での効果が示唆されている．

吸収・排泄

経口投与後，速やかにかつ完全に吸収され，バイオアベイラビリティはほぼ100%である．薬物動態は単回投与では10～600 mg/日，反復投与では200～800 mg/日の範囲で，用量比例性が認められた．t_{max} 中央値は1時間．摂食により吸収速度は低下し t_{max} が3時間遅延したものの，AUCには変化は認められなかった．ブリバラセタム(BRV)は食事の有無に関係なく投与可能である．血漿蛋白結合率は20%未満．主要な代謝経路は加水分解であり，副次的経路はCYP2C19による水酸化である．投与量の95%超が72時間以内に尿中に排泄される．半減期は約9時間である．

適応症

動物実験では部分てんかん，全般てんかんモデル双方での有効性が示唆されている．EU，米国，カナダ，オーストラリアで，部分発作に対する併用療法として承認された．治験はBRV用量20～200 mg/日で行われ，漸増期間なしで治療域用量が投与された．わが国では2018年9月現在，治験段階である．

有効性データ

欧州，アジアでの16～70歳の部分発作を有する患者を対象とした国際共同無作為化二重盲検プラセボ対照試験(N01252)では，プラセボ群と，BRV 1日用量20 mg，50 mg，100 mg(漸増期間なし)との比較

表1 BRVの有効性

	プラセボ	5 mg/日	20 mg/日	50 mg/日	100 mg/日	200 mg/日
N01252試験(西／東欧，アジア：治療期間12週間，漸増期間なし)						
RR	20.00%		27.30%	27.30%	36.0%*	
MSR	17.00%		30.0%*	26.80%	32.5%**	
N01253試験(北米，ラテンアメリカ，オーストラリア：治療期間12週間，漸増期間なし)						
RR	16.70%	21.90%	23.20%	32.7%**		
MSR	17.80%	20.00%	22.50%	30.5%**		
N01358試験(北米，ラテンアメリカ，西/東欧，アジア：治療期間12週間，漸増期間なし)						
RR	21.60%				38.9%**	37.8%**
MSR	17.60%				37.2%**	35.6%**

MSR（%）(median seizure reduction rate)：発作頻度減少率の中央値，RR（%）(responder rate)：発作頻度が50%以下に減少した症例の頻度
プラセボと比較した有意差：* $p<0.05$，** $p<0.01$

表2 有害事象(N01358 試験)

	プラセボ (*N* = 261)	100 mg/日 (*N* = 253)	200mg/日 (*N* = 250)	combined (*N* = 503)
傾 眠	20 (7.7)	49 (19.4)	42 (16.8)	91 (18.1)
浮動性めまい	13 (5.0)	26 (10.3)	36 (14.4)	62 (12.3)
疲 労	10 (3.8)	19 (7.5)	29 (11.6)	48 (9.5)
頭 痛	22 (8.4)	17 (6.7)	20 (8.0)	37 (7.4)

を行った．プラセボと比較し部分発作回数が 100 mg / 日群で有意に減少した．単純部分発作，複雑部分発作，二次性全般化発作いずれの部分発作のタイプにおいても有効性がみられた．100 mg / 日群での 50% レスポンダーレートは 36.0% であった[2]．

北米，南米，オーストラリアでの 16 ～ 70 歳の部分発作を有する患者を対象とした国際共同無作為化二重盲検プラセボ対照試験(N01253)ではプラセボ群と，BRV 1 日用量 5 mg，20 mg，50 mg(漸増期間なし)との比較を行った．プラセボと比較し部分発作回数が 50 mg / 日群で有意に減少した．50 mg / 日群での 50% レスポンダーレートは 32.7% であった[3]．

米国，カナダ，西欧，東欧，中南米，アジアでの 16 ～ 80 歳の部分発作を有する患者を対象とした N01358 試験では BRV100 mg / 日，200 mg / 日(いずれも漸増期間なし)での検討においても，プラセボと比較して有効性が示された．50% レスポンダーレートは 100 mg / 日群で 38.9%，200 mg / 日群で 37.8% であった[4]．

LEV 使用歴で比較すると，LEV を使用していない被験者の方において，より高い有効性が示された．LEV と BRV を併用した場合，BRV の付加的な有効性はみられなかった．

併用注意が必要な薬剤

抗てんかん薬および他の薬剤との間に重要な薬物相互作用は確認されていない．

副作用

治験での有害事象は，頭痛，傾眠，浮動性めまい，疲労，不眠症で，中枢神経系の医薬品でみられる一般的なものであり，重篤なものは認められなかった(表2)[4]．副作用に明らかな用量依存性はみられなかった．

治験脱落に至った有害事象として多かったのは精神科的事象であり，不眠，うつ，怒りっぽさなどがみられた．これらの事象についても用量依存性はみられなかった．

ヒトへの潜在的リスクは不明であるが，動物実験では BRV の催奇形性は検出されなかった．

〔臼井直敬〕

文 献

1) Gillard M, et al.: Binding characteristics of brivaracetam, a selective, high affinity SV2A ligand in rat, mouse and human brain: relationship to anti-convulsant properties. *Eur J Pharmacol* 2011; **664**: 36-44.

2) Ryvlin P, et al.: Adjunctive brivaracetam in adults with uncontrolled focal epilepsy: results from a double-blind, randomized, placebo-controlled trial. *Epilepsia* 2014; **55**: 47-56.

3) Biton V, et al.: Brivaracetam as adjunctive treatment for uncontrolled partial epilepsy in adults: a phase III randomized, double-blind, placebo-controlled trial. *Epilepsia* 2014; **55**: 57-66.

4) Klein P, et al.: A randomized, double-blind, placebo-controlled, multicenter, parallel-group study to evaluate the efficacy and safety of adjunctive brivaracetam in adult patients with uncontrolled partial-onset seizures. *Epilepsia* 2015; **56**: 1890-1898.

L 抗てんかん薬各論

26. ミダゾラム頬粘膜投与製剤

作用機序

ミダゾラムはベンゾジアゼピン受容体に働き，ベンゾジアゼピン受容体とGABA受容体との相互作用により，GABA受容体でのGABA親和性を増し，間接的にGABAの作用性を増強することでけいれん抑制作用を発揮する．ミダゾラムはジアゼパムの約2倍のベンゾジアゼピン受容体への親和性を有するため，ジアゼパムより抗けいれん作用が強力である[1)]．

吸収・排泄

頬粘膜から吸収されたミダゾラムは肝臓を経ることなく直接体循環に移行し，最高血中濃度に達するまでの平均時間は10分(5～40分)と報告されている[2)]．また，ミダゾラムは体内の生理的pHでは脂溶性となって脳血液関門を通過するため，抗けいれん作用は即効性である．ミダゾラムは主としてCYP3A4で代謝される[3)]．

小児適応症

欧州ではミダゾラム頬粘膜投与製剤がBuccolam®という商品名で発売されている[4)]．適応はてんかんと診断されている生後3か月以上18歳未満で，遷延するけいれん発作治療に対して保護者もしくは介護者が使用する．使用は1回量に限定し，10分以内に発作が収束しない場合は救急対応を要請することが指示されている．生後6か月未満は呼吸抑制の危険性が高いことから，医療機関内においてのみ使用される．2018年現在，わが国では第III相試験が進行中である．

小児投与量

Buccolam®は子どもの年齢に応じて投与量が規定されている．生後3か月～1歳未満は2.5 mg，1～5歳未満は5 mg，5～10歳未満は7.5 mg，10～18歳未満は10 mgである．各々の投与量が充填された専用シリンジがあり，その全量をゆっくりと歯肉と頬粘膜の間に投与する(図)．投与量が多い場合は，半分ずつ口の両側に分割して投与する．

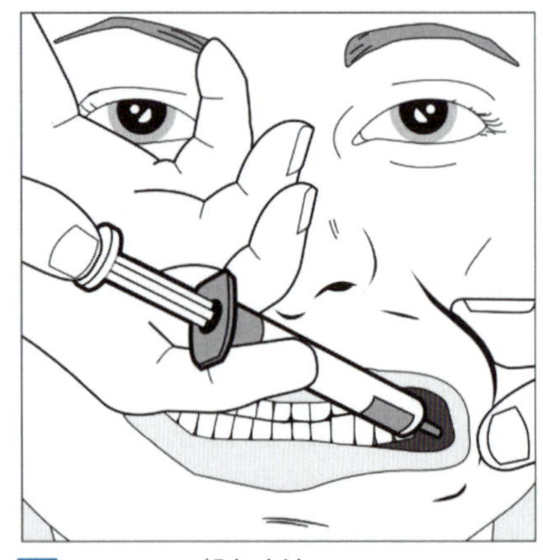

図 Buccolam投与方法
(Buccolam: European public assessment reports (EPAR) - Product Information - European Medicines Agencyより)

小児有効性データ

Buccolam®の製品情報では5つの主要研究の結果を引用している．4つのジアゼパム注腸との比較試験では，ミダゾラム頬粘膜投与後10分以内の発作抑制率が65～78%で，ジアゼパム注腸と同等以上の効果を示した[5~8)]．1つのジアゼパム静注との比較試験では，ミダゾラム頬粘膜投与後5分以内の発作抑制率が85%で，ジアゼパム静注と同等の効果を示した[9)]．また，2つの研究では，56～70%が発作頓挫後1時間以内の再発を認めなかった[6, 8)]．

禁　忌

本剤の成分およびベンゾジアゼピン系薬剤に過敏症の既往がある患者，重症筋無力症，重篤な呼吸不全，睡眠時無呼吸症候群，重度の肝臓障害の患者に使用することはできない．

併用注意が必要な薬剤

ミダゾラムの中枢神経抑制作用はCYP3A4阻害薬剤（ベラパミル，クラリスロマイシン，シメチジン，アゾール系抗真菌薬など）により増強され，CYP3A4誘導薬剤（カルバマゼピン，フェニトイン，リファンピシンなど）により減弱される可能性がある．テオフィリンはミダゾラムの代謝を促進する．また，ミダゾラムはレボドパの作用を阻害する可能性があり，バクロフェンの筋弛緩作用を増強する可能性がある．

使用上の注意点・副作用

ミダゾラム0.5mg/kg頬粘膜投与後に呼吸抑制を5%で認め，2%で気管挿管を要したと報告されている[6]．静脈注射と同様に，呼吸抑制，嘔気，血圧低下，過鎮静，健忘，興奮，見当識障害に注意する必要がある．

製　剤

Buccolam®は2.5 mg，5 mg，7.5 mg，10 mgのミダゾラムが充填された製剤があり，口腔内の歯肉と頬の間にそのまま投与できる状態のシリンジとして提供されている．プラスチックチューブに入ったまま常温で保存する．保存期間は18か月である．

〔福山哲広〕

文　献

1）Möhler H, et al.: Biochemical identification of the site of action of benzodiazepines in human brain by 3H-diazepam binding. *Science* 1977; **198**: 849-851.

2）Muchohi SN, et al.: Pharmacokinetics and clinical efficacy of midazolam in children with severe malaria and convulsions. *Br J Clin Pharmacol* 2008; **66**: 529-538.

3）Reves JG, et al.: Midazolam: pharmacology and uses. *Anesthesiology* 1985; **62**: 310-324.

4）Buccolam: European public assessment reports（EPAR）- Product Information - European Medicines Agency.

5）Scott RC, et al.: Buccal midazolam and rectal diazepam for treatment of prolonged seizures in childhood and adolescence: a randomised trial. *Lancet* 1999; **353**: 623-626.

6）McIntyre J, et al.: Safety and efficacy of buccal midazolam versus rectal diazepam for emergency treatment of seizures in children: a randomized controlled trial. *Lancet* 2010; **366**: 205-210.

7）Baysun S, et al.: A comparison of buccal midazolam and rectal diazepam for the acute treatment of seizures. *Clin Pediatr*（*Phila*）2005; **44**: 771-776.

8）Mpimbaza A, et al.: Comparison of buccal midazolam with rectal diazepam in the treatment of prolonged seizures in Ugandan children: a randomized clinical trial. *Pediatrics* 2008; **121**: e58-64.

9）Talukdar B, et al.: Efficacy of buccal midazolam compared to intravenous diazepam in controlling convulsions in children: a randomized controlled trial. *Brain Dev* 2009; **31**: 744-749.

M 治験薬の展望

わが国の抗てんかん薬の開発状況は海外に比べて著しく遅れていた．しかし近年，国際共同治験の拡大によってドラッグラグが短縮され，日本でも欧米とほぼ同等の薬物治療を行えるようになってきた．新規抗てんかん薬は従来の抗てんかん薬と比べ，すぐれた効果を有するわけではないが，すぐれた忍容性を示す．さらに，薬物相互作用が少ない，催奇形性の危険性が少ないなど利点は多い．しかしながら，一部の新規抗てんかん薬は，単剤使用および小児に対する適応を有していない．本項は新規抗てんかん薬の適応拡大と最近の開発動向について解説する．

1 新規抗てんかん薬の適応拡大

a. ペランパネル(PER)

本剤の適応は，12 歳以上のてんかん患者の部分発作および強直間代発作に対する他の抗てんかん薬との併用療法である．米国では, 2017 年に臨床試験を実施せずに単剤療法が承認された．一方，日本は未治療の部分発作を有するてんかん患者を対象とした単剤療法に関する臨床試験を実施中である．さらに，米国，EU，日本を中心に 4 歳以上 12 歳未満の小児てんかん患者を対象とした第 III 相試験が進行中である．日本は承認申請が行われ，2019 年内の適応拡大を目指している．また，2 歳以上の Lennox-Gastaut 症候群患者を対象としたプラセボ対照二重盲検試験も進行中である．

b. ラコサミド(LCM)

成人てんかん患者の部分発作に対する併用療法，単剤療法として承認されている．4 歳以上の小児てんかんを対象とした国際共同治験が完了し，2019 年 1 月に 4 歳以上の小児適応を承認された．さらに，注射剤の承認も行われた．一時的にラコサミドの経口投与ができない患者に対する，代替療法として静注製剤の使用が認められた．一方，特発性全般てんかん患者を対象としたプラセボ対照二重盲検試験は進行中である．

2 開発中の抗てんかん薬

a. Buccolam

ミダゾラムの頬粘膜投与製剤で，欧米では静脈ルートが確保困難なてんかん重積状態の標準的治療薬に位置付けられている(参照：p.174)．日本では 2017 年より国内治験が実施されており，2019 年まで症例を集積して早期承認を目指す予定である．

b. Brivaracetam

UCB社によって開発された新規抗てんかん薬で，主な作用点は，前シナプス細胞に存在するシナプス小胞体2A(SV2A)であるが，レベチラセタムと比較しその親和性は15～30倍強い(参照：p.172)．欧米では2016年より16歳以上のてんかん患者を対象とした付加治療薬として市販されているが，日本はアジア各国を対象とし第III相試験を実施中である．2019年内に症例登録を完了し，2020年以降に承認を目指す予定である．

c. Eslicarbazepine

Eslicarbazepineは，カルバマゼピンおよびオクスカルバゼピンと類似した構造を有し，電位依存性ナトリウムチャネルを阻害することによって抗てんかん作用を示す．海外で行われた第III相試験によると，Eslicarbazepine 800 mg / kg / 日投与群と1,200 mg / kg / 日投与群の発作頻度抑制率は，プラセボ20%に対してそれぞれ34%，43%と有意に高くEslicarbazepineの有効性が示された[1)]．本剤は，カルバマゼピンと比較して酵素誘導作用が弱く，忍容性にすぐれている．また，カルバマゼピンやオクスカルバゼピンと異なり1日1回の服用で有効性を示す．Eslicarbazepineは，欧州ではエーザイ，米国では大日本住友製薬が販売しているが，日本では治験実施に至っていない．

d. Fenfluramine

Fenfluramineはアンフェタミンと類似した構造を有し，米国で1973年に肥満治療薬として販売が承認された．しかし，本剤による心臓弁膜症と肺高血圧症が報告されたため，1997年に販売中止となった．Fenfluramineは，中枢性セロトニン(5-HT)作動薬であるが，中枢興奮作用よりも抑制作用が強い．一方，古くから本剤による難治てんかんの奏効例が報告されてきた[2)]．Ceulemansらは1～16歳までのDravet症候群患者12名にFenfluramineを投与し，7例の患者において一定期間発作が抑制されたと報告した[3)]．肥満治療薬として使用されていた時のFenfluramineの投与量は60～120 mg / 日であったが，この臨床試験では10～20 mg / 日(0.12～0.90 mg / kg / 日)に設定された．対象患者のフォローアップ期間は1～19年と幅があり，2例の患者で軽度の弁肥厚が指摘されたが，心臓弁膜症および肺高血圧症は認められなかった．さらに2017年にZogenix社によって，北米，欧州，オーストラリアのDravet症候群患者119名を対象としたZX008(Fenfluramine試験薬名)のプラセボ対照二重盲検試験の結果が報告された(the 71st Annual Meeting of the American Epilepsy Society, December 1-5,2017, Washington)．この試験は，ZX008を0.2 mg / kg / 日，0.8 mg / kg / 日，プラセボの3群に無作為に割り付けて14週後の発作頻度を検証したものである．0.2 mg / kg / 日投与群と0.8 mg / kg / 日投与群の発作頻度は，プラセボと比較してそれぞれ33.7%，63.9%と抑制され，Fenfluramineの有効性が示された．実薬群で多く認められた有害事象は食欲不振，体重減少，眠気，下痢，心エコー画像異常であったが，心臓疾患によって臨床試験を中止した患者は認められなかった．2019年，Zogenix社によってLennox-Gastaut症候群患者を対象とした国際共同治験が開始されており，日本も参加している．今後，欧米で先行しているDravet症候群を対象とした国際共同治験についても予定されている．

e. Cannabidiol

大麻には抗てんかん作用や鎮静作用があることが古くから知られており，一部の国では多発性硬化症患者の神経疼痛の治療薬として実用化されている．2017年にGW Pharmaceuticals社によって

Cannabidiolのプラセボ対照二重盲検試験の結果が公表された[4]．この試験は，2～18歳までのDravet症候群患者120名をCannabidiol 20 mg / kg / 日投与群またはプラセボ群に無作為に割り付けて14週間の発作頻度を検討したものである．

Cannabidiol投与群の強直間代発作および間代発作の頻度の中央値は，投与前12.4回に対し，投与後は5.9回に減少した．また，強直間代発作および間代発作が50%以上減少した患者の割合は，プラセボ群が27%に対しCannabidiol投与群は43%であった．一方，非けいれん性のてんかん発作の減少率に関しては，有意な差が認められなかった．実薬群で多く認められた有害事象は下痢，嘔吐，疲労感，発熱，眠気，肝機能障害などであった．CannabidiolはCYP3A4およびCYP2C19を阻害する作用を有し，クロバザム(CLB)とその代謝物である*N*-デスメチルクロバザムの血中濃度を約1.5倍に上昇させる[5]．薬物代謝酵素の阻害作用はスチリペントール(STP)より弱いが，併用抗てんかん薬の血中濃度の変動には注意が必要である．本剤は2018年7月にDravet症候群とLennox-Gastaut症候群の治療薬として米国で承認されたが，日本では治験実施に至っていない．

f. Padsevonil

UCB社によって開発されたPadsevonilは，SV2の3種類のサブタイプSV2A，SV2B，およびSV2Cに高い親和性を有する新規化合物である．さらに本剤は，$GABA_A$受容体のベンゾジアゼピンの結合部位に対して選択的に結合する．したがって，Padsevonilはレベチラセタムや Brivaracetamと比べSV2に対して高い親和性を有し，$GABA_A$受容体を介した抑制系神経伝達の増強による相乗作用を期待した新規抗てんかん薬である．米国，欧州および日本で第II相試験(プラセボ対照二重盲検試験)を実施中である．

〔山本吉章〕

文　献

1）Tambucci R, et al.: Update on the role of eslicarbazepine acetate in the treatment of partial-onset epilepsy. *Neuropsychiatr Dis Treat* 2016; **12**: 1251-1260.

2）Boel M, et al.: Add-on therapy of fenfluramine in intractable self-induced epilepsy. *Neuropediatrics* 1996; **27**: 171-173.

3）Ceulemans B, et al.: Successful use of fenfluramine as an add-on treatment for Dravet syndrome. *Epilepsia* 2012; **53**: 1131-1139.

4）Devinsky O, et al.: Trial of Cannabidiol for Drug-Resistant Seizures in the Dravet Syndrome. *N Engl J Med* 2017; **376**: 2011-2020.

5）Gaston TE, et al.: Interactions between cannabidiol and commonly used antiepileptic drugs. *Epilepsia* 2017; **58**: 1586-1592.

N 小児てんかんの食事療法(ケトン食などのてんかん食)

1 歴史

断食中の発作改善をヒントに Wilder らがケトン食の有効性を 1921 年に報告したのがてんかんに対する食事療法のはじまりであり，数日間の絶食後に水分とカロリー摂取を減らし，脂質を増やして糖質(食物線維以外の炭水化物)を極力控えた古典的ケトン食が小児を対象として広まった．食事制限の厳しさと多くの優れた抗てんかん薬の開発によりあまり用いられなくなった時期もあったが，ケトン食普及を目指すチャーリー財団の活動と映画“First, do no harm”(邦題『誤診』)制作により，1995 年以降北米・韓国を中心に急速に普及した．わが国でも 1968 年にはケトン食が導入されていたもののその後あまり用いられない時代が長く続き，ケトン食が著効する“グルコーストランスポーター 1 異常症(glucose transporter type 1 deficiency syndrome：Glut-1DS)”の診断・治療例が増えたことをきっかけとして，てんかんの治療法の 1 つとしてのケトン食が再評価されるようになった(参照：Column「古くて新しい，ケトン食」)．2016 年春の診療報酬改定で難治性てんかん，Glut-1DS，ピルビン酸脱水酵素複合体(pyruvate dehydrogenase complex：PDHC)欠損症に対する食事療法として「てんかん食」の名称で正式に認められ，年々施行例が増えている．

2 ケトン食とは

低糖質，高脂質とするために，糖類，米，パン，パスタなどは厳しく制限する代わりに，卵，油，マヨネーズなどを多量に摂取する食事である．特殊ミルクであるケトンフォーミュラが有用である(参照：Column「ケトンフォーミュラ：カルニチン・ビオチン添加開始」)．低糖質によるエネルギー不足を補うために脂質が分解されて血中ケトン体が増加するケトーシスがてんかん治療効果につながると考えられているが，正確な機序は未解明である(参照：Column「ケトン食がてんかんに効くメカニズム」)．治療に必要なケトーシスの目安はケトン体の 1 つである β ヒドロキシ酪酸の血中濃度 3,000 ～ 4,000 μmol / L 以上とされるが，家庭でできる検査では尿中ケトン試験紙 3 ＋の維持が目標となる．

ケトン指数は図 1 のように計算式が 2 種類あり，脂質摂取によって増加，糖質摂取によって大きく低下し，蛋白質は軽度低下作用がある．最適のケトン指数とすることで適切なケトーシスを維持できるように毎日の食材の種類と量を調節する必要がある．静岡てんかん・神経医療センターでは各食材の量を入力するとケトン指数が自動で計算されるソフトを導入・提供することで，細かい計算が不要となっている．ケトーシスが不十分であると考えられる場合には中鎖脂肪酸(medium chain triglyceride：MCT)オイルやオリーブ油を増やしたりカロリー制限が有効である．砂糖はほとんど使用できないが各種甘味料の使用が可能である(参照：Column「天然・人工甘味料を使いこな

Column　古くて新しい，ケトン食

てんかん治療の主役はいうまでもなく抗てんかん薬である．抗てんかん薬の歴史は，1857 年ブロム(Br)，1912 年フェノバルビタール(PB)，1938 年フェニトインの登場以後，様々な抗てんかん薬が導入され，成果を上げてきたのはよく知られているところである．近年は新世代の抗てんかん薬がわが国でも続々と導入されるとともにてんかん外科の普及も目覚ましく，てんかん治療は新時代を迎えつつある．では Br や PB はその役目を終えてしまったのか？　Br は Dravet 症候群における有用性が見直され，PB は難治例における高用量使用が再評価されている．古典的ケトン食は継続が困難な場合も少なくないが，様々な修正を加えた新世代のケトン食は Br や PB 同様に再評価されつつあり，より多くのてんかん患者が恩恵を受けられるようになることが期待される．

Column　ケトンフォーミュラ：カルニチン・ビオチン添加開始

ケトンフォーミュラは株式会社明治が生産する粉末状の特殊ミルク 817-B で，Glut-1DS と PDHC 欠損症に対しては登録ミルク(費用は製造メーカーと公費で折半)，それ以外の難治性てんかん治療目的では登録外ミルク(費用は製造メーカーが全額負担)として，各病院から特殊ミルク事務局へ申し込むことで無償にて入手可能であるが，原則として 20 歳未満が対象となっている．

ケトンフォーミュラは 100 g(741 kcal)中に必須脂肪酸調整脂肪 32.1 g と MCT 油 39.7 g が含まれ，全熱量の 48% を MCT が占め，ケトン指数 2.9 となるように調整されている．ビタミン B 群，A，C，D，E，K，パントテン酸，ナイアシン，葉酸に加えて，微量の鉄，銅，亜鉛が従来から加えられていたが，2018 年夏からカルニチン(100 g 中 14.8 mg)，ビオチン(100 g 中 17.8 μg)の添加が開始された．なおセレンは引き続き加えられていない．

水か湯で溶かしてミルクとして乳幼児が飲用したり経管栄養で使用する以外にも，小麦粉の代わりに用いることで様々な料理への応用が可能である．興味のある方は静岡てんかん・神経医療センターのホームページ「ケトン食　かんたん・おいしいレシピ集」をご覧になられたい(http://www.shizuokamind.org/ketone/)．

ケトンフォーミュラ以外には，韓国の Ketonia や米国の Ketovie が glut1 異常症患者会を通じて有償にて購入可能である．いずれもケトン指数 4 の液体ミルクが小パックに入っており，外出などに際してそのまま飲用可能である．

す」)．服用中の薬に含まれる糖質の量にも配慮が必要である(参照：Column「併用する薬，点滴についての注意」)．

3　適応と禁忌

てんかんの食事療法は全般発作・焦点発作を問わずあらゆる発作型に有効性を期待できるが，特に有効性を期待できるてんかん・症候群・疾患は**表 1** のとおりである[1]．一方，**表 2** のような禁忌のあることも念頭におき[1]，原因不明のてんかんではこれらの疾患の可能性を十分に否定しておく必要がある．てんかん外科治療の適応のある場合は外科治療を優先することが多いが，後遺症のリスクが高い場合には食事療法を優先する選択肢も考えられる．

脂　質（F）：ケトンを作りやすい（向ケトン）

蛋白質（P）：中間

糖　質（C）：ケトンを消しやすい（反ケトン）

F，P，C の摂取グラム数を入れて計算

① Woodyatt 計算式 $= \dfrac{0.9F + 0.46P}{C + 0.1F + 0.58P}$

② 簡易計算式 $= \dfrac{F}{C + P}$

図1　ケトン指数とは

表1　ケトン食の有効性を期待できるてんかん・症候群・疾患

	有効性がより高いと考えられる症候群・疾患	有効性を期待できる症候群・疾患
てんかん病型・症候群	West 症候群 Dravet 症候群 Doose 症候群 大田原症候群	Epilepsy with migrating focal seizures in infancy Epilepsy with CSWS Landau-Kleffner 症候群 Lennox-Gastaut 症候群
てんかんの原因・関連・背景疾患	Glut-1DS Angelman 症候群 結節性硬化症 FIRES 超難治性てんかん重積状態 ミトコンドリア複合体1欠損症 PDHC 欠損症	大脳皮質形成異常 Rett 症候群 Lafora 病 亜急性硬化性全脳炎(SSPE) Adenylosuccinate lyase 欠損症

（Kossoff EH, et al.: Optimal clinical management of children receiving dietary therapies for epilepsy: Updated recommendations of the International Ketogenic Diet Study Group. *Epilepsia Open* 2018; **3**: 175-192を元に作成）

表2　ケトン食が禁忌・適応外となる疾患

絶対的禁忌

・カルニチン欠損症(primary)
・カルニチン・パルミトイルトランスフェラーゼ(CPT)I or II 欠損症
・カルニチン・トランスロカーゼ欠損症
・脂肪酸酸化障害
　長 / 中 / 短鎖アシルデハイドロゲナーゼ欠損症(LCAD, MCAD, SCAD)
　長 / 中鎖 3-ハイドロキシアシル-CoA 欠損症
・ピルビン酸カルボキシラーゼ欠損症
・ポルフィリア

CPT：carnitine palmitoyltransferase, L (M, S) CAD：Long (medium, short) chain acyl dehydrogenase deficiency,
（Kossoff EH, et al.: Optimal clinical management of children receiving dietary therapies for epilepsy: Updated recommendations of the International Ketogenic Diet Study Group. *Epilepsia Open* 2018; **3**: 175-192を元に作成）

▶ *Column* ケトン食がてんかんに効くメカニズム

ケトン食は絶食をヒントに考案された食事療法で，てんかんの治療法として効果を発揮するメカニズムは実はまだよくわかっていない．血液中に著増するケトン体がグルコースの代替エネルギーとして脳で使われることは，脳へのグルコース供給が半減するGlut-1DSにおいては主要なメカニズムと考えられているが，その他のてんかんにおける治療効果への寄与は不明である．動物を用いた基礎研究によって，神経細胞抑制性に働くGABA系やアデノシンA1受容体の賦活，神経細胞興奮性に働くAMPAなどのグルタミン酸受容体抑制やグルタミン酸のシナプス小胞内取り込み抑制，クレアチンキナーゼ抑制を介する乳酸シャトル阻害，細胞増殖に関与するmTOR経路の抑制，脳内免疫系の抑制など様々な影響を及ぼしていることが明らかにされつつある．

作用メカニズムの解明によって通常食を続けながらケトン食と同等の効果を発揮する内服薬の開発が期待されるが，ケトン食が特定のてんかん症候群やてんかん発作のみに効果を発揮するのではなく，より広く効果を期待できることから，いくつかの新規抗てんかん薬と同様に複数の作用機序を有するのかもしれない．

▶ *Column* 天然・人工甘味料を使いこなす

ほとんど使えなくなる砂糖の代わりに，天然もしくは人工甘味料が有用である．アスパルテーム，スクラロース，ステビア，エリスリトールなどはカロリーがゼロに近く，てんかんの食事療法で利用可能である．

ダイエット飲料にはノンカロリー，カロリーオフ，糖質ゼロ，カロリーカットなど様々な表記がされているが，違いがわかるだろうか？　糖質については100 mLあたり0.5 g未満なら，“含まない”という意味で“無，ゼロ，ノン，レス”などの表現が使用可能である．100 mLあたり2.5 g未満なら“低減されている”という意味で“低，ひかえめ，小，ライト，ダイエット，オフ”と表記することが認められている(参照：厚生労働省HP「栄養表示基準に基づく栄養成分表示」)．いずれの場合も糖質含有量がゼロではないので，成分表を念入りに確認するとともに“飲み過ぎ”には気をつける必要がある．

▶ *Column* 併用する薬，点滴についての注意

糖質摂取を大幅に制限しているので，シロップ・ドライシロップ製剤は原則禁止となる．散剤，細粒などは内服可能な場合もあるが，含まれる糖質の量次第では食事中の糖質を減らす必要が生じ得る．錠剤の粉砕は糖質の含有が少ないが，一般に苦いので服用法の工夫が必要である(参照：p.370)．一部粉砕不可の薬剤もあるので注意を要する．散剤・粉砕薬の場合には，分包しやすくするために調剤室で乳糖などを添加されることのないように依頼する必要がある．また，急性感染症で近医を受診の際にも，上記について配慮してもらえるようにあらかじめ紹介状を手渡しておくことが望ましい．脱水などで輸液が必要な場合には輸液可能であるが，糖質を入れすぎてケトーシスが失われることのないよう，できるだけ糖質の少ない輸液内容にする配慮が必要である．少なくとも，尿中ケトン体が消えるまで輸液されることのないようにしなくてはならない．ただし，過度の低血糖やアシドーシスがある場合には，一定の補正が必要なのはいうまでもない．

4 効 果

おおむね半数の患者で発作が半減し，10 〜 20% の患者で発作が消失するという報告が多い．有効例の 90% は食事療法開始 1 か月以内に効果を認めると報告されており，たとえ効果が明らかでなくとも最低 1 か月，副作用が許せば 3 か月は続けることが望ましい(参照：Column「ケトン食が有効であるというエビデンスはあるのか？」)．

5 副作用

表 3 のような副作用が知られており，副作用で中止せざるを得ない症例もあるので十分な医療監視のもとに開始されるべきである．代表的な副作用を以下に述べる．

a. 低血糖

ケトン食を開始すると糖質摂取不足に起因する低血糖を防ぐために筋肉と肝臓に蓄えられたグリコーゲンがまず消費されるが，蓄えは 1 日分もなく，蛋白質や脂肪からの糖新生が活性化されるま

> **Column** ケトン食が有効であるというエビデンスはあるのか？
>
> 多くのコホート研究がケトン食の有効性を報告してきたにもかかわらず，“有効性のエビデンスはなく FDA の認めた治療でもない”とケトン食療法は長い間非難されてきた．2017 年にオランダの Lambrechts らによるランダム割付非盲検試験でケトン食は有意に有効であった(*Acta Neurol Scand* 2017; **135**：231-239)．アメリカの Freeman らは 2009 年にケトン食の二重盲検 cross over 試験を報告した(*Epilepsia* 2009; **50**：322-325)．全員が絶食期間後にケトン食を開始し，コントロール群はグルコース 60 g を含む錠剤，ケトン食群は人工甘味料の錠剤を服用した．発作減少はケトン食群が優っていたが，コントロール群にもケトーシスが認められたこともあり有意差はなかった．研究計画を工夫した再検討が期待される．

表 3 ケトン食療法中に出現することのある副作用と推奨される定期検査

	重要な副作用	その他の副作用(青字はまれなもの)	定期検査・評価
1)代謝	低血糖 アシドーシス 高脂血症	高尿酸血症 低 Na・低 Mg 血症 ビタミン・微量元素欠乏	血液生化学 血液(静脈)ガス 微量元素(Se など)，カルニチン分画
2)消化器	吐気，嘔吐 便秘，下痢	胃食道逆流悪化 急性膵炎，低蛋白血症	胃食道逆流精査(必要時) 胸腹 Xp，血液生化学
3)腎泌尿器	腎結石	ファンコニー症候群	尿 pH・Ca/Crn・潜血，腹部超音波 /CT
4)神経	活動性低下	基底核変性，昏睡混迷 視神経萎縮	脳波，脳 MRI
5)循環器		心筋症，QT 延長症候群	心電図，胸部単純写真，心超音波(必要時)
6)血液		紫斑，貧血，白血球減少	血算
7)骨		骨粗鬆症	骨密度
8)免疫		易感染性	免疫機能(必要時)
9)その他	体重減少	発育不良	成長曲線

(今井克美：小児てんかん診療マニュアル 改訂第2版 増補版．診断と治療社．2012：141, Hartman AL, et al.: *Epilepsia* 2007; **48**: 31-42を元に作成)

での約2週間は低血糖を生じやすい．ケトーシスの状態ではケトン体が脳のエネルギー源となることが期待されるが(参照：Column「脳は本当にケトン体を利用しているのか？」)，過度の低血糖でけいれんや二次的脳障害をきたさないよう食事療法導入時の血糖監視は重要であり，必要に応じて早めの食事摂取や50～100 mLの糖質入りジュース飲用などで対応する．問題となるような低血糖は食事療法開始3週目以降ではまれである．

b. 消化器症状(便秘，嘔吐)

根菜などの野菜摂取が制限されるために食物繊維の摂取が減少し便秘傾向となる一方で，高脂質食と中鎖脂肪酸(MCT)使用は便を緩くする．互いのバランス次第なので消化器作動薬を適宜併用したり便性をみながら，食用油の添加量を調節するとよい．嘔吐については低血糖に伴うものも念頭におく．高脂質食の誤嚥による肺炎は治りにくいので，胃食道逆流がある場合には慎重な対応が必要である．

c. 発育不良

偏った食事により身長・体重増加不良となることが多く，カロリー制限する場合は必発である．治療効果次第だが，蛋白制限の一時的緩和やカロリー増加も考慮する．

d. 尿路結石，高カルシウム尿症

約5%に生じると報告されている．定期的な尿化学検査と検尿，腹部超音波検査(必要に応じて腹部CT)が推奨される．ゾニサミド，トピラマート，スルチアムなど炭酸脱水酵素阻害作用を有する薬剤の併用は可能なら避けることが望ましい．尿pHが6.0以下の場合には6.5以上になるようにクエン酸内服による尿のアルカリ化が推奨される．

e. 脂質異常症

食事療法導入時に高コレステロール血症を呈しても，小児では徐々に改善することも多いが，高値の続く場合もある．数年間では大きな問題とならないが，より長期に続ける場合や成人では食用

> **Column　脳は本当にケトン体を利用しているのか？**
>
> 糖質不足時に脳がケトン体を主要なエネルギー源として利用していると考えられているが本当であろうか？　PET(ポジトロンCT)を用いた動物研究では，ケトン食を食べさせたラットにおいてケトン体の1つである^{11}C-アセト酢酸の脳への取り込みが通常食の7～8倍に増加していた(Bentourkia M, et al.：*Am J Physiol Endocrinol Metab* 2009; **296**：E796-801)．
>
> ヒトのβヒドロキシ酪酸濃度は，正常妊婦では胎盤2,235 μmol / L，臍帯779 μmol / L，新生児血では生後4日目240 μmol / L，生後30日目366 μmol / Lといずれも健康小児・成人よりも著しく高値であった(Muneta T, et al.：*Glycative Stress Res* 2016; **3**：133-140)．PETを用いた脳へのグルコース取り込みは4～6歳で最大となるが，新生児期はその25%，1歳時でも50%に過ぎない(Chugani HT, et al.：*Ann Neurol* 1987; **22**：487-497)．以上から，ヒトの脳においても胎児および乳児早期ではグルコースよりもケトン体がきわめて重要なエネルギー源であることが示唆される．

油の変更や脂質異常に対する投薬も考慮する．

f. 高尿酸血症

肉や魚介類の摂取を増やすと尿酸産生が増えるが，腎臓からの尿酸排泄能力には遺伝的な個人差があり，血中尿酸が通常食では正常範囲でも食事療法開始後に上昇することがある．血中尿酸が高い状態が続くと腎結石や，痛風による関節炎を生じる恐れがあるので，クエン酸内服による尿のアルカリ化や，アロプリノール内服なども考慮する．

g. 微量元素などの欠乏

長期にわたる食事制限によりセレン，カルニチン，亜鉛などが欠乏する可能性がある．カルニチン予防内服の必要性については意見の分かれるところであるが，血中の遊離カルニチン濃度が 30 μmol / L 以下の場合には L-カルニチン製剤 100 ～ 200 mg / 日の内服が望ましい．セレン不足は心不全の原因となるので血中濃度 7.5 μg / dL 以下ではサプリメントによる補充が望ましいが，過量投与にならないよう注意が必要である．野菜不足によるビタミン摂取不足に対しては総合ビタミン剤服用が推奨される．骨粗鬆症に対して諸外国ではカルシウム製剤やビタミン D の内服を勧める傾向があるが，尿中 Ca / Crn 比が高い場合には尿路結石のリスクを高めるので一律の内服には異論のあるところである．

6 長期経過

有効例では効果が長期に持続する場合が多く，副作用が許せば最低 2 年は食事療法を継続することが望ましい．不注意な糖質摂取による悪化には絶えず注意しなければならない．有効例では抗てんかん薬の減量・中止が可能な場合がある．食事療法をいつまで続けるかは個々の患者の難治度，食事療法の困難さなどを総合的に考慮して決めるが，食事療法を続けるか中止するかの二者択一では必ずしもなく，脳波を含む各種検査で悪化のないことを確認しながら段階的に食事制限を緩めていく選択肢もある．食事療法の漸減中止後の発作再発率に関する報告は少ないが，6 か月以上発作消失後に何らかの理由で数か月かけて徐々にケトン食を中止した 66 例の後方視的検討では，食事療法中止後 5 年間に 20% が発作再発しており[2]，抗てんかん薬減量中止後の発作再発率と大差ないようである．

7 ケトン食の種類と食べやすくする工夫（図 2，表 4）

a. 古典的ケトン食

最初に実用化されたてんかんの食事療法である．2 ～ 3 日の絶食で開始し，摂取カロリーの約 90% を脂質で摂取するケトン指数 4 の食事法である．ケトン体産生を促すために水分と摂取カロリーを 75 ～ 90% に制限する．最も食事制限の強い方法で，継続困難なことも少なくないために以下に述べるような様々な変法が考案されている．

b. MCT ケトン食[3]

古典的ケトン食と同等の効果を得ながら糖質摂取を増やせるように考案された食事法である．中

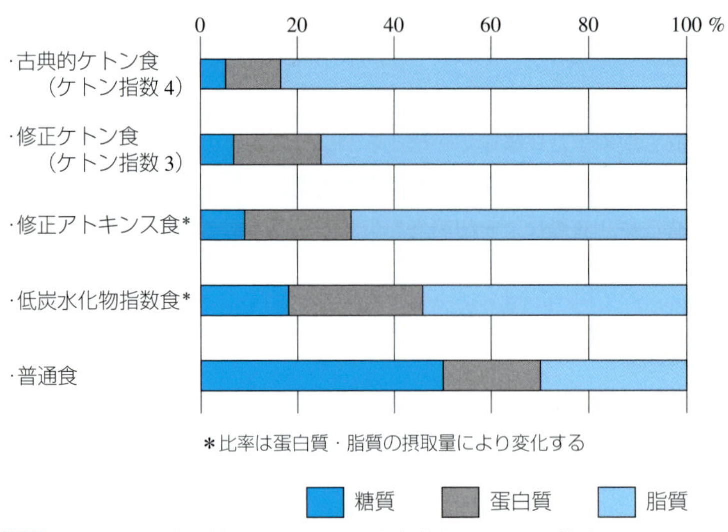

図2 各種ケトン食と普通食における三大栄養素のカロリー比率

表4 てんかんの食事療法

	食事療法の種類	特　徴
強	· Classical ketogenic diet 古典的ケトン食	水分・カロリー 75 ～ 90%．2 ～ 3 日の絶食で開始 ケトン指数 4
↕	· MCT-ketogenic diet MCT ケトン食	MCT ミルク・オイルで全カロリーの(45 ～)60% 糖質 30 ～ 80 g / 日(ケトン指数 おおむね 1 ～ 1.5)
	· Non-fasting ketogenic diet 絶食をしないケトン食	開始時に絶食としないことで低血糖軽減 ケトン指数 3
	· Modified ketogenic diet 修正ケトン食	水分・カロリーとも制限なし ケトン指数 3　　継続性と発育不良を改善
	· Modified Atkins diet 修正アトキンス食	糖質 10 ～ 15 g / 日(ケトン指数 おおむね 1.5 ～ 2) 水分・カロリー・蛋白制限なし 脂質をできるだけ多く摂取
弱	· Low glycemic index diet 低炭水化物インデックス食	血糖上昇の緩徐な糖質 40 ～ 60 g / 日

鎖脂肪酸(MCT)は通常の食用油に含まれる長鎖脂肪酸よりもケトン体を生成しやすいことを利用して，食事中の全カロリーの(45 ～)60% を MCT で摂取する．糖質摂取は全カロリーの 15 ～ 19% まで可能で，1,000 カロリー / 日の場合は 40 ～ 50 g / 日の糖質を摂取できる．MCT は MCT オイル以外にもココナッツ由来のオイル，ミルク，クリームが利用可能である．MCT の多量摂取は腹痛，下痢，嘔吐などの消化器症状を伴いやすい点に注意が必要である．日本では食事としてはあまり行われていないが，ケトンフォーミュラは全カロリーの 48% が MCT であり，ケトンフォーミュラのみで栄養する場合は MCT ケトン食に準じるともいうことができる．

c. 修正ケトン食

食事療法の継続性をさらに高めるために北米や韓国を中心に改良された食事法で，開始時に絶食期間を置かない緩徐導入法[4]，カロリー・水分制限の廃止など，食事制限が緩和されている．古典的ケトン食とほぼ同等の効果が得られ，食事療法に反応しやすい場合には修正ケトン食を継続し，効果が不十分な場合には古典的ケトン食への変更を試みるなど，症例の難治度や本人・家族の負担も勘案してオーダーメイド的に変更を加えるなど柔軟な対応も可能である．

d. 修正アトキンス食 [5)]

糖質摂取のみを制限し，蛋白質，脂質，総カロリーを制限することなく体重を減らせるアトキンス食が北米で肥満に対して広く用いられていたが，体重減少の過程でケトーシスとなることからてんかんの食事療法に応用されるようになった．糖質の1日摂取量を成人15 g / 日，学童12.5 g / 日，乳幼児10 g / 日に制限することだけに気をつければよく，ケトン指数を求める複雑な計算は不要である．肉類などの摂取制限が緩和され管理・継続しやすいが，十分なケトーシスを得るためには脂質を多めに摂取することが望ましい．血中ケトン体上昇の程度は脂質摂取量によって様々である．上記の各ケトン食とほぼ同等の治療効果が複数報告されており，学童以降や成人においても継続しやすいのが利点である．

e. 低炭水化物インデックス食〔低GI(glycemic index)指数食〕[6)]

同じ糖質でも血糖上昇の速いものと遅いものがあることが糖尿病の食事療法において明らかになり，血糖上昇のしやすさの指標としての炭水化物インデックス(GI指数)が食材ごとに決められている．高GI指数の食材(パン，米，ジャガイモ，砂糖など)を排除することに専念し，低GI指数の食材(小麦ふすま，全粒粉など)は血糖上昇が緩徐なためにケトーシスへの影響が少ないので40～60 g / 日まで使用可能で，料理の自由度が広がる．上記の各食事療法に比し血中ケトン体の上昇は軽度に留まることが多く，Glut-1DSの治療としては適切ではないかもしれない．ケトン体上昇を介するてんかん治療効果は十分には期待できないが，てんかんに対する一定の治療効果は複数報告されており，低GI指数によるインスリン分泌抑制など多様な作用機序が関与している可能性がある．

f. その他の食事法

肥満など生活習慣病の予防・治療目的で様々な食事療法が考案されているが，最近は糖質制限を採用するものが多い(参照：Column「家族みんなで低糖質食はいかが？」)．いずれもてんかんへの治療効果は確かめられていないが，上記の各食事法の継続が困難な場合には代替食事療法となり得る可能性がある．てんかんの治療効果を高めるためには糖質制限に加えて脂質摂取を増やすことが望ましい．

▶ *Column* 家族みんなで低糖質食はいかが？

近年，低糖質食がブームになっている．肥満やメタボリック症候群対策のための低糖質麺やふすまパンなどがコンビニやスーパーで容易に入手できるようになり，てんかん食にも利用することができる．ケトン食を施行している医師の中には自ら低糖質食を実践している方も少なくなく，肥満の改善のみならず昼食後の眠気がないなど，生活の質の向上が実感されることも多い．認知症ではない高齢者がMCT配合ミルクを飲用すると認知機能が改善するという研究結果もある(Ota M, et al.：*Psychopharmacology* 2016; **233**; 3797-3801)．てんかんのお子さんにてんかん食を試みる際には，ご家族みんなで低糖質食を実践してみるのもいいかもしれない．

1）サウスビーチダイエット

ハリウッドスターたちが愛用しているダイエット法で，インスリンの過剰分泌が人を太らせ，糖尿病・心臓病・脳卒中の発症リスクとなるという考えから，動物由来の脂質，飽和脂肪酸，トランス脂肪酸，糖質の摂取を減らし，オリーブ油や魚由来の脂質摂取を増やす食事療法である．治療効果がある場合には長期的には低 GI 糖質の摂取を増やすことが可能である．

2）パレオダイエット

旧石器時代の食生活への回帰を目指す食事療法である．人類の起源は約 200 万年前に遡るとされるがその大半は狩猟採集中心の食生活で，まさに低糖質・高脂質であった．農耕によって糖質摂取が増えたのはわずか 1 万年前からであり，特に最近 100 年間の糖質摂取増加は著しいものがある．古来，低糖質・高脂質に適合して遺伝的に進化したヒトが，急激な糖質摂取増加に適応できずに慢性の糖質中毒状態を呈した結果として，糖尿病，メタボリック症候群，認知症（第 3 の糖尿病ともいわれる）の増加を招いているとの考えから，農耕・酪農などの加工食品を避けて，肉，魚，野菜を中心に摂取する食事法である．

8 ケトン食を支えるチーム医療と社会資源

てんかんの食事療法を成功させるカギは，“てんかんの食事療法サポートチーム”である．患者，患者家族，医師に加え，精通した看護師・栄養士がチームの構成メンバーとなる．北米ではこれらのチームによる“ケトン食外来”も珍しくない．静岡てんかん・神経医療センターにおいてもケトン食カンファレンスを毎月開いて情報と問題点の共有に努めている．

北米におけるチャーリー財団のように患者をサポートする社会資源も重要であり，わが国においても NPO ケトン食普及会が情報提供，各種相談に応じており，国内多施設での情報・経験を蓄積・共有することが望まれる．

〔今井克美〕

文　献

1）Kossoff EH, et al.: Optimal clinical management of children receiving dietary therapies for epilepsy: Updated recommendations of the International Ketogenic Diet Study Group. *Epilepsia Open* 2018; **3**: 175-192.

2）Martinez CC, et al.: Discontinuing the ketogenic diet in seizure-free children: recurrence and risk factors. *Epilepsia* 2007; **48**: 187-190.

3）Liu YC, et al.: Medium-chain triglyceride ketogenic diet, an effective treatment for drug-resistant epilepsy and a comparison with other ketogenic diets. *Biomed J* 2013; **36**: 9-15.

4）Bergqvist AG, et al.: Fasting versus gradual initiation of the ketogenic diet: a prospective, randomized clinical trial of efficacy. *Epilepsia* 2005; **46**: 1810-1819.

5）Kossoff EH, et al.: A prospective study of the modified Atkins diet for intractable epilepsy in adults. *Epilepsia* 2008; **49**: 316-319.

6）Pfeifer HH, et al.: Low glycemic index treatment: implementation and new insights into efficacy. *Epilepsia* 2008; **49**(S8): 42-45.

参考文献

・丸山　博：ケトン食の本─奇跡の食事療法．第一出版．2010．

・Kossoff EH, et al.: The ketogenic and modified Atkins diets; Treatments for epilepsy and other disorders. 6th ed, Demos, New York, 2016.

・Hartman AL, et al.: Clinical aspects of the ketogenic diet. *Epilepsia* 2007; **48**: 31-42.

・チャーリー財団　https://charliefoundation.org

・NPOケトン食普及会　http://plaza.umin.ac.jp/~ketodiet/

・Agaston A（荒牧長門，訳）：サウスビーチ・ダイエット．アスコム，2004

・Suzuki Y：一生リバウンドしないパレオダイエットの教科書．扶桑社，2016

O てんかんのACTH療法

① 歴　史

1950年にLivingstoneらは種々のタイプの全般発作を有する4～13歳の小児難治てんかん6名中4名に副腎皮質刺激ホルモン（adrenocorticotropic hormone：ACTH）療法が有効であったと報告し，1958年にSorelらは点頭てんかんにおいてACTH療法が発作消失のみならず脳波・行動ともに劇的に改善させることを報告した[1]．わが国では，福山らがSorelの報告にいち早く注目して1960年に56例での効果を発表し，2週間連日投与の後に8週かけて漸減するプロトコルを1968年に考案するなど，わが国におけるACTH療法の普及に大きく貢献した[2]．

② 作用機序

通常，抗てんかん薬が有効な場合でも2年間は治療継続が必要であるのに対して，ACTH療法が数週間の治療で永続的効果をもたらしうることと，脳波の背景活動が著明に抑制されることからACTHには従来の抗てんかん薬とは異なる作用機序が存在すると考えられる．内因性ステロイドを介する作用，内因性副腎皮質刺激ホルモン放出ホルモン（corticotropin-releasing hormone：CRH）分泌抑制，メラノコルチン受容体などに対する脳への直接作用，免疫学的作用，デオキシコルチコステロンを介する脳内神経ステロイド作用などの可能性が想定されている．

③ 適応と禁忌

てんかんのうちわが国で保険適応となっているのは点頭てんかんのみであるが，大田原症候群，Lennox-Gastaut症候群，その他の症候性全般てんかん，Landau-Kleffner症候群，徐波睡眠時に持続性棘徐波を示すてんかん（epilepsy with continuous spikes and waves during slow sleep：ECSWS），Rasmussen症候群などにも用いられることがある．

ACTH製剤に対して過敏症を有する場合は禁忌となる．点頭てんかんの原因が先天性サイトメガロウイルス（cytomegalovirus：CMV）感染の場合にはウイルス感染を活性化させる危険性がある．先天性サイトメガロウイルス感染症は典型的症状のそろわない非典型例も少なくなく，可能性がある場合には血液のウイルス学的検索や乾燥臍帯もしくは新生児期Guthrie濾紙血からのPCR法によるCMVウイルス検出が望ましい．CMV感染例においてガンシクロビルやCMV高力価グロブリン併用によるACTH療法の報告があるが，慎重な対応が必要である．

結節性硬化症に伴う点頭てんかんにはビガバトリン（VGB）が著効するので，ACTHよりもVGBを優先するという意見が多い．その他の点頭てんかんにはより有効率の高いACTHが優先されることが多いが，副作用や禁忌への懸念がある場合はVGBを先に試みる選択肢もある．

④ 方法（使用製剤とプロトコル）

コートロシン®Z筋注0.5 mg（持続性テトラコサクチド酢酸塩注，参照：Column「ACTH製剤いろいろ」）を筋肉内注射する（参照：Column「ACTH-Z筋肉内注射部位」）．健康成人に1 mg筋肉内注射した場合，血中濃度は投与後2時間で最高に達し，4時間後でも最高濃度の66%に留まり，作用時間は24時間以上である．

わが国では福山により提唱されたプロトコルが広く用いられてきたが，日本てんかん学会のガイドライン（2005年[3)]）の中で“可能な限り少量，短期間の投与”を推奨している．より少ない副作用で同等の効果を得る目的で1回投与量と投与スケジュールに様々な工夫が各施設で加えられており（図），0.0125 mg / kg / 日以下の連日投与が最も多く行われている[4)]．初期投与で効果不十分な場合，

Column　ACTH製剤いろいろ

ヒトのACTHは39個のアミノ酸からなる分子量約5,000のポリペプチドである．副腎皮質刺激作用のあるACTHのN末24アミノ酸を合成したのがテトラコサクチドであり，わが国でACTH療法に用いられているコートロシン®Zは合成型テトラコサクチドを亜鉛水性懸濁液とした長時間持続型の筋肉注射用製剤である．アレルギー出現の可能性があるので投与前にコートロシン®注（注射用0.25 mg）の1万倍希釈液を用いた皮内テスト施行が望ましいと添付文書に記載されている．ACTH療法に使用されるコートロシン®Z注（筋注0.5 mg）は非特異的発赤を生じうるため皮内テストには用いない．コートロシン®注は同じ合成型テトラコサクチドでありながら作用時間が短く下垂体負荷テストに使用されるが，てんかん治療には用いないので注意が必要である．

アメリカといくつかの国ではブタ下垂体から抽出した天然型ACTH（39アミノ酸）が使用されている．合成型1 mgは天然型40単位に相当する．これらは大量で用いられることが多く高価であるためにステロイド系薬剤やケトン食を優先させる施設もある．韓国ではACTH製剤が未承認であるためにステロイド系薬剤が用いられている．

Column　ACTH-Z筋肉内注射部位

ACTH-Zは筋肉内注射にのみ使用することと添付文書に書かれているが，乳児においてどの筋肉に注射するかについての記載はなく，坐骨神経損傷を避けるため殿部外側上方1/4に投与されるのが以前は一般的であった．その後，日本小児科学会は殿部の筋量が十分でなく坐骨神経損傷の危険性を避けられないことから新生児と乳児では殿部には筋肉内注射を避け，やむを得ず必要な場合には大腿前面外側を勧めており，近年は大腿前面外側に注射する施設が多い．大腿四頭筋短縮症が心配されるが，添付文書によると本剤はpH 7.8～9.2，浸透圧比1.0～1.3（対生食）と化学的刺激は少ないようである．硬結などを作らないよう左右交互に，同一場所を避けながら注射するなどの配慮が望ましい．筆者の調べ得た範囲ではアメリカ・カナダの小児病院でも大腿前面外側への筋肉内注射が一般的である．

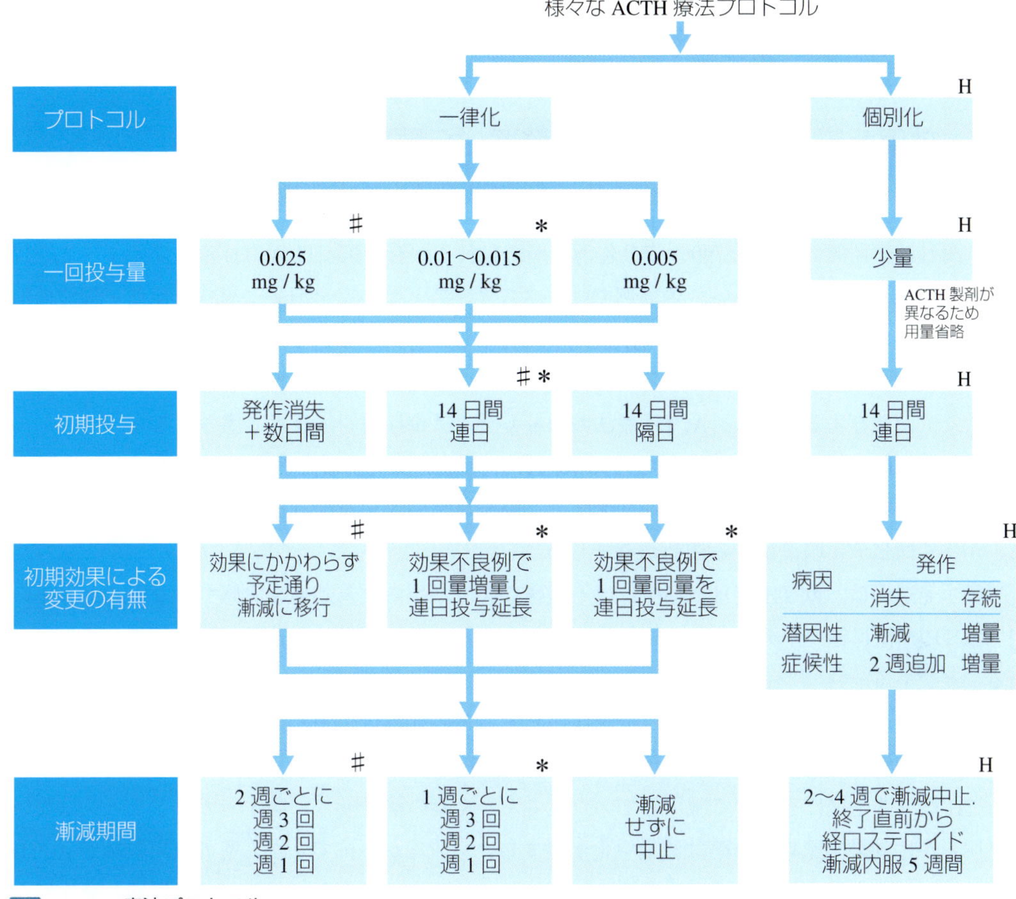

図 ACTH療法プロトコル

#＝従来よく用いられていた方法，＊＝現在よく用いられている方法，H＝Heiskalaらの方法（個別化）

（Heiskala H, et al.: West syndrome: individualized ACTH therapy. *Brain Dev* 1996; **18**: 456-460を元に作成）

Column　ACTH漸減期間

ACTH連日投与後に漸減期間を設ける理由として，再発率と副腎不全のリスクを減らすという2つの目的があるが，ACTH漸減期間の有無は再発率に影響を及ぼさない可能性が報告されている．副腎不全のリスクについて，RiikonenらはACTH療法漸減中止後に副腎皮質の反応性低下に対する配慮が必要であると1986年に報告し[5]，関らも下垂体前葉機能低下を報告している．ACTH終了後の感染などのストレスに際してはステロイド補充も考慮される．

増量するか連日投与を延長することが多い．初期投与終了後にACTH漸減期間を置く施設が多いが，その必要性は議論のあるところである（参照：Column「ACTH漸減期間」）．症候性ではより多量・長期，潜因性ではより少量・短期投与を基本方針として治療効果により修正を加えるいわゆるindividualized ACTH（Heiskalaら[6]）も様々な変更を加え国内に導入されている．

ACTH療法開始と同時にVGBを投与すると有意に有効率が高くなるという大規模な報告があるが[7]，ACTH療法単独で発作消失した可能性のある患者がVGBによる視野障害のリスクを負うという問題があり，ACTH 療法と VGB 投与を，時期をずらして施行した場合に比し長期予後を改善させるというデータはまだない．

5 効果とデータ（発作，脳波，発達，行動）

厳密なコントロールスタディが困難なのでエビデンスは不十分だが[8,9]，多数例のオープンスタディによれば短期的には 50 ～ 90% で発作消失が得られる．有効例では ACTH 療法開始 1 ～ 2 週以内に効果が現われることが多い．著効例ではヒプスアリスミアの完全消失，異常な徐波・棘波の消失，背景活動の著明な低振幅化などが脳波上の改善として特徴的である．症候性の症例では局在性徐波，棘波，多焦点性棘波が残存することも少なくない．発作が消失したように思われてもヒプスアリスミアが残存する場合は，ACTH 療法の増量もしくは投与期間延長も考慮される．

ACTH 漸減開始後まもない隔日投与中は ACTH の効果が持続することが多いが，さらに漸減するに従い背景脳波活動の振幅が次第に増大する．脳波異常の悪化を伴う場合は微細な発作の再発がないか長時間ビデオ脳波による確認が望ましい．

行動・発達面は，ACTH 連日投与中には不機嫌になるために改善効果を実感できないことも多いが，ACTH 漸減に伴い不機嫌などの副作用が改善するとともに行動・発達面の改善効果が明らかになることがある．

発作消失例のうち 25 ～ 50% がその後発作再発するという報告が多く，ACTH 漸減中ないし中止後 6 か月以内が多い．長期的に発作消失が続くのは 35 ～ 70% とされる．

ACTH 投与開始後にそれまで服用していた抗てんかん薬の継続投与に関するガイドラインはないが，明らかに効果を認めない薬は減量中止が望ましい．何らかの抗てんかん薬の服用継続が ACTH 療法後の再発率を下げるかどうかに関するエビデンスは今のところない．スパズム以外の発作型がない患児では，すべての抗てんかん薬の服用中止が可能な場合もあるが，焦点発作や強直，強直間代発作など他の発作型の既往のある場合は抗てんかん薬の服用継続が望ましい．

6 合併症とその対策

表に合併症とその対策を示す．ほとんどの副反応は用量依存性なので，副作用軽減のため 1 回量か投与回数を減らす試みが各施設でなされている．以下に補足する．

a. 易感染性（表 注 1）

肺炎，敗血症，尿路感染，胃腸炎，中耳炎などに注意する．カリニ肺炎の報告もある．感染がなくてもステロイドの作用により白血球増多を認めるので，感染の指標として，症状，身体所見に加え CRP と血液像を重視する．定期的な採血と早めの対応が必要である．

b. 高血圧（表 注 2）

患児の機嫌が悪いと血圧測定が不正確になるので測定のタイミングに配慮する．ステロイドの作用で低カリウム血症になりやすいので，フロセミドなど K 排泄性利尿薬の使用はできるだけ避けて，カルシウム拮抗薬や K 保持性利尿薬などを主に使用する．

表 ACTH 療法の主な副反応と対策

系統別	主な症状・所見	出現頻度	主な検査(必要に応じ)	対応(必要に応じ)
免疫	易感染性 (注 1)	++	血算，CRP，検尿，細菌培養 胸部単純写真など	予防隔離，抗菌薬，グロブリン投与 スケジュール変更も考慮
代謝	食欲亢進・体重増加	++	体重監視，腹囲	用量調整
	低カリウム血症	+	電解質，心電図，尿化学	K 製剤，K 保持性利尿薬
	高血糖	+	血糖，尿糖	摂取エネルギー調整
循環器	高血圧 (注 2)	4～33%	血圧監視，水分 in / out	塩分水分制限，K 保持性利尿薬
	徐脈・不整脈	+	脈拍監視，心電図	スケジュール変更も考慮
	心筋肥大 (注 3)	72～90%	胸部単純写真，超音波	臨床的に問題となるのはまれ
中枢神経	不眠・イライラ	33～85%	睡眠記録	鎮静薬，睡眠導入薬
	脳退縮・硬膜下血腫 (注 4)	+	脳 CT / MRI	スケジュール変更も考慮
	てんかん発作悪化 (注 5)	+/−	ビデオ脳波	ACTH 漸減ともに改善することが多い
腎泌尿器	高 Ca 尿症	+	尿化学，検尿	水分摂取増加
	尿路結石	+/−	腹部超音波・単純写真・CT	クエン酸内服による尿アルカリ化
消化器	消化管潰瘍，出血	+/−	便潜血，血算	H_2 ブロッカー
皮膚	爪基部・口唇色素沈着	+	皮膚観察	臨床的に問題となるのはまれ
	多毛，痤瘡	+	皮膚観察	臨床的に問題となるのはまれ
	注射部位硬結・皮膚萎縮	+/−	皮膚観察	注射部位をずらす
骨	骨粗鬆症	+/−	尿中 Ca，骨密度，DEXA	臨床的に問題となるのはまれ
眼	後囊下白内障	+/−	眼科受診	2～3 回目の ACTH では
	緑内障	+/−	眼科受診	スケジュール変更も考慮

・出現頻度は，報告のあるものは数字で，それ以外は目安を記号で記した．
・(注) と付記したものは本文内に説明を追加した．
CRP：C-reactive protein (C反応性蛋白)，DEXA：dual-energy x-ray absorptiometry

c. 心筋肥大，不整脈，徐脈(表 注 3)

心合併症は 72～90% にみられるとの報告がある．一般に可逆性とされ ACTH 中止後数か月で正常化し，高血圧や高インスリン血症に関連する可能性がある．睡眠時の徐脈は 50 / 分前後まで低下することがある．突然死の報告[10]や結節性硬化症の心臓腫瘍増大の報告[11]もあり，必要に応じて胸部単純写真，心電図，心エコーなどを施行して ACTH 療法継続の可否を検討する．

d. 脳退縮(表 注 4)

可逆性のことが多いので萎縮ではなく退縮と記載されるが，12～44 % は非可逆性とも報告されている．乳児の脳は髄鞘化が未熟で水分含有が多く，ステロイドの作用で容量が減少することが原因と考えられるが，ACTH による脳成長阻害作用の関与も指摘されている．脳の急速な退縮に伴い硬膜下血腫を生じることがある．報告例の多くは生後 6 か月未満で，ACTH 少量投与でも報告例があるので注意が必要であるが，外科治療を要することはまれである．大脳萎縮の強い場合に硬膜下血腫を恐れて ACTH 施行が躊躇されることがあるが，筆者の経験では脳退縮はむしろ大脳萎縮のない場合により強く表れ，萎縮した脳はさらには退縮しない傾向がある．

e. 発作の悪化(表 注 5)

ACTH 療法中に強直発作や焦点発作の出現・群発する例がまれに報告[12]されている．睡眠中が多くベンゾジアゼピン(BZD)系薬剤による induced microseizure に類似する．スパズム消失時期に一致することが多く，ACTH 漸減とともに改善・消失することも多い．

7 その他

a. 点頭てんかん以外のてんかんに対する ACTH 療法

治療成績は様々でコントロールスタディはほとんどない．Lennox-Gastaut 症候群，その他の症候性全般てんかんで ACTH 療法が有効な場合があるが一過性のことも多く，効果は点頭てんかんよりも明らかに劣る．Landau-Kleffner 症候群，CSWS を伴うてんかんにおいては，発作・脳波への改善効果に加えて，言語・認知機能・行動の改善も期待できるとされている[13]が厳密なエビデンスはない．年長児では，乳児期に用いられる体重当たりの投与量では過量になるため，上限を設定して投与されることが多い．

b. 各種ステロイド系薬剤

てんかんの病態における免疫の関与は年々注目を浴びてきており，Rasmussen 症候群や自己免疫性慢性脳炎はもちろんのこと，その他のてんかんに対しても，メチルプレドニゾロン・パルス静脈内投与，プレドニゾロン内服，ヒドロコルチゾン内服，デキサメサゾン静脈内投与など，様々なステロイド系薬剤が試みられることがある．点頭てんかんに対するプレドニゾロン経口投与は 2 mg / kg / 日では有効率 29% と明らかに効果が劣るが[14]，40 〜 60 mg / 日 14 日間という高用量では発作消失率 67%（イギリス[15]），70%（アメリカ）と ACTH にほぼ匹敵する成績が報告されている．その他の薬剤も ACTH を上回る効果はないようだが一定の効果はあり，ACTH 療法後の再発例では選択肢の 1 つとなる．ACTH と異なり筋肉注射ではなく経口投与も可能であるのが大きな利点である．

c. 予防接種

乳児期は各種ワクチンを順次摂取する時期と重なるので，各種ワクチンの接種スケジュールをあらかじめ確認・調整することが望ましい（参照：Column「ACTH 療法前後の予防接種」）．

d. ACTH 療法の発作再発

ACTH 療法では，高率に出現する種々の副作用に加えて，発作再発が少なくないことが大きな問題となる．発作再発時には 2 回目，3 回目の ACTH 療法施行も選択肢となる（参照：Column「2 回目の ACTH 療法」）．発作再発率を減少させる試みとして，ACTH 終了後に半年間プレドニゾロン

Column ACTH 療法前後の予防接種

ACTH 療法後の予防接種は担当医の裁量に任されてきた感があるが，2007 年に厚生労働省研究班の成果をもとに永井らが一定の指針を出した[16]．ACTH 療法後も細胞性免疫不全状態は長期間持続するので生ワクチン接種に際して配慮が必要である一方，不活化ワクチンと関連の深い液性免疫の指標には大きな変化はみられなかった．ACTH 終了後は不活化ワクチンは 3 か月，生ワクチンは 6 か月あけて接種するという意見が多いが，場合により早めの接種も考慮される．末梢血の CD4，CD4/CD8 比が有用であるとされる．

なお ACTH 療法開始直前にワクチンを接種している場合は，生ワクチンの場合は 1 か月待つことが望ましいとする意見がある．

▶ *Column* 2回目のACTH

詳細なデータはないのが現状である．初回の治療法を参考に1回投与量の増量やスケジュールを延長して行われることも多く，有効例は確かに存在する[18]．ただし，特異的治療法のある原因疾患や切除手術適応のある微細な限局性大脳病変の見逃しがないか，十分に精査するとともに，脳梁離断術やVGB投与の可能性も考慮し，各治療法の利点・欠点を家族に十分に説明したうえで治療法を選択することが望ましい．

少量内服を続けたり[17]，ACTH投与を週1回反復するなどの工夫が試みられているが，易感染性やワクチン接種の問題があり，有用性に関するエビデンスもまだない．点頭てんかんのモデル動物[19]が複数開発されつつあり，ACTH療法の作用機序解明に加えて，副作用が少なくより有効で再発率も少ない治療法の開発・改良が今後の大きな課題である．

〔今井克美〕

文 献

1) Sorel L, et al.: Findings in 21 cases of Gibbs' hypsarrhythmia; spectacular effectiveness of ACTH. *Acta Neurol Psychiatr Belg* 1958; **58**: 130-141.
2) 福山幸夫，他：乳幼児前屈型小発作に対するACTH療法．脳と神経1960; **12**: 231-238.
3) 伊藤正利，他：ウエスト症候群の診断・治療ガイドライン．日本てんかん学会ガイドライン作成委員会，2005（http://square.umin.ac.jp/jes/）.
4) Hamano S, et al.: Treatment of infantiles spasms by pediatric neurologists in Japan. *Brain Dev* 2018; **40**: 685-692.
5) Perheentupa J, et al.: Adrenocortical hyporesponsiveness after treatment with ACTH of infantile spasms. *Arch Dis Child* 1986; **61**: 750-753.
6) Heiskala H, et al.: West syndrome: individualized ACTH therapy. *Brain Dev* 1996; **18**: 456-460.
7) O'Callaghan FJ, et al.: Safety and effectiveness of hormonal treatment versus hormonal treatment with vigabatrin for infantile spasms（ICISS）: a randomized, multicenter, open-label trial. *Lancet Neurol* 2017; **16**: 33-42.
8) Hancock EC, et al.: Treatment of infantile spasms. *Cochrane Database Syst Rev* 2008;（4）: CD001770.
9) Mackay MT, et al.: Practice parameter: medical treatment of infantile spasms: report of the American Academy of Neurology and the Child Neurology Society. *Neurology* 2004; **62**: 1668-1681.
10) Young RS, et al.: Cardiac hypertrophy associated with ACTH therapy for childhood seizure disorder. *J Child Neurol* 1987; **2**: 311-312.
11) Hishitani T, et al.: Rapid enlargement of cardiac rhabdomyoma during corticotropin therapy for infantile spasms. *Can J Cardiol* 1997; **13**: 72-74.
12) Kanayama M, et al.: ACTH-induced seizures in an infant with West syndrome. *Brain Dev* 1989; **11**: 329-331.
13) Lerman P, et al.: Effect of early corticosteroid therapy for Landau-Kleffner syndrome. *Dev Med Child Neurol* 1991; **33**: 257-260.
14) Baram TZ, et al.: High-dose corticotropin（ACTH）versus prednisone for infantile spasms: a prospective, randomized, blinded study. *Pediatrics* 1996; **97**: 375-379.
15) Lux AL, et al.: The United Kingdom Infantile Spasms Study comparing vigabatrin with prednisolone or tetracosactide at 14 days: a multicentre, randomised controlled trial. *Lancet* 2004; **364**: 1773-1778.
16) 粟屋　豊，他：神経疾患をもつ小児に対する予防接種ガイドブック．診断と治療社，2007; 30.
17) Kivity S, et al.: Long-term cognitive outcomes of a cohort of children with cryptogenic infantile spasms treated with high-dose adrenocorticotropic hormone. *Epilepsia* 2004; **45**: 255-262.
18) 池上真理子，他：難治epileptic spasmsを有する症例におけるACTH療法反復施行の検討．脳と発達 2013; 45：281-287.
19) Dulla CG: Utilizing Animal Models of Infantile Spasms. *Epilepsy Curr* 2018; **18**: 107-112.

P

外科治療

1. 術前評価，切除術

1 てんかんの外科治療の適応

てんかんの外科治療は，大きく根治術と緩和術に分けられる．根治術は，発作の消失を目指して行われ，てんかん原性領域[1]の切除あるいは離断が行われる．一方，緩和術は，発作の伝播経路の遮断や，興奮閾値を上昇させることによって発作の緩和(発作頻度の減少や発作強度の減少)を目指して行われ，脳梁離断術や迷走神経刺激療法などが含まれる．難治なてんかん発作をもつ症例では，まず根治術の適応について検討し，根治術の適応がなければ緩和術が選択肢として浮かび上がってくることとなる．この項では根治術について述べる．

「てんかん外科の適応に関するガイドライン」(表 1)[2]にてんかん外科の適応についての指標が示されているので，以下，それらについて解説する．

a. 外科治療が可能なてんかん

外科治療が可能なてんかんは以下の 5 群に分けられる．

(1) 内側側頭葉てんかん

(2) 器質病変が検出された部分てんかん

(3) 器質病変を認めない部分てんかん

(4) 一側半球の広範な病変による部分てんかん

(5) 失立発作をもつ難治てんかん

根治術は，推定されるてんかん原性領域の切除あるいは離断によって発作の消失をはかるものであり，症候性の焦点性のてんかんが対象となる．適切に外科治療適応を判断するためには，病因，経過，発作症状，脳波，神経放射線学的所見，神経心理学的所見などを総合し，てんかん類型を正しく診断することが不可欠である．特に，治療対象の発作がどのようなものかを把握することは重要であり，長時間ビデオ脳波記録による自発発作の記録，解析は，基本的に欠くことはできない．

b. 薬剤抵抗性の見極めと手術時期

外科治療は，基本的には，薬物治療抵抗性の症例に行われる．適切な 2 種類の単剤，あるいは併用療法で発作が抑制されない場合，薬物治療抵抗性と判断するのが妥当とされる．国際抗てんかん連盟(ILAE)は薬剤抵抗性てんかんを「適切に選択された 2 種類以上の抗てんかん薬で単独あるいは併用療法が行われても継続した一定期間発作寛解が得られない場合」と定義している[3]．継続した一定期間発作寛解とは，1 年以上(もしくは治療前の発作間隔の 3 倍以上の期間)発作が再発しない場合である．治療介入の遅れを回避する観点から，薬物治療抵抗性と判断されたら速やかに外科治療の適応を検討すべきである．小児では発作による発達の停止や退行が危惧されるので，成人よ

表1 てんかん外科の適応に関するガイドライン

I. 外科治療が可能なてんかん
1. 手術が可能なてんかんは5つのグループに分けることができる
① 内側側頭葉てんかん
② 器質病変が検出された部分てんかん
③ 器質病変を認めない部分てんかん
④ 一側半球の広範な病変による部分てんかん
⑤ 失立発作をもつ難治てんかん
2. すべてが症候性で，しかも局在関連性(焦点性)がほとんどである
3. 手術を考慮する際には，てんかん診断が正しいことが前提である
II. 薬剤抵抗性の見極めと手術時期
1. 手術対象は薬剤抵抗性の症例に限られる
2. 2ないし3種類の抗てんかん薬による単剤または併用療法がなされている
3. 発作の抑制されていない状態が2年以上持続している．しかし，小児では2年を待たず，より積極的に外科治療を考慮したほうがよい
III. 手術適応と手術成績の関係
1. 手術適応は手術成績と表裏一体の関係にある
2. 内側側頭葉てんかんと限局した器質病変による症例，あるいは一側半球の広範な病変による症例では，手術成績が優れているので，早期から外科治療を視野に入れて診療し，手術のタイミングを逃さないこと
3. 機能障害が起こる可能性が高い症例やMRI所見を認めない症例，また脳梁離断術の適応となる症例では，より慎重な対応が求められる
IV. てんかん外科が目指すもの：QOLの改善
1. 外科治療は，発作を止めることだけでなく，QOLの改善を目指している
2. 発作によるQOLの障害を様々な視点から評価すべきである
3. 患者・家族も手術の意義をよく理解していることが重要である

(三原忠紘，他：てんかん外科の適応に関するガイドライン．てんかん研究 2008; **26**: 114-118)

りもより早期に外科治療適応を検討する．手術のタイミングを判断するうえでは，発作のみでなく，発達の経過にも注意していく必要がある．てんかん発作を発症してから1年以内に手術を行うこともある．

P 外科治療

c. 手術適応と手術成績との関係

手術適応は手術成績と表裏一体の関係にある．海馬硬化を伴う内側側頭葉てんかんでは手術により約8割の症例で発作が消失する．また，MRIで器質病変が術前に検出された症例でも，手術により約6～7割の症例で発作が消失する．一方，明らかなMRI異常のない症例の発作転帰は思わしくなく，術後に発作が消失する症例は半数に満たない．海馬硬化を伴う内側側頭葉てんかんや，MRIで器質病変が検出され，切除により運動麻痺や失語などの機能障害をきたす可能性が低い場合には積極的に手術適応を考慮すべきであり，てんかん治療の早期から外科治療の可能性を念頭においてみていく必要がある．治療初期の段階で，脳波検査だけでなく，高解像度のMRIを行って器質病変の有無を確認することが重要である．一方，MRIで明らかな異常を認めない症例や，術後に機能障害が起こる可能性が高い症例では，手術のメリット，デメリットをはかりにかけて慎重に手術適応を判断する．

d. てんかん外科が目指すもの：QOLの改善

外科治療の究極の目的は，発作の消失のみでなく，術後のQOL(quality of life)が改善することである．QOLは主観的かつ個別的なことがらであり，個々の患者において，心理社会的背景，併存障害(知的障害，発達障害，精神症状など)などを術前から十分に検討する．手術によって発作が消失しても，行動面の問題や，養育環境上の問題などが継続してみられることもあり，このような場合，継続的な心理教育的指導が重要である．また，成人では，自立した生活に復帰するために就労支援やカウンセリングなどを必要とすることも多い．術前・術後にわたって継続的な評価と支援を行っていくことが必要であり，てんかんの外科治療は，てんかん臨床に精通した医師，看護師，ソーシャルワーカー，臨床心理士，保育士，リハビリテーションなどからなるチームで運用されることが望ましい．

2 術前評価のステップ

a. てんかん原性領域

外科治療において，“てんかん原性領域” の概念は重要である（図 1）．てんかん原性領域とは，“てんかん発作を惹起する領域であり，その除去または離断は発作からの解放にとって必要にして十分である”，と定義される[1)]．これは，手術によってある領域を切除あるいは離断し，術後に発作が抑制された場合，この領域の中にてんかん原性領域が含まれていたことが事後的にわかる，ということであり，この領域を術前に直接的に同定する手段はない．これに関連して以下の領域が定義されている．

1）irritative zone（興奮域）

棘波もしくは鋭波を生起する領域であり，頭皮脳波，頭蓋内脳波あるいは脳磁図によって同定される．通常てんかん原性領域と重なるが，それよりも広いことが多く，irritative zone をすべて切除する必要はないことが多い．pathologic な領域と non pathologic な領域の双方を含んでいると考えられる．

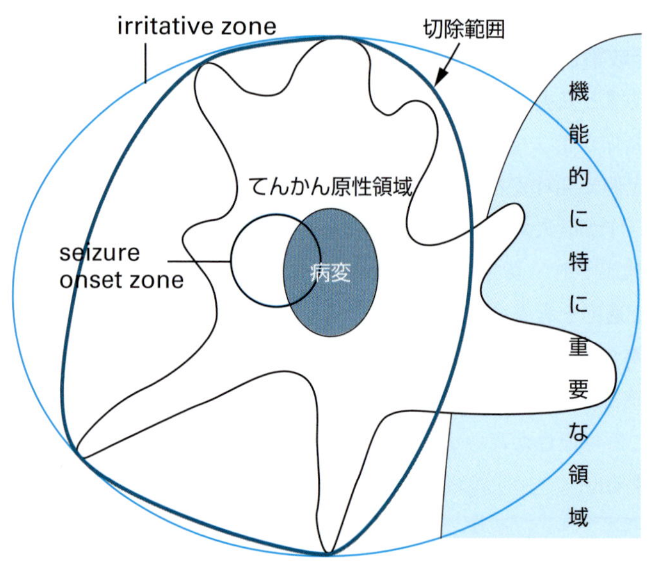

図1 てんかん原性領域

この図に示した例では切除範囲は病変とseizure onset zoneを含み，irritative zoneは完全には含まない．機能的に特に重要な領域は含まないようにした．本例のようにてんかん原性領域と機能的に特に重要な領域が重複する場合，術後にその重複領域からの発作再発が懸念される．
（三原忠紘先生〔静岡てんかん・神経医療センター〕の原図を元に作成）

2) seizure onset zone（発作起始域）

発作発射が起始する皮質領域であり，発作時の頭皮脳波，頭蓋内脳波あるいは発作時 SPECT によって同定される．領域的には irritative zone に含まれていることが多い．てんかん原性領域と同義ではない．手術の際には seizure onset zone は切除されることが多いが，seizure onset zone をすべて切除しても発作が抑制されるとは限らない．

3) functional deficit zone（機能低下域）

脳の機能の低下している領域であり，SPECT，PET，脳波あるいは神経学的検査，神経心理検査などで検出される．多くの場合，てんかん原性領域は機能低下域の中に含まれていると考えられる．また，機能低下域の同定は，術後の機能予後を見通すうえで重要である．

4) epileptogenic lesion（てんかん原性病変）

術前の神経放射線学的検査で検出された病変で，それがてんかん発作の原因とみなして矛盾ない場合をいう．器質病変が検出された場合，それがてんかん発作と関連していることは多いが，個々の症例で病変の局在と発作症状，脳波所見との整合性を検討する必要がある．しかし，後述するように，幼小児では局在性のてんかん原性病変をもつ症例であっても，発作症状，脳波では局在性の所見を欠くことも多く，病変のてんかん原性を直接的に証明することは困難なことも多い．発作症状，脳波所見と病変の局在との間に矛盾がなければ，てんかん原性病変とみなしてよいと考えられる．

5) ictal symptomatogenic zone（発作症状発現域）

発作の初期症状を発現する領域であり，捕捉した発作の観察および患者・家族からの発作内容の聴取によって明らかとなる．症状発現域と，切除すべきてんかん原性領域が全く重なっていないことはしばしばある．これは，脳の多くの皮質領域が沈黙野（silent area）であることによる．すなわち，沈黙野から発作が起始している場合，症状発現域に発作発射が波及してはじめて発作症状が現れることになる．

術前評価においては，諸検査を正確に解釈したうえで，上記の諸領域を同定し，これらの各領域を総合して，切除すべきてんかん原性領域の局在，拡がりを推定する．また，外科適応の判断，切除範囲の決定においては，推定されるてんかん原性領域と機能野の関係についても検討する．

b. てんかん外科治療の流れ

てんかん外科治療の流れは図 2 に示すように 3 段階に分けられる．

1) ステップ 1

術前評価の第 1 段階であり，もっとも重要な段階である．難治性の再検討，発作間欠期の脳波，脳磁図，長時間ビデオモニタリングによる自発発作の記録，観察，神経放射線学的・神経心理学的検索，精神医学的評価などを行う．また，患者の生活，家族背景の把握，小児では発達評価なども行う．これらの非侵襲的検索から，前述した irritative zone，seizure onset zone，functional deficit zone，epileptogenic lesion，symptomatogenic zone を同定し，てんかん原性領域を推定する．FDG-PET や脳磁図，必要な症例では発作時 SPECT なども含めて行い，徹底的な局在診断を心がける．

P 外科治療

年長児で言語優位側判定が必要な症例では，侵襲的検査ではあるが和田テストも行う．

この段階で，根治術の適応を検討し，適応がある場合は，直接手術に進むのか，それとも慢性頭蓋内脳波記録（ステップ2）を経由すべきなのかを判断する．ステップ1にて，根治術の適応がないと判断されることもある．根治術の適応がないと判断される主たる理由は，十分な検索を行っても切除すべきてんかん原性領域が推定できないことであり，MRIで異常を認めない場合に多い．また，脳炎後や外傷後の症例では，てんかん原性が広範なことが多く両側の半球にまたがっていることもあり，このような場合も根治術は困難なことが多い．根治術の適応がない場合，症例によっては，脳梁離断術，あるいは迷走神経刺激療法などの緩和術の適応を検討する．

2）ステップ2

慢性頭蓋内脳波および脳機能マッピングをさす．ステップ1の後，症例によっては行う．慢性頭蓋内脳波はてんかん外科治療における切除範囲決定におけるゴールドスタンダードとされてきたが，頭蓋内電極の留置には手術操作を必要とし，無視しえない合併症のリスクもあるので，非侵襲的検索の結果をふまえ，リスク・ベネフィットをよく勘案してその適応を判断する．

海馬硬化を伴う内側側頭葉てんかんでは頭蓋内脳波は省略しうることが多い．側頭葉の内側構造を画一的に除去する扁桃体海馬切除術や側頭葉前部切除術によって優れた発作転帰が得られることが実証されており，症例によっててんかん原性の拡がりに多少の差があっても，切除範囲に含まれていると考えられる．

新皮質てんかんでは，基本的には頭蓋内脳波を行ってから裁断的切除を行うのがよいとされてきたが，画像診断の進歩により頭蓋内脳波の適応は減少している．MRIでてんかん原性と考えられる器質病変が認められ，その周辺部位にてんかん原性が推定され，切除範囲が機能野に及ばないと考えられる症例では，頭蓋内脳波を省略しうる場合が多い．MRIで異常を認めない症例では基本的に頭蓋内脳波を省略できない．

使用する電極は硬膜下電極と脳内電極に大別できる．硬膜下電極の利点は，開頭による留置が容

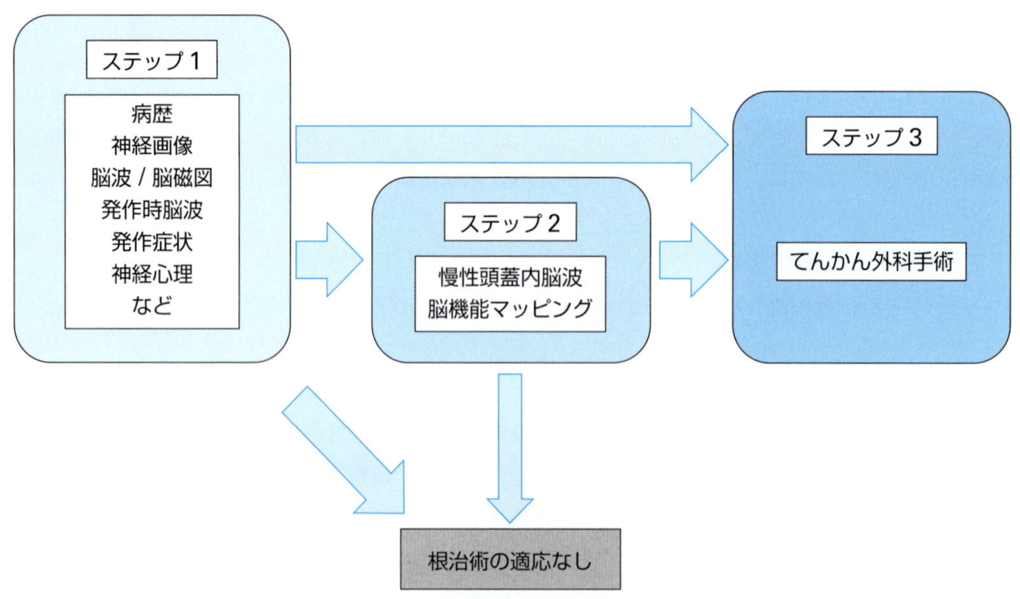

図2　ステップ1-2-3の流れ
外科治療の各ステップで行われる検索，治療を示す．

易であり，脳表を広くカバーでき脳機能マッピングに適していることなどがある．海馬などの脳の深部構造からの記録はできない．一方，脳内電極は留置に定位的手法を必要とし，またまれながら出血のリスクを伴うが，海馬や脳室周囲の異所性灰白質などの脳の深部構造からの記録を行うことができるのが利点である．それぞれの長所，短所を理解して使い分けることが重要であり，場合によっては両者を併用する．頭蓋内電極が留置できる脳部位は限られており，空間的サンプリングの限界を認識する必要がある．

ステップ2のおもな合併症は，電極留置術による頭蓋内出血と，慢性留置による感染である．特に感染に注意が必要であり，留置期間が長くなるとそのリスクが高くなる．留置電極数の増加も合併症のリスクを高めるので，事前に立てた発作の起始・拡延についての仮説に基づいて必要十分な留置を心がける．

成人に比べ，幼小児では頭蓋内脳波を行うことは少ない．これは，幼小児の場合にはてんかん原性域が広範なことも多く，頭蓋内脳波の局在診断意義が限定的であること，機能代償機転は成人に比べ高いこと，また，小児では了解困難なことから頭蓋内脳波検査自体が難しい場合も多いこと，などによる．

3）ステップ3

てんかん発作治療のための切除あるいは離断手術をさす．この段階では，合併症が起こらないよう細心の注意をはらいつつ，推定されるてんかん原性領域を十分に切除，あるいは離断することが肝要である．

3 診断と治療の実際

a. 海馬硬化を伴う内側側頭葉てんかん

海馬硬化では，組織学的には海馬の神経細胞が脱落し，かわりにグリアが増殖している．細胞脱落はアンモン角の中でもCA1に著明であり，CA4も影響を受けやすい．MRIでは，海馬の萎縮，海馬内構造の不鮮明化，T2の信号異常などがみられ，また海馬傍回の萎縮，側頭葉前端での皮髄境界不明瞭など，周辺構造にも異常がみられることが多い．

内側側頭葉てんかんで，特に海馬硬化を伴うものは，推定病因，臨床経過，発作症状，脳波所見，および神経放射線学的所見などの臨床特徴が共通しており，1つの症候群とみなされている．以下に海馬硬化を伴う内側側頭葉てんかんの臨床特徴を述べる．

乳幼児期に熱性けいれん重積などの先行損傷の既往をもつ例が多い．平均10歳，ほとんどが20歳以前に発症する．いったん薬物治療で寛解することもあるが，再発すると難治に経過しやすい．典型的には，上腹部不快感などの前兆の後に意識減損し，口や手などを動かす自動症を呈するてんかん発作を示す．発作後にもうろう状態を呈することが多い．脳波では側頭前部に棘波を認め，発作時の脳波では典型例では側頭部優位のθ律動を認める（図3）．MRIで海馬硬化を示唆する海馬萎縮とFLAIR法での海馬の高信号を認める（図4）．側頭葉内側構造（海馬，海馬傍回，扁桃体）の定型的な切除〔選択的扁桃体海馬切除術（図4），あるいは側頭葉前部切除術など〕により約80%の患者で発作が消失する．非侵襲的検索を十分に行えば，多くの患者では慢性頭蓋内脳波を行うことなく手術に進むことができる．両側の側頭葉から臨床発作が独立して起始する両側性の症例が存在し，慢性頭蓋内脳波による検討ではこのような症例は約20%存在するとされる[4]．両側性であっても，発作発射起始部位は一側優位の症例が多く，手術後の発作転帰も比較的よいので，外科治療の適応から除外すべきではない．内側側頭葉てんかんでは，いまだ，発症から手術まで 10 ～ 20 年が経過している症例が多い．これは，薬物治療によっていったんは発作が寛解することも多いためと考えられる．しかし，発作が再発すると難治に経過しやすく，発作があることによって，家族や友人との関係，進学や就労をめぐってこうむる心理・社会的影響は少なくない．より早期の手術が行われることが心理・社会的な観点からも望ましい．

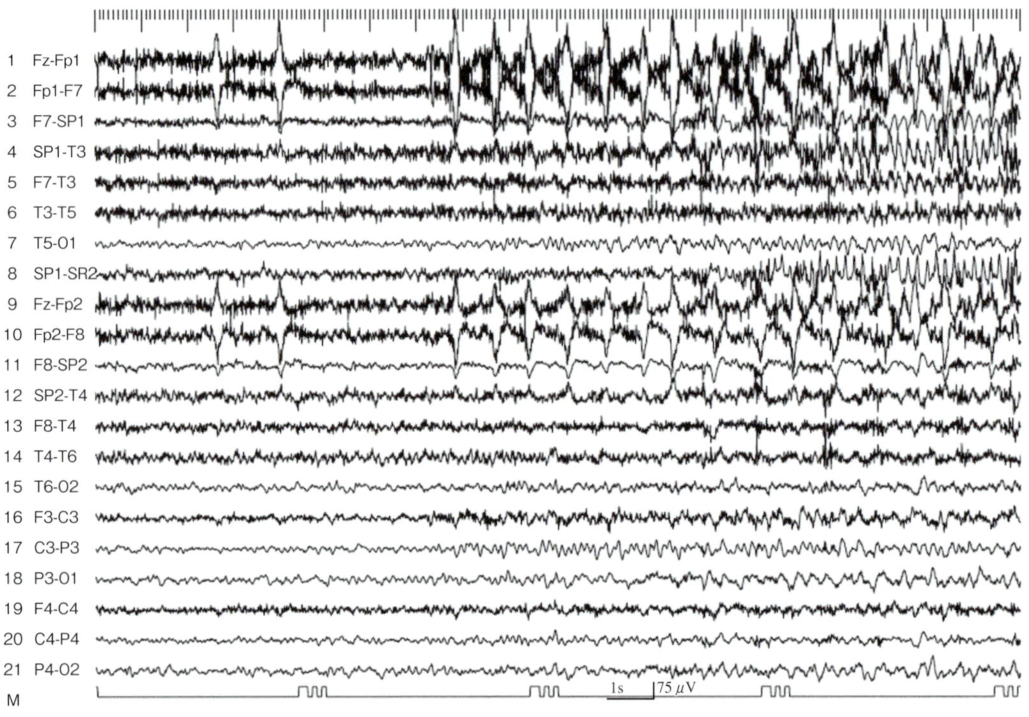

図3　海馬硬化を伴う内側側頭葉てんかんの発作時脳波：蝶形骨誘導（SP）を含む双極誘導

生後 7 か月時に熱性けいれん重積の既往あり．8 歳時から口部自動症を伴う複雑部分発作が月単位でみられていた．発作間欠期脳波では左の側頭部に鋭波がみられた．発作時脳波では左の側頭部に θ 律動が出現した（手術時 14 歳，男児）．

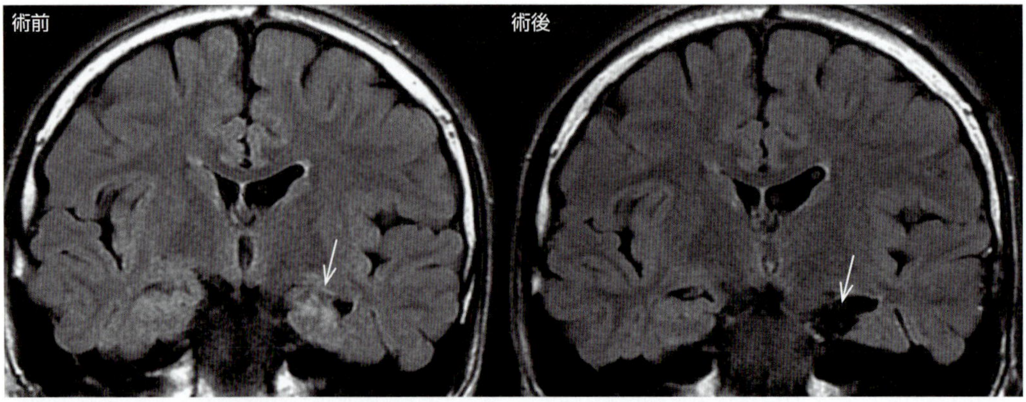

図4　海馬硬化を伴う内側側頭葉てんかんの手術：MRI FLAIR 画像（冠状断像）（図 3 と同一症例）

左の選択的扁桃体海馬切除術を行った．術後 2 年の経過で発作は消失している（Engel class I-a）．

左（術前画像）：左の海馬の萎縮と高信号がみられる（矢印）．

右（術後画像）：この断面では左の海馬と海馬傍回が切除されていることがわかる（矢印）．

b. 限局性病変を有するてんかん

脳腫瘍，皮質形成異常，外傷後の瘢痕などのてんかん原性病変が術前のMRIで検出されることがある．このような局在性の病変による焦点性のてんかんが手術の対象となる．多発性の皮質結節を有する結節性硬化症，また，視床下部過誤腫による症例も外科治療の対象となる．術式としては，病変切除術，病変を含む皮質切除術，てんかん原性の拡がりによっては，脳葉切除術などを行う．てんかん原性が多脳葉に及ぶ症例では多脳葉の離断術や切除術を行う．

手術による発作消失率は高く，6～7割の症例で発作が消失する．病変の局在を手がかりとし，発作症状，脳波，機能画像所見，神経心理学的所見などを総合的に判断して切除範囲を決定するが，てんかん原性の拡がりを考えるうえでは病因を考慮することが重要である．海綿状血管腫や腫瘍性病変，タイプIIbの比較的限局した皮質形成異常などでは病変切除術で良好な発作転帰が得られることが多い．一方，外傷後や脳炎後，瘢痕脳回などの症例ではてんかん原性域が広範なことが多いと推測される．

小児で多いのは皮質形成異常である．その多くはMRIで検出されるが，所見が比較的軽微なことも多い（図5）ので，発作症状や脳波，脳磁図，FDG-PET，あるいは発作時SPECTなどから推定される領域をMRIで詳細に観察することが重要である．MRIで異常を認めないこともある．皮質形成異常によるてんかんの術後の長期発作転帰に関しては，推定されるてんかん原性領域の完全な切除，手術時年齢が低いこと，病変が単脳葉に局在していることが良好な発作転帰と関連しているとされる[5]．

腫瘍性病変，特に胚芽異形成性神経上皮腫瘍（dysembryoplastic neuroepithelial tumor：DNT）などの腫瘍性病変が検出されることも多く，手術による発作消失率は高い．腫瘍外科的観点および今後の発作の出現を抑制する観点から，発作が薬物治療で抑制されていても，手術は早めに行ったほうがよい．

限局性の器質病変による症例において，術後の発作消失と最も関連する因子は器質病変の完全摘出である．病変が運動機能や言語機能の領域と近接あるいは重複している場合には，機能脱落を避けるためにてんかん原性領域を十分に切除できない症例もあり，発作消失率は思わしくない．病変を有する症例に限らないが，病変部位と解剖学的な機能野が重複している場合，切除を考慮している領域が機能しているかどうか，という点が重要である．

一次視覚野を切除すると同名半盲が生じるが，手術適応はありうる．周産期障害による後部皮質の瘢痕脳回は後部皮質の広範な切除によって比較的良好な発作予後が得られる（図6）[6]．

一次運動・感覚野，あるいは言語野近傍に病変が存在する症例では，病変切除術にとどめるのが賢明である．下肢の一次運動野については，切除しても通常の場合，歩行は可能となる（図7）．

c. 器質病変を認めないてんかん

器質病変を認めないてんかんとは，発作症状や脳波所見から焦点性のてんかんと診断されるが，MRIで器質病変が検出されない症例である．基本的に慢性頭蓋内脳波を経由して，てんかん原性領域の局在，拡がりを推定することになるが，術後の発作消失率は5割に達しないのが現状である．また，慢性頭蓋内脳波を行っても，結果的に切除術に進めないこともある．発作転帰のよいものでは病理学的検索で皮質形成異常が検出されることが多い．

FDG-PET，MEG，発作時SPECTなども含め，非侵襲的検索を徹底的に行う．また，MRIを詳細に観察し，所見の見落としがないか確認する．発作起始・拡延についての仮説が立てられれば，慢

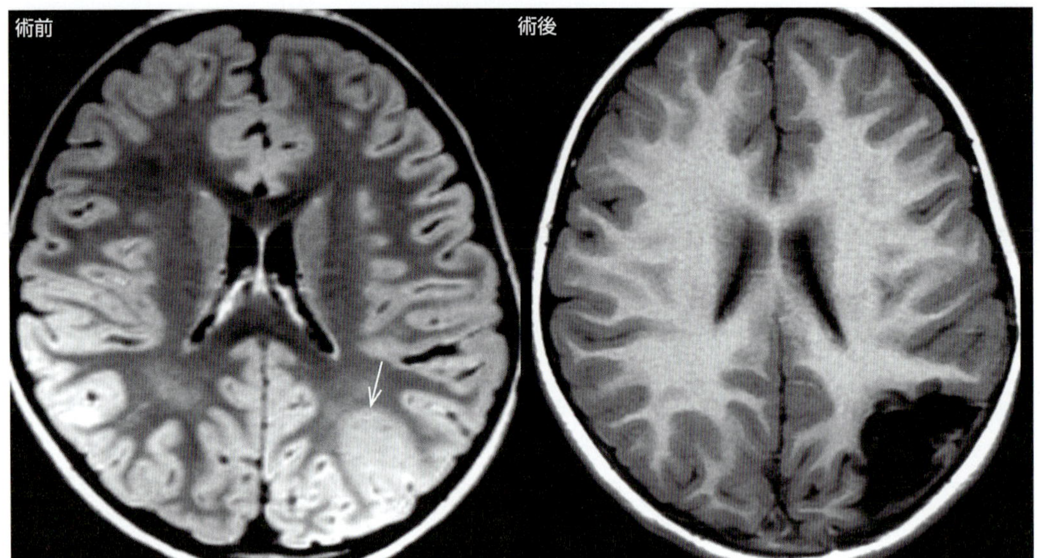

図5 皮質形成異常による後部皮質てんかんの手術：MRI FLAIR（軸性断像）画像（手術時 6 歳，女児）
母に脳腫瘍で手術の既往あり．本人には熱性けいれんの既往あり．3 歳時から動作停止し反応がなくなり口部自動症を呈する発作が月に 3 回くらいみられていた．発作間欠期脳波では左頭頂部に棘波を認め，発作時脳波では左頭頂－後頭部から発作発射が起始していた．病変切除術を行った．
左（術前画像）：左頭頂葉に高信号で皮髄境界不鮮明な部位を認めた（矢印）．
右（術後画像）：病理は皮質形成異常タイプ IIb．術後 4 年の経過で発作は消失している（Engel class I-a）．

性頭蓋内脳波を経由しての外科治療を検討しうる．このような症例における切除範囲は広範に設定せざるを得ないことが多いので，手術による得失も十分考慮する．また，そもそも皮質切除で発作が抑制されうる病態であるのかどうかについても検討が必要である．

d. 一側半球の広範な病変によるてんかん

一側半球の広範な病変によるてんかんでは，大脳半球離断術の適応となりうる．すでに対側の片麻痺や半盲がある，あるいは進行性の増悪が不可避と予測される症例（Rasmussen 症候群など）が対象となる．具体的には，周産期障害などに伴う孔脳症（図 8），Rasmussen 症候群，広範な皮質形成異常，片側けいれん片麻痺てんかん症候群，片側巨脳症，Sturge-Weber 症候群などがある．手術後の発作転帰は比較的良好であり，60 ～ 70% の症例で発作が消失する．Rasmussen 症候群や周産期障害に伴う孔脳症などの術後の発作転帰は良好であるが，片側巨脳症では発作転帰は劣るとされる．Rasmussen 症候群で，麻痺が完成していない状態では手術のタイミングが問題となるが，発作のために日常生活に多大な支障が出ている状況であれば，手術を早めに行ったほうがよい．

術後の発作転帰を見通すうえで重要なことは，対側半球のてんかん原性の有無であるが，この見積もりは必ずしも容易ではない．対側の脳波異常が病変側よりも顕著であっても，必ずしも外科治療の適応から除外すべきではない[7,8]．

術後の機能予後を見積もるうえでは，術前の機能評価，てんかんの原因となる病態が起きた時の年齢が重要である．術前に，上肢では手指の巧緻運動障害，下肢では足関節の背屈障害が認められる場合は，術後，片麻痺の増悪がみられても，術前のレベルまで運動機能は回復する．また，3 歳以前に障害の起こった小児では通常，術後の神経学的症状の悪化は起こらない[9]（図 8）．

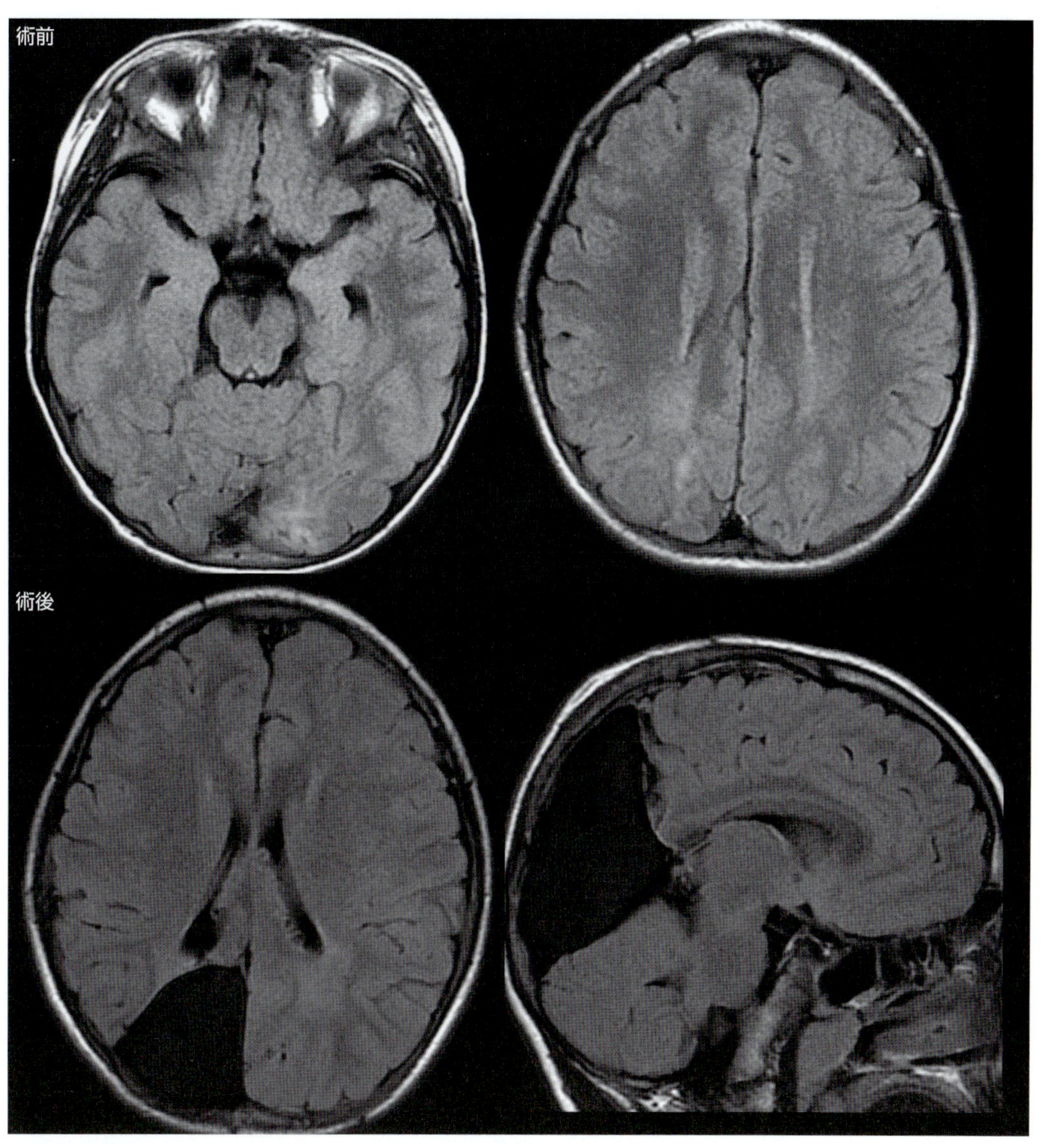

図6　瘢痕脳回による後部皮質てんかんの手術（手術時 9 歳，男児）

周産期に低血糖で 2 週間の入院歴，生後 9 か月時，1 歳時に熱性けいれん重積の既往あり．3 歳時に複雑部分発作が初発した．発作症状は発作性の盲，あるいは左手のしびれから左偏視し，頭部が左に回旋し意識減損する．脳波では右後頭部に棘波を認めた．術前には視野検査で明らかな視野欠損を認めなかった．MRI では右後頭・頭頂葉，左後頭葉に瘢痕脳回と考えられる所見を認めた．右後頭・頭頂葉切除を行い，術後，2 年の経過で発作は消失している（Engel class I-a）．術後，左の同名半盲はあるが日常生活に支障を生じていない．
上段（術前 MRI）：右頭頂葉や左後頭葉に瘢痕脳回と考えられる所見を認めた．
下段（術後 MRI）：右の後部皮質が広範に切除されている．

e. 小児の特殊性

幼小児で成人と大きく異なる点としては，脳の可塑性，局在性の病変があっても発作症状や脳波で局在性の所見が比較的乏しいこと，てんかん発作の発達への悪影響を考慮すべきこと，などがある．

成人と異なり，幼小児では脳の可塑性に期待がもてる．運動機能については，錐体路の髄鞘化が完成する 3 歳以前であれば，同側の支配がかなり期待できる．言語機能については 6 歳以前であれば問題ないとされる[10]．よって，成人に比べるとより積極的に切除を考慮しうる．

局在性のてんかん原性病変であっても全般性の脳波異常を認めることが多い[8]．その機序は不明

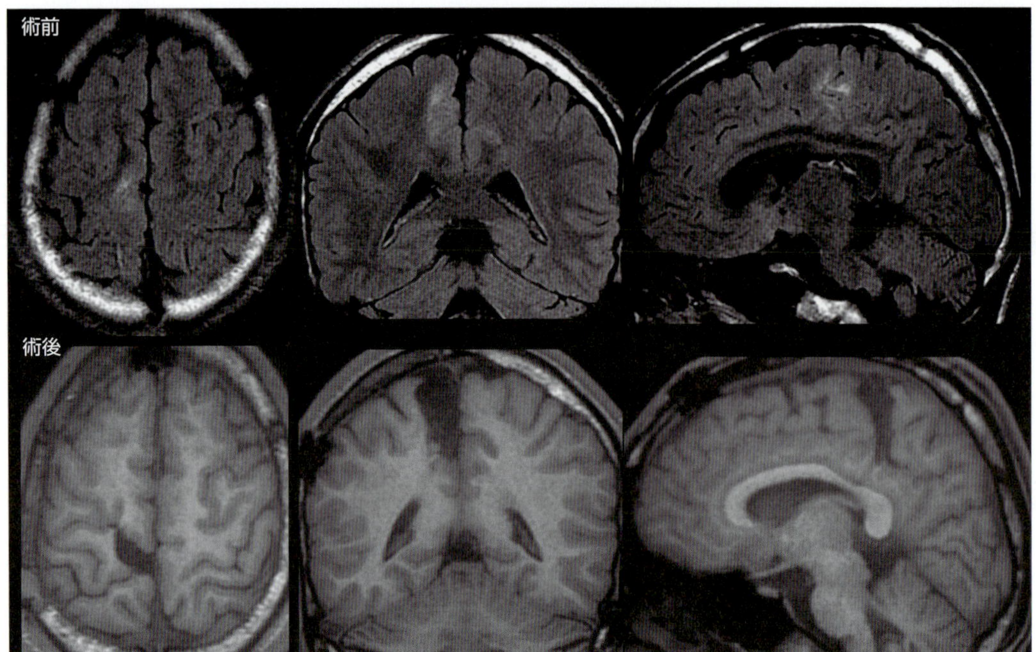

図7　皮質形成異常による perirolandic epilepsy の手術（手術時 18 歳，男児）
家族歴，既往歴に特記すべきことなし．6 歳時に左上肢間代，眼球上転し体勢を崩す 10 秒前後の発作で発症．発作症状は 10 秒前後の意識減損を伴わない左上下肢優位の強直あるいは間代．発作頻度は 1 回 / 時間．術前は頻回の発作のため車いす生活を余儀なくされていた．MRI で右の下肢の一次運動野に皮質形成異常と考えられる所見を認めた．慢性頭蓋内脳波記録と脳機能マッピングを経て，病変切除術を施行．病理は皮質形成異常タイプ IIb であった．術後 2 年が経過，術直後から発作は夜間のみとなった．術後，左下肢の麻痺を生じたが，リハビリテーションにて機能回復し，現在，大学に独歩で通学している（Engel class II-d）．
上段（術前 MRI）：右の下肢の一次運動野に高信号域を認める．
下段（術後 MRI）：病変部位が摘出されている．

である．局在性の発作症状や脳波所見がみられなくても，外科治療適応から除外すべきではない．

発作の悪影響として発達の停止，退行などが起こりうる．シナプスの正常な形成が発作発射によって広い範囲にわたって障害されることによる．生後 2 年以内の発作は精神発達遅滞のリスクファクターとされ[11]，また，術前の罹病期間が短いことが術後の発達に関連するとされ[12]，適切なタイミングの手術が重要である．精神運動発達の遅れを回避する観点，および脳の可塑性の観点からも，手術のタイミングはできるだけ早いほうがよい．術前からみられる精神発達遅滞には，基盤となる病因，てんかん発作自体の影響，抗てんかん薬の影響など種々の要因が関与していると推測されるが，手術により発作が抑制されれば，てんかん発作の影響，抗てんかん薬の影響は大きく取り除かれうる．手術により発作が抑制されることが高いと考えられる症例では，術後を見越して，術前に抗てんかん薬を整理しておくのがよい．

術後の精神運動発達の改善の程度を術前に見通すことは難しく，術後の長期的な発達転帰，QOL などについては今後のさらなる検討が必要である．重度の知的障害を有する症例では，てんかん発作の影響よりも，基盤となる病因の影響が大きいのではないかとも考えられる．しかし，重度の精神運動発達遅滞があっても手術適応から除外する理由にはならない．術後に発作が抑制されても，両親が期待したほどには発達が伸びないことや，行動上の問題が持続することは多いが，外科治療をてんかんの包括医療の中に位置づけ，心理教育的指導などを含む評価，支援を継続的に行っていくことが重要である．

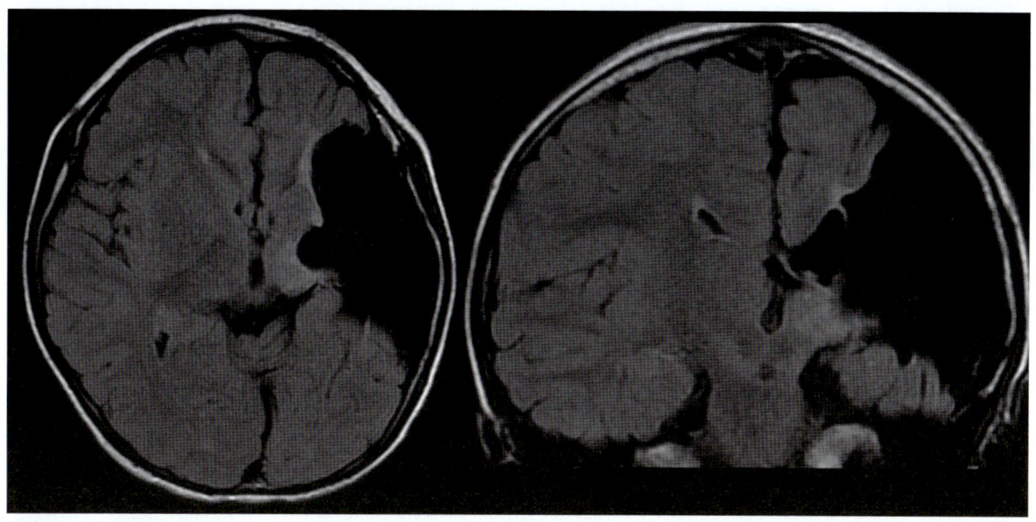

図8 半球離断術：術前 MRI(手術時 5 歳，男児)
生後 3 日目にけいれんがあり，その後頭部 CT で左中大脳動脈領域の脳梗塞が明らかとなった．右片麻痺もあり，歩行は可能であるが右手でものをつかむことはできない．1 歳 2 か月時からてんかん発作出現．難治に経過．発作症状は右上下肢優位の強直あり，転倒するものであった．脳波ではおもに左前頭部優位の棘波を認めた．MRI で左中大脳動脈領域の脳梗塞後の孔脳症を認め，錐体路は消失していた．左大脳半球離断術を施行．術後 2 年が経過するが発作なく経過している(Engel class I-a)．術後，運動機能の悪化は全くみられない．術前には，K 式での DQ が 43 であったが，術後 2 年目には田中ビネーでの IQ が 65 と大きく上昇した．

〔臼井直敬〕

文献

1) Lüders HO: Conceptual consideration. In: Lüders HO, ed., Epilepsy surgery. Raven Press, 1991; 51-62.
2) 三原忠紘，他：てんかん外科の適応に関するガイドライン．てんかん研究 2008; **26**: 114-118.
3) Kwan O, et al.: Definition of drug resistant epilepsy: consensus proposal by the ad hoc Task Force of the ILAE Commission on Therapeutic Strategies. *Epilepsia* 2010; **51**: 1069-1077.
4) 三原忠紘：側頭葉てんかんの手術．三原忠紘，他（著）．脳の働きをうかがい知る外科てんかん学入門．創造出版．2008; 43-47.
5) Fauser S, et al.: Long-term seizure outcome in 211 patients with focal cortical dysplasia. *Epilepsia* 2015; **56**: 66-76.
6) Usui N, et al.: Posterior cortex epilepsy secondary to ulegyria: Is it a surgically remediable syndrome? *Epilepsia* 2008; **49**: 1998-2007.
7) Takayama R, et al.: Successful hemispherotomy in two refractory epilepsy patients with cerebral hemiatrophy and contralateral EEG abnormalities. *Brain Dev, in press.*
8) Wyllie E, et al.: Successful surgery for epilepsy due to early brain lesions despite generalized EEG findings. *Neurology* 2007; **69**: 389-397.
9) Cataltepe O: Hemispherectomy and hemispherotomy techniques in pediatric epilepsy surgery: An overview. In: Cataltepe O, et al eds., Pediatric epilepsy surgery. Thieme, 2010; 205-214.
10) Rasmussen T, et al.: The role of early left-brain injury in determining lateralization of cerebral speech functions. *Ann NY Acad Sci* 1977; **299**: 355-369.
11) Vasconcellos E, et al.: Mental retardation in pediatric candidates for epilepsy surgery: the role of early seizure onset. *Epilepsia* 2001; **42**: 268-274.
12) Freitag H, et al.: Cognitive function in preschool children after epilepsy surgery: rationale for early intervention. *Epilepsia* 2005; **46**: 561-567.

P 外科治療
2. 脳梁離断術

脳梁離断術は，脳梁を介するてんかん発作の二次性全般化の抑制を意図して開始された．現在では主に，外傷の危険の絶えない転倒する発作を有する患者を対象に，いわゆる緩和外科手術として行われている．本項では，脳梁離断術の歴史，脳梁の解剖，発作抑制機序，脳梁離断症候群，手術適応および発作予後，について記す．

1 歴 史

Van Wagenen と Herren は，脳腫瘍などで脳梁が破壊されると，全身けいれんが一側化し発作頻度が減少したという観察に基づき，1940 年に 10 例の難治てんかん症例に対する脳梁の部分離断，あるいは全離断を報告し[1]，脳梁離断によって重大な後遺症が出ないことを示唆した．

その約 20 年後, Bogen と Sperry らが脳梁離断術を再度試み, 術後の高次脳機能を調べた．彼らは，脳梁膨大部を温存すると離断症状はほとんど出現しないことに気づいた[2]．

Wilson らは，1972 年から顕微鏡を用いて，術式の改良に取り組み，脳室を開放せず全脳梁および海馬交連を離断する "central commissurotomy" を開発した．発作予後は前交連や脳弓を離断範囲に含む場合と変わらず，合併症(無菌性髄膜炎，水頭症，出血性梗塞など)も減少した．また，二期的に全離断を行うことにより，一期的全離断後に長期間持続する無言状態を回避できることを報告した[3]．

霊長類でのキンドリングモデルを用いた実験では部分離断でも全離断と同等の結果が得られることが示され，脳梁前半部 2 / 3 の離断が Wada らにより提唱され[4]，以後，脳梁前半部離断が広く行われるようになった．

2 脳梁の解剖，発作抑制機序

大脳皮質の交連線維は脳梁，前交連，および海馬交連からなるが，脳梁が最大であり，側頭葉内

▶ *Column* 脳梁離断術のてんかん外科における位置づけ

脳梁離断術や迷走神経刺激術は，いずれも緩和外科治療であり，切除外科の適応とならない難治症例に考慮される．難治な症候性局在関連てんかんの症例では，切除外科の適応があるかどうかを十分に検討することが重要であり，安易に緩和外科治療を選択すべきではない．

側を除く新皮質をつないでいる．脳梁の前後径は約 8 cm であり，前から，吻，膝，体，峡，膨大の 5 部に分けられる．脳梁の前半分は前頭葉からの交連線維であり，前から後ろにかけて，前頭前野，運動前野，および一次運動野からの線維が配列し，一方，後半部は，頭頂葉，側頭葉，および後頭葉からの交連線維であり，一次・二次体性感覚野，頭頂連合野，側頭葉下部，後頭葉の順に配列している．

なお，前交連は前頭葉の眼窩回後部，側頭葉の上前部と下部，および海馬傍回後部の領域を結んでいる．海馬交連は腹側と背側に分けられ，腹側海馬交連はヒトでは退化している．背側海馬交連は脳梁膨大部の直下にあり，海馬台の一部，嗅内野，海馬傍回の中部を結ぶ線維を含む[5)]．海馬交連は肉眼では識別できず，脳梁の後半部離断の際は一緒に切離される．

Erickson はサルで脳梁を切離すると，皮質刺激による二次性全般化が一側性の間代に変わることから，発作波が脳梁を介して対側の皮質に伝播することを示した[6)]．また，Musgrave と Gloor は，脳梁が全般性 3Hz 棘徐波複合の生成に中心的な役割を果たしていることを明らかにした[7)]．脳梁が発作発射の両側同期化に重要であり，促進的に働いていることは確かなようである．

一方，Ottino らは，発作発射が十分強いと，新皮質に起始した発作発射は皮質下を経由し対側に波及することを示した[8)]．すなわち，発作発射の両側化には，脳梁と海馬交連だけでなく，間脳，中脳レベルも強くかかわっていることになる．

Blume は，脳幹網様体に体幹の筋緊張の調節機能があり，脳梁離断術により大脳皮質の両側同期化が抑制されると，脳幹網様体の興奮性も弱まるので，転倒しやすい強直発作や脱力発作が緩和されるのではないかと考えた[9)]．

なお，脳梁は，発作発射の同期化に促進的に働くだけでなく，抑制的にも働いていると考えられている．

P
外科治療

③ 脳梁離断症候群

脳梁離断症候群[10)]には一過性と永続性のものがある．一過性の離断症候群は脳梁離断術直後から認められる自発言語の減少，失禁，非優位側の下肢麻痺であり，前半部離断ではほとんど認められないか，出現しても数日で回復する．一期的全離断ではより明瞭に出現し，数か月間無言状態となることがある．二期的全離断ではこのような状態は軽減される．

後半部の離断では，感覚性の離断症状が起こる．すなわち，非優位側半球に入る触覚性，視覚性，聴覚性の情報が言語優位側半球に伝わらなくなることにより，たとえば，言語優位側が左半球である患者に目隠しをして左手でものに触らせる，あるいは中心を固視させて視野の左半分にものをみせると，触ったもの，みたものが何かはわかっていても言葉で答えられないということが起こる．これらの感覚性の離断症状は永続性である．

全離断の場合，後半部の離断症状に加えて，左右の手の拮抗失行（他人の手徴候）が起こることがある．

軽度の片麻痺がある症例では，脳梁を介して対側半球が代償して働いていることがあり，脳梁離断術後に麻痺が悪化する．また同様の機序により，右利きで言語優位側が右半球の患者では，術後に失語症状が起こることがある．

表1 脳梁全離断後に発作が80%以上減少した患者の割合

発作型	小児	%	成人	%
強直間代発作	29 / 36	80	28 / 37	76
強直発作	3 / 4	75	5 / 8	63
脱力発作	15 / 17	88	20 / 28	71
欠神発作	7 / 14	50	4 / 6	67
単純部分発作	4 / 12	33	3 / 15	20
複雑部分発作	5 / 12	42	21 / 57	37

（Spencer SS: Effect of corpus callosotomy on seizure semiology. In: Lüders HO, et al.（eds）, Epileptic seizures: pathophysiology and clinical semiology. Churchill Livingstone, New York, 2000; 542-556を元に作成）

④ 手術適応と発作予後

ビデオ脳波モニタリングによる発作症状の解析を含む術前検索を十分に行う．切除外科の適応となり得る限局したてんかん原性の存在を除外することが重要である．

脳梁離断術は緩和外科手術であり，完全な発作消失はあまり期待できないことを，患者および家族によく理解してもらうことも重要である．

a. 適　応

脳梁離断術の適応として，Williamsonは①乳児片麻痺，② Rasmussen症候群，③ Lennox-Gastaut症候群，④前頭葉てんかん，⑤両側多発性病変，をあげた[11]．

①乳児片麻痺，および② Rasmussen症候群に対しては，半球離断術が適応となるが，術前の神経学的脱落症状の軽度な症例では，より侵襲の少ない方法として脳梁離断術が行われることがある．③のLennox-Gastaut症候群で強直発作や脱力発作によって転倒する症例に脳梁離断術は最も適している．④は診断の進歩により，今日ではそのてんかん原性を同定できるので，脳梁離断術の適応にはならないが，脳梁の前半部は前頭葉の交連線維であることから，二次性全般化機制の強い症例で有効なことがある．⑤でも，band heterotopiaやbilateral perisylvian syndromeなどの症例で，まれに脳梁離断術が考慮される．

発作予後について，Engelが1991年にまとめた多施設での検討では，7.6%が発作消失，60.9%が改善，31.4%が不変であった[12]．

b. 有効性・予後

脳梁離断術がどのような症例に有効か，種々の要因が検討されてきたが，発作型が手術成績と最も関連することが明らかになってきた．すなわち瞬時に意識が消失し，立っていれば転倒する強直発作と脱力発作，または強直間代発作に有効なことがわかってきた．

全離断と部分離断の発作に対する効果について，Spencerは多施設からの文献報告を発作型ごとにまとめた[13]．全離断による発作の改善率は高いのに比し（**表1**），部分離断の改善率は低い（**表2**）．また小児のほうが成人より成績がよい．全般性強直間代発作について脳梁の全離断により80%以上発作が減少した患者の割合は，小児で80%，成人で76%であった．部分離断では成績はやや劣り，80%以上発作が減少した患者の割合は，小児の44%，成人で35%であった．強直発作について80%以上発作が減った患者の割合は，脳梁全離断で小児の75%，成人で63%であった．脱力発作

表2　脳梁部分離断後に発作が 80% 以上減少した患者の割合

発作型	小児	%	成人	%
強直間代発作	8 / 18	44	40 / 114	35
強直発作	6 / 8	75	11 / 28	39
脱力発作	5 / 10	50	27 / 70	39
欠神発作	8 / 10	80	22 / 45	49
単純部分発作	1 / 3	33	3 / 14	21
複雑部分発作	3 / 11	27	25 / 92	27

（Spencer SS: Effect of corpus callosotomy on seizure semiology. In: Lüders HO, et al.（eds）, Epileptic seizures: pathophysiology and clinical semiology. Churchill Livingstone, New York, 2000: 542-556を元に作成）

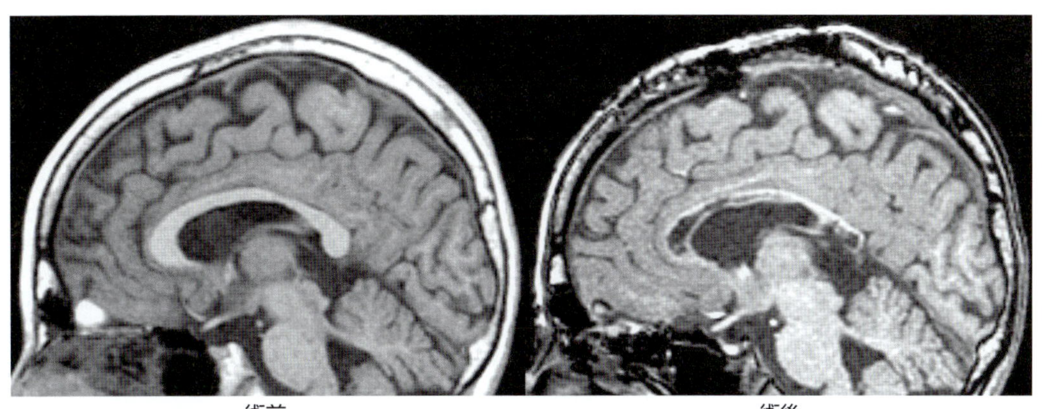

図1　脳梁全離断術前，術後の MRI
MRI矢状断像を示す．脳梁は完全に離断されている．

については，80% 以上発作が減った患者の割合は全離断で小児の 88%，成人の 71% という結果であった．全般性強直間代発作についてと同様，部分離断の成績はやや劣る．

術後の長期予後の報告は少ない．Pressler らは，転倒発作を有し，脳梁離断術を行った 20 例の発作予後を調べた．術直後には転倒発作は 90% の症例で消失したものの，2 年以内には，術前より頻度は減少したものの，19 例で再発した[14]．術後，時間の経過とともに投射経路の再編が起こることが懸念される．

また，術後に部分発作が増悪したり，新たに出現することがあり，Spencer によると約 25% にみられた[10]．このようなことは小児で全離断を行った症例に多かったという[13]．このような部分発作の悪化は脳梁による抑制性の影響が失われることによると考えられる．

c. 現状と今後

現在の外科戦略としては，外傷の危険が絶えない転倒する発作を対象とし，乳幼児では一期的に全離断を行うことが多い．脳梁離断症候群は通常 10 歳以上で出現するとされているので，10 歳以降の年齢では，まず前半 2/3 離断を行い，改善しない場合に二期的に後半部の離断が考慮される．成人で全離断を考慮する際は，発作の重症度，術後の予測される脳梁離断症状，ADL を十分はかりにかけて検討する必要がある．

脳梁全離断術前，および術後の MRI を示す（図 1）．

最近，運動関連領野を連絡する交連線維はおもに脳梁の後方を通るという知見に基づき，脳梁の前方部を残し，後方部を離断する術式を 36 例で行い，術後 4 年以上追跡した結果，脳梁全離断術に匹敵する発作抑制効果をみたという報告がなされた．転倒する発作は平均月 150 回から月 0.5 回に減少した．失行や無動性無言などはみられなかったという[15)]．今後のさらなる検討が待たれる方法である．

脳梁離断術は，発作の根治ではなく，緩和を目的とした手術である．術前の発作型と術後成績の関連が明らかになってきてはいるものの，個々の症例の発作予後を長期予後まで含めて術前に的確に見極めることはいまだ困難といえる．

てんかん原性同定の精度の向上，新薬の登場により，脳梁離断術の適応症例は減少している．しかし，切除外科の適応とならない難治症例の中に，脳梁離断術が奏効する症例があるのは確かであり，今後もてんかん治療において一定の役割を果たしていくものと思われる．

〔臼井直敬〕

文　献

1) Van Wagenen WP, et al.: Surgical division of commissural pathways in the corpus callosum: relation to spread of an epileptic attack. *Arch Neurol Psychiatry* 1940; **44**: 740-759.

2) Gordon HW, et al.: Absence of deconncxion syndrome in two patients with partial section of the neocommissures. *Brain* 1971; **94**: 327-336.

3) Wilson DH, et al.: “Central” commissurotomy for intractable generalized epilepsy: series two. *Neurology* 1982; **32**: 687-697.

4) Wada JA: New surgical treatment through experimental models. In: Wada JA, et al. (eds), Advances in Epileptology, The Xth Epilepsy International Symposium. Raven Press, New York, 1980; 195-204.

5) Pandya DN, et al.: Hodology of limbic and related structures: Cortical and commisural connection. In: Wieser HG, et al. (eds), Presurgical evaluation of epileptics: basic, techniques, implications. Springer-Verlag, Berlin, 1987; 3-14.

6) Erickson TC: Spread of the epileptic discharge an experimental study of the after-discharge induced by electrical stimulation of the cerebral cortex. *Arch Neurol Psychiatry* 1940; **43**: 429-452.

7) Musgrave J, et al.: The role of the corpus callosum in bilateral interhemispheric synchrony of spike and wave discharge in feline generalized penicillin epilepsy. *Epilepsia* 1980; **21**: 369-378.

8) Ottino CA, et al.: An experimental study of the structure mediating bilateral synchrony of epileptic discharges of cortical origin. *Epilepsia* 1971; **12**: 299-311.

9) Blume WT: Corpus callosotomy: a critical review. In: Tuxhorn I, et al. (eds), Paediatric epilepsy syndromes and their surgical treatment. John Libbey, London, 1997; 815-829.

10) Spencer SS: Corpus callosum section and other disconnection procedures for medically intractable epilepsy. *Epilepsia* 1988; **29** (Suppl 2): S85-99.

11) Williamson PD: Corpus Callosum Section: Preoperative Evaluation. In: Reeves AG, et al. (eds), Epilepsy and Corpus Callosum. 2nd ed, Plenum Press, New York, 1995; 123-135.

12) Engel J Jr: Outcome with respect to epileptic seizures. In: Engel J Jr (ed), Surgical treatment of the Epilepsies. 2nd ed, Raven Press, New York, 1993; 609-621.

13) Spencer SS: Effect of corpus callosotomy on seizure semiology. In: Lüders HO, et al. (eds), Epileptic seizures: pathophysiology and clinical semiology. Churchill Livingstone, New York, 2000; 542-556.

14) Pressler RM, et al.: Return of generalized seizures and discharges after callosotomy. *Adv Neurol* 1999; **81**: 171-182.

15) Paglioli E, et al.: Selective posterior callosotomy for drop attacks: a new approach sparing prefrontal connectivity. *Neurology* 2016; **87**: 1968-1974.

P

外科治療

3. 迷走神経刺激療法

① 迷走神経刺激療法の歴史

迷走神経刺激療法(vagus nerve stimulation：VNS)は，頸部の迷走神経を間欠的に電気刺激することにより，難治てんかんの発作軽減を図る治療方法である．てんかんの外科治療の中では，発作の完全消失を目指す根治術とは異なり，あくまでも日常生活に支障をきたす発作の軽減を目指す「緩和術」の 1 つとして，位置づけられている．

VNS によるヒトのてんかん発作に対する治療の試みは 1880 年代からなされているが[1]，20 世紀に入り脳波記録が普及すると，てんかん性放電や誘発電位の記録から，VNS による大脳皮質の抑制効果が報告されるようになった[2]．それらの結果を踏まえ，1988 年，Penry らは，ヒトの難治性部分発作に対し，植え込み型刺激装置を用いた治療を報告した[3]．続いて 1992 年より大規模な臨床試験が相次いで実施され，1994 年には EU 諸国で，1997 年にはアメリカで認可された．現在，世界各国で広く行われており，すでにのべ 10 万件以上の装置植込術・交換術が施行されている．わが国では，2010 年 1 月薬事承認が得られ，同年 7 月に保険適用となった．さらに 2017 年 3 月に新たに心拍検出型の刺激装置も薬事承認され，同年 8 月に発売となった．わが国では 2018 年 8 月時点で 101 施設において計 2,216 例の手術が施行されている．

② 迷走神経刺激によるてんかん発作抑制の機序

迷走神経の約 80% は，心臓・肺・胃・腸などの内臓器官や口腔内味覚器からの求心線維であり，脳幹の孤束核を介して，より中枢の構造である視床，視床下部，扁桃体および島皮質へ投射している[4]．したがって，頸部で迷走神経を電気刺激することにより，求心線維を介して伝達される興奮が，大脳皮質の広範な領域に影響を及ぼすことは想像に難くない．これまで，脳波，誘発電位，SPECT，PET，fMRI，神経伝達物質などの研究や多くの動物実験で，VNS の大脳への影響が検討されており，大脳皮質の興奮性の低下，あるいは抑制性の上昇を示唆する結果が得られており，これらの結果が，てんかん発作の抑制にも関連していると考えられている．しかし，VNS の抗てんかん作用の直接の機序は，いまだよく解明されていない．おそらく複数の要因が相乗的に作用しているものと思われる．

③ 迷走神経刺激療法の実際

a. 刺激装置の植込み術(図)

心臓に至る迷走神経の遠心線維のうち，右迷走神経を通るものは洞房結節を，左は房室結節を支

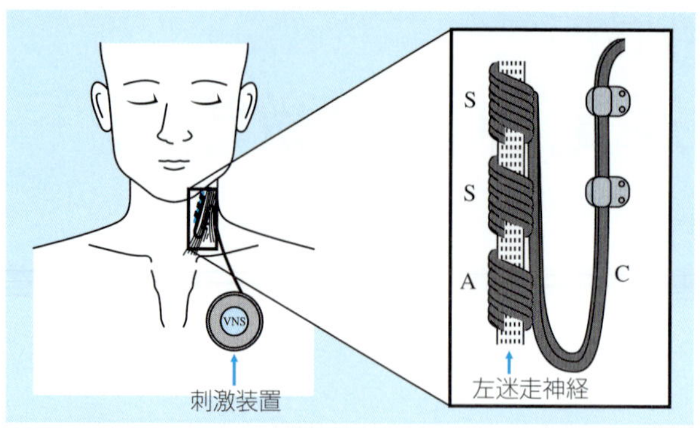

図　迷走神経刺激装置の留置
S：刺激電極，A：アンカー，C：電極リード．

配しており，右側の刺激では徐脈をきたしやすいため，手術は通常左側で行う．植込み術は全身麻酔下に行われる．仰臥位で左頸部の胸鎖乳突筋上に皮膚切開を加え，左迷走神経を露出する．2つの刺激電極とアンカーテザーはらせん形であり，迷走神経に末梢側から中枢側に向かってアンカーテザー，プラス電極，マイナス電極の順にそれぞれ巻きつけて固定する．次に左腋窩前部に皮膚切開を加え，刺激装置を留置するための皮下ポケットを設ける．皮下に電極リードを通して刺激装置に接続し，テスト刺激を行ってから刺激装置を皮下ポケットに留置し，閉創する．術後2週間経過してから刺激を開始するのが一般的である．バッテリーは刺激条件にもよるが3～8年ごとに交換する必要がある[5]．

b. 刺激条件

標準的な刺激条件は，電流強度 0.25 mA，刺激頻度 30 Hz，刺激のパルス幅 500 μsec で開始し，副作用の出現しない範囲で 1.5～2.25 mA まで刺激強度を上げて行く．刺激のサイクルは，30 秒間刺激のパルスを加えたあと，5 分間休む on-off のサイクルが標準的である．発作の出現とは関係なく，あらかじめ設定した on-off サイクルを続ける刺激モードは，「ノーマルモード」とよばれるが，いわゆる open-loop 制御の刺激方法である．これに対して，発作と連動して刺激を開始する方法を closed-loop とよぶ．これまでも発作の前兆を感じた時点で，専用の強力な磁石を用いて経皮的に刺激装置を操作する「マグネットモード」があった．しかし，患者本人や家族あるいは介護者がマグネットを的確に前胸部の刺激装置に当てるまでに一定の時間を要するといった問題や，常にマグネットを携帯していないといけないという制約があった．

そこで近年，発作時の頻拍を自動検出して刺激を開始できる closed-loop 制御の「オート刺激モード」が加わった．発作時頻拍は発作の際の一般的な生理変化である洞性頻脈を意味する．頸部に留置したマイナス電極と前胸部の刺激装置の間で心電位変化を検出することで，心拍数をモニタする．設定した心拍数の変化率（直近 5 分間の平均心拍数に対する直前 10 秒間の平均心拍数の割合）をトリガーとして刺激が開始される．このモードの使用により，発作強度の減弱や発作の持続時間・発作からの回復時間が短縮されたという報告がある[6]．頻拍が発作に先行している場合はもちろん，これまで前兆がないために気づかれにくかった発作や小児などで前兆を訴えることができなかった症例，睡眠中の発作などでも効果を発揮することが期待される．通常，オート刺激モードは従来のノーマルモードおよびマグネットモードと併用するが，オート刺激の有効性が低い場合はスイッチをオフにすることも可能である．

④ 発作抑制成績

従来の海外の報告をまとめると小児，成人にかかわらず，1年間治療後の発作減少率が30～60%，レスポンダー率(50%以上発作が減少した率)が40～60%となっており，長期間の治療継続によりそれぞれの効果が高まり，維持されることが示されている[7~12]．しかし，個々の患者についてみると発作が消失するケースは少数で，無効例も20～30%でみられる[7,9]．

日本では2010年の薬事承認から2012年12月までに日本全国52施設で全例調査が行われ，登録された計385例のうち362例で有効性が検討された[13]．VNS植え込み時の平均年齢は23歳(1～73歳)で，21.5%が12歳以下で，49.7%がてんかん外科の既往があった．3，6，12，24，36か月の時点で発作減少率の中央値は25.0%，40.9%，53.3%，60.0%，66.2%であった．レスポンダー率はそれぞれ，38.9%，46.8%，55.8%，57.7%，58.8%であった．VNSは長期漸増的に治療効果を発揮するので効果判定に時間がかかるといわれているが，実際にはこの結果のように半年以内に手ごたえが得られる症例が多いようである[9]．一方で，発作消失率は12, 24, 36か月時点でそれぞれ5.9%，6.9%，7.8%と，刺激開始から3年経過しても10%に満たない結果であった．

⑤ 適　応

年齢やてんかん分類などでの制限はないが，発作型などに応じてVNSの効果に差異があるかは，まだ明らかにされておらず，術前に効果を予測することはむずかしい．定期的な外来通院のもと，刺激の調整を行う必要がある点は薬剤治療と類似している．抗てんかん薬の多剤併用や高用量の内服に伴う眠気やふらつきなどの副作用がVNSにはなく，抗てんかん薬では血中濃度に依存した薬効の変動があるが，VNSは治療効果が均一であるというメリットがある．しかし，一定の合併症のリスクを伴う侵襲的な治療法であり，適応は慎重に検討する必要がある．症候性部分てんかんにおいて，海馬硬化を有する内側側頭葉てんかんやMRIで限局性の病変を伴う症例などでは，約7～8割以上で発作の完全消失が期待できるため，VNSではなく開頭による切除外科が推奨される．ただ，現実的にはこのような症例は難治てんかん患者の一部に留まる．また，開頭術は不可逆的な治療であり，重篤な合併症も数%では起こりうる．一方，VNSの合併症の多くは一時的で永続する重篤なものは少ない．術後に刺激の調整が可能であり，無効時には刺激を停止したり，刺激装置を抜去することも可能である．

全般てんかんに対する緩和手術としては，特に転倒発作による外傷のリスクが高い症例では，脳梁離断術のほうがVNSより有効であるが[14]，手術侵襲や全身状態を考慮し，VNSを優先する考え方もある．さらに脳梁離断などの開頭によるてんかん手術の既往の有無によってVNSの効果は変わらないとの報告もある[15]．すなわち開頭術の効果が不十分な難治例であってもVNSの追加が有効な場合がある．したがってVNSは基本的に，①難治てんかんで，②開頭術の適応とならない症例または開頭術後に発作が残存した症例に対する，③比較的低侵襲で合併症の少ない緩和治療といえる．

⑥ 合併症

VNSの植え込み術による合併症として，3～6%の頻度で創部感染が報告されており，場合によっては刺激装置の抜去も必要となる．その他，迷走神経への手術侵襲による一過性の声帯麻痺や，まれではあるが術中試験刺激時に期外収縮(一過性心停止)も起こりうる(1.9%)[13].

刺激による副作用としては,咳(13.0%),嗄声(15.1%),咽頭痛,嚥下障害などが報告されている[13].これらは刺激開始時にみられることが多いが可逆的で,刺激条件を改善することにより軽快する.

7 まとめ

VNSを施行した約5割の患者で発作が約6割軽減する効果が期待できる.しかし,発作の完全消失はあまり期待できず約3割の患者ではVNSの発作抑制効果が全く得られないことも考慮すべきである.VNSの施行にあたっては,術前の正しいてんかん診断と薬物抵抗性の判定が適切になされていることが大前提であり,そのためにも,切除外科と同様の術前評価を経由して,適応を検討すべきである.

また,VNSの目的は,他の外科治療と同じく,発作の軽減のみにとどまらず,患者のQOLを改善することである.発作の軽減によるQOLの変化について,患者・家族がどのような期待を抱いており,その思いに対してどのように支援できるのか,術前からよく話し合うことが大切である.VNSのてんかん発作抑制以外の効果については,全般的な生活の質や情動・気分の改善効果が報告されているが副次的なものであり,てんかん発作抑制効果と同様に,過大な期待は禁物である.このような観点から,VNSの施行はてんかんの包括医療の体制が整った施設において行うことが強く推奨される.

〔近藤聡彦〕

文 献

1) Lanska DJ: J.L. Corning and vagal nerve stimulation for seizures in the 1880s. *Neurology* 2002; **58**: 452-459.

2) Loddenkemper T, et al.: Vagus nerve stimulation: human studies. In: Lüders HO (ed.), Epilepsy Surgery. 4th ed, Informa UK, London, 2008; 1188-1200.

3) Penry JK, et al.: Prevention of intractable partial seizures by intermittent vagal stimulation in humans: preliminary results. *Epilepsia* 1990; **31** (Suppl 2): S40-43.

4) Rutecki P: Anatomical, physiological, and theoretical basis for the antiepileptic effect of vagus nerve stimulation. *Epilepsia* 1990; **31** (Suppl 2): S1-6.

5) Revesz D, et al.: Complications and safety of vagus nerve stimulation: 25 years of experience at a single center. *J Neurosurg Pediatr* 2016; **18**: 97–104.

6) Hampel KG, et al.: Cardiac-based vagus nerve stimulation reduced seizure duration in a patient with refractory epilepsy. *Seizure* 2015; **26**: 81–85.

7) Englot DJ, et al.: Vagus nerve stimulation for epilepsy: a meta-analysis of efficacy and predictors of response. *J Neurosurg* 2011; **115**: 1248–1255.

8) Morris GL III, et al.: Evidence-based guideline update: vagus nerve stimulation for the treatment of epilepsy: report of the Guideline Development Subcommittee of the American Academy of Neurology. *Neurology* 2013; **81**: 1453–1459.

9) Englot DJ, et al.: Rates and predictors of seizure freedom with vagus nerve stimulation for intractable epilepsy. *Neurosurgery* 2016; **79**: 345–353.

10) Elliott RE, et al.: Vagus nerve stimulation for children with treatment-resistant epilepsy: a consecutive series of 141 cases. *J Neurosurg Pediatr* 2011; **7**: 491–500.

11) Ryvlin P, et al.: The longterm effect of vagus nerve stimulation on quality of life in patients with pharmacoresistant focal epilepsy: the PuLsE (open prospective randomized longterm effectiveness) trial. *Epilepsia* 2014; **55**: 893–900.

12) Panebianco M, et al.: Vagus nerve stimulation for partial seizures. *Cochrane Database Syst Rev* 2015; **4**: CD002896.

13) Kawai K, et al.: Outcome of vagus nerve stimulation for drug-resistant epilepsy: the first three years of a prospective Japanese registry. *Epileptic Disord* 2017; **19**: 327–338.

14) Rolston JD, et al.: Corpus callosotomy versus vagus nerve stimulation for atonic seizures and drop attacks: A systematic review. *Epilepsy Behav* 2015; **51**: 13-17.

15) Elliott RE, et al.: Impact of failed intracranial epilepsy surgery on the effectiveness of subsequent vagus nerve stimulation. *Neurosurgery* 2011; **69**: 1210–1217.

Q 遺伝カウンセリング

① はじめに

てんかんの遺伝カウンセリングでよく遭遇する相談は，①第一子がてんかんで次に生まれる同胞にてんかんが起こる確率(sibling risk)は？といった両親からの相談，②自身がてんかんで挙児した場合に子どもがてんかんとなる確率(offspring risk)は？といった相談，③てんかんの出生前診断が可能かといった相談が多い．「母親がてんかんであるとその子どもの8～9%がてんかんになり，父がてんかんであると子どもの2～3%がてんかんとなる」[1)]と答えることもできるが，てんかんは様々な病態の集まりである．“てんかん”という大雑把な診断に基づく危険率の数字を安易に伝えるのは控えるべきである．現在は，エクソーム解析などの強力な遺伝子診断が可能となっているので，正確なてんかん診断・病因診断を行ったうえで，できる限り絞った病因診断で文献データ等にもとづき，説明する時代となっている．

② てんかんの遺伝・素因メカニズム

てんかんの遺伝･素因メカニズムとしては，①単一遺伝子異常(メンデル遺伝病)，②多因子遺伝，③ミトコンドリア遺伝子異常，④染色体異常，⑤エピジェネティクス調節障害などが知られている(図1)．その他にはインプリンティングの異常による疾患もある．

a. 単一遺伝子異常

単一遺伝子異常には，カリウムチャネル遺伝子(*KCNQ2*，*KCNQ3*)などのイオンチャネル遺伝子の異常が多い．単一遺伝子の塩基配列の変異により蛋白の異常が起こり，神経細胞などの脱分極が起こりやすくなったり，抑制機能が低下したり，興奮性ネットワークができたりして，てんかんの発病に至る[2)]．単一遺伝子異常はメンデルの法則に従って遺伝するので，その法則に従って遺伝カウンセリングを行う．

b. 多因子遺伝

多因子遺伝のメカニズムはまだ解明されていないが，複数の遺伝子の遺伝子多型が環境要因と重なると発病すると考えられている．遺伝子多型は遺伝子変異の中で表現型に病的影響を与えない，人口の1%以上の頻度で存在するものをいい，一塩基多型(SNPs)とマイクロサテライト多型(microsatellite polymorphism)がある．遺伝子多型は先天性奇形や生活習慣病や高血圧などのよくある疾患に関与しているとされている．疾患の発病に関係するSNPを診断しても，必ずしも発病するとは限らない点に注意し，素因と考えて遺伝カウンセリングを行う必要がある．

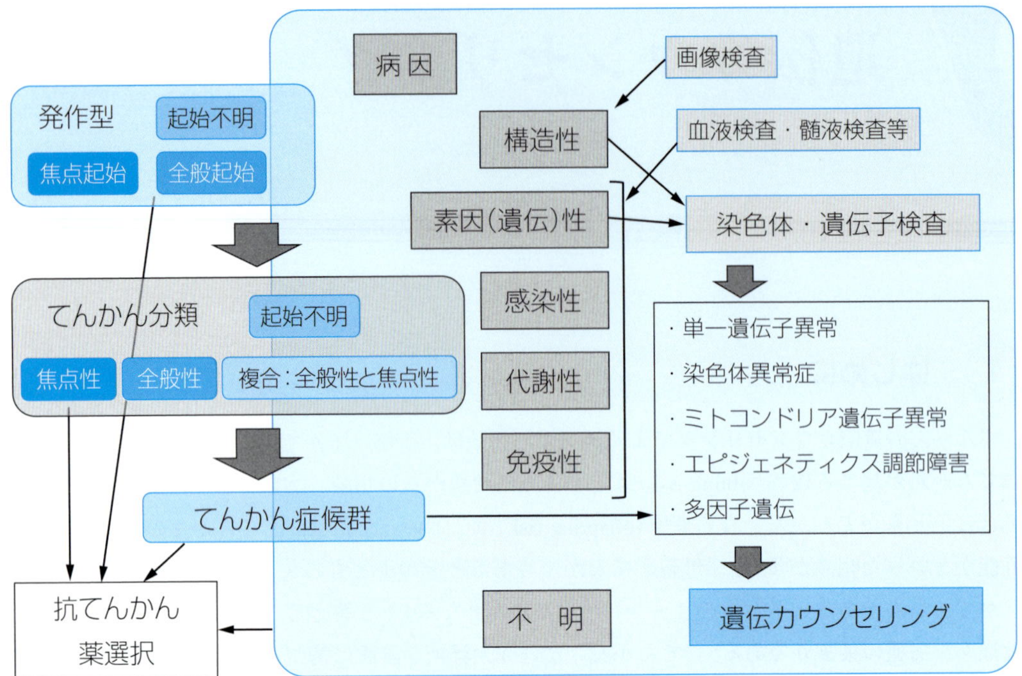

図1 てんかん症候群診断・病因診断から遺伝カウンセリングへ

(Fisher RS, et al.: Operational classification of seizure types by the International League Against Epilepsy: Position Paper of the ILAE Commission for Classification and Terminology. *Epilepsia* 2017; **58**: 522-530., Scheffer IE, et al.: ILAE classification of the epilepsies: Position paper of the ILAE Commission for Classification and Terminology. *Epilepsia* 2017; **58**: 512-521を筆者翻訳, 改変)

c. ミトコンドリア遺伝子異常

ミトコンドリア遺伝子異常は, 核外のミトコンドリア遺伝子の塩基配列の異常による疾患で, 多くは母系遺伝するが, 一部には突然変異もあるとされている. 細胞内のミトコンドリアゲノムには正常なものと病的変異をもつものが混在する状況, すなわちヘテロプラスミーが多くの症例で存在するので, 臓器ごとの症状の程度が異なったり, 同胞間で症状が異なったりすることに注意して遺伝カウンセリングを行う.

d. 染色体異常

染色体異常はゲノムの欠失や過剰により起こり, 広範な症状を呈することが多い. 親の相互転座などにより遺伝で生じることがまれにあるが, 多くは突然変異であることを念頭に遺伝カウンセリングを行う.

e. エピジェネティクス調節障害

エピジェネティクス調節障害は, 遺伝子の発現を調節する機構の障害が原因と考えられている. 環境物質の影響などが障害の原因であったり, 発現調節する蛋白をコードする遺伝子の変異で起こったりする. 検査会社の遺伝子検査により診断できる疾患は少なく, 研究施設などに依頼する必要がある.

③ 責任遺伝子の診断

遺伝カウンセリングを行うためには，まず病因の確定とその遺伝形式の確認が必要である．てんかん症候群診断から責任遺伝子群を特定する方法と，病因診断の中で，遺伝子関連の検査を行い，責任遺伝子群を特定する方法がある（図 1）．

a. てんかん症候群診断から責任遺伝子の診断へ

てんかんの診断は，発端者の家族歴・既往歴・てんかん病歴・神経所見・脳波所見・神経画像所検討を詳細に検討し，てんかん発作型，てんかん分類，てんかん症候群の順に行う（参照：p.16）（参照：Column「てんかんおよびてんかん症候群分類」）[3,4]．てんかん症候群は，①遺伝素因がほぼ確定している症候群，②遺伝素因が関与しうる症候群，③遺伝素因がまれに関与する症候群に分類できる（表 1）．

1）遺伝素因がほぼ確定している症候群

遺伝素因がほぼ確定している症候群においては，限られた特定の遺伝子の塩基配列を決定することで遺伝子病因変異が確定でき，単一遺伝子異常によるてんかんとして遺伝カウンセリングができることが多い（表 2）[5,6]．

表1 てんかん症候群と素因性メカニズム

年齢	遺伝素因がほぼ確定している症候群	遺伝素因が関与しうる症候群	遺伝素因がまれに関与する症候群
新生児ー乳児	• 自己終息性新生児発作および自己終息性家族性新生児てんかん • 自己終息性家族性および非家族性乳児てんかん • Dravet 症候群 • 熱性けいれん+，熱性けいれん+をもつ素因性てんかん	• 早期ミオクロニー脳症 • 大田原症候群 • West 症候群 • 乳児ミオクロニーてんかん • 遊走性焦点発作をもつ乳児てんかん • 非進行性疾患に伴うミオクロニー脳症	
小児期	• 常染色体優性夜間前頭葉てんかん		• ミオクロニー失立発作てんかん • 眼瞼ミオクロニーをもつてんかん • Lennox-Gastaut 症候群 • 小児欠神てんかん • ミオクロニー欠神をもつてんかん • Panayiotopoulos 症候群 • 小児後頭葉てんかん(Gastaut 型) • 光感受性後頭葉てんかん • 中心側頭部棘波をもつ小児てんかん • 中心側頭部棘波をもつ非定型小児てんかん • 睡眠時持続性棘徐波をもつてんかん脳症 • Landau-Kleffner 症候群
思春期・成人	• 聴覚要素を伴う常染色体優性てんかん	• その他の家族性側頭葉てんかん	• 若年欠神てんかん • 若年ミオクロニーてんかん • 全般性強直間代発作のみをもつてんかん
あらゆる年齢	• 進行性ミオクロニーてんかん	• 種々の焦点をもつ家族性焦点性てんかん	• 反射てんかん

2）遺伝素因が関与しうる症候群

遺伝素因が関与しうる症候群においては複数の遺伝子が候補となるので，エクソーム解析などが病因診断に役立ち，病因遺伝子が解明できると単一遺伝子異常によるてんかんとして遺伝カウンセリングができる．あらかじめ病因が不明で画像上も正常の400例の乳児期早期発病てんかん性脳症の遺伝子パネル診断では18%に病因遺伝子が判明し，*SCN2A*，*CDKL5*，*KCNQ2*，*SCN8A*などが高頻度であったとされていて，遺伝子検査はきわめて有用である[7]．

3）遺伝素因がまれに関与する症候群

遺伝素因がまれに関与する症候群の中には，少数例で責任遺伝子が報告されている症候群がある．そのような場合は，変異が病的なものか？　多型なのか？　頻度などを検討して判断し，遺伝カウンセリングに利用する．若年ミオクロニーてんかんは比較的多いてんかんで，遺伝カウンセリングの対象となることも多い．最近intestinal-cell kinase（ICK）の変異が細胞分裂，細胞周期，細胞移動に影響して発病していることが報告され，若年ミオクロニーてんかんの7%を占めていることが分かった[8]．ICK変異が原因の症例は少なく，ICK変異が多様で多型も存在し，遺伝子変異の病原性の判断は難しいので，遺伝子変異が分かっても慎重な判断が求められる．若年ミオクロニーてんかんなどで病因遺伝子が特定できない場合は，てんかん症候群としての大まかな遺伝カウンセリングとならざるを得ない．

表2　単一遺伝子異常によるてんかん

	遺伝	遺伝子	発病	発作型	予　後
自己終息性家族性新生児てんかん	AD（浸透率＝0.85）	*KCNQ2*, *KCNQ3*	生後2～3日	多彩な発作症状	11%の症例に再発
自己終息性家族性乳児てんかん	AD	*PPRT2*, etc	生後4～8か月	部分発作群発	片麻痺性偏頭痛，家族性発作性運動誘発性ジスキネジアが起こり得る
Dravet症候群	AD	*SCN1A*, etc	1歳未満	半身けいれん,焦点発作,ミオクロニー発作など	薬剤抵抗性
PCDH19関連症候群	女児	*PCDH19*	乳児期	発熱時群発発作	薬剤抵抗性
熱性けいれんプラスをもつ素因性てんかん	AD	*SCN1A*, etc	6か月～1歳に熱性けいれん	熱性けいれん，多彩なてんかん発作	薬剤反応性
常染色体優性夜間前頭葉てんかん	AD（一部突然変異）	*CHRNA4* *CHRNB2*	8歳前後	短い焦点発作が夜間に群発	薬剤反応性
聴覚要素を伴う常染色体優性てんかん	AD	*LGI1*	4～50歳	ブーンというような音が聞こえて始まる発作	薬剤反応性
Dentatorubral-pallidoluysian atrophy（DRPLA）	AD	*DRPLA*	30歳前	焦点発作など多彩	薬剤抵抗性
Lafora病	AR	*EPM2A* *NHLRC1*	14～16歳	強直間代発作など多彩	薬剤抵抗性
Unverricht-Lundborg病	AR	*Cystatin B*	6～15歳	強直間代発作，ミオクロニー発作	薬剤抵抗性

AD：常染色体優性遺伝，AR：常染色体劣性遺伝
（Genetic home reference, https://ghr.nlm.nih.gov/gene/を元に筆者らが作成）

▶ *Column* てんかんおよびてんかん症候群分類

1989国際てんかん分類では，てんかんを，①基礎疾患が見当たらず遺伝性の素因が強いと考えられる特発性と，②中枢神経系に既知の障害あるいは推定される障害をもつ症候性に分類し，その中間的位置に，③潜因性(症候性が疑われるがその確証がない分類)があった[9)]．特発性てんかんには，単一遺伝子異常や多因子遺伝によるてんかんが多く含まれ，予後が良好という意味合いをもっていた．一方，症候性は脳の器質的な障害による病因を示唆し，予後が良くない可能性を意味していた．最近ではてんかんの病因となる多くの遺伝子変異がみつかり，遺伝子という病因のみで予後を規定することはできなくなっている．

2017年からの分類提案では，てんかん分類に加えて，構造性・素因(遺伝)性・感染性・代謝性・免疫性・不明という6つの病因分類を行い，特発性という用語や良性という用語は分類には用いないことになっている．

b. 病因診断としての遺伝子関連検査から責任遺伝子の診断へ

てんかん発作型，てんかん分類の診断ができても，既知のてんかん症候群(表1)に分類できない症例は多い．そのような場合は，病因の分類のための血液検査，髄液検査，画像検査などを行い，病因をまず確定する(図1)．MRIで構造性の病因がみつかれば，結節性硬化症などは特定遺伝子の塩基配列決定に進み，皮質形成異常などではエクソーム解析で遺伝子異常を広範に検索し，病因遺伝子が解明できると単一遺伝子異常によるてんかんとして遺伝カウンセリングができる．先天性代謝異常のスクリーニングから代謝性の病因が推測されると，特定遺伝子の塩基配列決定に進み，病因遺伝子が解明できると単一遺伝子異常によるてんかんとして遺伝カウンセリングができる[10)]．感染性や免疫性などによる場合は単一遺伝子異常によるてんかんの可能性は少ないが，多因子遺伝による発病素因が存在している可能性は否定できない．

Q 遺伝カウンセリング

④ 単一遺伝子異常によるてんかんの遺伝カウンセリング

てんかん症候群診断あるいは病因検索の中での遺伝子検査から単一遺伝子異常によるてんかんと診断できた場合には，メンデルの法則に従ってカウンセリングを行う．遺伝形式は常染色体優性遺伝(AD)と常染色体劣性遺伝(AR)などが考えられ，疾患ごとに決まっている(表2)．浸透率を1と仮定すると，ADではsibling risk(次に生まれる同胞に同じ疾病が出る危険率)は両親の一方が患者の場合50%となり，ARでは両親が保因者の場合25%となる．自己終息性家族性新生児てんかんでは浸透率が85%なので，実際のsibling riskは40～45%で，良性家族性新生児けいれん患者が親となって生まれてくる次の世代(子ども)に同じてんかんが発病する確率(offspring risk)は，40～45%とされている[11)]．

これらの単一遺伝子異常によるてんかんではlocus heterogeneityが存在することに注意が必要である(図2)．たとえば，熱性けいれんプラスをもつ素因性てんかん(GEFS＋)は，Na^+チャネル遺伝子の*SCN1A*，*SCN1B*，*SCN2A*，さらにはGABA受容体γ_2サブユニット遺伝子(*GABRG2*)の異常で発病することが知られ，複数の遺伝子が同じ症状のてんかんを起こす(表2)．

一方，phenotype heterogeneityというべき，ある遺伝子の異常が異なる臨床症状のてんかんあるいは疾病を起こすことにも注意が必要である．たとえば*SCN1A*の異常では，熱性けいれん，熱性けいれんプラスをもつ素因性てんかん，Dravet 症候群，家族性片麻痺性片頭痛などが起こることが知られている（**図2**）．よって，*SCN1A* 変異があっても，熱性けいれんのみでてんかんが出ない人から，Dravet 症候群のように難治なてんかん発作と知的障害に苦しむ人まで様々である．遺伝カウンセリングでは，遺伝子変異がわかっても臨床病型が予測できないことに注意を払う必要がある．

GEFS ＋の家系例では *SCN1A* 変異が親から遺伝していることが多いが，Dravet 症候群の *SCN1A* 変異の多くは突然変異で，両親は無症状であることが多い．突然変異と推測される場合でも，親のどちらかに生殖細胞の病的変異モザイクがある可能性はあるので，sibling risk はゼロとはいえない点に注意をして，カウンセリングする必要がある（**表3**）．突然変異家系の生殖細胞の病的変異モザイクについては，細胞分裂の機会が多い精子が 75%，細胞分裂の少ない卵子が 25% を占めているとされる [12]．

PCDH19 関連症候群は国際てんかん連盟ではてんかん症候群として認定されていないが，日本では指定難病に登録され認知度も高い（**表2**）．*PCDH19* 遺伝子は X 染色体にあるが，他の X 染色体

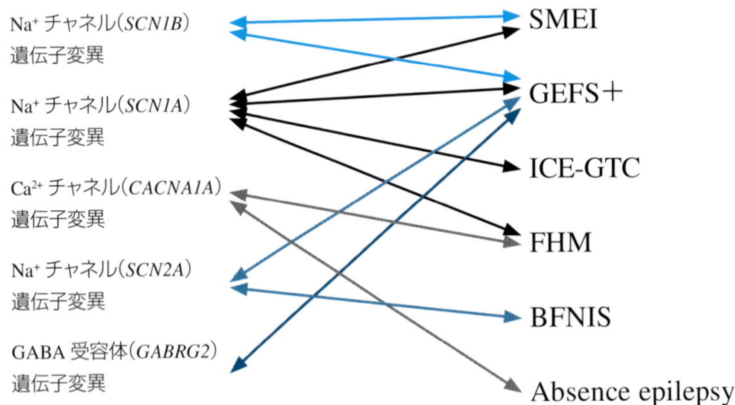

図2 locus heterogeneity と phenotype heterogeneity
SMEI：severe myoclonic epilepsy in infancy, GEFS ＋：全般てんかん熱性けいれんプラス，ICE-GTC：intractable childhood epilepsy with GTC, FHM：familial hemiplegic migraine, BFNIS：benign familial neonatal-infantile seizure.

表3 てんかんを合併する単一遺伝子異常疾患，エピジェネティクス異常疾患

	遺伝	遺伝子	有病率	遺伝学的特徴
神経線維腫症 1	AD（浸透率 =～ 100%）	*NF-1*	1/3,000 (at birth)	50% は突然変異で起こる．両親が正常者でも germline mosaicism の可能性がある
結節性硬化症	AD（浸透率 =～ 100%）	*TSC1*, *TSC2*	1/5,800 (at birth)	2/3 は突然変異，offspring risk ＝ 50%，突然変異家系での sibling risk ＝ 1 ～ 2%．遺伝子変異家系での sibling risk ＝ 50%
脆弱 X 症候群	XD	*FMR1*	男：16 ～ 25/100,000 女：男の 1/2	sibling risk は，両親のどちらがキャリアーかと，その CGG repeat 数に依存する．full mutation を有する女性の offspring risk ＝ 50%（full mutation を指標として）
Rett 症候群	XD	*MECP2*	1/10,000 ～ 15,000	女性患者：突然変異あるいは germline mosaicism などによるため 99.5% は孤発例．母の異常遺伝子は不活化されていることがある．軽症女性患者の offspring risk ＝ 50%

AD：常染色体優性遺伝，XD：性染色体優性遺伝，sibling risk：次に生まれる同胞に同じ疾病が出る危険率，offspring risk：患者が親となって生まれてくる次の世代のこどもに同じ疾病が発病する確率．
（http://www.geneclinics.org/profiles/を元に作成）

優性遺伝とは遺伝形式が異なり，1つのX染色体に変異を有する男児は発病せず，2つのX染色体に正常アレルと変異アレルが存在するヘテロ接合の女児が発病する．ただ，筆者らの経験では同じ変異を有する姉妹間，母娘間で臨床症状は異なり，遺伝カウンセリング上注意を要する．

5 てんかんを合併症とする単一遺伝子異常疾患の遺伝カウンセリング

てんかんを合併症として有することが多い単一遺伝子異常による疾患には，神経線維腫症1（neurofibromatosis 1：NF-1），結節性硬化症（tuberous sclerosis：TS），脆弱X症候群，歯状核赤核淡蒼球ルイ体萎縮症（dentatorubral-pallidoluysian atrophy：DRPLA），Lafora病などが有名である．NF-1では3～13%の患者が，TSでは80%の患者がてんかんを発症する．脆弱X症候群では20～40%の症例がてんかんを発症，DRPLAでは小児期発病例が進行性ミオクローヌスてんかんの臨床症状を呈する（**表2**，**表3**）．

TSでは，乳児期早期には皮膚所見が顕在化しないことが多く，成人期になっても皮膚所見が顕在化しない症例もあり，神経画像や心臓超音波検査，眼底検査などで疑われるときには遺伝子検査を行い，診断に至ることが可能である．2/3の症例は両親にTSがない突然変異であるとされるが，親のどちらかに生殖細胞の病的変異モザイクがある可能性はあるので，突然変異家系でもsibling riskは1～2%となる（**表3**）．発端者の両親の診察の中で軽症例の両親を発見診断することがあり，心理的配慮を必要とすると同時に，腎臓や肺の精査を勧める必要がある．

6 多因子遺伝によるてんかんの遺伝カウンセリング

a. 全般てんかん

比較的有病率の高い全般てんかんの多くは多因子遺伝，一部は単一遺伝子異常によると考えられており，メンデルの法則には従わないが，疫学データをもとに，カウンセリングを行う（**表4**）．発端者の同胞が罹患するリスクのsibling riskは10%程度，子どもが罹患するリスクのoffspring riskは5%程度と共通している．

b. 光感受性

てんかん症例あるいは健康人も光感受性を有することが知られており，その頻度は0.5～8.9%程度とされている[13]．健康人にも認められるように，体質・素因として遺伝しており，*CHD2*遺伝

表4 全般てんかんの遺伝カウンセリング

	sibling risk	offspring risk
小児欠神てんかん	5～10%	7%
若年欠神てんかん	5%	5%
若年ミオクロニーてんかん	5～7%	7%
ミオクロニー失立発作てんかん	13～20%	4%
全般性強直間代発作のみをもつてんかん	No data	5～7%

sibling risk：次に生まれる同胞に同じ疾病が出る危険率，offspring risk：患者が親となって生まれてくる次の世代のこどもに同じ疾病が発病する確率．

（Beck-Mannagetta G: Genetic und genetische Beratung. In: Hopf HCh, Poeck K, Schilack H. eds. Neurologie in Praxis und Klinik. Vol 1, Stuttgart: Theme, 1992: 3.57-3.63を元に作成）

子の変異が一部で関与していることがわかっている[14]．光感受性の有無がてんかんの特徴を修飾したり，発病に寄与したりしている可能性がある．光をまぶしがるような両親がいる場合や光感受性を脳波で証明された人が親族にいる場合は，患児にも光感受性がある可能性を推測してカウンセリングする．

c. 免疫調節

免疫介在性てんかんのRasmussen症候群は，感染後の免疫反応を終結させるための*CTLA4*と*PDCD1*の遺伝子多型が発病に関与している[15]．これらの遺伝子の遺伝子多型があると感染後などの免疫反応が終息せず持続するために，免疫過剰の自己免疫疾患が発病しやすくなる．自己免疫疾患の家族歴がある場合は，免疫介在性てんかんのRasmussen症候群などが発病しやすいことを念頭に診療する．

7 ミトコンドリア遺伝子異常によるてんかんの遺伝カウンセリング

ミトコンドリア脳筋症・乳酸アシドーシス・脳卒中様発作症候群(mitochondrial myopathy, encephalopathy, lactic acidosis, and stroke-like episodes：MELAS)や赤色ぼろ線維・ミオクローヌスてんかん症候群(myoclonus epilepsy associated with ragged-red fibers：MERRF)は特徴的な臨床症状・経過から疑われ，画像，血液検査，髄液検査などでスクリーニングされ，ミトコンドリア遺伝子検査などで診断される．母系遺伝なので，発端者の母が患者と同じミトコンドリア遺伝子異常をもっていることが通常予想されるが，*de novo*変異のため母親が正常のこともある．

臨床症状の程度は，変異ミトコンドリア遺伝子の組織での割合，組織の分布量，その組織が変異遺伝子から影響を受けやすいかどうかで決まる(heteroplasmy，tissue distribution of mutant mtDNAs, threshold effect)．

母親がミトコンドリア遺伝子異常をもつ場合，同胞も同じミトコンドリア遺伝子異常をもつことになるが，やはりheteroplasmyなどの影響を受けるので，発病するかどうか(sibling risk)はわからない．

男性患者の場合は子どもに遺伝しないが，女性患者は母系遺伝で遺伝するので，子どもはミトコンドリア遺伝子異常をもつことになる．しかし，発病するかどうか(offspring risk)はわからない．詳細は専門のサイト(http://www.ncnp.go.jp/nin/guide/r2/genedigmanu_html/MERRF.html)を参照いただきたい．

8 エピジェネティクス調節障害によるてんかんの遺伝カウンセリング

代表的な疾患はRett症候群で，70～80%の症例でてんかんが発症する．エピジェネティックな遺伝子調節にかかわるX染色体上のメチル化CpG結合タンパク質(MeCP2)をコードする遺伝子の変異で発病する．X連鎖優性遺伝形式をとり，罹患男性は胎生致死となり，患者はすべて女性である[16]．ほとんどの症例は突然変異と考えられていて，同胞が発症する確率(sibling risk)はゼロとされている．しかしきわめてまれに，変異*MECP2*のあるX染色体が選択的に不活化されて女児が母親保因者となっている場合，および精子や卵子の前駆細胞である生殖細胞の病的変異モザイクをもつ親の場合はsibling riskはゼロではない．

⑨ 染色体異常によるてんかんの遺伝カウンセリング

多くの染色体異常は突然変異のため，sibling risk は一般対照と変わらないことが多いが，両親に相互転座などがある場合は offspring risk が高くなる．どのような場合に両親の検査が必要で，専門カウンセリングを依頼する必要があるかは，臨床遺伝専門医（http://www.jbmg.jp/）などにご相談いただきたい．

〔高橋幸利〕

文 献

1) 兼子　直，他：女性てんかん患者の妊娠・出産・育児と治療に関するガイドライン．てんかんと妊娠・出産，福島　裕，他編，1993; 岩崎学術出版社，317-340.

2) 高橋幸利：てんかん発病のメカニズム．新小児てんかん診療マニュアル．高橋幸利，編，診断と治療社，2019；8-15.

3) Fisher RS, et al.: Operational classification of seizure types by the International League Against Epilepsy: Position Paper of the ILAE Commission for Classification and Terminology. *Epilepsia* 2017; **58**: 522-530.

4) Scheffer IE, et al.: ILAE classification of the epilepsies: Position paper of the ILAE Commission for Classification and Terminology. *Epilepsia* 2017; **58**: 512-521.

5) Ottman R, et al.: Genetic testing in the epilepsies—Report of the ILAE Genetics　Commission. *Epilepsia* 2010; **51**: 655-670.

6) Ream MA, et al.: Obtaining genetic testing in pediatric epilepsy. *Epilepsia* 2015; **56**: 1505–1514.

7) Trump N, et al.: Improving diagnosis and broadening the phenotypes in early-onset seizure and severe developmental delay disorders through gene panel analysis. *J Med Genet* 2016; **53**: 310–317.

8) Bailey JN, et al.: Variant Intestinal-Cell Kinase in Juvenile Myoclonic Epilepsy. *N Engl J Med* 2018; **378**: 1018-1028.

9) Commission on Classification and Terminology of the International League Against Epilepsy: Proposal for revised classification of epilepsies and epileptic syndromes. *Epilepsia* 1989; **30**: 389–399.

10) 高橋幸利：血液などの検体検査．新小児てんかん診療マニュアル．高橋幸利，編，診断と治療社，2019；83-89.

11) Anderson VE, et al.: Genetic counseling. In: Engel J, Jr et al eds. Epilepsy A Comprehensive Textbook, Volume One. 1997; Lippincot-Raven, 225-230.

12) Heron SE, et al.: De novo SCN1A mutations in Dravet syndrome and related epileptic encephalopathies are largely of paternal origin. *J Med Genet* 2010; **47**: 137-141.

13) 高橋幸利：光感受性発作の予防と光感受性てんかんの治療．Annual Review 神経 2006，柳沢信夫，他編，2006；302-308.

14) Gazilia EC, et al.: CHD2 variants are a risk factor for photosensitivity in epilepsy. *Brain* 2015; **138**: 1198–1208.

15) Takahashi Y, et al.: Genetic variations of immunoregulatory genes associated with Rasmussen syndrome. *Epilepsy Research* 2013; **107**: 238-243.

16) 久保田健夫：環境要因のエピジェネティクス作用と発達障害．日衛誌 2016; **71**: 200–207.

第2部　各論

A 中心・側頭部に棘波をもつ良性小児てんかん(BECT)

〔中心側頭部に棘波を示す自然終息性てんかん〕

Point

- ☑ **診断**：典型的な発作症状(入眠時や覚醒前に起こる顔面領域の間代性けいれん)＋中心側頭部の棘(鋭)徐波〔ローランド発射(Rolandic discharge：RD)〕
- ☑ **治療**：発作頻度が多い場合は，レベチラセタム(LEV)，カルバマゼピン(CBZ)，スルチアム(ST)などの少量単剤投与を行う
- ☑ **予後**：発作予後は良好で思春期には臨床発作，RD ともに消失する

1 一般的な事項

a. 概　要

中心・側頭部に棘波をもつ良性小児てんかん(benign epilepsy of children with centrotemporal spikes：BECT)は，国際分類(1989 年)で特発性部分てんかんに分類され，突発波の局在からローランドてんかん(Rolandic epilepsy：RE)ともよばれている[1,2]．国際てんかん症候群分類 2010 年度改訂版では，特発性の概念が適応されなくなり，特発性部分てんかんは発症年齢別の脳波・臨床症候群に分類された[3]．2017 年国際てんかん分類では，従来の「良性」の呼称は，一時的もしくは持続する認知機能の問題が生じる可能性があるため不適切で，代わりに「自己終息型」あるいは「薬物反応性」

Column　BECT と認知機能

従来認知機能には異常はきたさない，とされてきた中心側頭部に棘波をもつ良性小児てんかん(BECT)であったが，軽度の高次脳機能障害や不注意，多動・衝動性など，行動面の問題を呈する児が少なからず存在することが報告されてきた(頻度として 10 ～ 20%)[6]．このため，最近は“良性 benign”を症候群名に含むことに，疑義が呈されてきている．近年，42 文献のメタアナリシス〔計 1,237 名の BECT(epilepsy of children with centrotemporal spikes：ECTS)が対象〕において，BECT(ECTS)群では，CHC モデルでのすべての認知機能の評価項目において健常児より低値であった〔SMD(standard mean difference)0.42 ～ 0.81〕ことが報告されている[7]．また，一部の症例で，神経認知機能の障害を伴う非定型良性部分てんかん(atypical benign partial epilepsy：ABPE)，徐波睡眠期持続性棘徐波を示すてんかん性脳症(continuous spikes and waves during sleep：CSWS)，Landau-Kleffner 症候群などへの移行が起こる．これらのことは，認知機能に問題のない“良性”のてんかん，というこれまでの考え方を少しは改める必要があることを示唆している．

に置き換えられるべき，とされた(参照：Column「BECTと認知機能」)[4]．このため，症候群名から“良性 benign”を除き中心側頭部に棘波を示す自然終息性てんかん(self-limited epilepsy with centrotemporal spikes)と称されるケースも増えてきている．

ほとんどの患者が入眠期や覚醒前の短い焦点起始発作を呈し，神経学的異常や知的障害がなく，予後は良好で，思春期までに自然治癒が見込まれる[5]．

b. 疫 学

発症率は小児10万人につき10〜20人とされている[8]．無熱性発作をもつ1〜15歳の小児の患者の約15％を占め，男児は女児より1.5倍多い．発症年齢は1〜14歳で75％が7〜10歳に発症する[9]．熱性けいれんの併発例が多い(10〜20％)[8]．両親や兄弟の発症もまれで，双胎でも同時発症例が少ない[10]など，遺伝性は低いと思われる．また，様々な遺伝学的な研究にもかかわらず，明確な遺伝的な病因は特定されていない(参照：p.234「最近の学問的進歩」)．

c. 発作症状の特徴

ローランド発作の中核症状は以下の焦点起始発作で，発作頻度は少なく一生涯で1回のみのこともある．持続時間は，約1〜3分間と短い．発作が起きやすい時間帯は限定されており，入眠時や覚醒前に多い．日中に起こることはまれである．

典型的な発作症状として，次の①〜④がある．

① 片側顔面の感覚運動徴候(30％)：片側口角を主体にした顔面のけいれんが主体で，下口唇のみに限局することもあり，また同側上肢を巻き込むこともある．運動症状は突然生じ，多くは数秒〜1分間続く．感覚症状は主に片側口角のしびれ感である．

② 口腔・咽頭・喉頭部の症状(53％)：口腔内の片側性の感覚運動症状．しびれ感や奇妙な音が生じる．

③ 発語停止(40％)：構音失行の状態．はっきりした単語をしゃべれず，身振りで伝えようとする．

④ 唾液分泌亢進(30％)：自律神経症状により突然口に唾液がたまり，しゃべれなくなる．

意識は半分以上の患者で保たれる．約半数の患児では，片側けいれんや，二次性全般化発作に進展するという報告もある[9]．

d. 脳波所見

1）背景活動

背景活動が正常で，睡眠時の頭頂部鋭波や紡錘波の出現，睡眠周期も保たれている[5]．

Column　持続的な棘徐波が徐波睡眠期にみられたとき

神経認知機能の障害を伴う，非定型良性部分てんかん(ABPE)，CSWS，Landau-Kleffner症候群などへの移行を考えなければならない．認知機能悪化を防ぐため，すみやかに治療法を再検討する必要がある．

2）発作間欠時脳波

てんかん性放電は，両側もしくは片側の中心側頭部に（しばしば左右交代性に），比較的高振幅の2～3相性の反復性の棘波，棘徐波が出現する（図1，図2）．睡眠に伴い賦活され，振幅や出現頻度を増す（参照：Column「持続的な棘徐波が徐波睡眠期にみられたとき」）．この発作波の出現様式はローランド発射（Rolandic discharge：RD）ともよばれる．思春期に至り，脳波異常は消失する[5,11]．

3）発作時脳波

発作に先行してC4F8に棘波が連続して出現，その後C4F8優位の棘波の周波数が増し，左側口角の攣縮が出現した．その後徐々に棘徐波に移行，周波数を増しながら30秒程度持続し発作波は終了，攣縮も頓挫した（図3）．

e. 脳波以外の検査

脳波検査以外の検査は基本的に異常を認めない．脳MRIなどの画像検査も，典型的な症例では

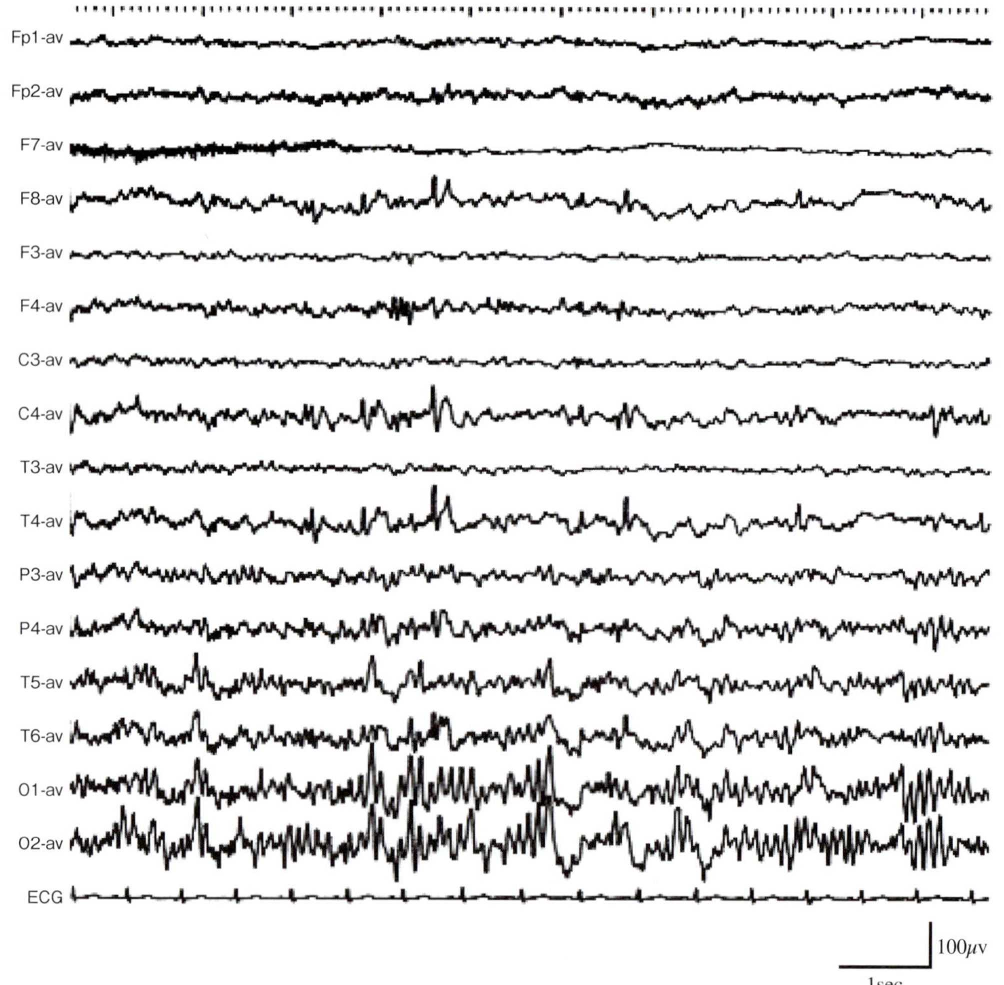

図1　9歳女児．覚醒時脳波〔AV法（平均電位基準法）〕．
ローランド発射（RD）を認める．

必ずしも施行の必要はない．ただ15％の患者で，BECTとは病態的に関係ない異常所見を認めることがある[12)]．

f. 治　療

自然寛解しやすいてんかんのため，無投薬で経過をみることもある．しかし，一部の症例では患者および家族の心配，全身性の強直間代けいれんを合併する可能性，また少量の抗てんかん薬で効果が得られるため，少量単剤治療を行うことも多い[13)]．治療の目的はRDの消失ではなく臨床発作の抑制なので，発作が抑制されていれば薬剤の増量の必要はない[14)]．

経験的にカルガマゼピン(CBZ)の少量投与が有効であり，わが国でもよく使用されているが，一部の症例では，CBZやフェントイン(PHT)で発作が増悪することや，脳波異常が広汎化することもある(**表 1**)[13, 15)]．スルチアム(ST)は発作だけでなく脳波を改善する効果も高い[15~17)]が，副作用で認知機能を低下させる報告[18)]もあり注意が必要である．近年では，レベチラセタム(LEV)投与例の報告も増えてきており，既存の抗てんかん薬と遜色のない発作抑制効果が報告されている[17, 19, 20)]．

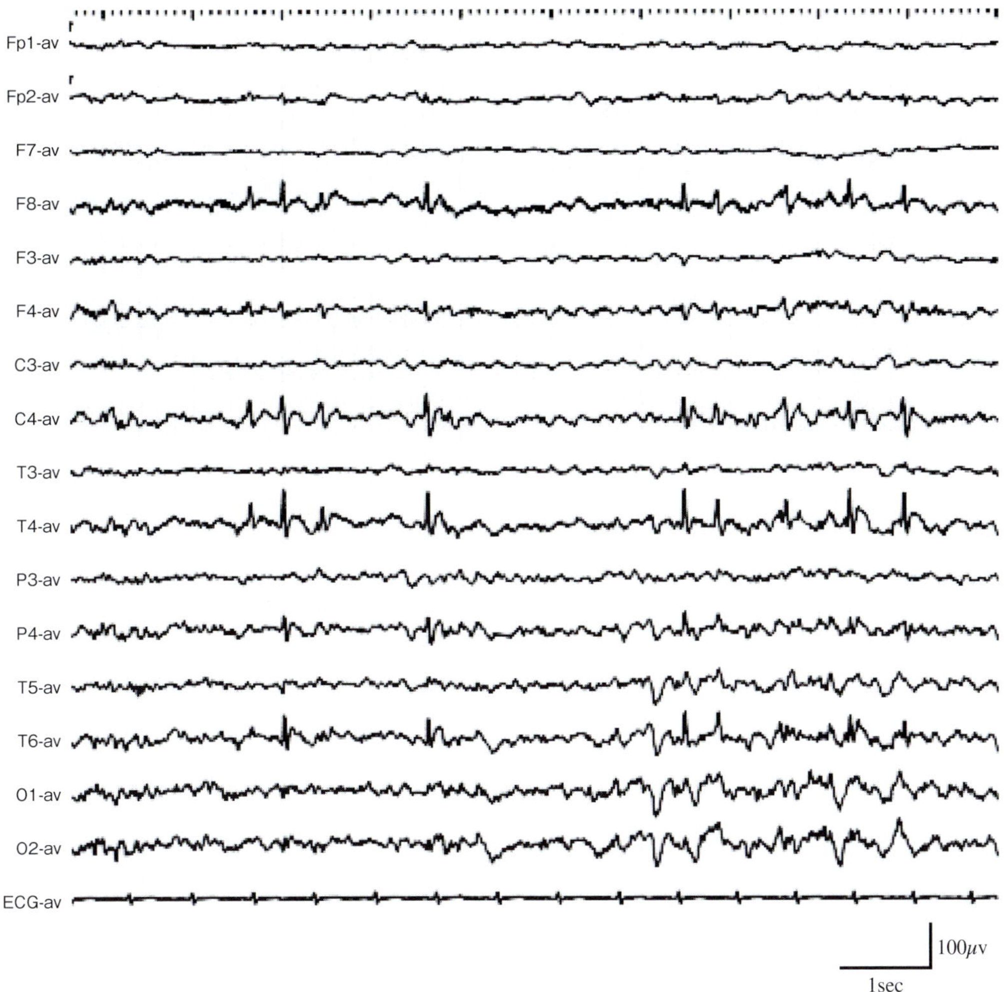

図2 9歳女児．睡眠時脳波〔AV法(平均電位基準法)〕．
RDは頻度を増し認められる．

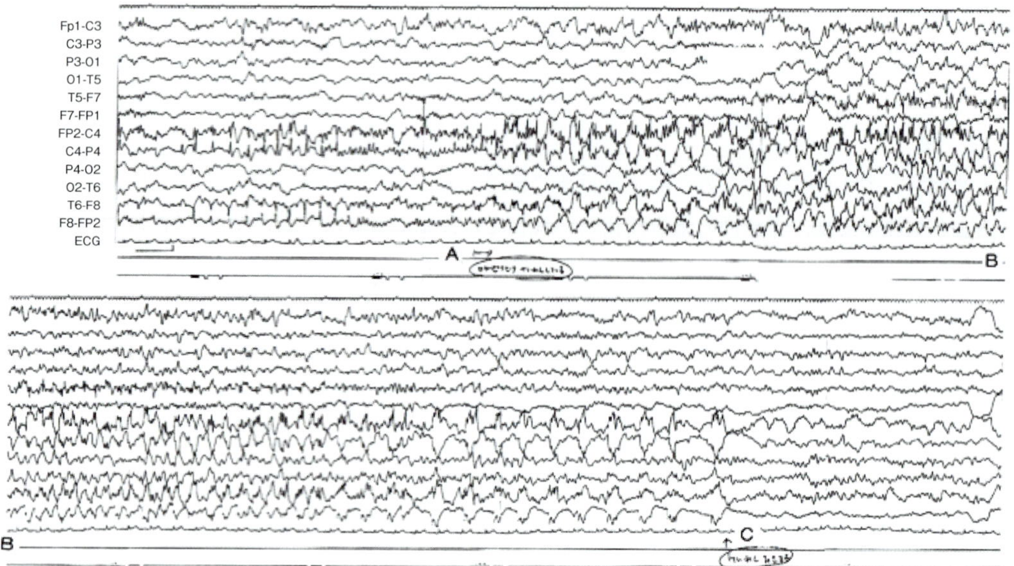

図3 ローランド発作の発作時脳波

A：口角の攣縮が始まる，C：口角の攣縮が収まる．

表1 中心・側頭部に棘波をもつ良性小児てんかんにおける抗てんかん薬の治療効果

抗てんかん薬	発作抑制効果（SFR）	脳波正常化	観察期間	研究内容	特徴
LEV	81%		24週間	STとの二重盲検研究[16]	これまでの抗てんかん薬と比較しても遜色のない発作抑制効果が得られている
	90.5%		12～24か月（平均18.5か月）	OXCとのオープンラベル研究[17]	
	57.5%（6か月） 81.8%（12か月） 100%（18か月）	45.5%（12か月） 72.7%（18か月）	18か月まで	VPAとの後方視的な比較研究[18]	
CBZ	73.6% （DR15%，AR5%）	42%	2年間（脳波は発作が消失した年に施行）	STとの後方視的な比較研究[13]	一部で発作が増悪するケースや脳波異常が悪化するケースが報告されている
ST	81% （vs プラセボ29%）	45% （vs プラセボ13%）	6か月	二重盲検，プラセボコントロール[14]	発作抑制効果，脳波異常の改善効果はともに高い
	90.9%		24週間	LEVとの二重盲検研究[16]	
	66.7% （DR15%，AR0%）	71%	2年間（脳波は発作が消失した年に施行）	CBZとの後方視的な比較研究[13]（STは1stで投与されなかったケースが多い）	
VPA	60.9%（6か月） 73.9%（12か月） 100%（18か月）	78.3%（12か月）， 95.7%（18か月）	18か月まで	LEVとの後方視的な比較研究[18]	発作抑制効果や脳波所見改善効果も良好

SFR : seizure free ratio, DR : discontinuation ratio, AR : aggravation ratio

脳波の寛解は発作の寛解より遅れることが多いため，漫然と抗てんかん薬の投与を継続せず，2～3年程度発作が抑制されていれば，抗てんかん薬の漸減中止を考慮する．

g. 予 後

発作の長期予後は良好で，思春期には臨床発作，RDとも消失する[9]．

h. 鑑別診断

・BECTに関連した非定型良性部分てんかん(ABPE)

ABPEはAicardiとChevrieによって次のような特徴を示すてんかん症候群として報告された[19]．典型的なBECTの経過後に，頻回の脱力(陰性ミオクローヌス)や欠神発作を起こすようになる．発症にCBZの関与も示唆されている．睡眠時脳波では，徐波睡眠時の連続性広汎性鋭徐波・棘徐波が特徴的．発作持続期間が長いと知的退行を示す[22]．

② 症例提示

症例 9歳女児

発症時の経過：てんかん発症前までの成長発達に問題はなかった．X-35日(9歳1か月)，うとうとしたときに無熱性のけいれん発作あり．入眠直後に顔面が間代性に攣縮する発作で2分間持続後に自然に頓挫した．意識は保たれていたが，しゃべりにくそうな様子がみられた．X-11日，AM 6:00過ぎの睡眠中に，右顔面の間代性けいれんから始まった右上下肢間代性けいれんが，約2分間持続した．X日(9歳3か月)，近医より当院紹介受診された．

家族歴：特記事項なし．

既往歴：熱性けいれん：1歳と3歳時の2回あり，いずれも2～3分で止痙した．

発達歴：健診などで異常は指摘されていない．小学校は普通クラスで，勉強の成績も悪くない．

診察所見：特記すべき異常所見なし．

発作症状と発作型：入眠直後や起床前の発作で，顔面の攣縮のみのとき，またそこから進展する右上下肢の間代性けいれんを伴うときがあった．

脳　波(発作間欠時)：

・**覚醒時**：C4，T4に局在性の棘(鋭)波，棘(鋭)徐波を繰り返し認める．典型的なローランド発射(RD)と考えられる(図1)．

・**睡眠時**：RDは覚醒時より頻度を増して認められる(図2)．

画像検査：脳MRI：特記すべき異常所見なし．

その他の検査結果：血液検査などに特記すべき異常所見なし．

治療経過：臨床経過や検査結果から，中心・側頭部に棘波をもつ良性小児てんかん(BECT)の可能性が高いと判断，LEV投与を開始した．以後てんかん発作は消失した．投薬開始後約1年で脳波異常も消失した．2年間の投薬後，約1年間で投薬を漸減中止した．現在13歳で問題なく日常生活を送っている．

③ 患者家族への説明のポイント

・ほとんどが睡眠時の発作のため，日中に発作が起こることが少ない．このため，患者や家族に過度に日常生活や学校生活の制限をかけないように心がける．ただし，睡眠不足，疲れ，耐薬時，などに昼間に発作が起こる可能性が高くなることに注意喚起が必要である．

・思春期ごろに臨床症状，脳波共に改善することを伝え，将来に対して明るい見通しをもたせることが大切になる．

④ 最近の学問的進歩

遺伝的な研究に関して

中心・側頭部棘波をもつ良性小児てんかん(BECT)もしくはローランドてんかん(RE)は，特発性部分てんかんの 1 つとされてきた．“特発性”は遺伝素因的な要因を示唆し，これまでに様々な遺伝学的な研究が行われてきた．

近年遺伝子検査技術の発展に伴い，*NMDA-type glutamate receptor subunit 2A*(*GRIN2A*)遺伝子変異が，RE および関連疾患(RE スペクトラム：RE，ABPE，LKS，CSWS)での検出が報告されてきている．*GRIN2A* は，16p13.2 に位置し，NMDA receptor(NMDAR)の GluN2A サブユニット(リガンド開口型イオンチャネル)をエンコードし，脳機能や発達に重要な影響をもつ[23]．これまでの報告では，RE 4.9%(12/245)，CSWS 17.9%(9/51)に *GRIN2A* 遺伝子変異を認めた報告[24]，*GRIN2A* 変異は LKS/CSWS などの重症側では約 20% に検出されるが RE では 0.3%(1/277)と少ないという報告[25]などがあり，RE スペクトラムの中でもより重症例で発見されることが多い傾向がある．また，*GRIN2A* 変異は他の検出される変異と異なり，RE スペクトラム以外での報告例が少なく，疾患特異性が高いと考えられ，RE スペクトラムの病態解明につながると考えられている．

しかし，RE 患者は単純なメンデル法則パターンの遺伝を示さず，一卵性を含む双胎間でも症状

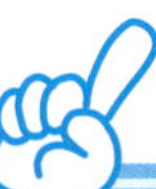

Pitfall に陥らないためのアドバイス

・当初は BECT と診断しても，難治に経過し，脳 MRI 検査や脳機能画像検査(SPECT, PET-CT)などで脳器質的な病変が明らかにされる場合もある．難治例や経過が典型的でない場合は，RD があっても発作と直接関係のない脳波異常である場合，またローランド発作以外の発作も存在する場合，などがあり，慎重な鑑別診断が望ましい．

・BECT の典型例においては，覚醒時の強直間代性けいれん，前兆としての上腹部不快感・既視感，唾液分泌以外の自律神経系発作の徴候(顔面紅潮，顔面蒼白)，30 分を超える運動発作の重積，などは起こらない．もし起これば，本症候群の診断を見直す契機としたい．

・BECT，ABPE，CSWS，Landau-Kleffner 症候群は RD を共通して有するが，発作型，発作頻度や神経認知機能の障害は様々である．これらの疾患は 1 つのスペクトラムと考えられており，1 人の小児の経過中に，他の症候群へ変容することがある．もし認知や言語の機能の悪化があれば，睡眠時脳波を施行することが望ましい．

や脳波異常の一致をみないことが多い[10]．また，典型的なREでは，遺伝子変異は呈さないことが多い．このことから，RE発症には遺伝子変異以外の要因（環境要因，体細胞の変異，エピジェネティックな影響，など）の重要性が高いことも示唆される[26]．今後は，*GRIN2A*などの遺伝子変異と関連蛋白の不具合がいかにして発症につながるか，エピジェネティクス，環境要因との関連，などに焦点を置いた研究が，年齢依存性である本疾患の病態解明につながるかもしれない．

〔森　達夫・高橋幸利〕

文　献

1) Proposal for revised classification of epilepsies and epileptic syndromes. Commission on Classification and Terminology of the International League Against Epilepsy. *Epilepsia* 1989; **30**: 389-399.
2) 村田佳子，他：特発性部分てんかん．別冊日本臨牀 精神医学症候群（第2版）Ⅲ，日本臨牀社，2017; 374-378.
3) Berg AT, et al.: Revised terminology and concepts for organization of seizures and epilepsies: report of the ILAE Commission on Classification and Terminology, 2005-2009. *Epilepsia* 2010; **51**: 676-685.
4) Scheffer IE, et al.: ILAE classification of the epilepsies: Position paper of the ILAE Commission for Classification and Terminology. *Epilepsia* 2017; **58**: 512-521.
5) 日本てんかん学会（編）：てんかん専門医ガイドブック．中心・側頭部棘波（を伴う）良性小児てんかん（BECTS），診断と治療社, 2014; 226-227.
6) 金村英明：てんかんと認知行動の障害．小児内科 2015; **47**: 1520-1524.
7) Wickens S et al.: Cognitive functioning in children with self-limited epilepsy with centrotemporal spikes: A systematic review and meta-analysis. *Epilepsia* 2017; **58**: 1673-1685.
8) Epilepsy Foundation. "Benign Childhood Epilepsy with Centrotemporal Spikes (Rolandic Seizures)". https://www.epilepsy.com/learn/professionals/about-epilepsy-seizures/benign-childhood-focal-seizures/benign-childhood, (accessed 2018-04-30).
9) Panayiotopoulos CP, et al.: Idiopathic focal epilepsies in childhood. In: M.Bureau, et al. (eds.), Epileptic Syndromes in Infancy, Childhood and Adolescence. 5th edition. 2012; 217-254.
10) Lesca G, et al.: *GRIN2A* mutations in acquired epileptic aphasia and related childhood focal epilepsies and encephalopathies with speech and language dysfunction. *Nat Genet* 2013; **45**: 1061-1066.
11) 森川建基，他：中心側頭部に棘波をもつ良性小児てんかん（BECT）．アトラスてんかんの発作間欠時・発作時脳波を読む．高橋幸利（編），診断と治療社, 2007; 44-47.
12) Gelisse P, et al.: Abnormal neuroimaging in patients with benign epilepsy with centrotemporal spikes. *Epilepsia* 2003; **44**: 372-378.
13) 最上友紀子，他：新規発症症例の抗てんかん薬の選択：小児．プライマリ・ケアのための新規抗てんかん薬マスターブック．改訂第2版，高橋幸利（編），診断と治療社, 2017; 24-31.
14) Hamada Y, et al.: Indication for anti-epileptic drug treatment of benign childhood epilepsy with centro-temporal spikes. *Brain Dev* 1994; **16**: 159-161.
15) Kramaer U, et al.: Carbamazepine versus sulthiame in treating benign childhood epilepsy with centrotemporal spikes. *J Child Neurol* 2002; **17**: 914-916.
16) Rating D, et al.: Sultiame as monotherapy in children with benign childhood epilepsy with centrotemporal spikes: A 6-months randomized double-blind, placebo-controlled study. Sulthiame Study Group. *Epilepsia* 2000; **41**: 1284-1288.
17) Boggraefe I, et al.: Levetiracetam vs. sulthiame in benign epilepsy with centrotemporal spikes in childhood: a double-blinded, randomized, controlled trial (German HEAD Study). *Eur J Paeduatr Neurol* 2013; **17**: 507-514.
18) Wirrell E, et al.: Deterioration in cognitive function in children with benign epilepsy of childhood with central temporal spikes treated with sulthiame. *J Child Neurol* 2008; **23**: 14-21.
19) Coppola G, et al.: Levetiracetam or oxcarbazepine as monotherapy in newly diagnosed benign epilepsy of childhood with centrotemporal spikes (BECTS): an open-label, parallel group trial. *Bran Dev* 2007; **29**: 281-284.
20) Xiao F, et al.: Evaluation of levetiracetam and valproic acid as low-dose monotherapies for children with typical benign childhood epilepsy with centrotemporal spikes (BECTS). *Seizure* 2014; **23**: 756-761.
21) Aicardi J, et al.: Atypical benign partial epilepsy of childhood. *Dev Med Child Neurol* 1982; **24**: 281-292.
22) Fujii A, et al.: Atypical benign partial epilepsy: recognition can prevent pseudocatastrophe. *Pediatr Neurol* 2010; **43**: 411-419.
23) Ewald RC, et al.: NMDA Receptors and Brain Development. A.M. Van Dongen (Ed.), Biology of the NMDA Receptor. 2009.
24) Lemke JR, et al.: Mutations in *GRIN2A* cause idiopathic focal epilepsy with rolandic spikes. *Nat Genet* 2013; **45**: 1067-1072.
25) Vadlamudi L, et al.: Analyzing the etiology of benign rolandic epilepsy: a multicenter twin collaboration. *Epilepsia* 2006; **47**: 550-555.
26) Xiong W, et al.: Progress in unraveling the genetic etiology of rolandic epilepsy. *Seizure* 2017; **47**: 99-104.

B 内側側頭葉てんかん

〔焦点てんかん――内側側頭葉焦点〕

Point

- 診断：側頭葉内側起始の発作発射
- 治療：カルバマゼピン，フェニトイン，ゾニサミド，ガバペンチン，トピラマート，ラモトリギン，フェノバルビタール，クロバザム，外科切除
- 予後：薬物抵抗性のことが多いが，外科治療成績は良好

1 一般的事項

複雑型熱性けいれんなど小児期早期のけいれんが長時間持続すると，海馬硬化を生じることがあるが(参照：Column「海馬硬化」)，これが後に内側側頭葉てんかんを引き起こす主要な原因となることがある[1]．乳幼児期に熱性けいれん重積などが発生した後，数年間，ときに10年以上の間隔を置いて，多くは5～10歳に下記の症状を主体とするてんかん発作が出現する．1989年分類の側頭葉てんかんの一部は2010年分類で海馬硬化を伴う内側側頭葉てんかんとなり，2017年分類では焦点てんかんに含まれる．

a. 発作症状

発作は信号症状または前兆とよばれる自覚症状から通常はじまるが，典型的なものでは心窩部あたりからこみ上げてくる(上行性)不快感であり，しばしば不安や恐怖などの感情の変化を伴う．小

Column 海馬硬化

海馬硬化(またはアンモン角硬化，側頭葉内側硬化)とは，海馬，扁桃核，鉤，海馬傍回などの側頭葉内側構造のグリオーシスおよび神経細胞脱落のことであり，側頭葉てんかんの主要な原因を占めるといわれている．海馬硬化が発見された症例では小児期の複雑熱性けいれんの既往が高率に認められており，小児期の遷延するけいれん発作が未成熟な海馬に障害を与えて海馬硬化を引き起こし，これが側頭葉てんかんの原因となると考えられている．また反復するてんかん発作(特にけいれん発作重積)により海馬硬化がさらに進行する．しかし多くの症例で側頭葉内に皮質形成異常など他の病変が認められることなどから，単純に熱性けいれんが側頭葉てんかんの原因になるというわけではなく，もともと存在していた病変によって熱性けいれんなどが誘発され，二次的に生じた海馬硬化がさらに原病変に加わった結果，後の側頭葉てんかんに発展していく可能性が強調されている．

児では気持ち悪い，吐きそうと訴えることが多い．その他精神発作(既視感，未視感)，自律神経発作(顔面紅潮，顔面蒼白，散瞳，頻脈など)の症状を伴うこともある．頻度は多くないが嗅覚発作症状(におい)を伴うこともある．発症の初期にはこれらの信号症状のみで意識障害を伴わない発作(単純部分発作)だけが出現する時期があり，この頃には心理的な問題や消化器症状として見過ごされることが多い．その後，多くは小児期後期から思春期頃にかけて意識混濁を伴う発作(複雑部分発作)が出現するようになる．発作頻度は通常数回 / 週～数回 / 月で，しばしば発作の多い時期と少ない時期が交互にまわってくる．短時間に群発して出現することは少ないが，数日～数週間の間隔を置いて発作のある日には 1 日に何回もあるといった出現様式がしばしばみられる．通常夜間睡眠中はまれである．また二次性全般化強直間代けいれんの頻度は少なく，あるとすると急激な薬物の減量，中止や，過労などに伴うことが多い．典型的な複雑部分発作では上記の単純部分発作に引き続いて意識混濁が進行し，それまでの動作が停止し，多くの場合唇をぺちゃぺちゃ鳴らしたりもぐもぐ口を動かしたりする症状(口部自動症)や，手で何かをいじったりさすったりする動作(身振り自動症)が認められる．身振り自動症は病変のある側と同側の上肢に多く，しばしば対側の上肢はジストニア様肢位となるが，このような左右差が認められれば病側を決定する根拠として有力な所見になる[2]．

複雑部分発作は通常 1 ～ 2 分持続した後，発作後もうろう状態に移行する．てんかんの原因病巣が言語優位側半球にある場合には意識障害の程度が強く，発作後もうろう状態からの回復に時間がかかることが多い．患者はしばしば発作直前に何をしていたのかを忘れる．また一過性の失語症が認められることもある．一方，てんかんの原因が非言語優位側半球にある場合には意識障害の程度が比較的軽いことが多く，患者は自動症を伴いながらも不完全な応答が認められることがある．

b. 発作間欠時症状・脳波所見

発作間欠時には，診察上病側の対側に軽い顔面麻痺が認められることがある[3]．また認知機能，特にエピソード記憶の障害を伴うことがある．病巣が言語優位側半球にある場合に言語記憶の障害が目立つことが多い[4]．

典型的な発作間欠時の頭皮上脳波は前～中側頭部(F7-T3，F8-T4)に徐波を伴う棘波や鋭波が認められ，これは蝶形骨誘導でより明瞭かつ高振幅に記録される．多棘波の形をとることはまれである．てんかん波は浅睡眠期に出現することが多く，一度の脳波記録では発作間欠時発射が認められないことが少なくないので注意を要する．また，てんかん原性領域が左右どちらかの側に限局している場合でも，発作間欠時発射はしばしば両側非同期性に出現する．したがって特に発作間欠時発射の出現が少ない場合には，発射の出現した側が病側であるとは限らない．

c. 発作時脳波所見

典型的な発作時脳波所見では，発作活動は 5 ～ 9 Hz の反復性律動性発射が一側の前～中側頭部および蝶形骨誘導からはじまり，その後同側や対側に広がっていく．小児では初期から全般性または両側性の発作時活動が示される場合があるが，詳しい分析ではしばしば臨床症状のはじまる以前に低振幅速波または背景活動の平坦化が前側頭部に認められる．

d. 画像所見

画像検査では，海馬硬化の所見は MRI で海馬体の萎縮，T2 強調画像，FLAIR 法における高信号として示される(参照：p.73 図 7)．海馬硬化はほとんどの症例で左右どちらかの側に強く，左右差として認めることができるが，詳細に調べると対側にもいろいろな程度で異常が認められることが多い．また，しばしば同側側頭極付近における皮質白質境界の不鮮明化や同側外側皮質の萎縮などの異常所見が認められる．

機能画像検査としてはSPECTやPETが施行される．脳血流SPECTでは発作間欠期には病側の側頭葉内側あるいは側頭葉全体の脳血流低下が示されることが多く，発作時には側頭葉全体の脳血流増加が示される．^{123}I-IMZ-SPECT後期像では病側の側頭葉内側を中心に取り込みの低下が認められることが多い．また発作間欠時のPETでは側頭葉内側，側頭極，外側皮質などにおける代謝の低下が検出される．

e. 診断と治療

典型的な臨床経過および発作症状と発作間欠時の脳波所見があり，MRIで海馬硬化の所見が認められれば，内側側頭葉てんかんが強く疑われる．診断を確実にし，焦点側決定のためにSPECT，PET，脳磁図，発作時脳波検査，知能検査や記銘力検査などの神経心理学検査が施行される．手術適応が考慮される症例で診断に疑問が残る場合には頭蓋内電極留置による脳波検査が必要となる．

病初期には一時的に抗てんかん薬によって発作が抑制されることがあるが，そのような場合でも後にしばしば薬物抵抗性となる．薬物療法による発作抑制率は10～40%といわれ，単剤治療で発作抑制が可能な場合もあるが，多くは2剤以上の抗てんかん薬が必要となる．通常，最初に電位依存性Na^+チャネル遮断薬であるカルバマゼピン(CBZ)，ラモトリギン(LTG)，またはフェニトイン(PHT)を使用する．これらの薬剤にフェノバルビタール(PB)，クロバザム(CLB)のようなGABA作動性抑制系を亢進させる薬物や，ガバペンチン(GBP)，トピラマート(TPM)のような複数の作用機序をもつ薬物を併用すると有効な場合がある．CLBは併用薬として極めて有用であるが，後に耐性ができる場合がある[5)]．ゾニサミド(ZNS)，アセタゾラミド(AZA)，レベチラセタム(LEV)なども選択される．3剤の併用で発作が抑制される症例もあるが，多量の薬物投与は患者の学力や行動に対する影響に注意しなくてはならない．

外科治療は側頭葉前部切除術，選択的扁桃核・海馬切除術が行われている．典型的な内側側頭葉てんかんでは外科治療により90%以上の症例で発作抑制が期待でき，病巣が非言語優位側にある場合では側頭葉切除後に知能指数や記憶能力の改善が認められることが多い[6)](参照：p.196)．

特に小児では，複雑部分発作が残存している状態は交友関係，学習，行事など学校生活に大きな障害をきたし，学力低下や問題行動を引き起こす原因となるので，薬物抵抗性が考慮される症例では早い時期にてんかん外科を念頭においた精密検査を行ったほうがよい．

2 症例呈示

a. 症例プロフィール

初診時13歳の男児．ときどき一時的に応答がなくなり，ぺちゃぺちゃ音をたてて口を動かす発作症状を主訴に受診した．家族歴では叔母3人に小児期の熱性けいれんの既往がある．妊娠中および周産期に特に問題なく，在胎40週，出生体重3,406 gで出生．乳児期の発達に異常は認められなかった．5歳時，38℃以上の発熱時に約1時間の全身けいれんがあり，A病院小児科で酸素投与が行われた．

b. 治療開始までの経過

9歳頃からテレビをみている時などに，動作が止まり，反応がなくなり，口唇蒼白になり，ぺちゃぺちゃ音をたてて口を動かす症状に気づかれた．10歳頃にB病院小児科で脳波異常を指摘され，てんかんの診断で抗てんかん薬治療が開始された．CBZ，ZNS，バルプロ酸(VPA)，AZA，クロナゼパム(CZP)といった薬剤が順次投与されたが発作が抑制されることはなく，薬物の増量に伴い食欲が低下することがあった．発作は12歳の時が最も多く，この頃は週に3日，1日に2回意識障害を伴う発作が出現し，二次性全般化強直間代けいれんとなって救急搬送されたこともあった．その後も週単位から月単位の複雑部分発作が認められたため，13歳時に当院を受診し，精査加療目的で入院となった．

入院時現症：体重49 kg，利き手は右，意識清明で胸腹部所見，神経学的所見に異常は認められなかった．

発作症状：①単純部分発作(頻度：数回 / 週)—胸のあたりの気持ち悪い感じ，吐きそうな感じ．以前は嘔吐があったが今はない．呼吸が遅くなる．②複雑部分発作(頻度：約3回 / 月)—上記に引き続いて意識が混濁し，不快そうな表情で口をもぐもぐ動かし，四肢をもぞもぞと動かす．1分〜1分半で終了し応答ができるようになる．1日に2〜3回続くことが多い．

検査所見：血液・尿生化学検査では異常は認められなかった．

頭部CT：左側脳室下角の拡大を認めた(**図1**)．

頭部MRI：左海馬の容量低下およびT2強調画像，FLAIRでの高信号が認められた(**図2**)．

発作間欠時脳血流SPECT(^{123}I-IMPおよび^{99m}Tc-ECD)：左側頭葉内側の低灌流を示す所見が認められた(**図3**)．

発作間欠時脳波：左前側頭部および左蝶形骨誘導に頻回に棘波，鋭波が認められた(**図4**)．

発作時脳波：表情の変化が認められる10〜20秒前から左蝶形骨誘導に4〜8 Hzの不規則活動が出現し，その後約5 Hzのθ律動となり，徐々に振幅を増していく(**図5**)．

脳磁図：棘波，鋭波の発生源の推定位置(等価電流双極子)は左側頭葉前部において水平の電流を示すものがなく，内側側頭葉てんかんに特徴的な分布形式を示した(**図6**)．

WAIS-R：知能指数(IQ)76，言語性IQ 80，動作性IQ 76(参照：Column「WAIS-R」)．

ワダ・テスト：左内頸動脈注入時に失語症状が出現し，言語優位側は左半球と推定された(参照：Column「言語優位側半球の決定」)．記憶検査成績は麻酔薬を注入しない時の正答率が92%，右内頸動脈注入時が80%，左内頸動脈注入時が43%であり，言語記憶は主に左半球で行われていると考えられた．

Column WAIS-R

Wechsler Adult Intelligence Scale-Revised(WAIS-R)は代表的な成人用の知能検査(目的的で有用な行動をなし得る能力を測定するために標準化された尺度)である．6種類の言語性下位検査と5種類の動作性下位検査をあわせた11種類の下位検査から構成されており，言語性知能指数，動作性知能指数，全検査知能指数を算出することができる．主に患者の発作間欠時の機能評価を目的として行われるが，側頭葉てんかんの原因病巣が言語優位側半球にある場合に特に言語性知能指数が低下する傾向があるため，これらの知能指数を比較することによって病側を予測するための参考にできる．

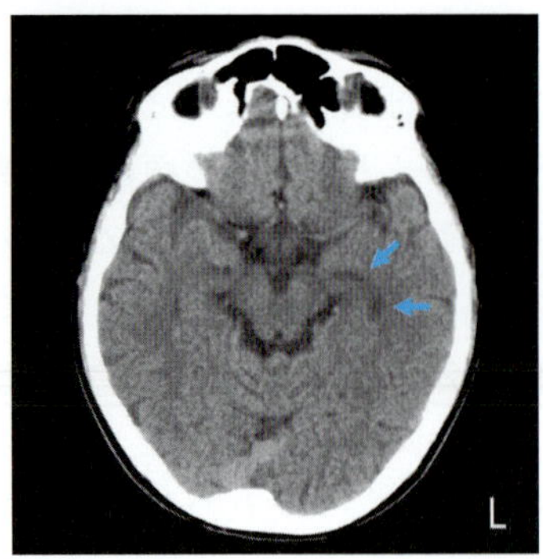

図1　頭部 CT 所見
左海馬の萎縮に伴う左側脳室下角の拡大(矢印)が認められる.

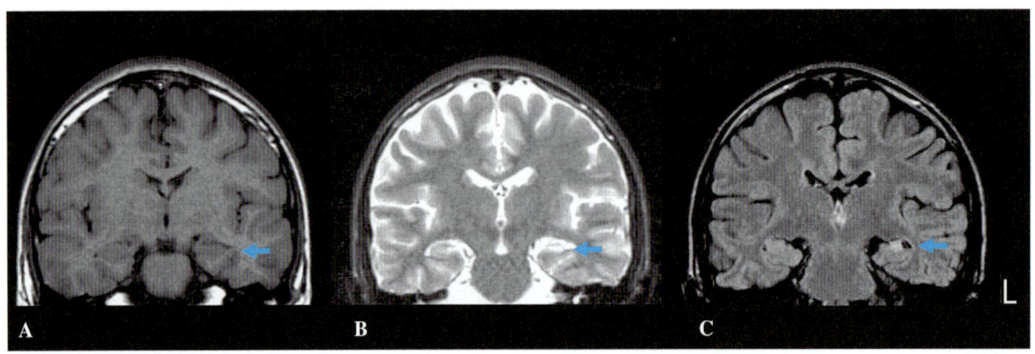

図2　頭部 MRI 所見
左海馬の容量低下および T2 強調画像(中央 B), FLAIR(右 C)での高信号(矢印)が認められる.

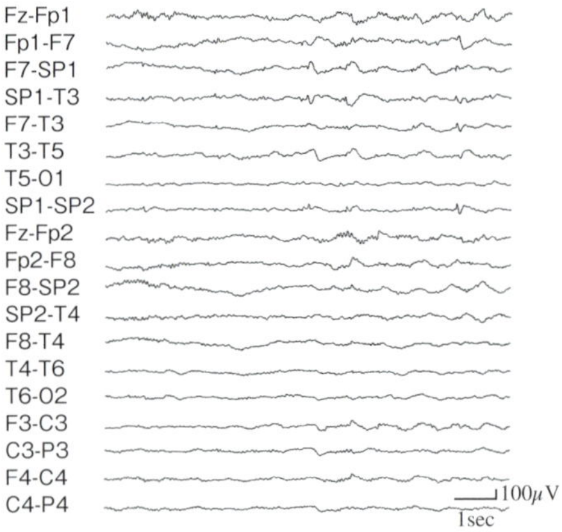

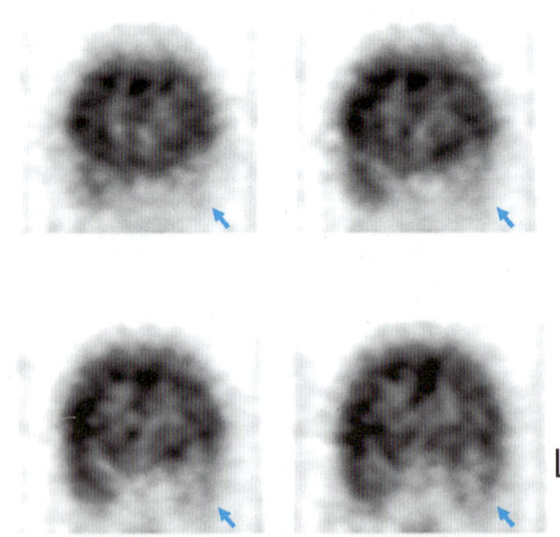

図3　発作間欠時 SPECT(^{123}I-IMP)所見(側頭葉前部を通る冠状断面)
左側頭葉の特に内側～側頭極の低灌流を示す所見(矢印)が認められる.

Fz-Fp1
Fp1-F7
F7-SP1
SP1-T3
F7-T3
T3-T5
T5-O1
SP1-SP2
Fz-Fp2
Fp2-F8
F8-SP2
SP2-T4
F8-T4
T4-T6
T6-O2
F3-C3
C3-P3
F4-C4
C4-P4
100μV
1sec

図4　発作間欠時脳波所見
徐波を伴った散在性棘波が左蝶形骨誘導(SP1)に認められる.

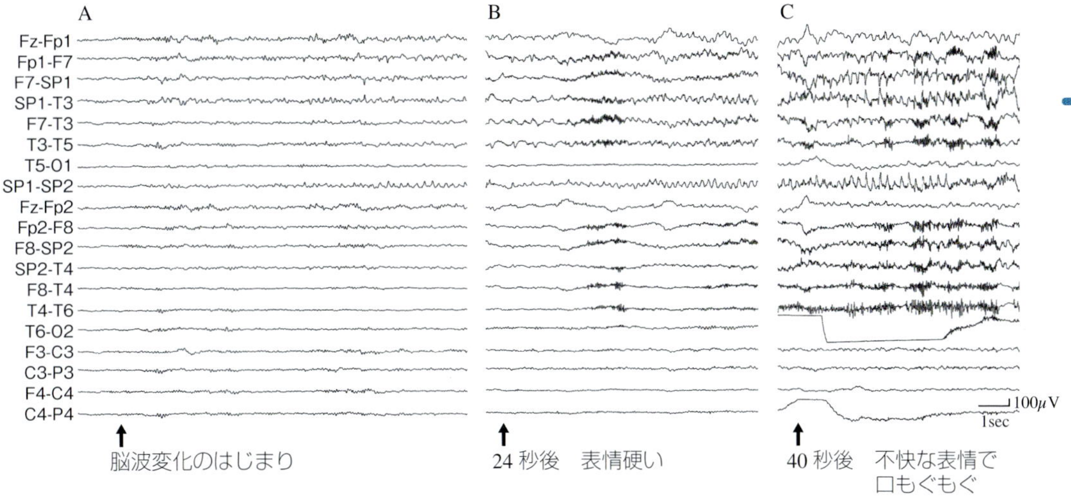

図5　発作時脳波所見

A：明らかな発作症状が認められる前から左蝶形骨誘導(SP1)に 4 〜 8 Hz の不規則活動が出現し，約 7 秒後に約 5 Hz の θ 律動となる．

B：24 秒経過した頃からやや硬い表情になり，その頃より左蝶形骨誘導の θ 律動は徐々に振幅を増していく．

C：脳波変化のはじまりから 40 秒経過した頃に口部自動症が出現し，筋電図アーチファクトの混入が認められる．

c. 診断の決め手

本症例における典型的な左内側側頭葉てんかんの特徴を以下に示す．

①幼児期にけいれん発作重延状態がある点

② 9 歳頃より自律神経症状および典型的な口部自動症を伴う複雑部分発作が出現している点

③胸部不快感を主とする自覚症状(単純部分発作)が複雑部分発作に先行する点

④発作間欠時脳波において左前側頭部および左蝶形骨誘導に棘波や鋭波が認められる点

⑤画像検査における左海馬硬化所見の存在

発作時脳波における左蝶形骨誘導からはじまる発作活動，発作間欠時 SPECT における左側頭葉内側の血流量の相対的低下，および脳磁図所見は左内側側頭葉てんかんの診断を裏づけるものである．

Column 言語優位側半球の決定

外科治療における切除範囲の決定や，術後の機能予後を予測するうえで，言語優位側および記憶優位側を調べることは重要である．現在のところ，病巣のある大脳半球が優位側か否かを決定するためには，脳血管造影検査の際などにカテーテルで片側の内頸動脈に麻酔薬を注入し，記憶検査と一過性の失語症状の有無によって記憶優位側と言語優位側を確認する方法(ワダ・テスト)が一般に行われている．fMRI や脳磁図，近赤外線分光法など侵襲の少ない検査によって優位側半球を確認する方法も実用化に向けて研究が行われている．

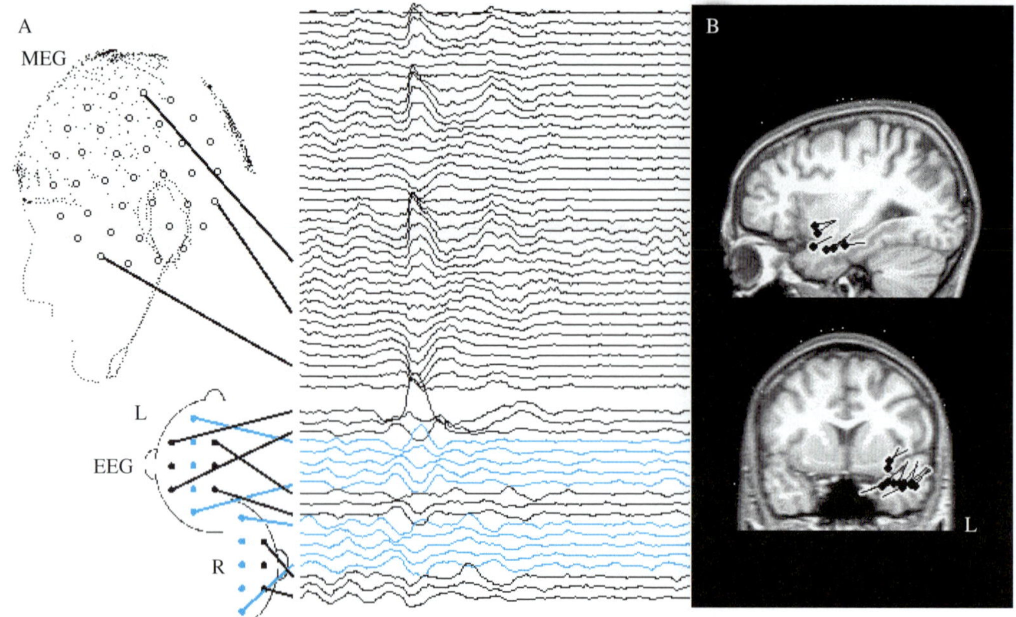

図6 脳磁図所見

A：左側頭部に置いたセンサーによる脳磁図所見(MEG)および対応する脳波所見(EEG).

B：MRI 上に重ね合わせた棘波の発生源の推定位置(等価電流双極子)を示す．等価電流双極子の分布は左側頭極付近から海馬にかけて水平に広がる傾向が認められる.

d. 治療戦略

本症例は PHT，PB，CLB，GBP，TPM，LTG，LEV といった薬剤の効果を判定する余地は残されているが，多種類の抗てんかん薬が試みられ，かつ食欲低下を引き起こすほど多量の薬物の投与にもかかわらず発作が抑制されていない点から，薬物抵抗性である可能性が高いことが推測される．それらの副作用や薬物調整における時間的損失を考慮すると，この症例が典型的な内側側頭葉てんかんの特徴を有しており，社会的自立の必要性を間近に控えていることから，早期の外科治療も選択肢に入れるべきだと考えられた.

e. 問題点

発症後ほぼ 1 年でてんかんの診断が行われているが，結果的にはより早期に精密検査を行っててんかん分類の診断を行い，外科治療の選択肢が本人や家族に提示されるべきだったかもしれない.

f. 治療経過・効果

当院に受診時には VPA 1,200 mg / 日，CZP 1 mg / 日が投与されていた．入院後 VPA を中止し，同時に発作時脳波を捕捉するための長時間脳波，SEPCT，脳磁図を施行し，外科治療の適応を判定するための診断の裏づけが行われた．その後 CZP に変えて PB 90 mg / 日が投与され，1 回 / 月に発作頻度は減少した.

本症例では頭蓋内電極留置による脳波検査は施行されず，本人，家族と相談したうえで 14 歳時に選択的左扁桃核・海馬切除術が施行された.

g. 予　後

術後3か月の時点のWAIS-RはIQ 84，言語性IQ 79，動作性IQ 93と改善が認められ，21歳の現在に至るまで発作は完全に消失している．

h. 本症例のまとめ

本症例は臨床経過，発作症状，発作間欠時脳波，画像検査が典型的な左内側側頭葉てんかんの特徴を示していたことから手術適応が考慮され，さらに精密検査が施行された．そして発作時脳波，SPECT，脳磁図検査でも内側側頭葉てんかんの所見として矛盾がなく，左内側側頭葉てんかんの診断が確定した．本人，家族との相談のうえ，薬物療法を継続するよりも，外科治療に踏み切るほうが本人にとっての利点が多いと判断され，選択的左扁桃核・海馬切除術が施行された．その結果発作は完全に抑制され，著明な生活の質の向上を得ることができた．

3 その他の特記事項

側頭葉てんかんでは精神症状がときに合併し，その多くは認知機能障害に基づくと考えられる幻聴や被害的内容の妄想である．これらはてんかん発作の後などに一過性に出現する挿間性精神病と，慢性の経過を示す持続性精神病に分けることができる．前者は発作自体が関与していると考えられ，幻覚妄想状態の他に躁状態として出現することもある．後者は原疾患あるいは発作を反復することによって二次的に生じた永続的な障害が関与していると考えられる．もともと存在する精神症状が発作に伴って増悪を繰り返す場合もある．しばしばZNSなどの抗てんかん薬が精神症状を増悪または誘発させることがあり，注意を要する．頻度は多くないが，外科治療後に精神症状が増悪することもある．これらの精神症状は患者の社会的自立を妨げ，しばしば家族にも大きな苦痛を与える．治療としては，症状発現に関与すると思われる薬剤の中止や向精神薬の投与が行われる．

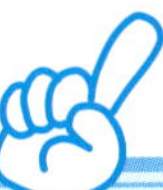

Pitfallに陥らないためのアドバイス

小児では自覚症状を表現する能力が限られているため，自覚症状を表情や行動の変化によってしか確認できない場合が多く，また自動症が目立たないことが多いために，発作症状の把握は難しいことが多い．急に不安や恐怖の表情で養育者に抱きついてきたり，吐くような仕草をしたりすることによって信号症状の存在に気づかれることがあり，これらの症状は診断上しばしば有力である．もっとも養育者が子どもの表情や仕草に対して不必要に敏感になるような事態は望ましくない．

また学童前の小児の場合，発作発射の広がり方が早いために側頭葉内側領域起源であっても典型的な発作症状を示さない場合がある．スパズムに類似した頸部の前屈を伴う発作や，前頭葉起源の発作にみられるような激しい動きを伴う発作もしばしば認められる[7]．

これとは逆に，典型的な発作症状があっても，それらが他の領域からてんかん発射が波及してきた結果である可能性は常に念頭におくべきである．発作時脳波に発作初期のてんかん発射が反映されず，かなり広がった時点ではじめて発作時活動としてみることができるようになる場合がある．特に最初の脳波変化よりも臨床症状が明らかに先行する場合には，脳波上の発作時活動の先行部位が真の発作起始部位を反映していない可能性がある．また，海馬硬化が繰り返すてんかん発作によって二次的に形成されたものである場合もあり得る．

このような理由で，側頭葉内側がてんかん原性領域であるとの判定は臨床経過，発作症状，脳波所見，画像所見，神経心理学検査などから総合的に注意深く行われなくてはならない（参照：Column「初期診断の重要性」）．側頭葉内側以外の領域に異常所見が認められる場合や左右性の点で矛盾した検査所見が認められる場合，診断確定のために頭蓋内電極留置による脳波検査が必要になることもある．

内側側頭葉てんかんでは，時間経過に伴い原発巣の内側側頭葉の機能障害だけではなく，そこから離れた領域にも機能低下を引き起こしていくことが知られており[8)]，認知機能の退行が罹病期間と相関しているといわれる[9)]．てんかん原性領域自体が内側側頭葉から他の領域に拡大していくことを示す報告もある[10)]．また複雑部分発作が抑制されていない状態はそれだけで患者の生活能力を著しく脅かし，心理社会的発達にとって大きな障害となる．この点を考慮して，内側側頭葉てんかんの可能性がある症例では外科治療の可能性も含めて治療計画をたて，時間を浪費することなく，認知機能の低下や心理社会的発達の阻害を最小限に食い止めるべきである．

4 患者・家族への説明のポイント

臨床経過，発作症状，脳波や画像検査所見などから内側側頭葉てんかんの疑いがもたれた時点で，この症候群の特徴，診断の根拠，予後，合併する可能性のある障害，選択できる治療法，手術適応を決定するための必要な検査について患者と家族に十分に説明し，今後の方針について相談する必要がある．外科治療の選択については，薬物療法における欠点（副作用が発現する可能性がある，長期間の通院と服薬が必要である）と利点（ある程度やり直しが効く），外科治療の欠点（手術や麻酔の侵襲による障害が生じる危険性がある，脳の一部の切除に伴い記憶力の低下などの後遺症が生じる可能性がある）と利点（診断が明確であれば発作抑制率が高い）を説明するが，場合によっては本人や家族への詳細な情報の提供のために専門の施設に紹介することが必要となる．

Column 初期診断の重要性

治療を成功させる重要な要因は病初期の段階に内側側頭葉てんかんである可能性が浮上することであり，そこから必要な検査および治療選択についての考察がはじまる．そしてそのためには患者や家族からの詳細な臨床経過および発作症状（自覚症状，他覚症状）の入手が必須である．成人の難治てんかんの中で内側側頭葉てんかんの占める割合は高く，多くの人が発作のみならず精神症状や認知機能障害によって苦しめられ，社会的不適応の原因になっており，これらの長期予後を左右する初期診断の重要性が痛感される．

5 最近の学問的進歩

診断技術としては，statistical parametric mapping（SPM）による画像統計解析手法が SPECT や PET 所見のより客観的な評価を可能にしている[11)]．また，成人の頭蓋内脳波における high frequency oscillations の存在がてんかん原性領域を決定するうえでの指標になることが知られており，その電気生理学的意義についての研究が行われている[12)]．

外科治療については，典型的な症例に対する選択的扁桃核・海馬切除術の適応はほぼ確立した見解となっている．観血的治療の他に一部の施設でガンマナイフ手術，定位的ラジオ波焼灼術が行われており，ガンマナイフ手術では複雑部分発作など日常生活上支障となる発作の消失率は，50～80% と報告されている[13, 14)]．なお，術後の合併症である硬膜下血腫の問題など，これらの適応症例の確立にはさらなる研究が必要と思われる．

〔芳村勝城〕

文 献

1）Falconer MA, et al.: Etiology and pathogenesis of temporal lobe epilepsy. *Arch Neurol* 1964; **10**: 233-248.

2）Kotagal P, et al.: Dystonic posturing in complex partial seizures of temporal lobe onset: a new lateralizing sign. *Neurology* 1989; **39**: 196-201.

3）Cascino GD, et al.: Facial asymmetry, hippocampal pathology, and remote symptomatic seizures: a temporal lobe epileptic syndrome. *Neurology* 1993; **43**: 725-727.

4）Moore PM, et al.: Validation of the Wechsler Memory Scale-Revised in a sample of people with intractable temporal lobe epilepsy. *Epilepsia* 1996; **37**: 1215-1220.

5）Montenegro MA, et al.: Efficacy of clobazam as add-on therapy in patients with refractory partial epilepsy. *Epilepsia* 2001; **42**: 539-542.

6）Saykin AJ, et al.: Memory deficits before and after temporal lobectomy: effect of laterality and age of onset. *Brain Cogn* 1989; **9**: 191-200.

7）Brockhaus A, et al.: Complex partial seizures of temporal lobe origin in children of different age groups. *Epilepsia* 1995; **36**: 1173-1181.

8）Savic I, et al.: Pattern of interictal hypometabolism in PET scans with fludeoxyglucose F 18 reflects prior seizure types in patients with mesial temporal lobe seizures. *Arch Neurol* 1997; **54**: 129-136.

9）Jokeit H, et al.: Long term effects of refractory temporal lobe epilepsy on cognitive abilities: a cross sectional study. *J Neurol Neurosurg Psychiatry* 1999; **67**: 44-50.

10）Isnard J, et al.: The role of the insular cortex in temporal lobe epilepsy. *Ann Neurol* 2000; **48**: 614-623.

11）Kojan M, et al.: Predictive value of preoperative statistical parametric mapping of regional glucose metabolism in mesial temporal lobe epilepsy with hippocampal sclerosis. *Epilepsy Behav* 2018 ; **79** : 46-52.

12）Jacobs J, et al.: High frequency oscillations in intracranial EEGs mark epileptogenicity rather than lesion type. *Brain* 2009; **132** (Pt 4): 1022-1037.

13）Barbaro NM, et al.: A multicenter, prospective pilot study of gamma knife radiosurgery for mesial temporal lobe epilepsy: seizure response, adverse events, and verbal memory. *Ann Neurol* 2009; **65** : 167-175.

14）Rheims S, et al.: Long-term outcome of gamma-knife surgery in temporal lobe epilepsy. *Epilepsy Res* 2008; **80** : 23-29.

C 症候性前頭葉てんかん

〔焦点てんかん——前頭葉焦点〕

Point

- ☑ **診断**：発作症状は運動症状起始や非運動症状起始など多彩であり，持続短く，群発する傾向
- ☑ **治療**：カルバマゼピン，フェニトイン，ゾニサミド，バルプロ酸，ベンゾジアゼピンなど，および外科治療
- ☑ **予後**：発作はしばしば難治，再発する傾向

1 一般的事項

a. 背　景

小児期の症候性てんかんは周生期障害，先天異常，外傷，感染症，腫瘍，遺伝などを背景として起こってくる[1]．症候性前頭葉てんかんも同様に様々な病因により引き起こされ，発病年齢，発作症状，経過も個々の症例により異なる．近年 MRI の解像度の進歩により微細な異常所見が検出され，腫瘍性病変や皮質形成異常が病因として見出されるようになってきた．1989 年分類の症候性前頭葉てんかんは 2017 年分類では焦点てんかんに含まれる．症候性前頭葉てんかんは難治なことがまれではないが，このような脳器質病変を有し薬物治療に抵抗する例では外科治療が奏効することがある．てんかんの外科治療例をみると，前頭葉てんかんは側頭葉てんかんに次いで多い．

b. 発作の症状

前頭葉は脳の比較的広い部分を占めるため，発作発射に巻き込まれる部位の違いにより発作症状は多彩である．成人例の発作症状は以下のように報告されている[2~6]．

一般的な傾向として発作は比較的短く，必ずしも意識は障害されず，発作後の回復は速やかであり，しばしば夜間に起こり，群発することもある．恐怖，嗅覚性幻覚，味覚性幻覚などの前兆がみられることがある．ただし小児では前兆や意識状態の確認はむずかしい．運動徴候として，眼球，頭部の一側への回旋（向反），顔面や上下肢の間代，発声，強直姿勢（非対称な四肢の強直あるいは両側上肢の外転挙上），あるいは発語停止がみられる．

自動症は，四肢や体幹の激しい動き（複雑身振り自動症），両手両足の動き（たたく，こする，ペダルをこぐような動き，キック，水泳のような動き），腰を前後に振る動き（性的自動症）が特徴であり，時に側頭葉てんかんでみられるような身振り自動症もみられる．

小児の前頭葉てんかんの発作症状も成人とほぼ同様である．前頭葉背外側部の発作では四肢の強直，向反を伴った上下肢の間代けいれんがみられ，眼窩部や帯状回の発作では発声（叫声），強直，

四肢を激しく動かす複雑身振り自動症および腰を前後に振るなどの自動症がみられ，捕捉運動野の発作では発語停止，強直姿勢などがみられると報告されている[7,8]．

上記のほか，ミオクロニー発作様の攣縮，頭部の前屈，反応性の低下，失立がみられることがあり，強直姿勢とともに全般発作(強直発作，欠神発作，スパズム)との鑑別を要する．両手を叩いたりペダルをこぐような動きの自動症などが夜間に出現する場合，睡眠障害とみなされたり，叫声を発して四肢を激しく動かし転げまわるような自動症がヒステリー発作と診断されたりすることがある．

c. 診　断

発作間欠期脳波や発作時脳波に前頭部のてんかん発射がみられる場合，発作症状と照らしあわせて診断はそれほど難しくない．しかし，前頭葉てんかんではてんかん発射が両側性，広汎性に出現したり，逆に発作間欠期にてんかん発射が極めて乏しかったり，あるいは発作時に体動や筋電図のため脳波所見が判別できないといったこともしばしば経験される．小児前頭葉てんかんの脳波所見の経過を追っていくと，病初期に焦点性に出現していたてんかん発射がのちに両側同期化していき，局在の手がかりが失われていくことがある[9]．

このように前頭葉てんかんの診断においては，脳波で有意な情報が得られないことがあり，発作症状の特徴と発作の出現様式を患者および家族から詳しく聞き出すことが重要である．問診により前頭葉の発作が考えられれば，繰り返し脳波検査を行って診断に結びつく所見の検出に努めることが大切である．

d. 治　療

治療はカルバマゼピン(CBZ)が第一選択薬である．時にフェニトイン(PHT)，ベンゾジアゼピン(BZD)，ゾニサミド(ZNS)，フェノバルビタール(PB)，バルプロ酸(VPA)，トピラマート(TPM)，ラモトリギン(LTG)が用いられることがある．画像上脳器質病変が明らかな難治例では，外科治療が考慮される．

2 症例呈示

a. 症例プロフィール

手術時15歳男児で，左偏視に引き続く笑い発作を主訴に5歳9か月受診．家族歴に特記すべきことなし．出生時に仮死があり，2歳時に3回熱性けいれんを認めたが発達は正常であった．

b. 治療開始までの経過

2歳7か月，左偏視したあと笑いが引き続く発作が出現した．2歳8か月てんかんと診断されてCBZとVPAが開始され，すぐに発作は消失した．約3年間発作がみられなかったため5歳5か月時CBZが中止されVPA単剤となった．その1か月後に同様の発作が再発した．発作の再発後，患児にそわそわと落ち着きがなくなる，幼稚園や家庭でなかなか指示に従えない，時に衝動的になるなどの行動異常がみられるようになった．発作はすぐに日に10回程度の頻度となったため5歳9か月時に当院を初診し入院した．

入院時現症：胸部聴診，腹部所見に異常なし．脳神経を含めて神経学的に異常はみられなかった．

検査所見：末梢血液・血液生化学検査・尿検査に異常なし．血中乳酸・ピルビン酸は正常．

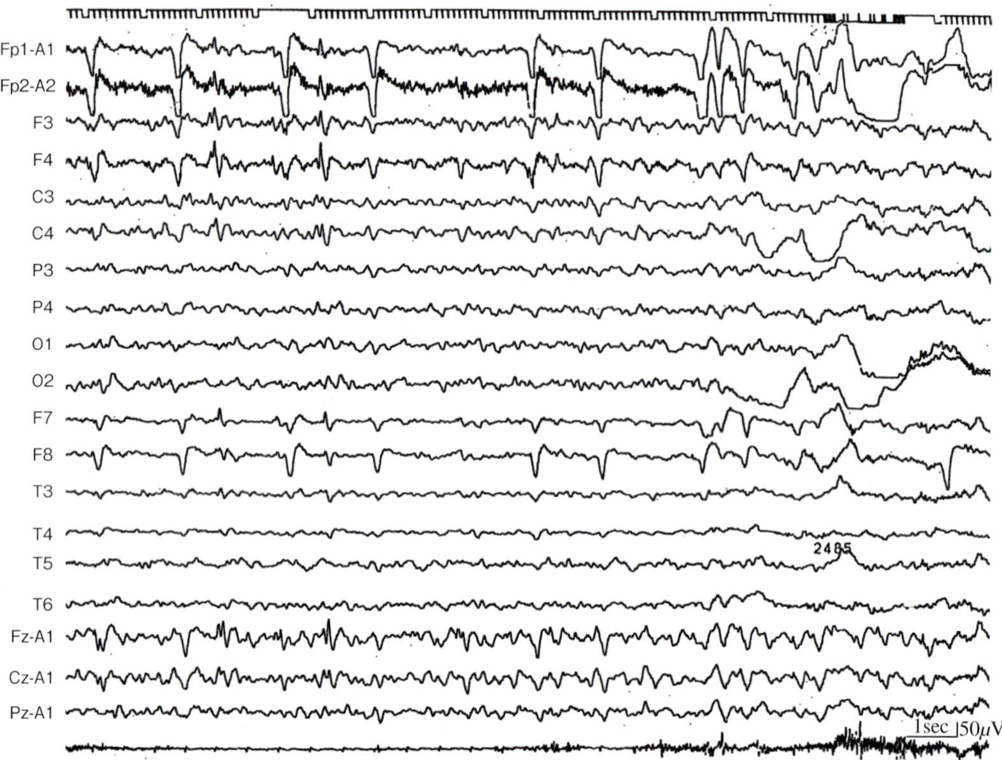

図1　発作間欠期脳波(5歳9か月時)
右前頭部(F4)に徐波が増加し，F4およびFzに棘波を認める.

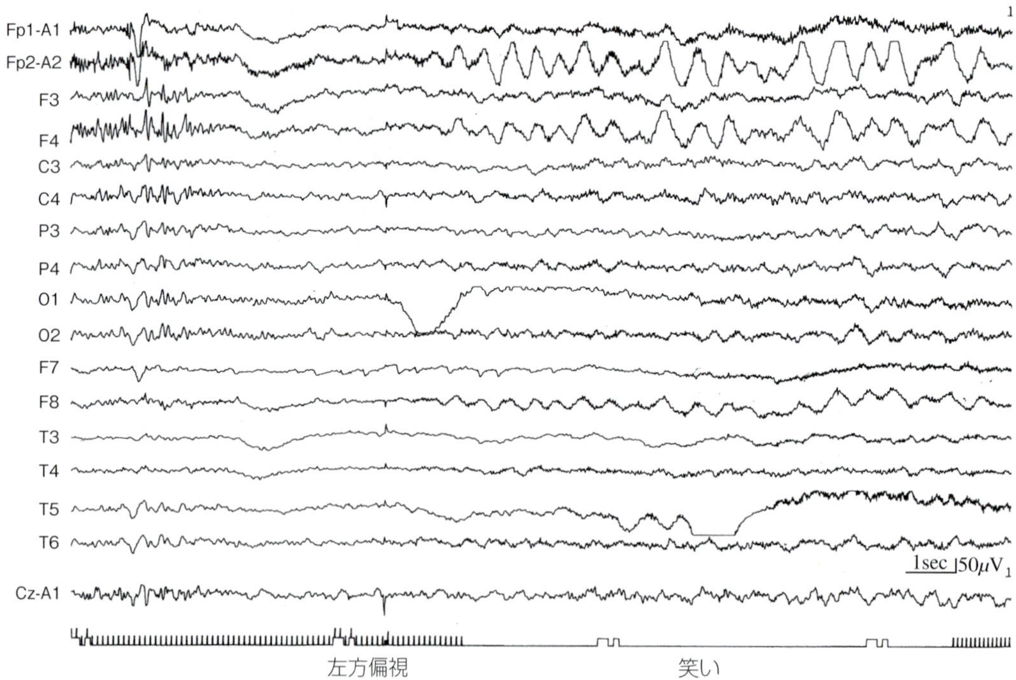

図2　発作時脳波(5歳9か月時)
呼吸が荒くなり偏視がみられる．脳波は次第に右前頭部(Fp2，F4)に大徐波が出現し，笑いを伴う.

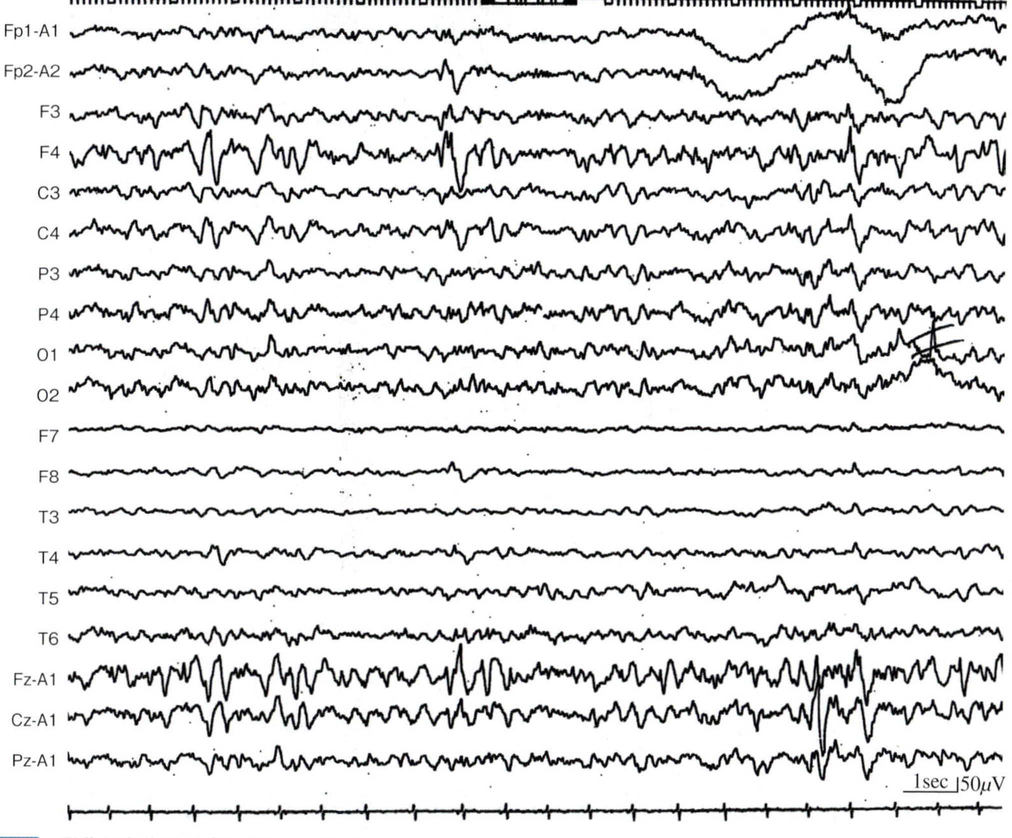

図3 発作間欠期脳波（10 歳 10 か月時）
5 歳時と同様に F4 および Fz に棘波を認める.

発作間欠期の脳波は，8 Hz 前後の基礎波がみられ，睡眠時には右前頭部（Fp2，F4）に徐波を認め，F4，Fz に棘波を伴った（図 1）．発作は，呼吸が荒くなり，頭部の左回旋と左偏視が出現する．次いで“フフフ，フフフ”と発声しながらいかにも楽しそうな表情で笑う．この間自分が笑っていることはわからない. 約 20 秒後, 頭部回旋と偏視が消失するとともに急にぼんやりとした表情に戻る. 発作時脳波は右前頭部に時に棘波律動が起始し，大徐波が引き続いて出現した（図 2）.

c. 診断の決め手

頭部と眼球の偏位と笑いを呈する 20 秒前後の比較的短い発作が日単位に群発していること，発作間欠期および発作時脳波における前頭部の異常波から前頭葉てんかんを考えた.

d. 治療戦略

部分発作の治療は CBZ，あるいは PHT を十分に使用することが重要である．PHT は有用な薬剤であるが，歯肉の腫脹，多毛，小脳への影響といった副作用があるため，最初は CBZ の使用が望ましい．この症例では CBZ を中止した後に発作が再発していたので，まずその再投与を考えた.

e. 治療経過・効果

CBZ を再開したところまもなく発作は消失した．発作が消失すると行動異常も徐々にみられな

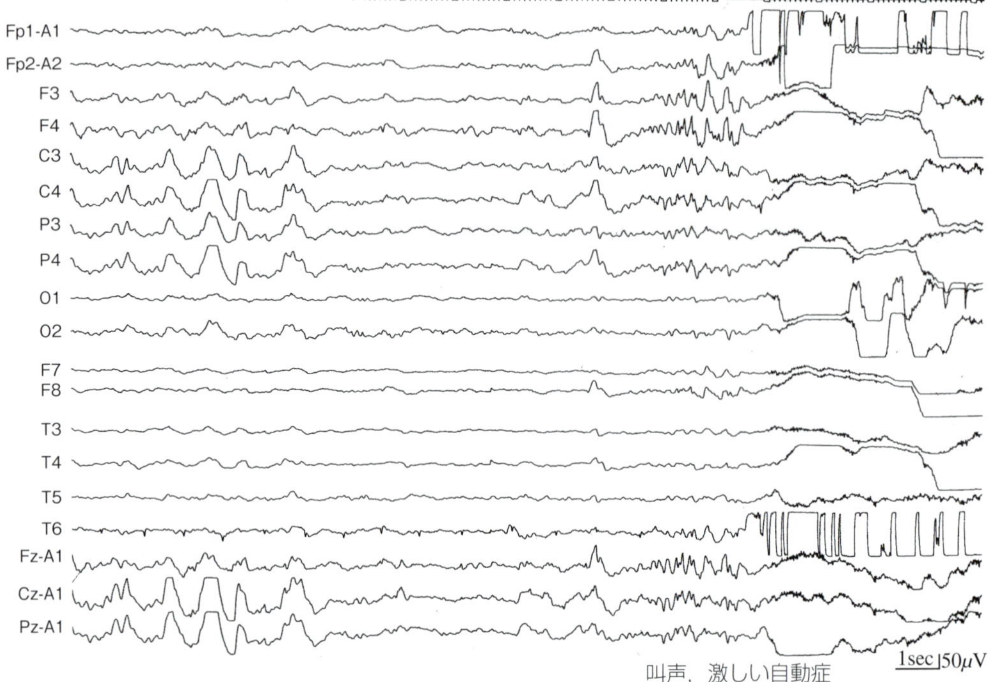

図4　発作時脳波（10歳10か月）
発作起始時に両側性に速波がみられるが，その後は激しい自動症のため脳波所見は不明である．

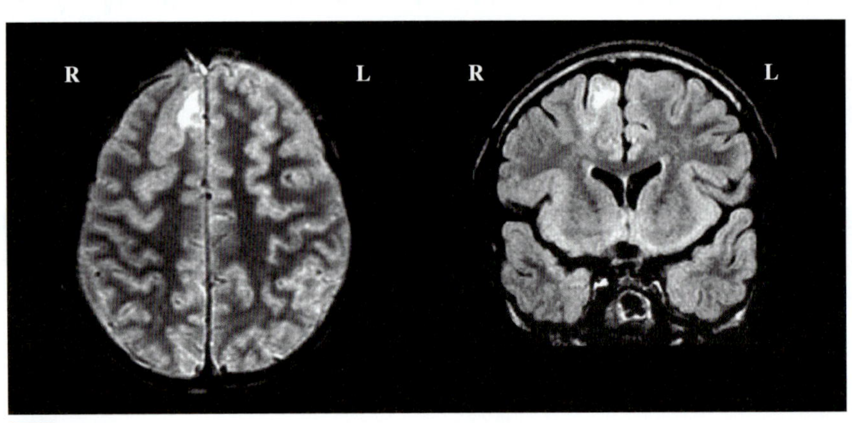

図5　MRI
右前頭葉の前方に高信号を呈する病変（皮質形成異常）を認める．

くなっていった．

その後CBZを継続し何事もなく経過していたが，10歳時に発作が再発し，行動異常も再び顕著となった．この時認められた発作は，キャーキャーと大きく発声しながら，左上肢をかたくして左偏視し，左方向へ体全体をまわしながら同時に四肢を激しく動かす複雑身振り自動症へと変容していた．

発作間欠期脳波は5歳時と同様に右前頭部とF_Zに徐波，棘波を認めたが（図3），発作時脳波は，発作起始時に一瞬右前頭部優位のあるいは両側性の速波がみられるものの，その後は自動症のためほとんど判定不能であった（図4）．頭部MRIで右前頭葉に信号異常を認め（図5），皮質形成異常が疑われたことからこの時点で外科治療の適応ありと考えられた．しかしPHTを新たに追加したところまもなく発作が消失したため，手術は延期され薬物治療を継続して経過観察することとなっ

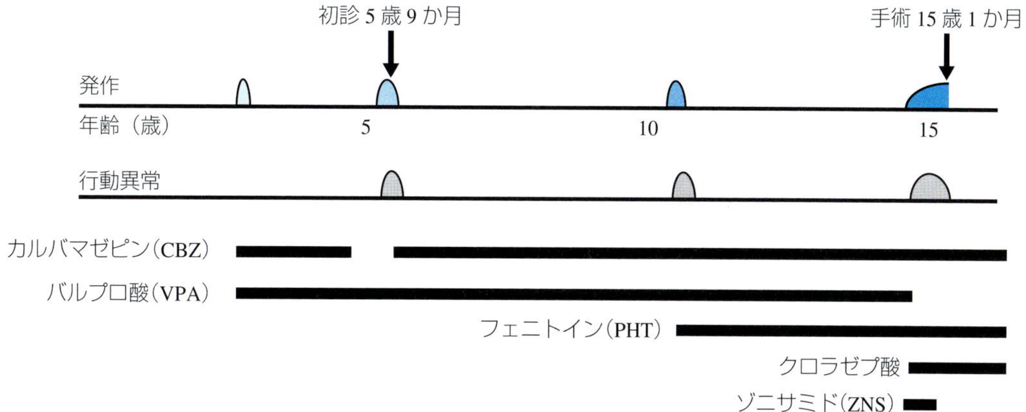

図6 症例の経過

た．14 歳時に 3 度目の発作と行動異常の再発をきたしたため，外科治療の検討を行い，15 歳 1 か月右前頭葉切除術を施行した(図 6)．手術直後から発作は消失，行動異常も次第にみられなくなった．術後 10 年を経過した現在，発作および行動異常は消失したままである．切除標本の病理組織学的検索において皮質形成異常が確認された．

f. 本症例の問題点

1）発作の変容

小児期のてんかんにおいては時に発作症状の変容を経験する．本症例は当初眼球が左に偏位し笑いが引き続く発作症状を呈していたが，10 歳の再発時以降の発作は，叫声を発し，四肢や体幹の激しい自動症(複雑身振り自動症)に変化していた．笑い発作のメカニズムは不明であるが，複雑身振り自動症は前頭葉の内側面あるいは眼窩面を起源とし，両側前頭葉へ発作発射が波及することにより生じると考えられている[10]．本症例の発作症状の変容は新たに発作焦点が出現したというわけではなく，発作発射の拡延様式が変化したことによると考えられる．

2）寛解と再発

発作の寛解と再発は小児期にはまれならず認められる．時に本症例のように寛解と再発を繰り返す症例がみられる．このような症例は発作が消失したからといって薬剤の安易な減量中止はできない．また手術適応があると考えられてもそのタイミングの見極めがむずかしい．本症例は 10 歳の時点で手術適応があると判断されたわけであるから，その後発作が寛解してもより確実な発作抑制に向けて手術に進む，という考えが成り立つ．一方，発作が寛解した時点で，このまま発作が消失し続ける可能性もあるわけであるから，リスクを伴う手術侵襲はできるだけ避けたいという考えも成り立つ．手術の決断は，発作の重症度，付随する発作間欠期障害(行動異常など)の深刻さを総合的に判断し，患児・家族の意向を尊重して，ケースバイケースでなされる．本症例は薬物調整により比較的容易に発作が寛解に至るにもかかわらず再発を繰り返すことが問題であった．そして発作再発のたびに薬剤の追加が必要となり難治化していくように思われた．さらに行動異常が発作と関連して出現していること，脳器質病変が明らかであり，発作への関与が強く疑われたことから外科治療の適応ありと判断した．

3）行動異常

本症例にみられたそわそわと落ち着きがなくなる，学校や家庭でなかなか指示に従えない，時に衝動的になるなどの行動異常は注意欠如・多動症と思われる．これらの行動異常は薬物とは関係なく常に発作の消長と一致していた（図6）．多動，注意の障害は，眼窩面の機能異常が線条体，視床を経由して脳幹賦活系に至る経路の障害を引き起こすメカニズムが考えられている[11]．これら発作間欠期にみられる行動異常は，日単位に繰り返す発作発射の両側前頭葉への侵襲のため，前頭葉に何らかの機能異常が引き起こされたことによると考えられる．

g. 予　後

本症例は術後8年を経過した現在もなお発作は消失したままである．通常術後2ないし3年間は，発作が消失していても副作用の問題がなければ術前からの抗てんかん薬はそのまま続けられる．その間脳波検査，画像検査を定期的にフォローアップし，発作の再発なく，脳波が正常化した状態が続いていれば薬の減量が考慮される．薬の減量は急がず，引き続き脳波をチェックしながらゆっくりと進めるべきである．

h. 本症例のまとめ

皮質形成異常を背景にもち，発作の寛解と再発を繰り返した前頭葉てんかんの1例．発作の消長と一致して行動異常（注意欠如・多動症）を呈し，外科治療が有効であった．

3 その他の特記事項

笑い発作（gelastic seizure）は前頭葉てんかんのみならず，視床下部の過誤腫や側頭葉てんかんでもみられる．

前頭葉てんかんでは帯状回の病変で笑い発作を呈することがある．視床下部過誤腫では病変自体がてんかん原性を有すると考えられ，発作発射は乳頭体，視床前核，帯状回を経て視床や大脳皮質に及ぶといわれている．

発作は通常30秒以内，長くても2分以内で，時に日単位に頻発する．症状は不自然な笑い顔のみのこともあれば，自然な笑い声を伴うこともある．笑いは突然終了し，虚ろな表情に戻る．発作の最中に歓喜の感情は伴わない．

▶ *Column* てんかんと行動異常

てんかん患児において発作間欠期に行動異常がみられることがある．これらの原因としては，てんかんの背景になっている脳障害のほか，薬物の影響，てんかん病態，すなわち繰り返すてんかん発作や高度な脳波異常が考えられる．このうち薬物の影響としては，PBやBZPによる多動性障害，注意の障害などが知られている．一方，頻回に繰り返す発作発射の両側前頭葉への侵襲によってもこれらの行動障害が生じることがある．これらは発作が抑制されると回復することから，てんかん性の機能異常と思われる．てんかん病態や薬物に起因する行動異常は，適切な薬剤選択と薬用量の調整がなされ，発作の抑制，高度な脳波異常の改善が得られることにより改善し得る点が重要である．

側頭葉てんかんにおける笑い発作はまれであるが，その場合右側頭葉の発作起始が多い．発作の最中反応は失われていることが多いが，時に悦びの感情を伴うこともある．側頭葉底部の電気刺激による笑い発作の誘発が報告されており，側頭葉底部，帯状回など広い領域を発作発射が巻き込むことにより笑い発作が出現すると考えられている．

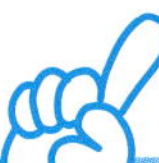

Pitfallに陥らないためのアドバイス

前頭葉てんかんでは発作症状が時に心因反応と間違われることがある．前頭葉の発作でみられる特異な自動症を理解することが重要である．心因反応と違い，てんかん発作は特定の状況下のみ出現するということはなく，睡眠中にも出現し，症状はステレオタイプである．当然ながら基本的に心因反応では脳波異常はみられない．

前頭葉てんかんでは発作時脳波よりむしろ発作間欠期脳波のほうに局在性のてんかん波が見出しやすいこともあるので，繰り返し詳細に脳波を検討すべきである．脳波の裏づけが得られない場合は，発作時のSPECTなど画像検査が有用なこともある．

また，特発性の良性部分てんかんでは脳波異常が残存していても時期がくれば薬剤の減量中止が可能であるが，脳器質病変を有する本症例のような症候性てんかんでは，薬物によって発作が寛解した場合，1，2年経ったからといって安易な減薬は避けたほうがよい．発作がないのにもかかわらず薬を飲み続けることはしばしば患者本人や家族にとって大変な負担であるが，発作がないことによってADL（activities of daily living）の改善や社会適応の改善が得られることが大切である．

4 患者・家族への説明のポイント

行動異常は家族にとって時に深刻な問題である．行動異常が単に性格やしつけの問題ではなく，本症例のような場合，病気と関連して起こってくる現象であることを家族や学校関係者に理解してもらうことが重要である．どのような場面で行動異常が顕著となるか，具体的な事例をあげてもらい，患児にどう対応するのがいいかアドバイスする必要がある．時に心理カウンセリング，児童精神科への依頼を要することもある．家族を支援しながら治療を進めることが大切である．

てんかんの外科治療は薬物が効かない症例にも有用であるが，100％ではないことを十分に説明すべきである．前頭葉てんかんの小児における手術成績は，発作の完全消失例がおよそ60％前後である．

手術には危険がないとはいえない．術中術後の合併症の可能性について，インフォームドコンセントは当然である．

術後，発作が消失しても数年間は薬物治療を継続し，定期的なフォローアップが必要であることを説明する．

5 最近の学問的進歩

てんかんの病態に関する分子生物学的解明が少しずつなされている．常染色体優性夜間前頭葉てんかん(autosomal dominant nocturnal frontal lobe epilepsy：ADNFLE)[12)]は家族性に発病し，夜間睡眠中に，発声，強直姿勢，運動自動症などを伴う発作が群発して出現する特徴をもつ．10歳前後に発病し，画像所見は正常で，精神遅滞はみられない．発作は夜驚症や心因反応とみなされることもある．このてんかんではニューロンニコチン性アセチルコリン受容体のα，βサブユニットのなかのα4，α2，β2サブタイプ遺伝子(*CHRNA4*，*CHRNA2*，*CHRNB2*)に異常がみつかっている．これら遺伝子の異常による受容体の構造変化がイオン流入の異常，ひいては電気生理学的異常をきたすと考えられている．

〔下村次郎〕

文　献

1) Porter RJ: Etiology and classification of epileptic seizures. In: Robb P (ed), Epilepsy Updated: Causes and Treatment. Year Book Medical Publishers, Chicago, 1980; 1-10.
2) Bancaud J Talairach: Semiology of frontal lobe epileptic seizures in man. In: Chauvel P, et al. (eds), Frontal lobe seizures and epilepsies. Raven Press, New York, 1990.
3) Broglin D, et al.: Seizures and epilepsies of frontal origin: approach to the patient. In: Chauvel P, et al. (eds), Frontal lobe seizures and epilepsies. Raven Press, New York, 1990.
4) Delgado-Escueta AV, et al.: Complex partial seizures of frontal lobe origin In: Wieser HG, et al. (eds), Presurgical evaluation of epileptics. Springer-verlag, Berlin, 1987; 267-299.
5) Swartz BE, et al.: Complex partial seizures of extratemporal origin: “the evidence for.” In: Wieser HG, et al. (eds), The epileptic focus. Current problems in epilepsy, vol 3. John Libbey, London, 1987; 137-174.
6) Chauvel P, et al.: Somatomotorseizures from the primary motor and supplementary motor cortex. In: Chauvel P, et al. (eds), Frontal lobe seizures and epilepsies. Raven Press, New York, 1990.
7) Kotagal P: Semiology of frontal lobe seizures in children. In: Tuxhorn I, et al. (eds), Paediatric epilepsy syndromes and their surgical treatment. John Libbey, London, 1997: 417-423.
8) Bass N, et al.: Supplementary sensorimotor area seizures in children and adolescents. *J Pediatr* 1995; **126**: 537-544.
9) Williamson PD: Frontal lobe epilepsy in children: a retrospective analysis. *J Epilepsy* 1990; **3** (Suppl): 47-53.
10) Williamson PD: Frontal lobe epilepsy. Some clinical characteristics. *Adv Neurol* 1995; **66**: 127-150.
11) Mattes JA: The role of frontal lobe dysfunction in childhood hyperkinesis. *Compr Psychiatry* 1980; **21**: 358-369.
12) Scheffer IE, et al.: Autosomal dominant nocturnal frontal lobe epilepsy. A distinctive clinical disorder. *Brain* 1995; **118**: 61-73.

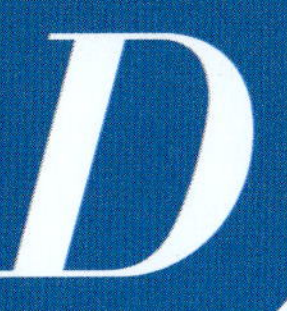

Panayiotopoulos 症候群，後頭部に突発波をもつ小児てんかん（Gastaut 型）

〔自然終息性小児後頭葉てんかん〕

Point

後頭部に突発波をもつ小児てんかん

Panayiotopoulos 症候群

- ☑ **診断**：自律神経症状(悪心，嘔吐，顔面蒼白)，後頭部／多焦点性脳波異常
- ☑ **治療**：カルバマゼピン，バルプロ酸など
- ☑ **予後**：発作予後は一般に良好

Gastaut 型

- ☑ **診断**：視覚症状(要素性幻視など)，後頭部脳波異常
- ☑ **治療**：カルバマゼピンなど
- ☑ **予後**：はっきりしない

1 一般的事項

後頭部に突発性異常波をもつ小児てんかん(childhood epilepsy with occipital paroxysms：CEOP)は，1989 年に国際抗てんかん連盟(International League Against Epilepsy：ILAE)により「てんかんおよびてんかん症候群の分類」に採用された．CEOP は，年齢依存性に発病，寛解する一群と考えられ，発病年齢が 1 ～ 14 歳である(3 ～ 6 歳がピーク)早期発病型(Panayiotopoulos 型)と，1 ～ 15 歳(8 歳ごろがピーク)の後期発病型(Gastaut 型)があるとされた．しかし近年，Panayiotopoulos 型は，脳波を含めた多くの研究により，脳波異常の多くは後方領域優位だが移動性かつ多焦点性であることより後頭葉てんかんからは独立して「Panayiotopoulos 症候群」として提唱されている(参照：Column「『ス』は読む？ 読まない？」)．2017 年 ILAE てんかん分類では "self-limited focal epilepsies(自然終身性焦点性てんかん)"の中の自然終息性小児後頭葉てんかんに分類されている[1]．これらの病態は，熱性けいれんおよび良性乳児·新生児発作とともに，年齢依存性にある時期のみにみられる「benign childhood seizure susceptibility syndrome：BCSSS」という広いスペクトラムの中で繋がっているという意見もある[2～5]．ただし，これらの分類や疾患概念については，さらに検討を要するところである．

a. Panayiotopoulos 症候群[5～16]

発作は自律神経症状が主で，嘔吐を中心とし，悪心，顔面蒼白や頻度はやや少ないが顔面紅潮，チアノーゼなどを伴うことがある(参照：Column「診断」)．眼球偏倚や完全に無反応で低緊張となるいわゆる「ictal syncope」を認めることがある．半身けいれんや全身けいれんで終わることもある．発作の 2/3 は睡眠中にはじまり，同一患者が，覚醒・睡眠中ともに発作を起こすことがある．意

Column 「ス」は読む？ 読まない？

外国語をカタカナ表記することは難しいのだが，Panayiotopoulos 症候群をカタカナ表記すると，ギリシャ語では最後の「s」を発音するので，「パナイトポーロス」，「パナイ(オ)トポーラス」，「パナイオトプロス」となる．ちなみに，てんかん学会の「てんかん学用語集(第5版)」では「パナエトポラス」と読むとされている．

Column 診 断

Panayiotopoulos 症候群の発作開始時の主たる症状は，自律神経症状(多くは嘔吐や嘔気)であり，視覚症状の頻回出現はまれであることなどが，後頭葉てんかん(参照：p.261)との鑑別になり得る．しかし，発作を反復する難治例は初期段階において臨床的に区別することは不可能なことが多い．

Column 脳 波

Panayiotopoulos 症候群の発作間欠期の脳波では，覚醒時記録で異常がない場合でも，睡眠時記録で異常がみつかる場合があり，必ず睡眠時の記録を行うべきである．

また，発症時は脳波が正常であっても，経過中に異常波が出現してくる場合があるので，脳波の経過を追っていくことも必要である．

識や会話は，発作の開始時にはある程度保持されるが，経過中に徐々に障害されることが多い．発作の持続時間は，半数は 1 ～ 30 分間で，30 ～ 50% は 30 分以上持続するてんかん重積状態となる．

発作間欠期脳波については，一般的に正常の基礎律動をもち，後方優位，前頭後頭部同期，Rolando 領野などに多焦点性の棘波あるいは鋭徐波複合が多彩な脳波所見を呈し，しかも同一患者でも経年的に変化を示し得ることが知られている．発作発射は律動的な θ 波あるいは δ 波からなり，出現部位は後頭部，前頭部，頭頂部などが報告されている(参照：Column「脳波」)．

発作の予後については，患者の 27% は 1 回のみの発作であり，半数は 2 ～ 5 回の発作，10 回以上の発作を起こすのは 5% のみとの報告がある[8]．治療に関する公式なガイドラインはない．バルプロ酸ナトリウム，カルバマゼピン(CBZ)，クロバザム，レベチラセタムなどの報告がある．カルバマゼピンで脳波や発作が悪化した報告があるので，注意が必要である．

現時点では，てんかん重積の頻度は高いものの，患者が経験する発作回数は一般的に少ないので，予防的な抗てんかん薬の内服が全患者に必要であるとは考えられていない．しかし，発作を反復する場合，特に重積状態の場合は抗てんかん薬の内服を必要とする場合がある．

b. 後頭部に突発波をもつ小児てんかん(後期発病型：Gastaut 型)

発作は主に視覚症状であり，小さな多彩な円形が周辺あるいは中心視野に出現し，経過中に数や

Column 要素性幻視

要素性幻視は，CEOP(Gastaut 型)でみられることが多い[3]．Panayiotopoulos 症候群でもかなりまれではあるが，生じることがあるとの報告がある．前者では要素性幻視が最初の症状として現れることが多い[3]．それに比し後者では視覚症状が主要な症状ではなく，それだけが起きることはほとんどない[4,7,12]．

大きさあるいは両者が増加し水平方向に移動する要素性幻視(参照：Column「要素性幻視」)からなる．通常数秒から 1 ～ 3 分間持続する．発作盲がみられる場合や，要素性幻視の後に眼球が動くような錯覚や眼痛，頭部の偏向を伴う眼球偏倚などの症状に進展，あるいは同時に起こることもある．要素性幻視や他の症状が半身あるいは全身のけいれんに進展し得る．発作後頭痛が 1 / 3 ～ 1 / 2 の患者でみられる．

発作間欠期脳波は，基礎波は正常で後頭部に棘波がみられる．後頭部の異常波は，中心視や固視をやめると誘発されることがある(固視解除感受性，fixation-off sensitivity：FOS)．

予後に関しては，50 ～ 60% の症例では，発病から 2 ～ 4 年以内に寛解するという報告もある[2,3]．本疾患の厳密な診断基準がないことから，予後を含めてはっきりはしていない点が多い．

② 症例呈示(Panayiotopoulos 症候群)

a. 症例プロフィール

7 歳，男児．嘔吐を伴う意識減損する状態を反復するということを主訴に来院．

家族歴；熱性けいれん・てんかんなし．

既往歴；特記すべきことなし．熱性けいれんなし．

神経学的所見；正常．精神運動発達正常．

一般血液検査；正常．頭部 MRI 正常．

b. 治療開始までの経過

初発の発作は 4 歳．覚醒時突然嘔吐し，一点凝視した．チアノーゼを伴い，呼びかけには 15 分間ほど反応しなかった．睡眠時に嘔吐からはじまる同様の発作が 5 歳時に 1 回，6 歳時に 2 回みられた. 6 歳 3 か月時に初診時医療機関で脳波検査を実施するも正常であり, 様子をみることとなった. 7 歳 8 か月時にも夜間同様の発作があり，脳波で両側独立して後頭部優位に棘波を認めたため当院受診となった.

c. 診断の決め手

正常発達の児が嘔吐発作を主とする自律神経症状からはじまる意識減損を反復．そして，7 歳 8 か月時，後頭部優位の脳波異常所見を認めたことより Panayiotopoulos 症候群と診断.

d. 治療戦略

Panayiotopoulos 症候群について説明．家族と相談をした結果，発作を反復していることより CBZ を開始した.

e. 治療経過・効果・予後

CBZ 開始2か月後，1回のみ右側優位の半身けいれんに移行する発作を認めた．しかし，その後3年間経過をみるが発作は起こっていない．10歳時の脳波所見は正常であった．発達に関しても問題はない．薬剤の中止にむけてCBZの漸減を考える．

f. 本症例のまとめ

嘔吐発作が主たる症状で1回の発作持続時間が15分と長い発作をもつPanayiotopoulos症候群と考えられる．7歳よりCBZを開始，その2か月後より発作は消失した．

g. 問題点

CBZが有効であったのか，Panayiotopoulos症候群の特徴として自然経過で発作が消失したのかは不明である．この問題は，本症候群の治療に関して経験することであり，今後さらなる研究が望まれるところである．

pitfallに陥らないためのアドバイス

嘔吐を主たる症状とする持続時間の短い自律神経発作では，周期性の嘔吐症や胃腸炎，乗り物酔いなどと間違われやすい．また，反応性の低下やけいれんを伴う場合は血管迷走神経反射やcardiogenic syncope，脳炎・脳症との鑑別が重要である．本疾患を念頭に置いた詳細な問診が大切である．

③ 検査（Panayiotopoulos 症候群）

a. 脳　波

発作間欠期には，焦点性棘波が様々な部位にあるいは多焦点性に出現する（図1）．脳波は変化することが多い．患者の2/3では，少なくとも1回の脳波で後頭部に突発波を示し，後頭部領域に安定した双極子を示すことが多い[14]．また，1/3の患者は，後頭部以外に焦点を示すか，経過中に全般化あるいは正常化する．中心・側頭部に棘波をもつ良性小児てんかん（BECT）（参照：p.228）にみられるRolandic dischargeに似た脳波所見がみられ，同一形態で反復する多焦点性棘徐波複合が，年齢に応じて様々な部位に出現するとの報告もある[12〜15]．

b. 脳磁図

等価電流双極子（equivalent current dipole：ECD）の集積部位は，頭頂後頭溝に沿った皮質部位，鳥距溝，およびRolando溝にみられ，一側もしくは両側，単一あるいは多焦点性にみられる[17]．

④ 家族への説明のポイント（Panayiotopoulos 症候群）

発作回数が非常に頻繁な例があるものの，多くの例では，全経過を通じて1〜5回にとどまり予

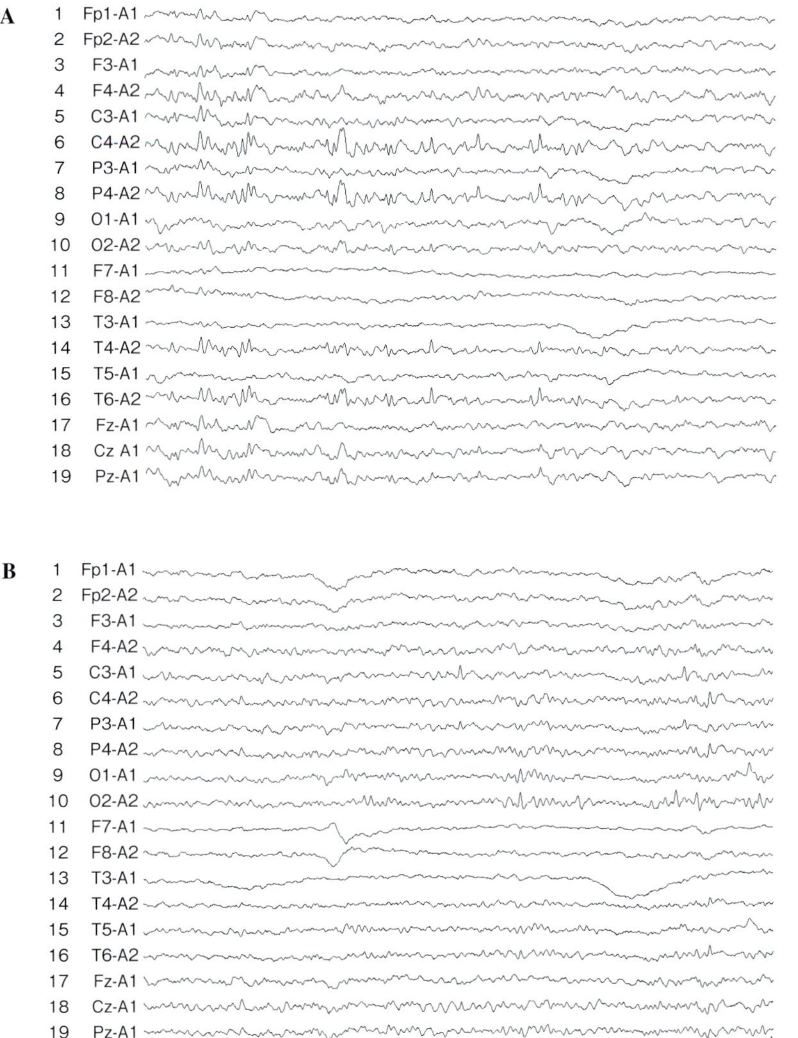

図1 Panayiotopoulos 症候群の発作間欠期脳波（6 歳，女児）
A：睡眠時　C4，P4，T4，T6 に同期性 spike，sharp
B：浅眠時　C3，P3，O1，C4，P4，O2 に非同期性 spike，sharp
同一記録において，様々な部位に異常波が出現することもある．

後は良好である．さらに，活発に発作がみられる期間は短く，ほとんどの症例は発病から 1 ～ 2 年のうちに寛解する．ただし，寛解までに長期間有する症例もあるので注意して経過をみる必要はある．

5 最近の学問的進歩（Panayiotopoulos 症候群）

Panayiotopoulos 症候群の病態生理についてはよくわかっていない．最近「中心・側頭部に棘波をもつ良性小児てんかん（BECT）」および他の self-limited focal epilepsy や新しく提唱されている「system epilepsy」[13]あるいは SCN1A が関係するてんかんと[18]の関連にも注目されている．

今後，臨床的・脳波学的スペクトラムの詳細を明らかにすることが必要である．そのためにも今後の疫学的，病態生理，細胞分子学的研究の進歩にも期待したい．

〔池田浩子〕

文 献

1) Scheffer IE, et al: ILAE classification of the epilepsies: Position paper of the ILAE Commission for Classification and Terminology. *Epilepsia* 2017; **58**: 512-521.

2) Proposal for revised classification of epilepsies and epileptic syndromes. Commission on Classification and Terminology of the International League Against Epilepsy. *Epilepsia* 1989; **30**: 389-399.

3) Gastaut H: Benign epilepsy of childhood with occipital paroxysms. In: Roger J, et al. (eds), Epileptic syndromes in infancy, childhood and adolescence, John Libbey, London, 1985; 159-170.

4) Caraballo H: Late-onset childhood occipital epilepsy (Gastaut type). In: Fejerman N, et al. (eds), Benign focal epilepsies in infancy, childhood and adolescence. John Libbey, London, 2007; 145-167.

5) Covanis A, et al.: Panayiotopoulos syndrome and Gastaut type idiopathic childhood occipital epilepsy. In: Roger J, et al. (eds), Epileptic syndromes in infancy, childhood and adolescence. 4th ed, John Libbey 2005; 227-254.

6) Ferrie C, et al.: Panayiotopoulos syndrome: a consensus view. *Dev Med Child Neurol* 2006; **48**: 236-240.

7) Panayiotopoulos CP: Vomiting as an ictal manifestation of epileptic seizures and syndromes. *J Neurol Neurosurg Psychiatry* 1988; **51**: 1448-1451.

8) Panayiotopoulos CP: Panayiotopoulos syndrome: a common and benign childhood epileptic syndrome. John Libbey, London, 2002.

9) Panayiotopoulos CP: Autonomic seizures and autonomic status epilepticus peculiar to childhood: diagnosis and management. *Epilepsy Behav* 2004; **5**: 286-295.

10) Oguni H, et al.: Study on the early-onset variant of benign childhood epilepsy with occipital paroxysms otherwise described as early-onset benign occipital seizure susceptibility syndrome. *Epilepsia* 1999; **40**: 1020-1030.

11) Covanis A: Panayiotopoulos syndrome: a benign childhood autonomic epilepsy frequently imitating encephalitis, syncope, migraine, sleep disorder, or gastroenteritis. *Pediatrics* 2006; **118**: 1237-1243.

12) Covanis A, et al.: Improving the diagnostic yield in Panayiotopoulos syndrome. *Eur J Neurol* 2008; **15**: 317-319.

13) Koutroumanidis M: Panayiotopoulos syndrome: an important electroclinical example of benign childhood system epilepsy. *Epilepsia* 2007; **48**: 1044-1053.

14) Yoshinaga H, et al.: EEG dipole characteristics in Panayiotopoulos syndrome. *Epilepsia* 2006; **47**: 781-787.

15) Ohtsu M, et al.: EEG in children with early-onset benign occipital seizure susceptibility syndrome: Panayiotopoulos syndrome. *Epilepsia* 2003; **44**: 435-442.

16) Ueno M, et al.: Neurophysiological study of secondary synchronous occipito-frontopolar spikes in childhood. *Clin Neurophysiol* 2001; **112**: 2106-2112.

17) Kanazawa O, et al.: A magnetoencephalographic study of patients with Panayiotopoulos syndrome. *Epilepsia* 2005; **46**: 1106-1113.

18) Grosso S, et al.: SCN1A mutation associated with atypical Panayiotopoulos syndrome. *Neurology* 2007; **69**: 609-611.

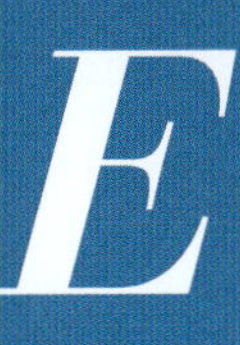

症候性後頭葉てんかん

〔焦点てんかん――後頭葉焦点〕

Point

- ☑ **診断**：後頭葉発作（視覚発作・眼球運動発作）があり脳波で後頭部に所見を認める
- ☑ **治療**：レベチラセタム，ラモトリギン，フェニトイン，カルバマゼピン，ラコサミド，ゾニサミド，トピラマート，ガバペンチン
- ☑ **予後**：後頭葉発作の経過中に発作症状が変容することがある．意識減損で起始する発作が出現するようになると難治である

1 一般的事項

後頭葉てんかんは，1989年のILAEの分類[1]によれば，症候性局在関連性てんかんとしての後頭葉てんかんと，特発性局在関連性てんかんとしての後頭部に突発波をもつ小児てんかん（CEOP）[2]（参照：p.255）とに分類されていた．その後，CEOPは，2001年に提案されたILAEの分類スキーム[3]では，早発性良性小児後頭葉てんかん early-onset childhood epilepsy（Panayiotopoulos型）と，遅発性良性小児後頭葉てんかん late-onset childhood epilepsy（Gastaut型）の2型に分類されている．2017年分類では焦点てんかんに含まれる．

症候性後頭葉てんかんは，種々の発作症状を呈する．後頭葉皮質に発作放電が起きると視覚発作，眼球の運動発作などの単純部分発作となり，側頭葉や前頭葉などに発作放電が広がると意識減損発作・自動症などの複雑部分発作となる．さらに発作放電が一側半球，両側半球に広がった場合には，一側けいれん発作，二次性全般化発作に進展する[4]．

新生児・乳児では，発作時に眼球の運動症状などがあれば後頭葉てんかんの可能性がある．他覚的な発作症状が不明瞭な場合，脳波やMRIあるいはCTで後頭部あるいは後頭葉に所見があれば後頭葉てんかんの可能性がある．斜視や視線があわないなどの神経学的所見は後頭葉てんかんを示唆する所見である．この基準で後頭葉てんかんと診断された新生児・乳児の発作型には，眼球間代，旋回発作，眼球頭部の回旋，一側間代，二次性全般化発作，などがある[5]．

幼児期以後になると，自覚症状を患児が自ら表現できるようになるので，視覚発作，眼球の運動発作などの典型的な後頭葉発作が確認されるようになる．そのような症例では対応する後頭部の脳波所見（棘波）が存在すれば診断は困難ではない（参照：Column「後頭葉てんかん一口メモ」）．

後頭葉てんかんの病因は不明なことが多いが，可能性が高い病因として頭部打撲の既往，周産期における低酸素性脳症や低血糖，皮質形成異常などがあげられる．

後頭葉発作の持続時間は視覚発作では数秒前後が普通であるが，30分以上続いた症例や，1時間以上にわたり頻発した症例もある[6]．眼球の運動発作では10数秒～2分前後の持続が多い[7]．複

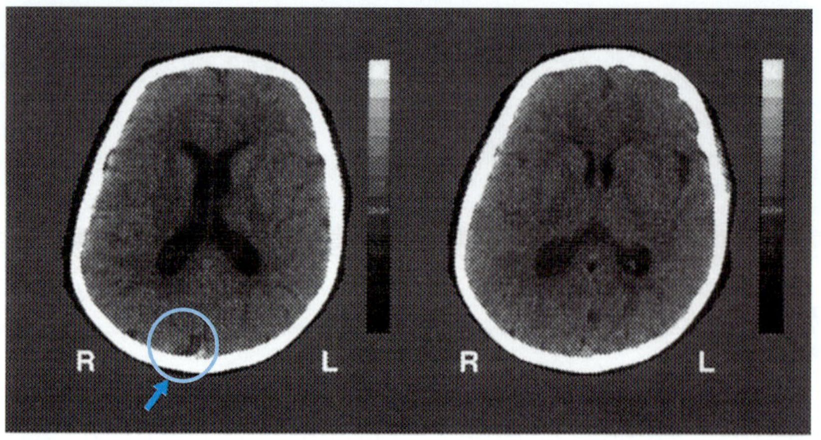

図1 症例1
側脳室後角の拡大と右後頭部の低吸収域（CT や MRI の画像所見が乏しい症例もある）.

雑部分発作では数分～ 10 数分が多いが，幼児・学童における遷延する発作では数時間にわたって続くことがある．

以上のような臨床症状の特徴と発作間欠時あるいは発作時の後頭部の発作放電をもとに後頭葉てんかんは診断される．

② 症例呈示

症例 1

a. 症例プロフィール

11 歳の女児で，けいれんを主訴に来院した．生後 3 ～ 4 か月より原因不明の発達遅滞があり，歩行開始は 2 歳 6 か月と遅れていた．家族歴には特記すべきことなし．

b. 治療開始までの経過

8 歳 6 か月時に夜間睡眠中に，四肢伸展強直，眼球上転，顔面蒼白，1 ～ 2 分の全身けいれんがはじめて出現し，近医でてんかんと診断され抗てんかん薬を処方されたが，服薬拒否のために未治療のまま経過していた．

10 歳時に 2 回目のけいれんがあった．この発作は夕食中，急に椅子から立ち上がり，右手を出して何かにつかまるような動作をして，父のほうに向かって歩いてきた．数秒後に両上肢屈曲，両下肢伸展，歯をくいしばってこきざみな全身けいれんが約 1 分間続き，尿失禁を伴った．

11 歳時に学校で 3 回目と 4 回目のけいれん発作が 1 か月の間隔で出現し，静岡てんかん・神経医療センターを初診した．初診時の EEG では O2，T6 に棘波，左後頭部にも独立して棘波が出現していた．CT では左右の側脳室の拡大があり，右後頭部に低吸収域がみられた（図 1）．発作情報に乏しいため，家族に発作出現時の観察の要点を十分説明し連絡体制を整えたうえで，発作観察を目的に未治療のまま自然経過を観察した．それから 4 か月後に 5 回目の発作が出現した．この発作は学校で雑巾がけをしているときに急に床にうつぶせになり呼名に反応なく，遷延する意識減損発作で非けいれん性であった．なお確定所見に乏しいため，引き続き未治療で経過を観察した．

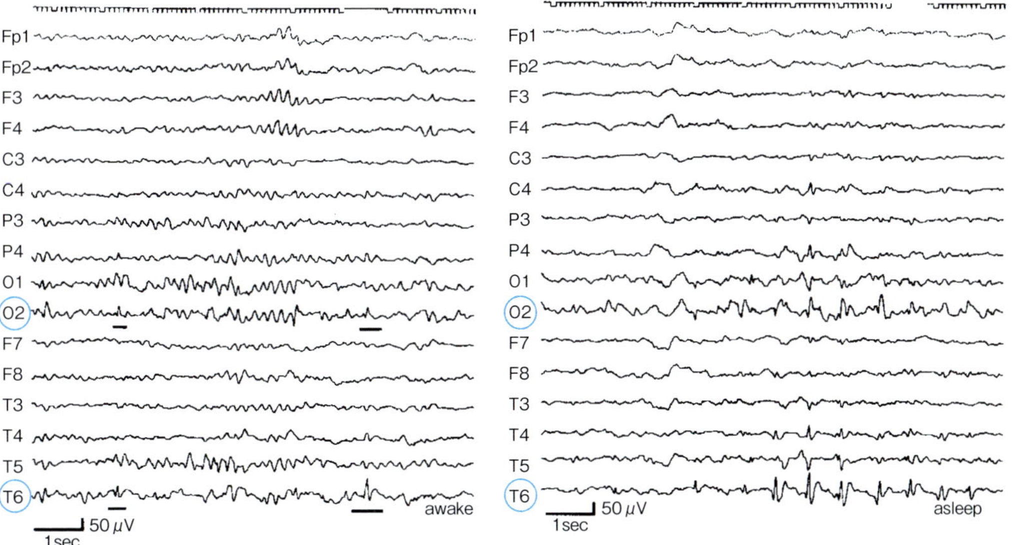

図2 症例 1
二次性全般化発作の 1 時間後の発作間欠時脳波．覚醒時に T6，O2 に棘波が散見され，睡眠時には徐波を伴う棘波が頻発している．

c. 診断の決め手

意識減損発作の 4 か月後（12 歳時）に 6 回目の発作が出現した．この発作は，左への眼球偏位，チアノーゼを伴い左半身に強い左右差の明らかな全身けいれんが 1 分間続き，発作後入眠した．この発作の 1 時間後に脳波検査を行い，前回の所見に比べて T6 ＞ O2 に棘波が明らかに頻発していることを確認した（図 2）．この所見は左への眼球偏位・左半身優位のけいれんに対応する所見であり症候性後頭葉てんかんの二次性全般化発作（全身けいれん発作）と診断した．

d. 治療戦略

けいれん発作が全般発作であればバルプロ酸（VPA），レベチラセタム（LEV），ラモトリギン（LTG），フェノバルビタール（PB）などが選択され，部分発作の二次性全般化発作であれば LTG，LEV，ゾニサミド（ZNS），フェニトイン（PHT），フェノバルビタール（PB），カルバマゼピン（CBZ）などが選択される．けいれん重積状態に陥りやすい症例ではペランパネル（PER），ラコサミド（LCM）も考慮される．本症例は症候性後頭葉てんかんで二次性全般化発作をきたす傾向が強いと判断されたので，

Column 後頭葉てんかん一口メモ

視覚発作があり，脳波で後頭部に所見があれば後頭葉てんかんを疑う．さらに CT や MRI で後頭部の所見があれば可能性はさらに高くなるが，それらの所見が乏しいこともある．視覚発作は発作として認識されていないことがあり，注意を要する．片頭痛の症例の中に後頭葉てんかんが混在していることがあり注意を要する．複雑部分発作で転倒する発作の中には，経過した後頭葉てんかんが混在していることがある．発病から現在までの経過の中で，視覚発作や眼球の運動発作が存在していなかったか，問診や動画で確かめることが後頭葉てんかんを診断するうえで大切である．

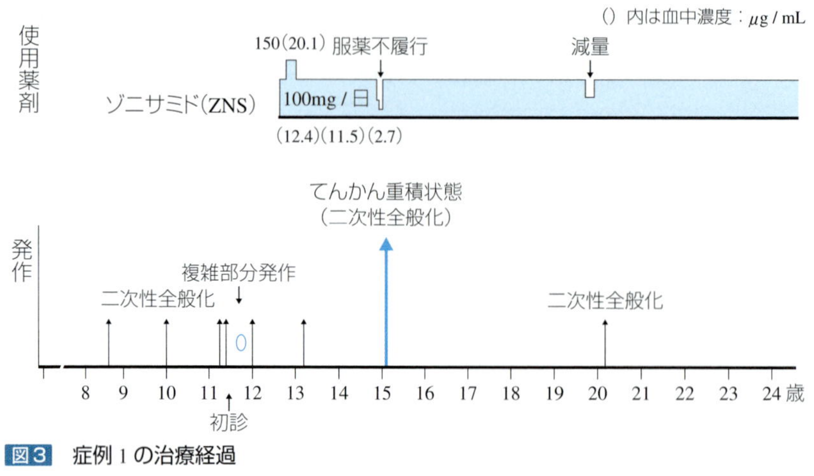

図3 症例 1 の治療経過

当時は二次性全般化発作に有効な ZNS で治療を開始することにした.

e. 問題点

症例 1 は発作頻度が少ないために発作型の診断, 発作症状と画像病変の関連についての検討も不十分のまま, 未治療で経過している. このような症例が実際の臨床では少なくないと推定される. 発作型やてんかん症候群の診断を確定することが困難なまま治療を開始せざるを得ない場合も少なくないと思われる.

f. 治療経過・効果(経過観察期間 11 ～ 24 歳)

発作頻度の減少あるいは発作の強さの軽減をもって治療効果を判定する.

症例 1 は ZNS 100 mg / 日で治療を開始した(血中濃度 12.4 μg / mL). ZNS 150 mg / 日に増量すると眠気があり(血中濃度 20.1 μg / mL), 100 mg / 日に戻した. 以後, 眠気はなく, 発作もなく 4 年が経過した.

15 歳時に服薬不履行があり, 7 日目にけいれん発作のてんかん重積状態となり近医に緊急入院となった. このてんかん重積状態は午前 1 時 40 分に全身けいれんではじまり, このけいれんが数分ごとに反復するものであった. ジアゼパム(DZP)静注, PB 筋注により 40 分後から全身のけいれんは徐々におさまったものの, 左上肢あるいは顔面など身体の一部分における 1 ～ 2 分間のけいれんはまだ反復していた. この間 DZP 静注, PB 筋注を追加して, ようやく抑制された. 結局, これら一連のけいれん発作は 4 時間にわたり, 20 ～ 30 回の頻度で反復し, 抑制されたことになる. てんかん重積状態が出現した時の血中 ZNS 濃度は 2.7 μg / mL であり, てんかん重積状態は血中濃度の低下が原因と考えられた.

ZNS を 100 mg / 日で再開して発作は 9 年間抑制され, 20 歳時に ZNS を 50 mg / 日に減量した. その約 1 か月後に二次性全般化があり ZNS を 100 mg / 日に戻した. 以来 4 年間発作は抑制されている(図 3).

g. 予　後

発作が抑制されても, 服薬を継続していれば予後は悪くない.

症例1はZNS服用により二次性全般化発作が抑制され，服薬不履行により二次性全般化発作が再燃したこと，再服薬により発作が抑制され，数年以上発作は抑制されていたことから，明らかにZNSが有効である．

その後，20歳時にZNSを減量した後で二次性全般化発作(全身けいれん)が出現し，もとの維持量に戻して以来4年間発作は抑制されていることから，ZNSが有効であることが再確認された．

h. 本症例のまとめ

症例1は後頭葉の発作症状が確認しがたい症例であり，後頭葉てんかんという診断を確定することは必ずしも容易ではなかった．診断を確定するために未治療を継続して発作情報を集めた．その結果，この症例はおそらくT6，O2に示される後頭領域から発した発作放電が，両側半球に急速に拡延して二次性全般化発作に至ると考えられた．発作の大部分が二次性全般化発作で占められていたことから，全身のけいれん発作に効果の高いZNSを選択した．

ZNS服用により二次性全般化発作が抑制された．3年後の怠薬と9年後のZNS減量により二次性全般化発作が再燃したが，いずれもZNSの維持量に戻して発作が抑制された．このことからZNSの維持量が有効であることが確認された．本症例は怠薬による発作再発から5年間発作が抑制された後で減量したが二次性全般化発作が出現した．本症例の治療経過から，症候性後頭葉てんかんでは，発作が数年以上にわたって抑制されていたとしても，薬物の減量には注意を払う必要があることを示している．小児期に発作が抑制されたとしても，成人になっても内服が必要となる場合を想定して抗てんかん薬を選択することが大切である．当時はZNSを選択したが，妊娠可能女性に対してはLTG，LEVなど催奇性の低い薬剤を選択することが大切である．

3 その他の特記事項

a. 長期経過からみた後頭葉てんかんの発作転帰・社会転帰(自験例)

後頭葉の発作症状(視覚発作・眼球の運動発作，引き続く複雑部分発作・二次性全般化発作)があり，脳波に後頭部の発作放電を認めた症例を後頭葉てんかんと診断し，5年以上の経過を観察した後頭葉てんかん105症例について検討した[8]．この105症例について，(1)後方視的に発作症状を検討し，(2)続く10年の薬物治療ならびに発作転帰と社会転帰を前方視的に評価した．

これらの後頭葉てんかんの中には，(1)後頭葉発作が変わらずに経過している症例群(以下1群)と，(2)てんかんの経過中に後頭葉発作がわかりにくくなる症例群(以下2群)，(3)逆に後頭葉発作が明らかになる症例群(以下3群)が存在した．このような発作症状の経過の違いに着目して，後頭葉てんかんを3群に分けて，その後10年間の経過を前方視的にみた．その結果は次のようである．

b. 発作転帰・社会転帰

複雑部分発作が1年以上抑制を発作転帰良好，1年未満を不良とすると，1群と3群では良好が87%と80%を占めたのに対して，2群では15%にすぎなかった(表)．

2群の中で3症例が後頭葉てんかんの外科治療を受け，2例は発作抑制，1例は発作減少にとどまった．2群の1症例は集中的な薬物治療にもかかわらず，二次性全般化発作のけいれん重積状態による心不全で死亡した．

社会適応について前方視的にみると，105症例のうち50症例の社会適応は良好であり10年前と

表　長期経過した後頭葉てんかんの発作転帰ならびに社会転帰

発作転帰	1 群	2 群	3 群
良好	33(87%)	6(15%)	20(80%)
不良	5(13%)	34(85%)*	7(20%)
合計	38(100%)	40(100%)	27(100%)

(良好とは複雑部分発作または二次性全般化発作が1年以上消失している症例をさす)
*2群の不良に属する34人中1人はけいれん発作重積状態による心不全で死亡

社会転帰	1 群	2 群	3 群
一般就労	28(73%)	11(28%)	11(41%)
保護就労	2(5%)	8(20%)**	6(22%)
作業所通所	1(3%)	5(12%)	3(11%)
施設入所	1(3%)	6(15%)	2(7%)
在宅療養	0(0%)	6(15%)	1(4%)
不明	6(16%)	4(10%)	4(15%)
合計	38(100%)	40(100%)	27(100%)

**群の保護就労に属する8人中1人はけいれん発作重積状態による心不全で死亡

比べて明らかに改善していた．とりわけ一般就労していた症例の比率は 1 群が 73% と最も多く，3 群 41% がこれに次いだ．一方，2 群では，施設や在宅での介助を必要とするなど，今なお社会的に制限された状態で生活している症例が多かった．

c. 1 群の症例呈示

症例 2

初診時 11 歳男児で家族歴，既往歴には特記すべきことなし．他の神経学的異常なし．4 歳時に眼球・頭部が右に旋回し動作停止する発作が出現し，発作頻度が漸増してきた．抗てんかん薬治療で発作は一時減少したが，9 歳から連日出現するようになり，さらに発作時盲が 1 日に数回以上も頻発し，二次性全般化発作も伴うようになり 11 歳時に入院した．入院中に発作時盲が発作・脳波同時記録に記録された．信号症状に続いてみえなくなり，眼前に提示した鉛筆を認識できなかった．20 秒後，右方向への眼球間代があり 30 秒でもとに回復し，提示しているものを「鉛筆」と正答した．発作時脳波は低振幅速波に続いて速いリズムの棘律動が左後頭部優位に出現し，眼球の右偏倚と発作時盲に対応した．陰性の視覚症状では鋭波または徐波が対応することが多い[9]が，症例 2 は陰性の視覚症状発見時に速波律動を示した(図 4)．発作間欠時脳波は覚醒時には左後頭部が右に比べて低振幅であり不規則な α 波が θ 波と混在して出現し，入眠すると二相性のスパイクが出現した．

症例 2 は後頭葉発作と，対応する後頭部の発作放電を示す後頭葉てんかん[9,10]であり，PHT と ZNS の 2 剤治療で視覚発作が週単位に減少して転医，その後 10 年以上発作が抑制され，現在 24 歳になり一般就労している．

④ 患者・家族への説明のポイント

後頭葉てんかんの診断は，視覚発作あるいは眼球の運動発作があり後頭部の発作放電が認められることである．ところが，小児期では臨床発作に特徴的な所見がなく後頭葉の発作と診断することが困難な場合がある．数年経過してから視覚発作が出現してはじめて後頭葉てんかんと診断されることも少なくない．近年，家庭でも容易に動画を記録することができるようになったので，診断を確かにするために発作時の動画を記録するよう協力してもらう．発作がけいれん性なのか，非けいれん性なのか，確かな情報に基づいて治療薬を選択することが治療を成功に導く近道となる．

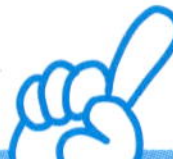

Pitfallに陥らないためのアドバイス

後頭葉てんかんの中には一見，後頭葉の症状とは異なる症状を示す後頭葉てんかん症例が存在する．幼児・学童の後頭葉てんかんの中には，嘔吐など自律神経症状を伴い持続の長い意識減損発作が数時間にわたって遷延することがあり，夜間に好発する傾向がある[11〜13]．このような症例に後頭部に突発波をもつ小児てんかん（CEOP：Panayiotopoulos症候群やGastaut型小児てんかん）があるが，これらとは臨床経過の異なる症候性後頭葉てんかんが存在する．視覚発作・眼球の運動発作の発作頻度が前者よりも多く，長期の服薬が必要とされる後頭葉てんかんである．

思春期以後の後頭葉てんかんの中には，長い経過中に視覚発作あるいは眼球の運動発作などが乏しくなり，意識減損で始まる発作や意識減損と同時に転倒する発作に変化している症例がある．このような症例では難治に経過することが多い．

診断が不確定のまま治療を開始すると後頭葉てんかんの診断を確定することが困難なことがある．スマートフォンなどで発作時の動画を記録することによって，発作時の確かな情報が得られ，ひいては適切な治療につながることがある．症例1は二次性全般化になりやすいので，けいれん発作に有効性が高いZNSを選択したが，今日ではLEV，LTG，PHT，CBZ，PBなどが選択剤となる．けいれん重積状態の場合にはペランパネル（PER）やラコサミド（LCM）も考慮される．

長期間発作が抑制されたときの薬の減量について，症候性てんかんでは発作が長期間抑制されているとしても，薬物を減量すると発作が再発する可能性があり，特に二次性全般化発作で再発する傾向があるので十分注意する必要がある．

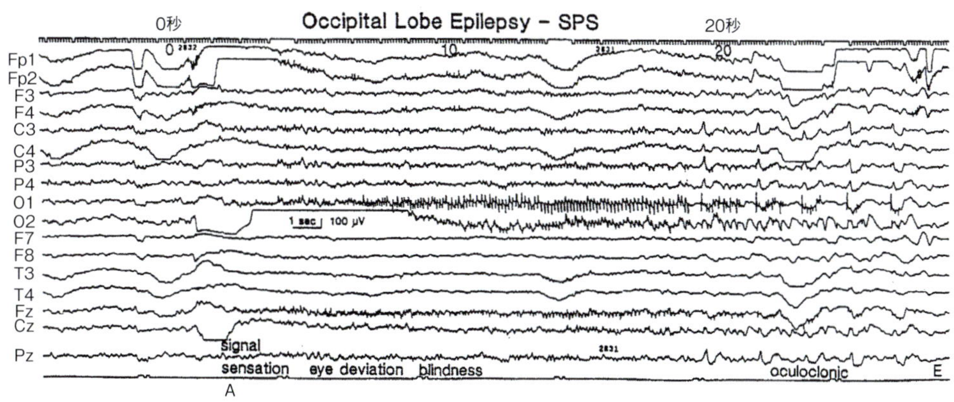

図4 症例2

11歳時に記録された視覚発作時の脳波記録．覚醒臥位で記録，0秒，左後頭部に限局した低振幅速波で起始する．
A：本人は発作になりそうと訴える．

5 最近の学問的進歩

Ajmone-Marsan and Ralston[14)]は，後頭葉からの発作放電が脳回に沿って前方に伝播する経路，大脳半球の内側面を伝播する経路，側頭葉表面の側面方向に伝播する経路，側頭葉下方に伝播する経路があり，伝播先の脳葉が異なるために，多彩な発作症状を示すと説明している(図5)．後頭葉てんかんの中には，乳児期にてんかん性スパズム(参照：p.28)を示した報告[5, 15, 16)]もみられる．自験例105症例について，てんかん発病→5年以上の経過観察→続く10年間の経過までの，全経過中に出現したすべての発作症状を抽出した結果，非常に多彩であった(図6)．てんかんの経過中に側

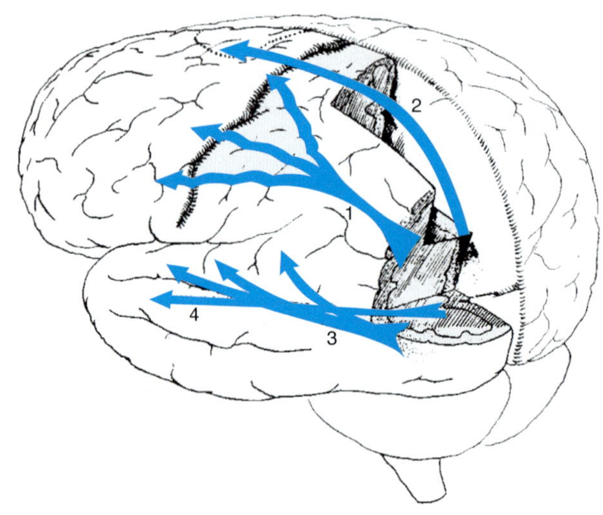

図5 後頭葉からの発作放電の伝播経路
後頭葉からの発作放電が脳回に沿って前方に伝播する経路1，大脳半球の内側面を伝播する経路2，側頭葉表面の側面方向に伝播する経路3，側頭葉下方に伝播する経路4がある．
(Ajmone-Marsan C, Ralston BL. The epileptic seizure: its functional morphology and diagnostic significance. Charles C. Thomas · Publisher, Springfield, Illinois, 1975, pp211-215を元に作成)

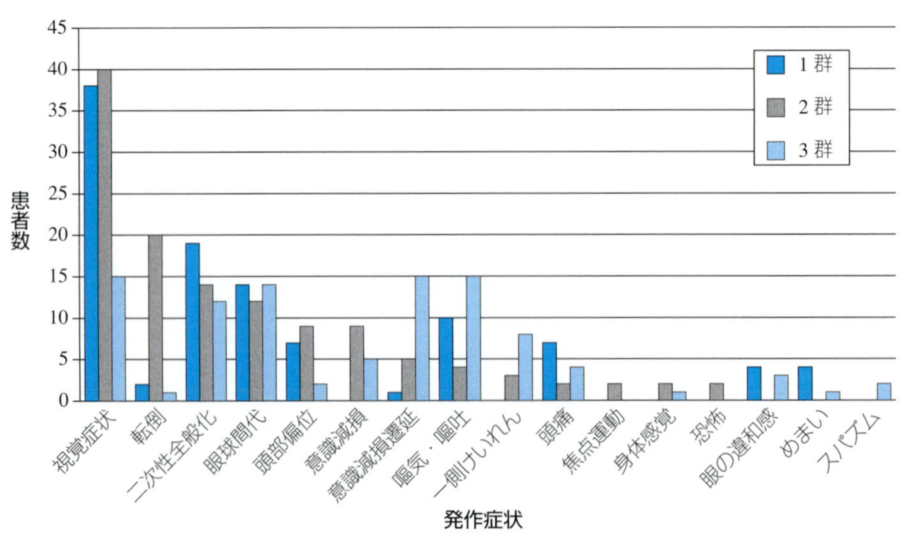

図6 自験例105症例の解析
てんかん発病→5年以上の経過観察→続く10年間の経過までの，全経過中に出現したすべての発作症状．

頭葉や前頭葉の発作症状を示した後頭葉てんかんの外科治療の報告[17]がある．それによると，後頭葉に存在するてんかん原性領域を切除した症例の発作転機は，伝播先の側頭葉を切除した症例の発作転機よりもはるかに優れていた．このことから，難治な後頭葉てんかんにおいて，側頭葉など他の脳葉の発作症状を示していても，側頭葉など他の脳葉の切除ではなく，てんかん原性領域の存在する後頭葉を切除する必要があることを示していると考えられた．

〔福島克之〕

E

症候性後頭葉てんかん

文 献

1) Commission on classification and terminology of the international league against epilepsy. Proposal for revised classification of epilepsies and epileptic syndromes. *Epilepsia* 1989; **30**: 389-399.

2) Gastaut H: Benign epilepsy of childhood with occipital paroxysms. In: Roger J, et al. (eds), Epileptic syndromes in infancy, childhood and adolecence. John Libbey Eurotext Ltd, London & Paris, 1985; 159-170.

3) Engel J Jr: A proposed diagnostic scheme for people with epileptic seizures and with epilepsy: report of the ILAE Task Force on Classification and Terminology. *Epilepsia* 2001; **42**: 796-803.

4) Yagi K, et al.: Clinical significance of secondary epileptogenesis. *Folia Psychiat Neurol Jpn* 1982; **36**: 241-248.

5) Lortie A, et al.: Occipital epilepsy in neonates and infants. In: Andermann F, et al. (eds), Occipital Seizures and Epilepsies in Children. John Libbey & Company Ltd, London, 1993; 121-132.

6) 井上有史，他：要素性視覚発作を有する後頭葉てんかんー臨床症状・脳波的検討．てんかん研究 1987; **5**: 1-10.

7) Beun AM, et al.: Epileptic nystagmus. *Epilepsia* 1984; **25**: 609-614.

8) 福島克之，他：後頭葉てんかんの長期経過からみた早期診断・早期治療．神経研究の進歩 2005; **49**: 735-743.

9) Beaumanoir A: Semiology of occipital seizures in infants and children. In: Andermann F, et al. (eds), Occipital Seizures and Epilepsies in Children. John Libbey & Company Ltd, London, 1993; 71-86.

10) 下山田洋三，他：発作性盲（ictal blindness）を呈した小児の後頭葉てんかんの2例．てんかん研究 1994; **12**: 182-188.

11) Panayiotopoulos CP: Benign childhood epilepsy with occipital paroxysms. In: Andermann F, et al. (eds), Occipital Seizures and Epilepsies in Children. John Libbey & Company Ltd, London, 1993; 151-164.

12) Panayiotopoulos CP: Benign childhood epilepsy with occipital paroxysms: a 15-year prospective study. *Ann Nerol* 1989; **26**: 51-56.

13) Vigevano F, et al.: Benign occipital epilepsy of childhood with prolonged seizures and autonomic symptoms. In: Andermann F, et al. (eds), Occipital Seizures and Epilepsies in Children. John Libbey & Company Ltd, London, 1993; 133-140.

14) Ajmone- Marsan C, et al.: The epileptic seizure: its functional morphology and diagnostic significance. Charles C. Thomas, Springfield, Illinois, 1975; 211-215.

15) Aso K, et al.: Visual seizure in children. *Epilepsy Res* 1987; **1**: 246-253.

16) Chugani HT, et al.: Infantile spasms: I. PET identifies focal cortical dysgenesis in cryptogenic cases for surgical treatment. *Ann Neurol* 1990; **27**: 406-413.

17) Williamson PD, et al.: Occipital lobe epilepsy; clinical characteristics, seizere spread patterns, and results of surgery. *Ann Neurol* 1992; **31**: 3-13.

F 小児欠神てんかん

Point

- ☑ **診断**：頻発する欠神発作，過呼吸で誘発される発作時脳波上での 3 Hz 棘徐波複合
- ☑ **治療**：バルプロ酸，エトスクシミド，ベンゾジアゼピン系薬剤
- ☑ **予後**：発作予後は良好

1 一般的事項

a. 定 義

小児欠神てんかん(childhood absence epilepsy：CAE，pyknolepsy)の定義は，国際抗てんかん連盟(ILAE)によるてんかん症候群分類(1989)[1]によると，「pyknolepsy は学童期の小児(ピークは 6 ～ 7 歳)に発病する．他には正常な小児だが，強い遺伝性素因を示すことがある．男児より女児に多い．頻発する欠神(日に数回からそれ以上)を特徴とする．脳波は正常の背景活動に，両側性，同期性，対称性の 3 Hz 棘徐波を示す．思春期には全般性強直間代発作(generalized tonic-clonic seizure：GTCS)がしばしば出現する．一方，欠神は寛解するか，まれに欠神が唯一の発作型として残る場合がある」とされている．さらに 2005 年，ILAE が CAE の診断基準を，1989 年のそれより改正した(**表 1**)[2]．この定義の中には，意識障害の程度，棘徐波の形態や除外基準を設けている．この 2 つの定義に共通している，「学童期の発症」，「正常発達児」，「数回 / 日以上(典型例は数十回 / 日)の発作頻度」，「発作時脳波上での 3 Hz 棘徐波複合」などが CAE の臨床像の中核をなすものである．2017 年分類においても特発性全般てんかんの 1 つとして小児欠神てんかんが記載されている．

b. 発作症状・診断

問診では，「4 ～ 20 秒程度の意識消失が突然はじまり，突然終わる発作」という定型欠神発作(typical absence seizure：TAS)症状の詳細な聴取が重要である．発作頻度は，本人が発作に対する自覚がない場合，実数を下回って述べる．発作の際，眼瞼を軽くパチパチ(眼瞼ミオクローヌス)，口をクチャクチャ(口部自動症)させたりすることがある. TAS は過換気で非常に誘発されやすいため，風車を吹かせて過換気を起こさせると発作が比較的容易に診察室でも観察できる．観察された時点で TAS である可能性はかなり高いと推察されるが，必ず脳波検査で発作時脳波を確認する．

c. 治 療

治療は第一選択薬としてバルプロ酸(VPA)とエトスクシミド(ESM)があげられ，80% の症例で TAS が消失する．VPA はしばしば思春期頃に起こることがある GTCS に対しても有効であり，剤

表1 小児欠神てんかん(CAE)の診断基準

CAEの診断基準と除外基準
(1)包括基準
1. 発症年齢は4～10歳で，5～7歳が発症時年齢のピークである
2. 神経学的所見や発達は正常
3. 欠神発作は，発作時間が短く(4～20秒，例外的にそれよりも長いこともある)，発作頻度は頻回(10回/日以上)で，突然に重度の意識障害(消失)を示す．自動症はよくみられるが，診断において意義はない
4. 発作時脳波は，全般性高振幅棘または二棘(棘波成分は最大かつ時折三棘まで)徐波複合である．律動的で約3 Hzの周波数をもち，発作波の終末期には，徐々にかつ規則的に減衰する
(2)除外基準　次の基準に抵触した場合は，CAEとは一致しない可能性がある
1. 欠神発作の出現前または出現中に，GTCSやミオクロニー発作など定型欠神発作以外の発作が認められる
2. 眼瞼ミオクローヌス，口輪筋ミオクローヌス，律動的な肢れん縮，単発または非律動的な頭部，体幹，肢のミオクロニーれん縮が認められる．しかし，両眼や睫毛，眼輪の軽度のミオクロニー要素が，特に欠神発作開始3秒以内でみられる可能性がある
3. 3～4 Hzの棘徐波複合の出現中に，意識減損が軽度または認められない
4. 3～4 Hzの棘徐波複合の出現時間が4秒以下であること．多棘波(三棘以上)であること，発作時脳波が断片化することがみられる
5. 視覚(光)や他の知覚刺激によって，臨床発作が誘発される

(Loiseau P, et al.: Childhood absence epilepsy (2005). Available at www.ilae-epilepsy.org/Visitors/Centre/ctf. Ref type: Internet communicationを元に作成)

形の多様性からも有利である．第二選択薬はラモトリギン(LTG)である．その他の薬剤としては，クロナゼパム(CZP)やニトラゼパム(NZP)があるが，耐性が出現することがあり，CZPはGTCSが増加する可能性がある．フェニトイン(PHT)，フェノバルビタール(PB)，カルバマゼピン(CBZ)はTASに効果がない．特に，CBZはTASの頻度を増加させることがあるので禁忌である．

ほとんどのCAE症例は，VPAの内服によってTASの速やかな消失が望める．典型例で脳波異常も速やかに消失すれば，2年程度の内服の後VPAが漸減中止できる場合が多い(参照：Column「実際の治療と経過」)．

d. 発作予後

発作予後は良好で，約80%の症例で成人までにTASは消失する．成人以降もみられていたとしても，最終的には90%以上の症例で加齢とともに消失する[4~6]．GTCSの出現率において，Loiseauら[4]は，8歳以前にCAEを発症した症例の32%，8歳以後に発症した症例の65%にGTCSが出現したと報告している．一方，Panayiotopoulosら[7,8]は，診断基準を厳格に適応すると，GTCSの出現率は3%以下であると報告している．予後良好因子としては，小児期早期の発症，TASを発症す

Column 実際の治療と経過

CAEと診断した場合には，VPAもしくはESMの単剤治療を開始する．両者間に発作抑制効果の優劣はなく，どちらを選んでもよい．剤型の多様性やGTCSにも有効なことからVPAのほうが使いやすいとする立場もある．単剤で効果が不確実な場合は両者の併用が有効である．LTGやCZPなどのベンゾジアゼピン(BZD)系薬剤も有効である．これらの治療で改善しない場合は発作型診断・症候群診断の見直しが必要である．

る以前に他の発作を認めないこと，知能・発育が正常であることがあげられる．一方，予後不良因子としては，8 歳以後の発症，TAS を発症する以前または治療中に GTCS が認められること，明らかなミオクロニー発作があることがあげられる．しばしば，GTCS は TAS 発症の 5 〜 10 年後に生じる[4]．TAS の発症年齢が 9 歳以上であること[5]や，男児であること[9]，不適切な治療[10, 11]などが GTCS の出現危険因子である．GTCS の頻度は少なく，コントロールは容易であると考えられてきた[9]が，16 歳以降から出現し，頻度はまれで，すでに唯一の発作型となっていて，誘発因子(睡眠不足，ストレス)が常に存在するグループと，8 〜 15 歳で出現し，不適切な治療以外の誘発因子がなくても反復するグループがあることを報告しているものもある[11]．

e. 精神発達予後

CAE が最終的に寛解する率は，文献によって様々で 33 〜 78% と報告されている．個々の症例ごとに予後因子を検討し，説明するのが望ましいと考える．社会的予後は，発作が寛解したとしても 1 / 3 の症例で不良とする報告がある．神経心理学的研究では，明らかな臨床症状を伴わない短い棘徐波が出現している間には，認知障害が認められることが報告されている一方，発作症状や発作時脳波所見が改善されれば，治療中断の妨げにはならないという報告もある．4 歳以下の発症は，全般的な認知機能，非言語性記憶障害，学習障害に有意に関係するという報告[12]があり，また，発作コントロールが不良なほうが，良好であるよりも精神的疾患の発症率が高い[13]．

2 症例呈示

症例 1 典型例

a. 症例プロフィール

6 歳の女児で，主訴は，突然動作を停止し，眼球を軽度上転させたり，口をチュッチュッと吸ったりする 7，8 回 / 日出現する発作である．妊娠・分娩歴に異常なく，妊娠 39 週で出生した．発達歴に異常を認めない．妹に熱性けいれんの既往がある．

b. 治療開始までの経過

近医を受診し，脳波異常を認めたため VPA が開始された．発作が増加したため，CBZ が追加されたが発作は軽快せず，当院を受診した．

脳波：過呼吸負荷での発作時脳波で両側性対称性に 3Hz 棘徐波複合が認められた(図 1)．

c. 診断の決め手

正常発達，頻回に出現する欠神発作，発作時脳波の所見より典型的な CAE と診断された．

d. 治療戦略

欠神発作の治療において禁忌とされている CBZ が投与されていた．まずは CBZ を中止し，VPA の投与量を発作症状や血中濃度を参考にしながら調節していく．

e. 問題点

上記に示したように，CBZ を内服していることがあげられる．

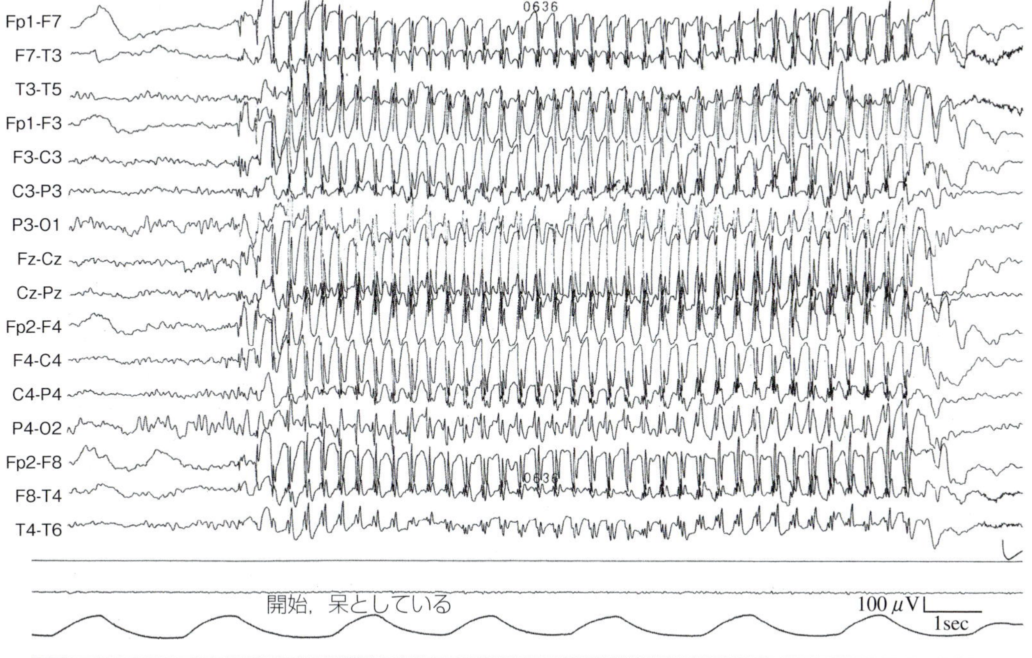

図1　発作時脳波（症例 1，過呼吸負荷）
3 Hz 棘徐波複合を認める.

f. 治療経過・効果

CAE と診断した後，CBZ の中止と VPA の増量を行ったところ，発作は消失した．内服開始 2 か月後の過呼吸負荷での脳波検査では，欠神発作は誘発されず，3 Hz 棘徐波複合もみられなかった.

g. 予　後

経過中，両手の振戦が出現した．VPA の血中濃度が高値であったため投与量を減量したところ，振戦は消失した．その後も発作はみられず，定期的な脳波検査でも異常を認められなかったため，徐々に VPA を漸減中止した．18 歳で経過観察を中止し，以後も発作はみられていない.

h. 本症例のまとめ

本症例では第一選択薬である VPA を使用し，発作は消失した．6 歳発症で，GTCS も経過中みられないなど，後述する予後不良因子がほとんど含まれなかった症例である．VPA も中止でき，予後が良好であった 1 例といえる.

症例 2　非典型例

a. 症例プロフィール

TAS 発症時 6 歳の女児で，家族歴に，熱性けいれんやてんかんの既往を認めない．精神運動発達遅滞（MR）があり，生後 6 か月より熱性けいれんが頻発していた．近医で，PB の内服およびジアゼパム（DZP）坐薬の頓用で経過観察としていたが，2 歳頃からは無熱時にも GTCS が出現しはじめ，十分量の VPA が追加された.

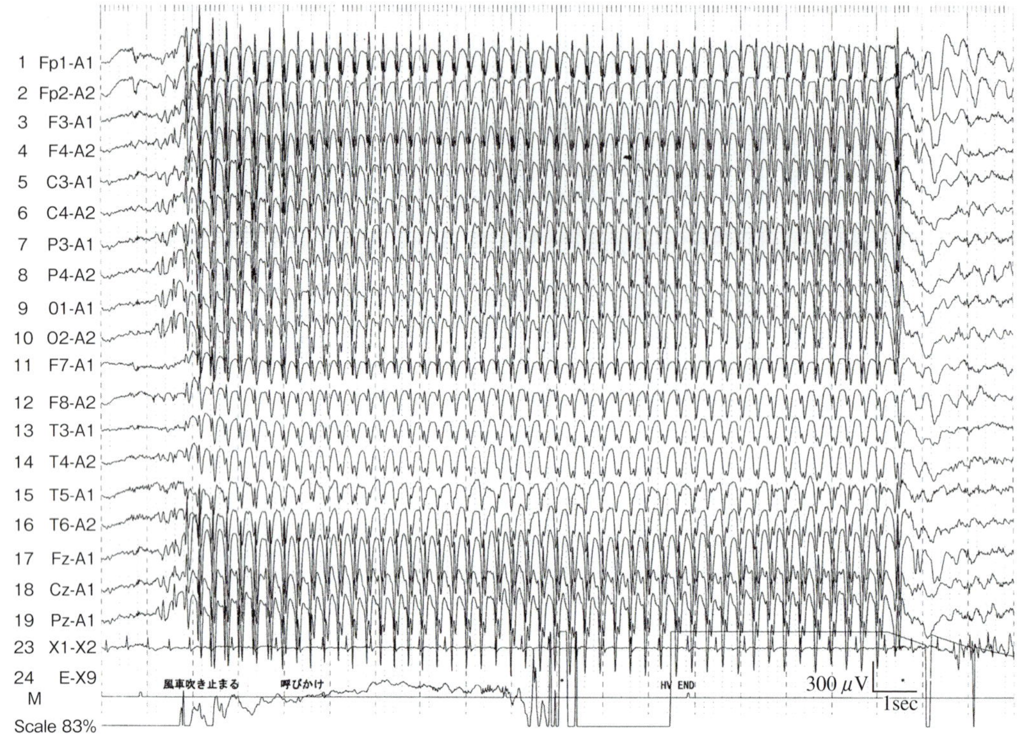

図2 発作時脳波（症例 2，過呼吸負荷）

3 Hz 棘徐波複合を認める．

b. 治療開始までの経過

その後も年単位で GTCS が出現したため，6 歳 4 か月頃よりゾニサミド（ZNS）が追加された．その頃より，ボーっとする 20 秒位の発作が，数回 / 日出現していることに気づいた．発作が消失しないため，8 歳 7 か月時に当院を受診した．

検査所見（一般検血・生化学検査），**頭部 CT，MRI 検査**：明らかな異常を認めなかった．

脳波：過呼吸負荷による脳波検査では，欠神発作が誘発され，両側性対称性に 3 Hz 棘徐波複合が認められた（図 2）．

c. 診断の決め手

頻回に出現する欠神発作，発作時脳波の所見より CAE と診断された．

d. 治療戦略

VPA を投与しても，本症例の TAS には効果がないようである．ESM を投与したいところである．眠気などの副作用を考慮すると，ZNS を ESM に入れ替える方向で考慮する．

e. 問題点

MR が既往としてあること，GTCS があることが典型的な CAE と異なる点である．

f. 治療経過・効果

ZNS を漸減中止したが，発作頻度に変化なく，PB を漸減したところ，GTCS の頻度が増したため，もとの内服量に戻した．9 歳 8 か月時，ESM を投与したところ，投与翌日には TAS は消失した．薬剤を整理するため VPA を漸減中止したところ，GTCS，TAS の両方が出現した．VPA をほぼもとの内服量に戻したところ，両発作ともに消失した．

g. 予　後

現在も，VPA，PB，ESM の 3 剤で発作は消失している．

h. 本症例のまとめ

本症例では，TAS が出現する前に GTCS が出現したため PB が開始され，後に VPA も追加された．TAS は第二選択薬である ESM で，発作がすぐに消失した．薬剤調節を試みたが，本症例での GTCS，TAS を抑制するには，3 剤ともに必要であった．今後は副作用などに注意しながら，経過観察を行う予定である．

本症例は MR を合併しており，厳密には CAE とはいいがたい．しかし，Olsson ら[3]はスウェーデンでの調査で，TAS をもつ患児の 10% に何らかの神経学的症状もしくは MR があることを報告している．また多くの基礎疾患で，TAS が出現することが報告されている．MR を合併する児に，意識減損を主体とする全般発作を認めた場合には，非定型欠神（後述）である場合が多いが，このような例も存在する．

3 その他の特記事項

a. 3 Hz 棘徐波

脳波検査の所見は，上述した定義（表 1）の中に示されているが，補足として，発作時脳波は前頭部に最大振幅があることが多く，発作起始直後では 3 Hz 棘徐波複合の両側大脳半球の同期性は不安定なことが多い．周波数は厳密に 3 Hz ではない場合もあり，幅をもたせて（2.7 ～ 4 Hz）考慮する．また，背景波において，開眼と過呼吸によって抑制される，3 Hz の非対称性（右のほうが振幅が高い）高振幅徐波が，後頭部に出現することがある．

b. 治療効果判定

日常生活において，発作がみられなくなることはもちろんであるが，TAS の場合，過呼吸賦活を行い，発作時にみられる 3 Hz 棘徐波複合の消失を確認できれば，TAS に対して著効したと考えられる．典型的な CAE であれば TAS が消失して，脳波が正常化した状態が 2 年ほど続けば治療中止を考慮してもよい．① -d.「発作予後」に示した予後不良因子が認められた場合は，TAS が消失した後，GTCS が出現する可能性が比較的高いため，治療中止は慎重にすべきである．

4 患者・家族への説明のポイント

診断を確実に行ったうえで，上述した発作予後良好因子，予後増悪因子を踏まえて，発作予後を説明していく．短期的な発作予後も重要であるが，成人となった時の様々な観点での予後も，保護者には気にかかるところである．

思春期に GTCS を起こした症例では VPA の内服を再開または継続を考慮するが，女児であった

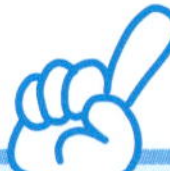

Pitfallに陥らないためのアドバイス

発作型診断を誤ると薬物の選択を誤り，発作は抑制されず副作用のみが増強することにもなる[1]．同じく，意識の曇りを主徴とする複雑部分発作と欠神発作とでは，有効な薬物が異なる．前者に有効なCBZ，PHT，PB，PRMなどは後者には無効であり，時に悪化させる．逆に，欠神発作に有効なESMは複雑部分発作には無効である．複雑部分発作と欠神発作との鑑別は治療上できわめて大切である[14]．その要点を表2に示した．

同時記録を用いた，定型欠神63例217発作についての当センターの研究では，発作の持続は数秒から10数秒のことが多く，30秒を超えることはまれ(0.5%)であった[15]．90%でなんらかの随伴症状を伴っており，多い順から次のようであった；自動症(75%)，間代要素(55%)，姿勢筋緊張の減弱(13%)，自律神経症状(11%)，姿勢筋緊張の亢進(5%)．自動症の有無のみをもって複雑部分発作との鑑別にはならない．なお，定型欠神発作と小児欠神てんかんとは同義ではない．発作頻度が低く，発病年齢も高い場合は，小児欠神てんかん以外のてんかん，たとえば若年欠神てんかんなどの可能性を考えるべきである．ミオクロニー欠神発作は発作時脳波は定型欠神と区別できないが，持続性の筋強直を伴う律動的なミオクロニー（あるいは間代)を示す．ミオクロニー欠神てんかんは小児欠神てんかんとは異なり治療に抵抗する．

定型的な3Hzの棘・徐波律動以外の発作時脳波像を呈する欠神を非定型欠神という．発作時脳波は，一般に3Hzより遅く，律動性に乏しい．随伴症状として筋緊張の低下を伴うことが多い．非定型欠神は特発性全般てんかんではなく潜因性/症候性全般てんかんにみられる．典型的にはLennox-Gastaut症候群にみられる非けいれん発作が該当する．しばしばてんかん重積状態に陥る．

表2 複雑部分発作と欠神発作(定型欠神)の鑑別

	複雑部分発作	欠神発作
年齢	一定の傾向なし	4～10歳
発作出現様式	しばしば，前兆に引き続き，発作後もうろう状態を残す	突然はじまり，突然終わる
発作持続時間	分単位のことが多い	30秒を超えない
発作間欠時脳波	焦点性棘波，鋭波	広汎性棘徐波複合
発作誘発因子	症例によって様々	過呼吸，ときに間欠性光刺激

場合は将来，妊娠する可能性を考慮して抗てんかん薬の選択および投与量に注意を要する．VPAは内服量が1,000 mg/日以上，血中濃度が70 μg/mL以上になると，催奇形性が他の抗てんかん薬に比べて高いといわれており，発作抑制に高いVPA血中濃度が必要であると判断した場合には，LTGなどの別の抗てんかん薬への切り替えを考慮する必要がある．

5 最近の学問的進歩

2005年のCAEの診断基準の改正は，1989年のそれよりも厳密になったため，分類不能となる患児が多くなる可能性がある．しかし，前者に完全に合致する患児は予後が有意に良好であったという報告がある[16]．これは，患者・家族へ説明する際に認識しておくべきである．遺伝子研究の面では，15～44％でてんかんの家族歴を認め[17]，双子での検討では84％の一卵性双生児で脳波検査上，典型的な棘徐波複合を認め，75％で欠神発作が出現するという報告[17,18]があり，比較的強い遺伝素因がありそうであるが，はっきりとした遺伝形式や明らかに関連する遺伝子は，まだわかっていない[19]．発症の関与を示唆されている遺伝子としては，Ca^{2+}チャネルをコードする遺伝子(*CACNA1H*，*CACNG3*など)[20]や，GABA受容体をコードする遺伝子(*GABRG2*，*GABRA1*，*GABRB3*など)[20,21]，Cl^-チャネルをコードする遺伝子(*CLCN2*)[22]などがあげられている．精神病理学的研究の面では，注意欠陥・多動性障害(ADHD)や情緒不安障害がCAE患児で合併することが知られていたが，Caplanらは，それらの合併頻度がかなりの高頻度に上ることを報告している[23]．また，発作がコントロールされていても，言語面や注意力[12,24]，行動面，視空間記憶[25,26]に障害がみられることがあることも報告されている．

〔二階堂弘輝〕

文献

1) Commission on classification and terminology of the international league against epilepsy. Proposal for revised classification of epilepsies and epileptic syndromes. *Epilepsia* 1989; **30**: 389-399.
2) Loiseau P, et al.: Childhood absence epilepsy (2005). Available at www.ilae-epilepsy.org/Visitors/Centre/ctf. Ref type: Internet communication.
3) Olsson I: Epidemiology of absence epilepsy. I. Concept and incidence. *Acta Paediatr Scand* 1988; **77**: 860-866.
4) Loiseau P, et al.: Long-term prognosis in two forms of childhood epilepsy: typical absence seizures and rolandic (centrotemporal) EEG foci. *Ann Neurol* 1983; **13**: 642-648.
5) Loiseau P, et al.: Absence epilepsies. *Epilepsia* 1995; **36**: 1182-1186.
6) Loiseau P, et al.: Splitting or lumping absence epilepsies. *Epilepsia* 1995; **36**: 116.
7) Panayiotopoulos CP: The clinical spectrum of typical absence seizures and absence epilepsies. In: Malafosse A, et al. (eds), Idiopathic generalized epilepsies: clinical and experimental aspects. John Libbey, London, 1994; 75-85.
8) Panayiotopoulos CP: Absence epilepsies. In: Engel J Jr, et al. (eds), Epilepsy: a comprehensive textbook. Lippincott-Raven, Philadelphia, 1998; 2327-2346.
9) Oller-Daurella L, et al.: Evolution de las ausencias tipicas. *Rev Neurol* 1981; **9**: 81-102.
10) Bergamini L, et al.: L'insorgenza tardiva di crisi Grande Male nel Piccolo Male puro. Studio catamnestico di 78 casi. *Arch Suisses Neurol Neurochir Psychiatr* 1965; **96**: 306-317.
11) Dieterich E, et al.: Long-term follow-up of childhood epilepsy with absences at onset. *Neuropediatrics* 1985; **16**: 149-154.
12) Pavone P, et al. Neuropsychological assessment in children with absence epilepsy. *Neurology* 2001; **56**: 1047-1051.
13) Wirrell EC, et al.: Long-term psychological outcome in typical absence epilepsy. Sometimes a wolf in sheep's clothing. *Arch Pediatr Adolesc Med* 1997; **151**: 152-158.
14) Aicardi J: Epilepsies with affective-psychic manifestations and complex partial seizures. In: Aicardi J, (eds), Epilesy in children. Raven Press, New York, 1994; 165-206.
15) Yagi K, et al.: Typical and atypical absence seizures. In: Akimoto H, et al. (eds), Adyances in Epileptology: XIIIth Epilepsy International Symposium, Reven Press, New York, 1982; 49-53.
16) Valentin A, et al.: Idiopathic generalized epilepsy with absences: syndrome classification. *Epilepsia* 2007; **48**: 2187-2190.
17) Matricardi S, et al.: Current advances in childhood absence epilepsy. *Pediatr Neurol* 2014; **50**: 205-212.
18) Medina MT, et al.: Childhood absence epilepsy. In: Bureau M et al.(eds), Epileptic Syndromes in Infancy, Childhood and Adolescence. 5th ed. Montrouge, France, John Libbey Eurotext Ltd, 2012.
19) Crunelli V, et al.: Childhood absence epilepsy: genes, channels, neurons and networks. *Nat Rev Neurosci* 2002; **3**: 371-382.
20) Yalçin O: Genes and molecular mechanisms involved in the epileptogenesis of idiopathic absence epilepsies. *Seizure* 2012; **21**: 79-86.
21) Reid CA, et al.: Mechanisms of human inherited epilespsies. *Prog Neurobiol*. 2009; **87**: 41-57.
22) Everett K, et al.: Linkage and mutational analysis of CLCN2 in childhood absence epilepsy. *Epilepsy Res* 2007; **75**: 145-153.
23) Caplan R, et al.: Childhood absence epilepsy: behavioral, cognitive, and linguistic comorbidities. *Epilepsia* 2008; **49**: 1838-1846.
24) D'Agati E, et al.: Attention and executive functions plofole in childhood absence epilepsy. *Brain Dev* 2012; **34**: 812-817.
25) Nolan MA, et al.: Memory function in childhood epilepsy syndromes. *J Paediatr Child Health* 2004; **40**: 20-27.
26) Henkin Y, et al.: Cognitive function in idiopathic generalized epilepsy of childhood. *Dev Med Child Neurol* 2005; **47**: 126-132.

G 若年ミオクロニーてんかん

Point

- ☑ 診断：ミオクロニー発作を主な発作症状とする．強直間代発作や欠神発作を合併し得る．両側同期性の脳波異常
- ☑ 治療：バルプロ酸・ベンゾジアゼピン系薬剤・新規抗てんかん薬
- ☑ 予後：抗てんかん薬の中断は慎重に行う

1 一般的事項

a. 歴　史

若年ミオクロニーてんかんは1867年にHerpinによってフランスではじめて報告された．1955年にJanzらがドイツからimpulsive petit malと診断した47症例を報告し，この症候群は臨床的に診断可能であると報告した．この症候群は英語圏ではjuvenile myoclonic epilepsyとよばれていたが，1989年にILAEがjuvenile myoclonic epilepsyとimpulsive petit malは同じものであるとの見解を示した[1]．

b. 定　義

若年ミオクロニーてんかんは，1989年にILAEから提唱されたてんかん症候群分類の中の特発性全般てんかんに分類される．2017年分類においても特発性全般てんかんの中の若年ミオクロニーてんかんとして記載されている．この症候群は思春期前後に発症する単発あるいは反復する非律動性の不規則な両側ミオクロニーを特徴とする．ミオクロニー発作は両上肢に強く現れる．発作の結果いきなり転倒する場合もある．発作中に意識障害は認められない．この発作は遺伝することがあり，性差はない．強直間代発作がしばしばみられ，まれではあるが，欠神発作を合併することもある．発作は覚醒後間もなくに起きやすく，断眠によって誘発されることが多い．発作間欠時および発作時脳波は，全般性で不規則な早い棘徐波および多棘徐波を示すが，脳波の棘波とミオクロニー発作の位相の相関は全く一致するものではない．患者は光感受性を示すことが多い．薬物治療が適切であればその効果は良好である[1]．

2 症例呈示

筆者が診療した若年ミオクロニーてんかんの4症例を提示する．いずれも田中神経クリニック（以下当院と略す）の外来の症例である．静岡てんかん・神経医療センターで経験した症例については文献を参考にしてほしい[2]．

症例 1 は強直間代発作を契機として脳外科から当院に紹介されて，**症例 2** は抗てんかん薬服薬の必要性を確認するために，**症例 3** はカルバマゼピン(CBZ)で発作が増えたために，**症例 4** は服用中の抗てんかん薬を中止できるかを相談するために当院を受診した．

本書が小児科医を対象として編集されたことを考慮して，筆者が経験した症例の中から年齢が若い症例を選択した．

症例 1　2 回目の強直間代発作のあとに当院を受診した症例

a. 症例プロフィール

症例は 13 歳の中学生女子．近隣の総合病院脳外科からの紹介状を持参し，父母とともに当院を受診した．家族歴は，母親に熱性けいれんがあった．患者の既往歴に熱性けいれんがあった．熱性けいれんは 1 歳ごろにあった．その時には 39 ℃ の発熱があり，救急車が自宅に到着する前には泣き出していた．

b. 治療開始までの経過

当院初診時，神経学的および精神医学的に問題はなかった．学校での成績は中位でバレー部に所属している．診察室では言葉少なめであったが，病歴の聴取に応じてくれた．患者および家族から得た発作の経過をまとめると以下のようになる．

てんかん発病は 11 歳時．はじめての発作は，小学 5 年時，昼食前に起きた．発作が起きた時に，尻もちをついた．転んだ本人も，同級生もびっくりした．転んだあと，すぐに立ち上がり，担任先生に付き添われて保健室に行った．保健室までは特に問題なく歩けた．その日のうちに，脳外科を受診して頭部 CT 検査を受けたが，異常なかった．その 1 年後の 12 歳時に，友人と会話中に，再び，後ろに倒れた．患者の話にしたがえば，自分の体がピクピクと動いていたと友人から聞いているし，自分自身でも体がピクピクしていたことを覚えている．また，倒れた時にびっくりしたものの気を失うことはなかったと述べた．13 歳時にはスキー合宿で倒れた．朝 6 時に出発したバスの中で，患者は眠っていた．バスがスキー場に着いて，バスから降りた直後に倒れた．倒れた時の様子について，友人や先生から詳細な報告を受けていない．患者が自覚するところでは，バスを降りた直後から記憶が途切れ，気がついた時には救急車の中にいた．救急外来の医師から，3 回も発作があったからてんかんであるといわれた．この発作があった 10 日後に，近くの脳外科医から当院を紹介された．

ミオクロニー発作について患者に問診すると，11 歳ごろ，はじめて倒れた頃から反復していたとの話があった．現在の，ミオクロニー発作の自覚症状を尋ねると，「ミオクロニー発作は背中から右手に来る，左手もすぐあとにビクッとする．これまでに倒れたことはあるが，物を手から落としたことはない．スキー合宿の時，バスから降りる時にもミオクロニー発作があった」と述べた．

c. 診断の決め手

脳波検査(図 1)：患者が，右肩から右手に向かって発作が現れると述べるので，部分発作の可能性を考慮した．当院で記録した脳波には，光刺激中に，両側ほぼ同期性の棘・徐波が広汎に出現し光刺激が終わったあとも少し続いた．背景活動は，9 ～ 10 Hz の α 波が後頭部に最大振幅を示し前方にも広がって出現した．この α 波も含めて，背景活動に異常はなかった．睡眠中には両側同期性の棘・徐波が広汎に出現し，反復した．限局性に出現する脳波異常はなかった．以上の，臨床経

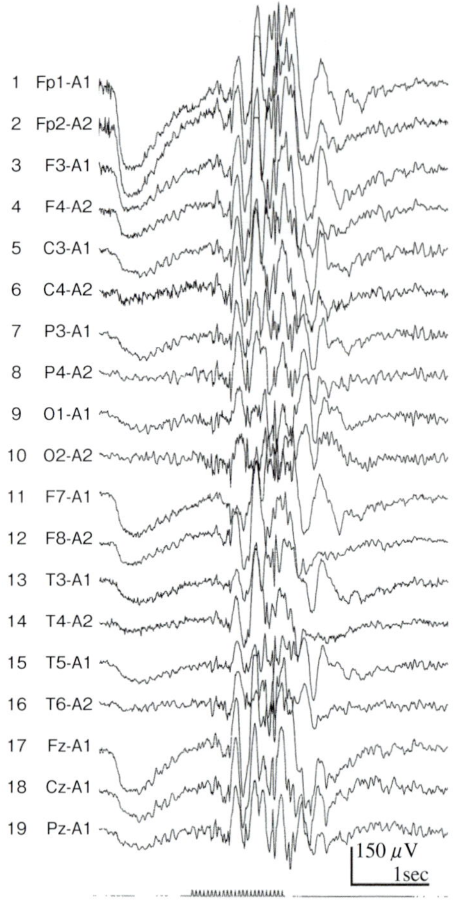

図1 症例 1 発作間欠時脳波

過と脳波所見をもとに，この症例を若年ミオクロニーてんかんと診断した．

d. 治療戦略

若年ミオクロニーてんかんと診断のうえ，バルプロ酸（VPA）600 mg / 日で開始した．薬物治療を開始する前に，規則的に抗てんかん薬を服用すること，睡眠不足は発作を誘発することを説明した．生活上の注意事項として，1 人で入浴する時は，浴槽に入らないよう指導した．2 年間にわたって，発作がコントロールされた場合には，運転免許の取得が可能であること，抗てんかん薬を服用しながら妊娠出産が可能であることを説明した．

本症例は，2010 年より前に当院を初診した．その時にはレベチラセタム（LEV）は，わが国では発売されていなかった．現時点であれば，妊娠出産時のことを考慮して，LEV 単剤で治療を開始してもよいと考える．

e. 問題点

若年ミオクロニーてんかんのミオクロニー発作においては「左右差がある」と患者が訴えることがある．また，ビデオ発作脳波に同時記録されたミオクロニー発作においても上肢の動きに左右差を認めることがある．

f. 治療経過効果

VPA 服用後にミオクロニー発作も強直間代発作も消失した．1 年後の脳波検査においては，棘・徐波は記録されなかった．現在，医療系の資格を取って，病院で働いている．

g. 予　後

若年ミオクロニーてんかんでは，抗てんかん薬を中止したあとに発作が再発しやすいので，抗てんかん薬の中止には十分に注意する必要がある．

h. 本症例のまとめ

強直間代発作とミオクロニー発作を示す．典型的な若年ミオクロニーてんかんの症例である．

症例 2　抗てんかん薬服用開始の相談症例

a. 症例プロフィール

症例は 14 歳の中学 2 年男子．母親とともにセカンドオピニオンを求めて当院を受診した．身長は年齢からするとやや低い印象があったものの，外見上，異常はなかった．

家族歴の中に，母親の熱性けいれんがあった．母親は小学 3 年まで，抗てんかん薬を服用した．詳細は省略するが，母親は抗てんかん薬を服用していなければ自分の人生は今とは違ったと思うと述べ，自分の子どもには抗てんかん薬を服用させたくないと語った．患者の既往歴に特記事項なく，神経学的および精神医学的に問題はなかった．中学校ではブラスバンド部に所属している．

b. 治療までの経過

母親の話にしたがえば，13 歳時，中学 1 年の 7 月，夕方に 2 階の部屋でゲームをしている時，坐位から倒れた．そばにいた妹がびっくりして，1 階にいた母親を呼んだ．母親が患者のもとに来た時には，患者は坐位をとり応答可能であった．救急車で近くの市民病院に行き頭部 CT 検査を受け，異常ないといわれた．その 2 週後に同じ市民病院で脳波検査を受け，てんかんと診断された．抗てんかん薬が処方されたが，母親は発作が 1 回だけならばてんかんとはいえないと考え，抗てんかん薬を服用させなかった．

当院の診察室で患者にミオクロニー発作の存在について問診した．患者の話にしたがえば，中学入学後にブラスバンド部に入部し，朝の練習中にトランペットのピストンを押す右手が震えた．それは坐位から倒れた 3 か月前にあたる．その後も，朝食時に，毎日のように手が震えることがあったものの，物を落とすことはなかったし，家族や友人から手の震えを指摘されることはなかった．

c. 診断の決め手

初診時に近くの市民病院で記録された脳波をみると，両側同期性の棘・徐波が広汎に出現し反復していた．臨床経過とこの脳波所見をもとに若年ミオクロニーてんかんと診断した．

本人と家族に若年ミオクロニーてんかんについて概説し，この症候群には強直間代発作を合併している症例があることを伝えた．母親と本人が，抗てんかん薬を服用しないで経過観察したいと希望するので，抗てんかん薬は処方しなかった．

脳波検査（図 2）：初診から 3 か月後，当院 2 回目の診察時，当院で脳波検査を行った．市民病院

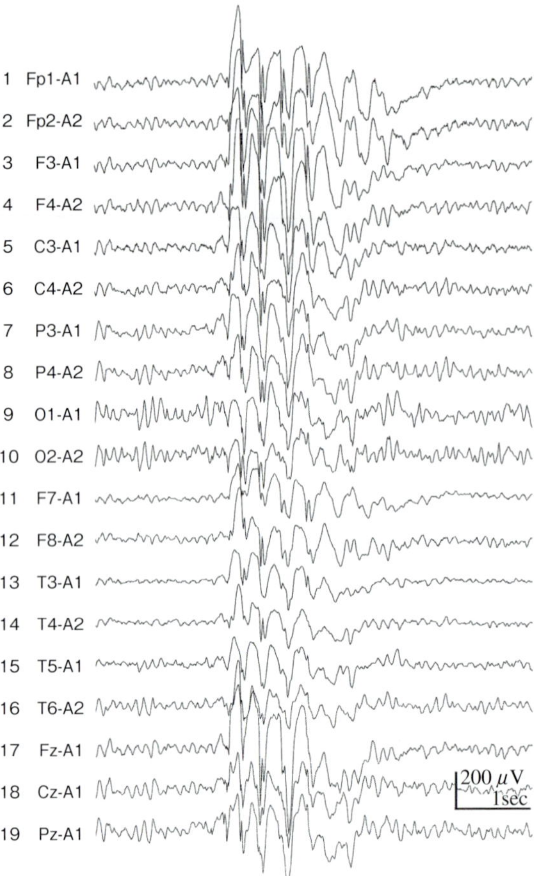

図2 症例2　発作間欠時脳波

で記録したものと同様の脳波異常が確認された.覚醒時にはα波が両側の後頭部に最大振幅を示し,前方にも広がって出現した.覚醒時および睡眠中に両側同期性の棘・徐波が広汎に出現した.過呼吸や光刺激中に棘・徐波は出現しなかった.

d. 治療戦略

2回目の診察時,母親から朝食中に,ミオクロニー発作を観察したとの報告があった.患者は,書字中に手にミオクロニー発作があるが,強くないので,抗てんかん薬は服用したくないと述べた.

e. 問題点

患者や患者の家族が抗てんかん薬を服用しないことを選択することがある.このような場合には,発作がもたらすリスクや発作の誘因(不眠・アルコール摂取)について十分に説明する.治療者は,抗てんかん薬を服用することを強制しないように注意を払う必要がある.

f. 治療経過・効果

その後も抗てんかん薬を服用しないまま経過観察していたが,その半年後,ブラスバンドの合宿の第2日目に強直間代発作があった.友人の話では,患者は朝食中にうつ伏せになって机の上にもたれかかり，体が震えて顔色が悪くなった．この直後，母親が，VPA を服用したいと申し出た．VPA 400 mg / 日を開始した．服薬後，ミオクロニー発作が自覚されなくなった．服薬 1 年後の脳波には，服薬前の脳波と同様の所見を認めた．

g. 予　後

VPA 服用後に，ミオクロニー発作および強直間代発作は消失した．脳波には，なお異常を認める．VPA は同じ量で続ける．中止による発作の再発に注意する．

症例 3　カルバマゼピンで発作が増加した症例

a. 症例プロフィール

患者は 15 歳，高校 1 年女子．母親とともに発作のコントロールのために当院を受診した．家族歴としては姉にてんかんがある．姉は中学から高校 1 年かけて，全身がけいれんする発作が 3 回あり，現在も VPA を服用している．患者の既往歴に特記事項なく，神経学的および精神医学的に問題はなかった．近医で記録した頭部 MRI 検査に異常はなかった．

b. 治療開始までの経過

発作の経過は以下のとおりである．患者は中学入学後，バドミントン部に入部，朝練習がある時は，早朝 5 時半に起床するようになった．このころから，ミオクロニー発作が出現し，毎日反復した．13 歳時，中学 1 年時，はじめての中間試験の第 1 日目，朝食中に茶碗を落とした．近医を受診したところ，てんかんと診断されて VPA が処方された．VPA 服用後，手のふるえは軽くなった．その夏の部活動の合宿中に全身がけいれんに巻き込まれる発作があり救急車で搬送された．患者は，救急車に自分で歩いて乗ったことを覚えているが，それまでの状況については全く記憶がない（強直間代発作と推定した）．このあとも VPA 800 mg / 日を継続した．

中学 3 年時，高校受験の勉強で睡眠不足が続いた時に，ミオクロニー発作が増えてきた．高校入試が終わった日に友人とカラオケに行き，マイクをもって歌おうとした時に，2 度目の強直間代発作が起きた．近医を受診すると，カルバマゼピン（CBZ）が追加された．CBZ を服用後に，毎日ミオクロニー発作が出現した．また手のふるえが強くなり，膝がふるえて倒れることもあった．化粧する時や，字を書く時に，サンダルを履く時，シューズの紐を結ぶ時などに発作が起きた．

c. 診断の決め手

ミオクロニー発作について診察室で本人に問診すると，発作は発病時から朝に好発し，発作時には両側の上肢が 1 回もしくは数回，震える．左右差はないと述べた．膝ががくがくするが倒れることはない．発作中に会話は途切れない，「おかあさん」と呼ぶこともできる．強直間代発作が起きた時は，合宿の時もカラオケの時も，いずれも睡眠不足があり，その日はミオクロニー発作を反復していた．

脳波検査（図 3）：脳波には両側同期性の棘あるいは多棘・徐波が広汎に出現し反復した．手指と上肢のミオクロニー発作が脳波記録中に出現した．矢印はミオクロニー発作が観察された時点を示す．視察的に観察されたミオクロニー発作出現と，脳波上の棘・徐波出現の時相は一致していなかった．

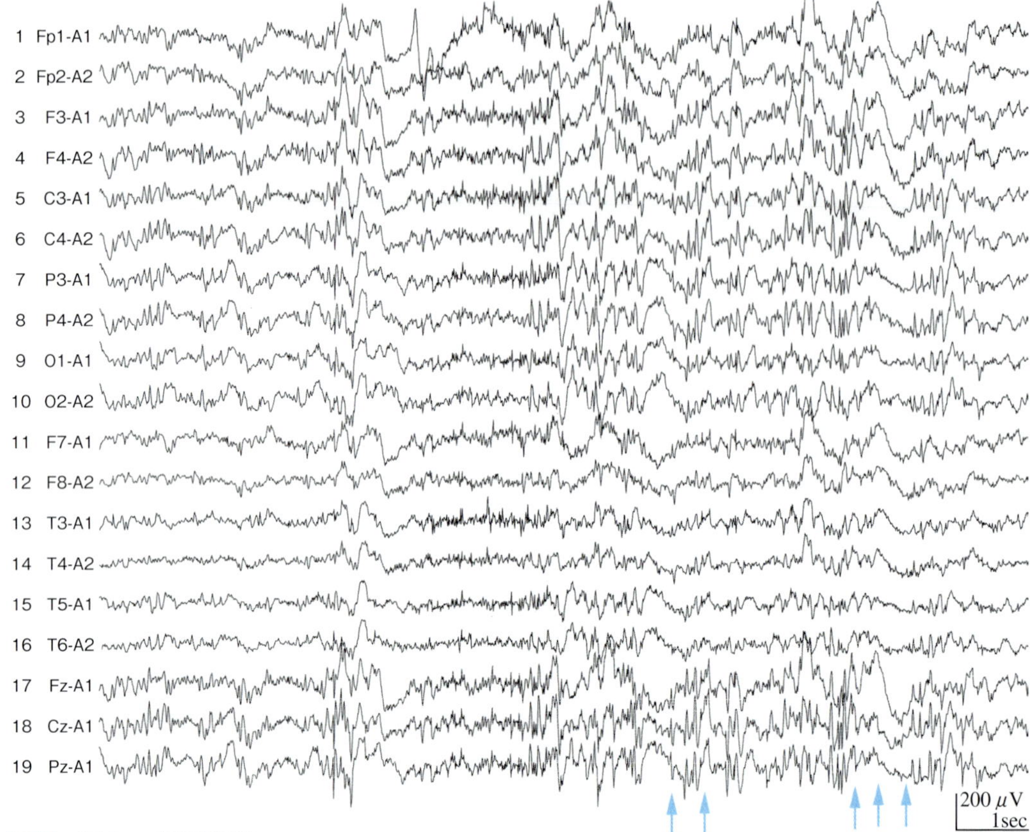

図3 症例 3 発作時脳波

d. 治療戦略

当院受診時には VPA 800 mg / 日と CBZ 400 mg / 日が処方されていた．VPA 800 mg / 日を継続し，CBZ を中止した．この時に，若年ミオクロニーてんかんでは，朝に発作が好発すること，睡眠不足で発作が誘発されることを説明し，睡眠不足にならないように指導した．休みの前日に夜遅くまで起きていた時には，翌日は朝遅くまで眠ることも発作を防ぐために必要であると説明した．

e. 問題点

CBZ で若年ミオクロニーてんかんのミオクロニー発作が増悪することがある．

f. 治療経過・効果

その後も睡眠不足があると軽いミオクロニー発作が出現するものの，出現頻度とその程度は軽くなった．

g. 予　後

若年ミオクロニーてんかんの中には，VPA 単剤で発作がコントロールされない症例がある．新規抗てんかん薬が発売されるまでは，強直間代発作に対しては PB や ZNS を，またミオクロニー患者には，CZP を追加投与していた．現在では，いずれの発作に対しても LEV を追加投与している．TPM や LTG が有効な症例もある．

症例4　抗てんかん薬の中止について相談に来た症例

a. 症例プロフィール

患者は21歳の女子大学生．来年の春に大学を卒業し就職する予定がある．これまでクロナゼパム（CZP）の治療によってミオクロニー発作は減少したものの，今でも月に1回，軽いミオクロニー発作がある．抗てんかん薬を中断したいと希望して当院を受診した．患者の既往歴に特記事項なく，神経学的および精神医学的に問題はなかった．

b. 治療開始までの経過

発作の経過は以下のとおりである．中学3年の時に体が，中でも上肢が一瞬動いた．高校生になってからその頻度が高くなった．高校1年時，はじめて尻もちをついたので近医を受診したところ，不随意運動といわれ，CZP 0.5 mg / 日が処方された．服薬すると，上肢の症状（ミオクロニー発作）はほぼ消失した．

患者の話にしたがえば，発作の好発時間は朝で，ミオクロニー発作の症状は上半身に強く現れ，中学生の時にお茶をこぼしたことがある．尻もちをついた時は，テスト勉強のために睡眠不足があった．CZPを中止したいと思い，大学入学後に，当時の主治医である脳外科に相談せずに断薬した．中止した2日目の朝，大学への通学時に横断歩道で，一瞬動きがとまって車にぶつかって倒れた．この時の詳細については覚えていない．受傷はなかったものの，同様のことが出現するのではと心配になったのでCZPの服用を続けている．

c. 診断の決め手

脳波検査（図4）：睡眠中に，両側中心部・頭頂部に棘波成分が明瞭な両側同期性の棘・徐波が広汎に出現した．脳波の背景活動にβ帯域の速波が混入していた．これはCZP服用による影響と判断した．発作の経過とこの脳波所見をもとに，これまでに不随意運動といわれていたものは，若年ミオクロニーてんかんの発作であると診断し，患者に説明した．

d. 治療戦略

若年ミオクロニーてんかんには，CZPが有効であることを説明した．CZPの中断については，当院で記録した脳波に全般性の脳波異常があり，患者自身がCZPを中断した時に発作を疑わせる症状があったことを考慮すると，抗てんかん薬を継続したほうが無難であると，患者に説明した．また若年ミオクロニーてんかんは，抗てんかん薬を中断すると発作の再発率が高いとの報告があることも説明した．

e. 問題点

患者から，VPAへの変更の可能性について質問があった．この点については，VPAは若年ミオクロニーてんかんの強直間代発作やミオクロニー発作に対して有効ではあるもののVPAがすべての症例の発作を完全にコントロールできないこと，患者の発作がこれまでのところCZPでコントロールされていること，さらに，VPAで発作が止まったとしてもVPAを中止する時には発作が再発するリスクがあることを説明した．また，CZPを服用しながら就労や妊娠出産が可能であることを付け加えた．

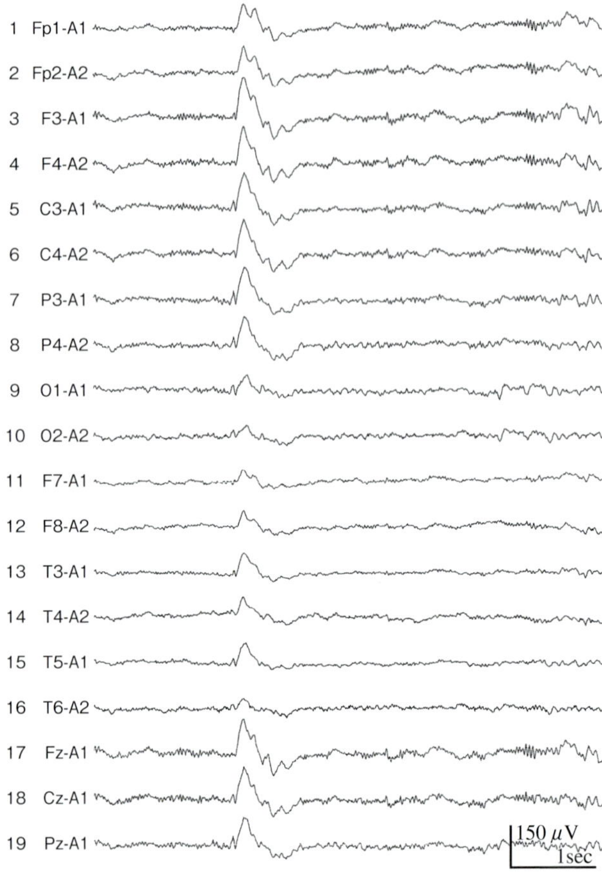

図4 症例4 発作間欠時脳波

f. 治療経過，効果

若年ミオクロニーてんかんのミオクロニー発作に CZP が有効な症例が多い．

g. 予　後

抗てんかん薬の中止には十分な注意が必要である．

3 筆者経験例のまとめ

a. 若年ミオクロニーてんかんの臨床

若年ミオクロニーてんかんは，すべてのてんかん症候群の 5 ～ 10% を占めるといわれている．診断がつくまでに平均 8 年を要しているとの報告があることから[1)]，本症候群が見逃されている症例が多いと推定される．当院を受診する症例においても，受診までに，てんかんと診断を受けていても若年ミオクロニーてんかんと診断されている症例はわずかである．本症候群の存在を疑って診療すれば，詳細な問診と脳波をもとに診断可能であると筆者も考えている．症例 1・2・3 のように強直間代発作を主訴に受診する症例が多く，症例 4 のようにミオクロニー発作だけを主訴にして受診する症例は少ない．

この症候群の診断について当院での外来診療の経験をまとめると以下のようになる．

まず，家族や患者から問診した臨床発作症状をもとに，可能な限り発作型の判定に努める．家族の陳述に，全身が強直相から間代相に推移するけいれんが報告され，本人に意識減損があれば強直間代発作があったと推定する．一方，間代もしくはミオクロニーが報告され，意識障害が明らかでない時にはミオクロニー発作を推定する．

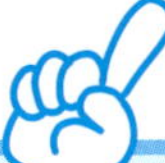

Pitfall に陥らないためのアドバイス

若年ミオクロニーてんかんのミオクロニー発作では意識障害は伴わないといわれているが，ミオクロニー発作の時に，びっくりして詳細を覚えていないと陳述することがある．また，ミオクロニー発作の存在については，患者自身に発病当時からミオクロニー発作に関する記憶があるものの，家族がミオクロニー発作に気づいていない可能性がある．したがって，患者本人にミオクロニー発作の存在について，医師が問診のうえ確認する必要がある．強直間代発作だけを確認しミオクロニー発作に関する問診を怠れば，若年ミオクロニーてんかんの症例が，覚醒時大発作てんかんやその他の特発性全般てんかんと診断されてしまう可能性がある．

さらに，症候性部分てんかんと誤認しないように注意する必要がある．患者が強直間代発作のはじまりに「手のふるえがあった」と陳述したり「右肩から右手に向かって発作(ふるえ)が現れる」と陳述したりすることがある．また，外見上，上肢に出現するミオクロニー発作の強さに左右差があったり，強直間代発作のはじまりに，頭部や体幹が左右に回旋したりすることがある．このように，患者や家族が，発作症状に左右差があると陳述することはよく知られていることなので，これを部分発作と誤認しないように注意が必要である[1)]．

4 脳波所見

発作間欠時脳波には，両側同期性の徐波や，棘・徐波や，多棘・徐波が出現するが，脳波所見が乏しい症例が存在する．また徐波が両側かつ広汎に出現するものの，棘波成分が乏しい症例もある．すでに適切な抗てんかん薬を服用していれば脳波の所見が乏しくなる．さらに以下のような注意を払う．これらの所見が，最大振幅を前頭極部・前頭部に示すために，前頭極部・前頭部に限局していると判断したり，部分てんかんの脳波と判断したりしてはいけない(両側同期性の所見を軽視しないように注意する)．脳波所見が乏しい症例では，十分な睡眠時記録や，睡眠不足の状態で早朝に記録することや光刺激を十分に行うことなどが必要である．

発作時脳波には，棘・徐波や多棘・徐波がみられるが，臨床発作症状のミオクロニーと脳波上の棘波の時相は必ずしも一致しない[1, 2)]．

5 鑑別診断

ミオクロニー発作と強直間代発作を示すてんかん症候群としては，乳児重症ミオクロニーてんかん(参照：p.318)，Lennox-Gastaut 症候群(参照：p.300)，Doose 症候群，DRPLA(歯状核赤核淡蒼球ルイ体萎縮症，dentato-rubro-pallido-luysian atrophy)や Unverricht-Lundborg 病などの進行性ミオクローヌスてんかん(参照：p.333)などがある．乳児重症ミオクロニーてんかん，Lennox-Gastaut 症候群，Doose 症候群は発病年齢をもとに，DRPLA など進行性ミオクロニーは神経学的所見を参考にして鑑別する．この他に，juvenile absence epilepsy（若年欠神てんかん），epilepsy with eyelid myoclovias, epilepsy with eyelid myoclonias, epilepsy with myoclonic absences も鑑別の対象になる．

6 治療

新規の抗てんかん薬が発売されるまでは，若年ミオクロニーてんかんの強直間代発作やミオクロニー発作に対しては VPA を第一選択とし，VPA を服用しても強直間代発作が抑制されない場合には PB や ZNS を，ミオクロニー発作が抑制されないときには，CZP や CLB を使ってきた．

新規の抗てんかん薬が発売されてからも，若年ミオクロニーてんかんの治療において，発作の抑制効果については VPA が高く評価されているものの，VPA を服用する妊婦から生まれた子どもに，奇形が発現する頻度が高いことや [3]，生まれた子どもの言語発達が障害されることが，指摘されてきた [4]．このために，挙児希望がある女性に VPA を処方する時には，これまで以上に有用性と副作用を考慮した処方が必要になってきた．

若年ミオクロニーてんかんの発作に対する，VPA や新規抗てんかん薬の有効性については，VPA 単剤で発作がコントロールされている症例が多いが，LEV 単剤で，あるいは，LTG 単剤で発作がコントロールされている症例もある [5]．VPA のほうが LEV より高いとの報告もある [5,6]．その他に考慮すべきことは，CBZ や LTG や OXC は若年ミオクロニーてんかんの発作を増悪する可能性があること [5,7]，若年ミオクロニーてんかんの症例が，抗てんかん薬を中止した後に，発作が再発することが高いこと [8]，また，LTG を服用している症例は，他の抗てんかん薬を服用していた妊婦よりも，妊娠中に発作が増えた症例が多いとする報告があることなどである [5]．

VPA の催奇性については，2018 年 EURAP の報告に従えば，VPA は服用量が少なくても，他の抗てんかん薬を服用していた妊婦から生まれてきた子どもよりも，催奇性が高いと報告している [3]．この報告をもとに考えると，女性で若年ミオクロニーてんかんと診断された未治療の症例に，VPA を処方することは避けるほうが望ましい．**症例 1** のような，女性の若年ミオクロニーてんかんの未治療の症例には，LEV 単剤で処方を開始し，VPA の処方が必要な時には，VPA の処方量をできるだけ少なくしたほうがよいだろう．

一方，VPA を服用して発作がコントロールされている症例の VPA を減量したり，VPA を他の抗てんかん薬に変更したりする時には，変更時に発作が出現したときの危険性に対して注意を払うべきである [7]．

さらに，若年ミオクロニーてんかんの一部は，VPA に加えて LEV や ZNS や TPM や LTG などを併用しても発作が抑制されない症例がある．難治な症例に対しては，てんかん専門医への受診を勧めたほうがよい．

7 抗てんかん薬による発作の悪化

CBZ を服用した症例の 68% で発作が悪化したとの報告がある．**症例 3** も CBZ 服用後にミオクロニー発作が増えた．フェニトイン（PHT）や LTG でミオクロニー発作が悪化した症例の報告もある [7]．

⑧ 生活上の助言

若年ミオクロニーてんかんでは，薬物治療に加えて，睡眠不足にならないように，飲酒はできるだけ控えるように説明する．症例 1・2 のように睡眠不足の時にミオクロニー発作や強直間代発作が好発する．睡眠不足の時には，朝遅くまで眠っていてもよいと指導する．また，1 人で浴槽につかることへの危険性についても説明している．このような指導は抗てんかん薬の服用量を減らすことにつながる．発作がコントロールされれば，この症候群の多くの患者が運転免許を取得し就労していること，結婚・妊娠・出産が可能であることを説明している．

⑨ 治療の終結

発作が長期にわたりコントロールされれば，抗てんかん薬を中止したいと患者は考える．Kudo らは，抗てんかん薬を中止できた特発性全般てんかんの特徴は，抗てんかん薬によって，臨床発作や脳波異常が抑制され，強直間代発作の頻度が低い症例であると報告している[9)]．一方，最近報告された特発性全般てんかんの研究をみると，寛解例で抗てんかん薬を中止したところ，特発性全般てんかんの 79.9% で，若年ミオクロニーてんかんでは 93.6% が 6 か月以内に発作が再発していたとの報告がある[7)]．このように若年ミオクロニーてんかんでは，断薬後の再発率が極めて高いので，断薬には十分な注意が必要である．

〔田中正樹〕

文　献

1) Thomas P.: Juvenile myoclonic epilepsy. In: Epileptic syndromes in infancy, childhood and adolescence 4th ed., Roger J et al.(eds.), John Libbery Eurotext. 2005; 367-388.
2) 田中正樹：若年ミオクロニーてんかん．てんかんと脳波．臨床脳波1994; **36**:672-677.
3) Tomson T: comparative risk of major conjenital malformations with eight different antiepileptic drugs: a prospective cohort study of the EURAP registry. *Lancet Neurol* 2018; Published online April 18.
4) Meador KJ, et al.: Pregnancy registries in epilepsy. A consensus statement on health outcomes. *Neurology* 2008; **71**: 1109-1117.
5) Crespel A: Management of juvenile myoclonic epilepsy. *Epilepsy Behavior* 2013; **28** (Suppl 1): s81-86.
6) Marson AG, et al.: The SANAD study of effectiveness of valproate, lamotrigine, or topiramate for generalised and unclassifiable epilepsy: an unblinded randomised controlled trial. *Lancet* 2007 **369**: 1016-1026.
7) Genton P, et al.: Do carbamazepine and phenytoin aggravate juvenile myoclonic epilepsy? *Neurology* 2000; **55**: 1106-1109.
8) Nicolson A: The relationship between treatment with valproate, lamotrigine, and topiramate and the prognosis of the idiopathic generalized epilepsies. *J Neurol Neurosurg Psychiatry* 2004; **75**: 75-79.
9) Kudo T, et al.: Discontinuation and duration of antiepileptic drug therapy: A retrospective study of factors for specific epileptic syndromes. *Epilepsia* 2004, **45**(Suppl 8): 26-32.

H West 症候群

Point

- ☑ **診断**：発作型としてのてんかん性スパズム，発作間欠時脳波のヒプスアリスミア
- ☑ **治療**：ビタミン B_6，VPA，ビガバトリン，バルプロ酸，副腎皮質刺激ホルモン
- ☑ **予後**：発作は難治・再発例が多い．精神・運動発達遅滞が生じる例が多い

1 一般的事項

West 症候群は，通常何らかの脳障害(出生前，周産期，出生後)があった場合に，年齢依存性に乳児期の中盤に発病することが多い．欧米では West 症候群とほぼ同義として infantile spasms という用語も用いられている．てんかん発作をきたすのみならず発達にも影響し，てんかん性脳症と考えられている．基礎疾患としては，結節性硬化症，Aicardi 症候群，胎児感染症や，非ケトン性グリシン症などの先天性代謝異常症など多岐にわたる．染色体異常や遺伝子異常を背景に発症する例もある．

診断のポイントは，頭部を前屈し四肢を屈曲させるてんかん性スパズムとよばれる発作がシリーズを形成して生じる(繰り返し生じる)，特徴的な発作型の存在である．発作は主として起き抜け(睡眠から目が覚める時)や入眠直後に起きやすいという特徴がある．シリーズの持続時間は様々で，数秒間から 30 分程度のものまで存在する．

発作間欠時脳波は，有名なヒプスアリスミアを示すことが多く，発作時脳波には低振幅速波がみられたり，徐波が対応したり，対応する変化がない場合もあり，様々である．

治療は，ビタミン B_6，バルプロ酸(VPA)，副腎皮質刺激ホルモン(ACTH)が第一選択薬であり，ビガバトリン(VGB)，ラモトリギン(LTG)，ゾニサミド(ZNS)が第二選択薬である．トピラマート(TPM)，スルチアム(ST)，ニトラゼパム(NZP)[1)]およびケトン食療法[2)]などが有効であるという報告もある．結節性硬化症の場合 VGB の有効性が特に期待でき，早期の使用を検討する．形成異常が原因の場合にはてんかん外科治療を考慮する．

発作予後は，特発性と思われる症例と一部の潜因性の症例を除き，不良の場合が多いとされている．てんかん性スパズムがコントロールできても，その後に強直発作を中心とし非定型欠神発作やミオクロニー発作などが出現し，Lennox-Gastaut 症候群に変容する例や，局在病変を有する症例を中心に焦点発作が出現し，焦点性てんかんに変容する症例がある．知能予後も不良の場合が多い．

2 症例呈示

症例 1 ACTH 療法が有効であった症例

a. 症例プロフィール

10 か月の女児で，主訴は四肢が一瞬ぴくっと屈曲し，頭部が前屈する動作(てんかん性スパズム)で受診．家族歴に特記事項なし．妊娠経過に問題なく，在胎 37 週，骨盤位のため帝王切開にて出生．胎児・新生児仮死はなく，出生体重 3,118 g，頭囲 38 cm で，明らかな外表奇形はなかった．発達歴は 2 か月で追視し，3 か月であやし笑いを認めた．合併症として，生後 4 か月時に動脈管開存症と診断された．

b. 治療開始までの経過

生後 3 か月中頃，四肢が一瞬屈曲し，頭部が前屈する動作(てんかん性スパズム)がシリーズを形成して出現することに両親が気づいた．1 シリーズは 1 〜 2 分持続し，1 日 7 〜 8 シリーズ観察された．以後，あやし笑いが消失し，追視をしなくなった．4 か月健診時の相談でてんかんを疑われ，A 病院を受診，脳波および両親が持参したビデオ映像から West 症候群と診断された．ビタミン B_6 (19 mg / 日，分 3)の内服を開始し，発作出現頻度は減少し，発作における四肢屈曲の程度も 1 / 3 程度の強さに軽減した．ビタミン B_6 開始 12 日後にクロバザム(CLB) (0.3 mg / 日，分 2)が追加されたが，発作の完全抑制には至らないため精査加療目的にて生後 5 か月に当院紹介入院となった．

入院時現症：体重 6.9 kg．胸部聴診上 LevineII / VI 度の収縮期雑音を聴取．腹部所見異常なし．外表奇形なし．母斑・皮疹なし．深部腱反射異常なし．四肢および体幹やや低緊張．発達段階として，追視しない，あやしても笑わない，定頸を認めない状態であった．

検査所見：血液・尿生化学検査，血液ガス，染色体検査，乳酸・ピルビン酸，尿有機酸分析，血液・尿アミノ酸分析，などを実施したが，いずれも異常所見を認めなかった．

頭部 CT：両側前頭部に軽度の脳萎縮を認めた(図 1)．

SPECT(発作間欠時 IMP)：局在性の低灌流部位を認めなかった．

脳波：発作間欠時にヒプスアリスミアを認めた．発作時脳波では，不規則な両側広汎性の鋭徐波複合が出現した後スパズムを認めた(図 2)．

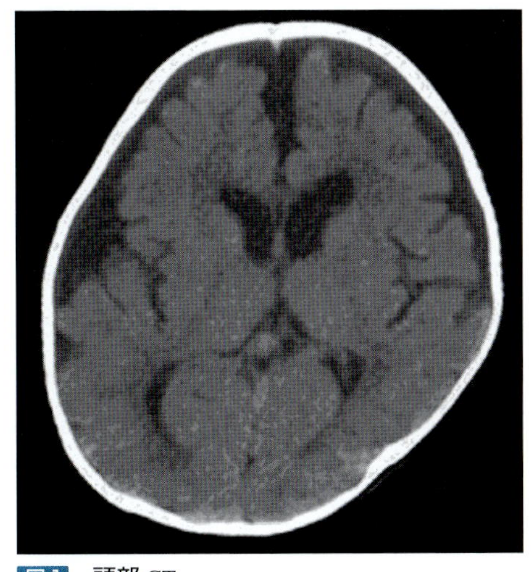

図1 頭部 CT

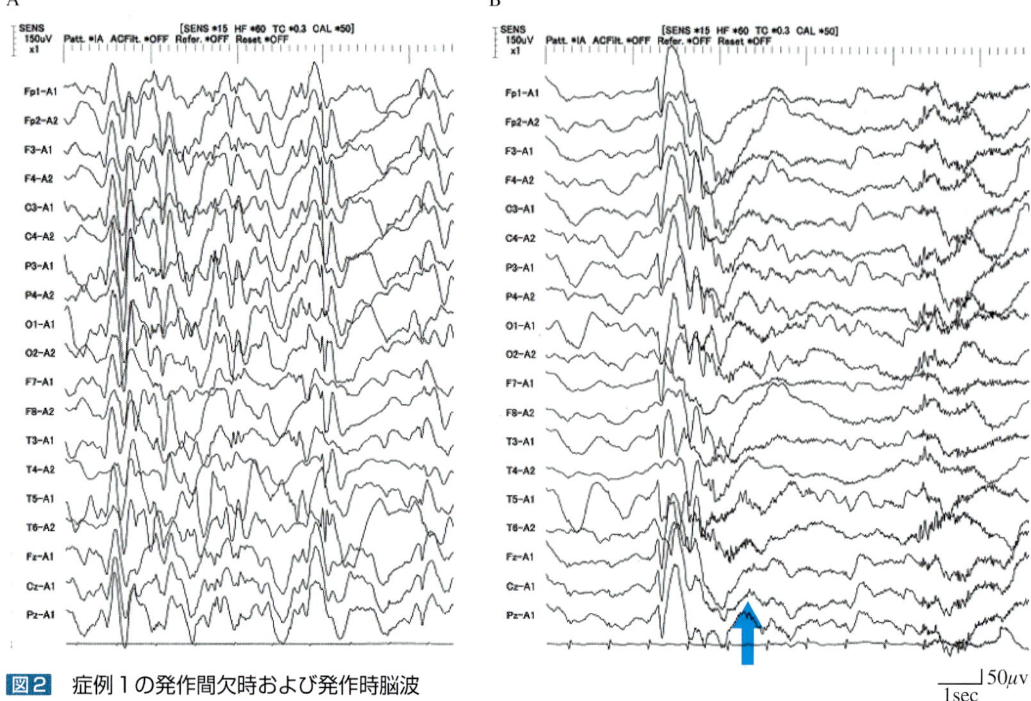

図2　症例１の発作間欠時および発作時脳波

A：発作間欠時脳波（睡眠時）：ヒプスアリスミアが出現している．

B：発作時脳波：不規則な両側広汎性の鋭徐波複合が出現した後，矢印に一致しててんかん性スパズムを認めた．

c. 診断の決め手

国際てんかん分類（1989 年）[3]において，①てんかん性スパズム，②精神運動発達遅滞，③ヒプスアリスミアが West 症候群の 3 主徴とされている．本症例はそのいずれも満たしており，これらが診断の決め手となった．

d. 治療戦略

West 症候群に対する治療法は第一選択薬として，ビタミン B_6 大量療法が，VPA，あるいは合成 ACTH が用いられることが多い[1]．

本症例に関しては当院転院以前に，投与量が少ないと考えられるもののビタミン B_6 を投与され無効であり，次に CLB が投与され無効であったこと，発病後 2 か月を経過した段階で依然スパズムを認め脳波異常が存在することから，経過を踏まえ ACTH 療法を施行することとした．

e. 問題点

治療に関する本症例の問題点として，発病から治療開始までに 1 か月を要し，かつ 2 か月経過した時点で依然脳波異常が存在しててんかん性スパズムも消失していないこと，ビタミン B_6 の投与量が一般的に使用されている量と比較して少量であったこと（一般的には 10 ～ 50 mg / kg / 日）[4]があげられる．さらに動脈管開存症がいまだ径が比較的大きいまま経過観察されており，今後 ACTH 療法を施行した場合に生じる循環動態の変化に耐えられるかが問題となる．

f. 治療経過・効果

入院翌日よりCLBを1週間かけて減量中止するとともに，ACTH 0.02 mg / kg / 日を14日間連続筋注投与，発作が消失しなければ0.025 mg / kg / 日を7日間連続投与，以後0.02 mg / kg / 日を14日間隔日投与，14日間週2回投与し終了するという計画に基づき開始した．治療開始時1日5シリーズ前後スパズムが出現していたが，開始3日目より1日1シリーズに減少した．しかし開始12日目に肺うっ血に伴う呼吸困難が出現したため，ACTHの連続投与を中止し1週間隔日投与の後1週間週2回投与として終了した(参照：Column「ACTHの投与量について」)．開始13日目に発熱したが，同日よりスパズムが消失した．発熱の原因として，血液検査で白血球の上昇を認めたが炎症反応の上昇が伴わずウイルス感染症と判断し，前日からの呼吸困難の一因とも考えられた．開始14日目にB病院に転院し動脈管閉鎖術を受けた．以後もスパズムは認めず，次第に追視・あやし笑いが出現，定頸し寝返りなどが可能となった．ACTH開始26日目に施行した脳波ではヒプスアリスミアは消失し，ノンレム睡眠時に右側頭部に不規則な徐波の出現を認めるのみとなった．

0歳10か月の時点で，発達指数は津守・稲毛式(0～3歳)乳幼児精神発達質問紙にて発達年齢3か月, 感覚運動発達アセスメント(MEPA-II)にて「姿勢」「操作」領域および「コミュニケーション」分野が0～3か月,「移動」領域が4～6か月であり，精神運動発達遅滞を認めた．

g. 予　後

4歳2か月になる現在，てんかん発作はまったくないが，発達は伝い歩きや言葉のオウム返し，バイバイができる程度である．

h. 本症例のまとめ

ACTH療法に反応したWest症候群の1症例である．ACTH療法後のスパズムの消失や脳波所見の改善はACTH療法の効果とも考えられるが，合併した感染症による影響も否定できない．今後はてんかん発作の再発に留意しつつ，定期的に脳波検査を施行しながら経過観察し，発達の遅れについても療育機関と連携を取りながらフォローしていく予定である．

症例2　てんかん外科治療が有効であった症例

a. 症例プロフィール

2歳5か月の男児．主訴は1歳3か月発症のてんかん性スパズム．家族歴に特記事項なし．妊娠経過に問題なく，在胎39週，仮死なく出生．出生体重3,145g，明らかな外表奇形はなかった．頸定3か月，座位6か月，独歩13か月，1歳6か月時点で始語未.

> **Column　ACTHの投与量について**
>
> ACTH療法(参照：p.189)は，各施設において様々な方法で実施されている．投与スケジュールは2週間の連日投与の後，間隔をあけながら2～6週間で投与終了する方法が一般的である．一方，連日投与の際の量に関しては施設間で0.005～0.030 mg / kg / 日以上までの幅がある．近年ACTHによる副作用を軽減するために投与量を少量にとどめる傾向にあり，連日投与量を0.0125 mg / kg / 日とする施設が増加している[7]．

b. 治療開始までの経過

1 歳 3 か月時，授乳中や歩行時に，頭部前屈し両上肢を挙上させる動作に気づかれた．近医でてんかんと診断され VPA を処方されるが症状改善せず，1 歳 6 か月時に当院初診となった．入院時現症：体重 12kg．追視・反応微笑あり．表在奇形・母斑なし．胸腹部：異常なし．明らかな麻痺なし．四肢腱反射左右差なく正常．病的反射なし．歩行安定(Low guard)．

発作症状はシリーズ形成性あるいは単発の対称性てんかん性スパズムが，いずれも日に複数シリーズあるいは複数回出現していた．まれに左優位の非対称性てんかん性スパズムが出現した．

検査所見では，血液・尿生化学検査，血液ガス，染色体検査，乳酸・ピルビン酸，尿有機酸分析，血液・尿アミノ酸分析などを実施したが，いずれも異常所見を認めなかった．

頭部 MRI(T2WI)：右前頭葉眼窩面から内側・背外側にかけて，皮髄境界が不明瞭であった(図 3)．

SPECT(発作間欠時 IMP)：右前頭部に低灌流域を認めた(図 3)．

脳波：発作間欠時(覚醒時)には，鋭波，徐波，棘波が多焦点性に不規則に出現していた(ヒプスアリスミア)．発作時にはてんかん性スパズムの出現に伴い，2 秒前後持続する両側広汎性速波を認めた(図 4)．

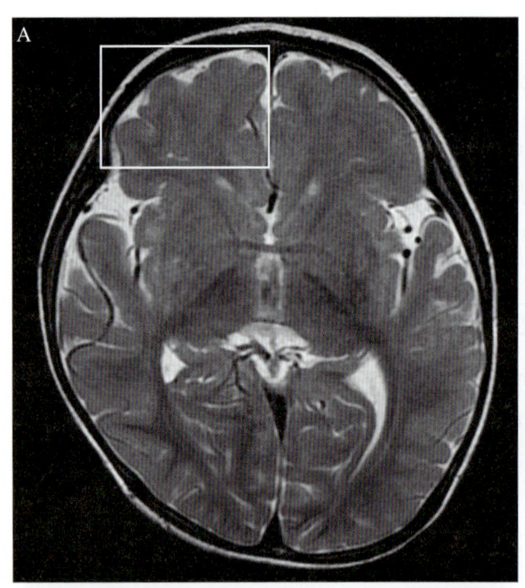

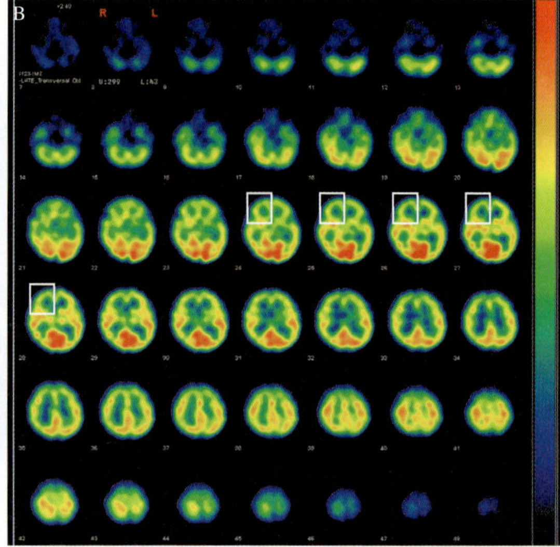

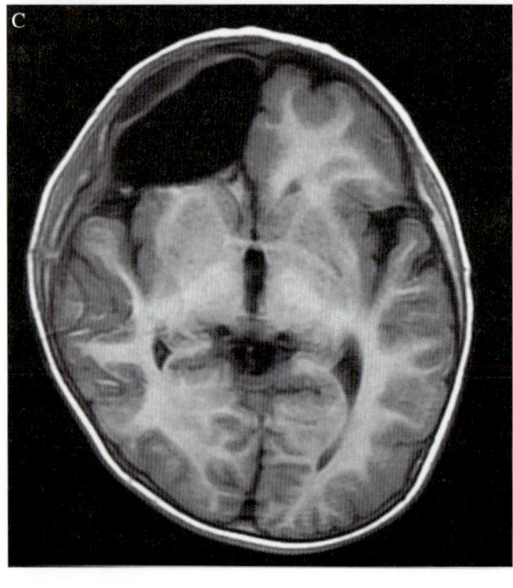

図 3　症例 2 の画像検査

A：頭部 MRI(T2WI)：右前頭部の皮髄境界が不鮮明(枠線内).
B：発作間欠時 SPECT(IMP)：右前頭部に低灌流域を認めた(枠線内).
C：術後頭部 MRI(T1WI)：右前頭葉を切除した.

c. 診断の決め手

本症例は，発作症状としてでんかん性スパズム，脳波所見としてヒプスアリスミアを示し，精神発達遅滞を認めたため，West 症候群と診断した．

d. 治療戦略

頭部 MRI では右前頭部に皮質形成異常の存在が疑われたが，発作時 SPECT では同部位に高灌流

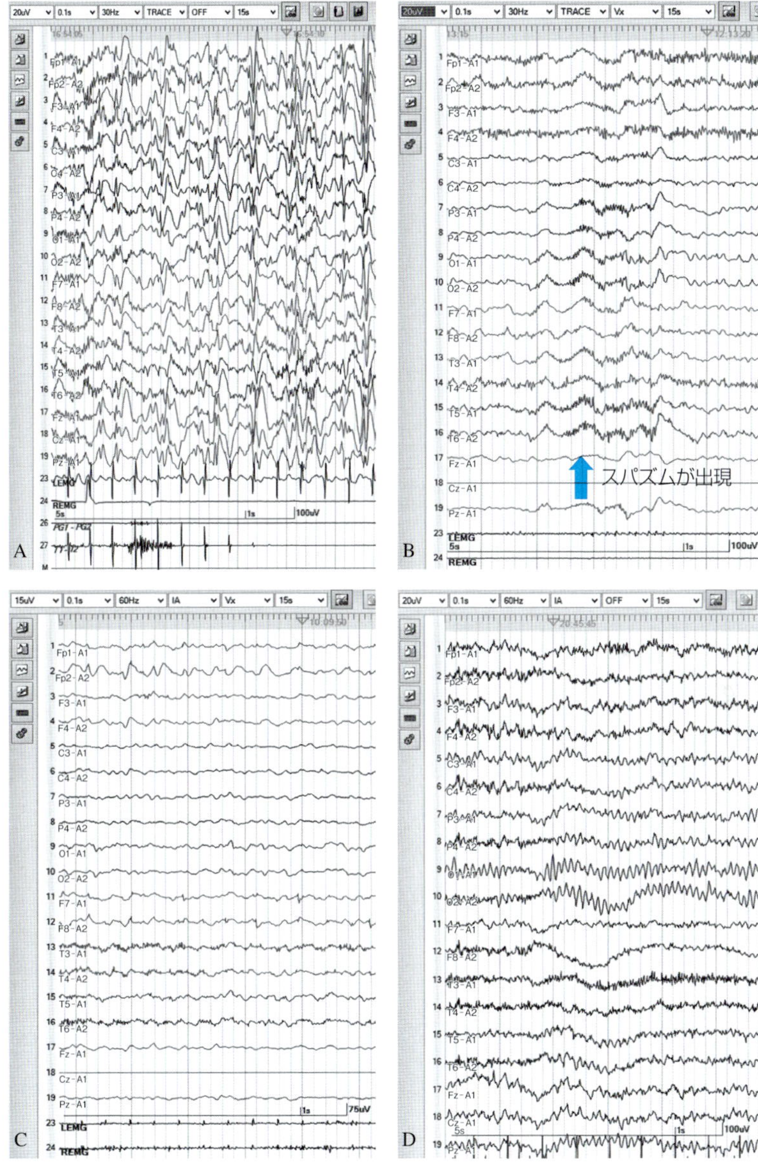

図4 症例2の発作間欠時および発作時脳波

A：発作間欠時脳波（覚醒時）：発作間欠時に，鋭波，徐波，棘波が多焦点性に不規則に出現していた．

B：発作時脳波：てんかん性スパズムの出現に伴い，2 秒前後持続する両側広汎性速波を認めた．

C：発作再発後の発作間欠時脳波（覚醒時）：右前頭部に不規則な群発性徐波を認めた．

D：術後脳波（覚醒時）：てんかん性異常波は消失した．

域を認めなかった．臨床症状や脳波所見も合わせ，入院の時点ではてんかん発作が右前頭葉起始であるという確証は得られなかった．以上から，この段階でてんかん外科治療を実施するのはためらわれた．

したがって本症例ではすでにVPAが使用されており，まずビタミンB_6大量療法，ACTH療法を順次試みることとした．その過程で右前頭部がてんかん原性部位であることを示唆する検査所見が得られた場合，再度てんかん外科治療を考慮する方針とした．

e. 問題点

背景に皮質形成異常が存在しており，ACTH療法後にスパズムが再発する可能性や，薬物治療に対し難治性である可能性が予測された．また薬物治療やACTH療法にてスパズムが軽快した後に，焦点性発作が新たに出現する可能性がある．

f. 治療経過・効果

ビタミンB_6を開始したが，投与量30 mg / kgの時点で食欲低下，軽度肝機能障害が出現し，効果も認められず中止した．その後ACTH治療を0.0125 mg / kg / 日で連日2週間，その後隔日で1週間投与し終了した．投与後5日目で発作は消失し，脳波は改善したものの最終的に右前頭部に不規則な群発性徐波を残した(図4)．

ACTH療法後10か月で発作が再発したため，右前頭葉切除術を実施した(図3)．術後は発作の再発を認めず，脳波でも異常所見は消失した(図4)．

g. 予　後

VPAの内服は継続し，6歳の時点でてんかん発作は再発せずコントロールされている．一方精神発達では遅れを認めており，田中ビネーにてIQ43である．

h. 本症例のまとめ

右前頭部の皮質形成異常を起因としたWest症候群の1症例である．ACTH療法によりスパズムは一時的に消失したが再発した．てんかん発作のコントロールに関しACTH療法の効果は不十分だったが，結果として脳波異常が限局化し発作焦点の推定に寄与した．その後のてんかん外科治療(前頭葉切除術)によりてんかん発作は完全に消失した．てんかん発作はその後もコントロールされているが，知的には遅れを伴っている．

3 その他の特記事項

a. ヒプスアリスミア

West症候群に特徴的とされるヒプスアリスミアであるが，これは高振幅な徐波や棘波が全誘導を通じて不規則に，持続時間・部位を変化させながら出現する発作間欠時脳波所見である．その特徴から，時間的・空間的に無秩序と形容されることが多い．典型的なヒプスアリスミアは覚醒時に主に出現するが，ノンレム睡眠時にはやや同期性が増す場合や，ヒプスアリスミアが断続的に出現する場合などがある．

b. 治療効果判定

てんかん性スパズムの消失ならびに脳波所見の改善をもって初期治療効果を判定する．ACTH療法を含めたステロイドホルモン療法施行直後は易興奮性などが出現するため，精神発達面への治療効果は治療が終了し，それらの影響が消失した後に判定する．長期治療効果の判定はてんかん性スパズムの再発の有無，脳波所見や精神発達の伸びが指標となるが，将来，てんかん性スパズム以外のてんかん発作が出現するか否かは患者それぞれの基礎疾患に大きく依存する．

c. West症候群の発作予後

ACTH療法を含めたステロイドホルモン療法に関して，初期効果としててんかん性スパズムの消失が46～87%に期待できるが，一方で再発する例も33～56%存在する[5]．

てんかん発作に関しては，初期治療によりスパズムが消失したとしてもWest症候群全体の55～60%に後にてんかん性スパズム以外のてんかん発作が生じる[6]．しかしWest症候群には特発性と考えられる症例もあり，約11%の症例が後遺症なく完治することも事実である[7]．

時に突発性発疹・麻疹などの感染症後に発作が消失する場合があり，一方で発作が再発することもある[8]．

d. West症候群の精神運動発達予後

West症候群の精神運動発達予後としては，精神遅滞を患者の71～85%に認め，そのうち50%以上は重度であり[9]，また30～50%の患者が脳性麻痺を合併する[10]．特に症候性West症候群では発作が止まっても，必ずしも正常発達にはならない場合がある．基礎疾患のうち，結節性硬化症を有する症例では特に発作予後が不良な場合が多い．

e. 早期乳児てんかん性脳症(EIEE)の遺伝子異常

最近の原因遺伝子解析により，多くのinfantile spasmsと関連する遺伝子異常が見出されている．代表的なものとしてaristaless-related homeobox(*ARX*), cyclin-dependent kinase-like 5(*CDKL5*), UDP-*N*-acetylglucosaminyltransferase subunit(*ALG13*), membrane-associated guanylate kinase, WW and PDZ domain-containing protein 2(*MAGI2*), syntaxin binding protein 1(*STXBP1*), sodium channel alpha 1 subunit(*SCNA1*), sodium channel protein type 2 subunit alpha(*SCNA2*), g-aminobutyric acid A receptor, beta 3(*GABRB3*), dynamin 1(*DNM1*)などが知られている[11]

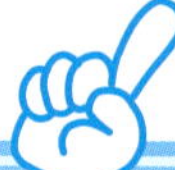

Pitfallに陥らないためのアドバイス

West症候群の診断はてんかん性スパズムがシリーズ形成して起こることが重要である．一方てんかん性スパズムが，四肢の筋収縮に乏しく，わずかな頸部の前屈や眼球上転のみであったり，軽い肩すくめのみであったりするような軽微な発作や，四肢および体幹が伸展するようないわゆる伸展型てんかん性スパズムといった発作型で出現した場合には見逃されたり，誤診されやすい．またてんかん性スパズムの一般的な傾向としてスパズムの最中や終了直後に啼泣を伴うことがあるため，啼泣にとらわれると腹痛などの疼痛性疾患と間違える可能性もあり注意を要する(参照：Column「West症候群におけるスパズムを誤診しないために」)．

脳波判読におけるPitfallとして，West症候群の3主徴の1つとして有名であるヒプスアリスミアは，それがないとWest症候群とは診断できないと誤解するむきもあるが，典型的なシリーズ形成性のてんかん性スパズムがあればWest症候群として構わない．また，逆にヒプスアリスミアがあるのに発作が全くなく，てんかんではない症例もまれながら経験する．そのような症例に対して，抗てんかん薬を用いるべきかどうかに関し明らかなエビデンスはない．

4 患者・家族への説明のポイント

病初期の両親に対する説明においては，難治な経過をとり精神発達を含めた長期予後が良好とはいえない症例が多い疾患ではあるが，良好な経過をたどる一群も存在することを伝え，両親が患児に対する愛情を損なわず，今後の治療・療育に前向きに取り組めるよう配慮する必要がある．

またACTH療法を含めたステロイドホルモン療法を施行する場合には，初期効果としててんかん性スパズムの消失が期待できる一方で再発する例も存在することを説明する．また副作用として，不整脈，心不全，体重増加（食欲亢進），易刺激性，易感染性，高血圧，脳萎縮（多くは可逆性）が起こりうること，重篤な例では肥大型心筋症，大腿骨頭壊死，頭蓋内出血などが生じ得ることを伝える必要がある．

5 最近の学問的進歩

West症候群の治療に関してはコントロールスタディが少なく，各治療法の無作為割付試験が行いにくい状況から，有効性の比較は困難である．有効性についてのエビデンスがあるとされるのは，結節性硬化症でのVGBの用量依存有効性[12]である．経口プレドニゾロンとACTH療法を比較し，ACTH療法のほうが有効性が高いとする報告がある[13]が，近年経口プレドニゾロンがACTH療法より有効であったとする結果も発表された[14]．初期治療に関して，ACTH療法を含めたステロイドホルモン療法とVGBの併用療法と，ステロイドホルモン単独療法を比較すると，ステロイドホルモン療法とVGBの併用療法のほうが，発作抑制効果がより高いという結果がある[15]．

〔大谷英之〕

▸ *Column* West症候群におけるスパズムを誤診しないために

てんかん性スパズムが典型的であれば診断は比較的容易であるが，てんかん性スパズムの強さが軽微な場合や，非典型的なてんかん性スパズムであった場合に見逃すおそれがある．しゃっくりや“挨拶している”と誤診され，治療開始が遅れた症例の経験がある．発作様の動作がはじまったら，臥位ではなく座位にすると頭部の前屈が判別しやすいので，診断が下しやすい．また，起き抜けに起こりやすいといった特徴も参考になる．

▶ *Column* West症候群の抗てんかん薬治療

初期効果と長期効果を考えあわせて薬剤選択を検討する(下表参照)

抗てんかん薬	初期効果	再発率	長期効果	文献
ピリドキシン	SFR：25.8%	75%	SFR：6.5%	吉永治美，他：脳と発達 2016；**48**：114-116
バルプロ酸	SFR：73%	23%		Mackay MT, et al.: *Neurology* 2004; **62**: 1668-1681
ビガバトリン	SFR：54%			Lux AL, et al.: *Lancet* 2004; **364**: 1773-1778
プレドニゾロン	SFR：70%			Lux AL, et al.: *Lancet* 2004; **364**: 1773-1778
ゾニサミド	SFR：33%	50%		Yanai S, et al.: *Brain Dev* 1999; **21**: 157-161
			SFR：64%	Suzuki Y, et al.: *Neurology* 2002; **58**: 1556-1559
トピラマート	SFR：17.5%			Korinthenberg R, et al.: *J Child Neurol* 2007; **22**: 302-306
ラモトリギン	SFR：6.3% RR：43.8%			高橋幸利，他：日本小児科学会雑誌 2011；**115**：585-591
レベチラセタム			SFR：5.7%	高橋幸利，未発表
スルチアム	SFR：30%			Debus OM, et al.: *Epilepsia* 2004; **45**: 103-108
ニトラゼパム	SFR：30〜54%			Chamberlain MC: *J Child Neurol* 1996; **11**: 31-34

SFR：seizure free rate，RR：responder rate.

(高橋幸利：プライマリ・ケアのための新規抗てんかん薬マスターブック．改訂第2版．診断と治療社，2017)

文 献

1) 高橋幸利，他：プライマリ・ケアでおさえておきたい-重要薬・頻用薬．神経・筋疾患薬,抗てんかん薬．Medicina 2018(増)；**55**: 58-62.

2) Kossoff EH, et al.: A case-control evaluation of the ketogenic diet versus ACTH for new-onset infantile spasms. *Epilepsia* 2008; **49**: 1504-1509.

3) Commission on Classification and Terminology of the International League Against Epilepsy. Proposal for revised classification of epileptic syndromes. *Epilepsia* 1989; **30**: 389-399.

4) Tsuji T, et al.: Current treatment of West syndrome in Japan. *J Child Neurol* 2007; **22**: 560-564.

5) Singer WD, et al.: The effect of ACTH therapy upon infantile spasms. *J Pediatr* 1980; **96**: 485-489.

6) Jeavons PM, et al. :Long-term prognosis infantile spasms: a follow-up report on 112 cases. *Dev Med Child Neurol* 1970; **12**: 413-421.

7) Riikonen R: Long term outcome of West syndrome: a study of adults with a history of infantile spasms. *Epilepsia* 1996; **37**: 367-372.

8) Hattori H: Spontaneous remission of spasms in West syndrome—implications of viral infection. *Brain Dev* 2001; **23**: 705-707.

9) Riikonen R: A long-term follow-up study of 214 children with the syndrome of infantile spasms. *Neuropediatrics* 1982; **13**: 14-23.

10) Favata I, et al.: Mental outcome in West syndrome: prognostic value of some clinical factors. *J Ment Defic Res* 1987; **31**: 9-15.

11) Gürsoy S, et al.: Diagnostic Approach to Genetic Causes of Early-Onset Epileptic Encephalopathy. *J Child Neurol*. 2016; **31**:523-532.

12) Elterman RD, et al. Randomized trial of vigabatrin in patients with infantile spasms. *Neurology* 2001; **57**: 1416-1421.

13) Tallie Z, et al.: High-dose Corticotropin (ACTH) Versus Prednisone for Infantile Spasms: A Prospective, Randomized, Blinded Study. *Pediatrics* 1996; **97**: 375-379.

14) Wanigasinghe J, et al.: Randomized, Single-Blind, Parallel Clinical Trial on Efficacy of Oral Prednisolone Versus Intramuscular Corticotropin on Immediate and Continued Spasm Control in West Syndrome. *Pediatr Neurol* 2015 ; **53**: 193-199.

15) O'Callaghan FJK, et al.: Safety and effectiveness of hormonal treatment versus hormonal treatment with vigabatrin for infantile spasms (ICISS) : a randomised, multicentre, open-label trial. *Lancet Neurology* 2017; **16**: 33-42.

I Lennox-Gastaut 症候群

Point

☑ **診断**：強直発作(tonic seizure)を中核とする多彩な全般発作，発作間欠時脳波の全般性遅棘徐波複合，知的障害

☑ **治療**：著効する薬剤はない．バルプロ酸，ラモトリギン，トピラマート，ルフィナミド，クロバザム，迷走神経刺激術，脳梁離断術

☑ **予後**：発作予後・知的予後ともに不良

1 一般的事項

a. 定義・病因

本症候群は，Lennox[1]により，1960 年に特徴的な脳波所見と臨床像を有するてんかんとして報告され[2]，その後 Gastaut が Lennox 症候群と命名[3]，1968 年に Neidermeyer によって Lennox-Gastaut 症候群(以下，LGS)と提唱された[4]．発作・知的予後ともに不良であり，サプレッション・バーストを伴う早期乳児てんかん性脳症，West 症候群(参照：p.290)などとともに，年齢依存性てんかん性(発達性およびてんかん性：2017 年改訂分類)脳症[5]とよばれ，潜因性あるいは症候性全般てんかん(小児期脳波・臨床症候群：2010 年改訂分類)に分類される．

一部 West 症候群からの移行があり，基礎疾患は West 症候群と同様に，出生前要因として，子宮内感染症，先天代謝異常症，神経皮膚症候群(結節性硬化症など)など，新生児低酸素性虚血性脳症などの周産期障害，脳炎や外傷などであるが，病因が明らかでない場合も多い．

発病年齢を含めた臨床経過，発作型と脳波所見が診断のポイントとなる．発病年齢は，1～8 歳で，ピークは 3～5 歳である．遅発性 LGS の報告はあるが，8 歳以降に発病するのは極めてまれなことである．

b. 発作症状

臨床発作型は，多彩であるが，中核をなすのは強直発作である．強直発作は，①軸性(axial：開眼し，呼吸が変化し頭部が持ち上がる)，②軸肢帯性(axorhizomelic：肢帯筋，四肢近位筋まで巻き込まれ，肩が上がる)，③全身性(global：四肢の遠位部まで巻き込まれ，上下肢ともに伸展強直する)に分けられる．症状に著明な左右差はないが，片麻痺を合併している場合などは，左右差を認めることもある．覚醒・睡眠時ともに出現する．覚醒中に起こる強直発作は，転倒し，受傷する頻度が高い．経過中に，強直発作が群発・重積することも少なくない．非定型欠神は，意識減損が主体であるが，しばしば筋緊張の変化(多くは脱力)を伴う．ボーっとした表情で，カクカクと段つきで前屈

していくことが多い．非定型欠神も群発・重積することがある．ほかに，ミオクロニー発作，脱力発作，間代発作，強直間代発作などを伴う．転倒発作(drop seizure)が，治療上最も問題になるが，転倒発作には，強直発作，ミオクロニー発作，脱力発作が含まれる[6]．ときに非定型欠神により転倒することもある．どの発作により転倒するかを診断することにより，選択する薬剤が異なる．

c. 脳波所見

脳波所見は特徴的で，発作間欠時覚醒時には，前頭部で最大振幅を有する 1.5 ～ 2Hz の全般性遅棘徐波複合あるいは，多焦点性棘徐波を認める．睡眠時には，全般性遅棘徐波複合の出現頻度が増し，睡眠ステージが進むと全般性多棘徐波複合が目立つようになる．

発作時脳波は，強直発作は，漸増律動(recruiting rhythm)，広汎な脱同期化(desynchronization)などの所見を呈し，非定型欠神では，1.5 ～ 2Hz の全般性遅棘徐波複合を呈する．ミオクロニー発作には，全般性多棘徐波が対応する．

d. 治　療

てんかんの治療薬として抗てんかん薬を使う時は，その種類，量ともに少ないのが理想であり，単剤治療が望ましいが，多数の発作型を有する LGS では，多剤併用は避けられない．患者のどの発作が最も問題になるかを考えながら薬剤を選択する．できれば，長時間脳波検査などで発作型を

Column　LGS の転倒する発作の鑑別

LGS は，drop seizure を含め転倒する発作をもつことが多い．発作時脳波を捕捉できないことが多いので，倒れる時の様子から発作型を推定する必要がある．

1. ストンと真下に倒れる(マリオネットの糸が切れたように)：**脱力発作，ミオクロニー脱力発作**(VTR で倒れる直前に肩が上がるなどのミオクロニーが確認できれば確実)
2. 飛び込むように倒れる(もっている物が飛んでいく，発作後すぐに意識が回復する場合は確率が高い)：**ミオクロニー発作**
3. 棒状に倒れる(もっている物を握ったまま，発作後もうろうや自動症を伴うことが多い)：**強直発作**
4. くずれるように，スーッと，カクカクと段つきで倒れる：**非定型欠神**

Column　LGS の脳波経過

脳波の全般性遅棘徐波複合は，振幅が低下し，前頭部に限局するなど改善することが多い．Yagi は，LGS の 11 年間の脳波経過を以下の 5 型に分類した[8]．

1. 全般性遅棘徐波複合と速律動が持続し発作も残存する最重症群(25%)
2. 全般性遅棘徐波複合は消失し，睡眠中の速律動のみ残存する群(22%)
3. 全般性遅棘徐波複合と速律動が消失するが，睡眠中の多遅棘徐波複合が残存する群(42%)
4. 覚醒・睡眠ともにてんかん性異常波が消失し，発作も抑制される群(5%)
5. 一定期間局在性棘波を認めた群(17%)

正確に確定することが望ましい.

強直発作に対しては，バルプロ酸(VPA)，トピラマート(TPM)，ラモトリギン(LTG)，ゾニサミド(ZNS)，フェニトイン(PHT)，などが用いられる．新規抗てんかん薬，ルフィナミド(RFN)も有効であるとの報告がある．ベンゾジアゼピン(BZD)系薬剤も有効なことが多いが，induced micro seizures として睡眠中の強直発作が誘発されることもあるので注意を要する．

LGS では，強直発作が群発・重積することがある．ジアゼパム(DZP)坐薬あるいは静注で対応するが，抑制されない場合は，fos PHT の静注，ミダゾラムの持続静注などを行う．

非定型欠神に対しては，VPA，ZNS，BZD，TPM，LTG を用いる．エトスクシミド(ESM)も有効であるが，強直発作を増悪することがあるので注意が必要である．また，多剤併用になり眠気が増し発作が増悪することにも注意したい．ミオクロニー発作に対しては，VPA，BZD，ZNS，レベチラセタム(LEV)などが用いられる．カルバマゼピン(CBZ)で非定型欠神，ミオクロニー発作が増悪するので注意しなければならない．

難治な発作をもつ LGS では，多剤併用となることが多いため，抗てんかん薬の血中濃度および副作用のチェックを行いながら，発作の抑制のみならず，患者の QOL を十分考慮しながら治療していく必要がある．

抗てんかん薬により発作が十分に抑制されない場合，ステロイド療法，ケトン食療法，迷走神経刺激術が行われる．また，drop seizure に対して脳梁離断術の有効性が報告されている[7]．一部の例を除いて，発作予後・知的予後ともに不良である．

e. 治療効果の判定

発作の改善をもって治療効果を判定する．複数の発作型を有するため，すべての発作が改善することが理想であるが，生活上最も問題になる発作型が軽減された場合，治療効果ありと考える．特に，強直発作は難治であることが多く，覚醒中の発作が抑制されているようであれば，睡眠中の強直発作については，完全に抑制されなくても，治療は成功したと考える．BZD 系薬剤は，複数の発作型に有効であるが，耐性がある場合が多い．発作が抑制され有効性が持続する場合はよいが，発作が再度出現した場合は，投与前と比較して，発作が改善されているかどうかが，有効性の判定基準となる．初期効果にとらわれて，繰り返し増量し，最終的に投与量が多くなり，眠気などの副作用が出現してしまうこともあるので注意を要する．

発作の改善と同時に脳波所見の改善も有効性の判定基準となる．他の例であるが，初診時の多剤併用の状態では，1.5 ～ 2 Hz の全般性遅棘徐波複合が連続性に出現していた(図 1)が，薬剤を整理し発作が抑制されると，明らかなてんかん性突発波は認められなくなった(図 2)．

f. 発作予後

LGS の発作予後は不良である．66 ～ 95% で発作が抑制されずに持続する[9~13]．八木の報告では，10 ～ 20 年(平均 16.3 年)の長期経過で，102 例のうち 1 年以上発作が抑制されていたのは，8 例(7.8%)，残りの 94 例で発作は持続していた．3 例にミオクロニー発作のみが認められたのを除いて，全例が強直発作を有しており，強直発作が難治化の要因である．

g. 精神発達予後

患者の 75 ～ 99% で知的障害を認め，うち 44 ～ 50% が重度知的障害を合併する[11]．初診時に

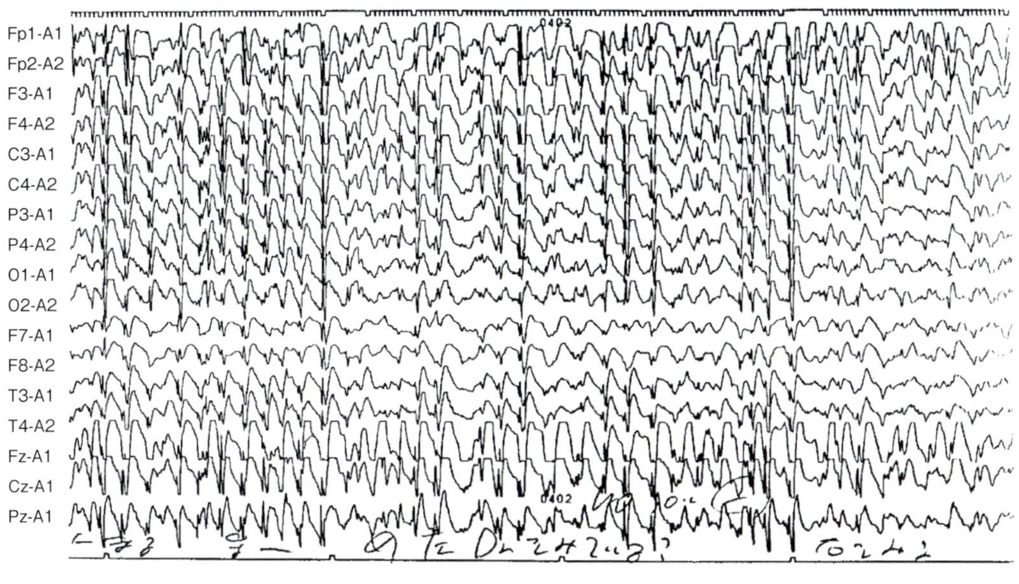

図1　入院時発作間欠時脳波

1.5～2 Hz の全般性遅棘徐波が連続性に認められる.

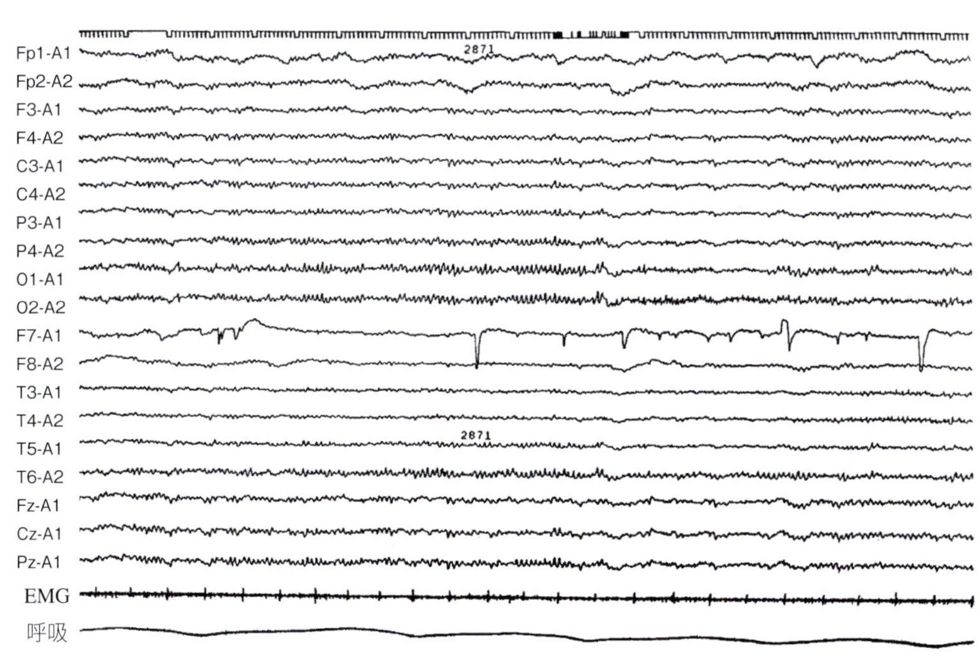

図2　退院時発作間欠時脳波

両側後頭部に α 波を認め，てんかん性異常波は消失している.

69% の患者が，知的障害を合併していたのに対し，10 年以上経過した調査時には，99% に知的障害の合併を認めたという報告もある．発作が抑制され，神経心理学的にも回復することは例外的であり，治癒例はないとする報告もある．

② 症例呈示

a. 症例プロフィール

6歳4か月の男児，主訴は難治な転倒する強直発作．家族歴に特記事項なし．妊娠中，周産期問題なく，既往歴も特記すべきことなし．発病前の発達歴は，頸定3か月，独歩1歳と正常発達であった．

b. 治療開始までの経過

5歳頃に，ピアノを弾いている時に，上肢がぴくっと上がることに気づかれた．はじめは週に1回程度であったが，徐々に増悪し，朝に7～8回連続するようになり，日単位となったため近医を受診したが，チックであろうといわれそのまま様子をみていた．5歳4か月頃にさらに頻回になったため，他院を受診し脳波検査を行い，てんかんと診断されVPAを開始した．5歳6か月頃よりボーっとして反応がなくなる非定型欠神，全身を硬くして転倒する強直発作が出現した．PHT，クロナゼパム(CZP)，ZNSなどを使うも発作が抑制されないため，6歳4か月の時，当センターを初診し，薬物調整の目的で入院した．

入院時現症：身長116.4cm，体重22.0kg

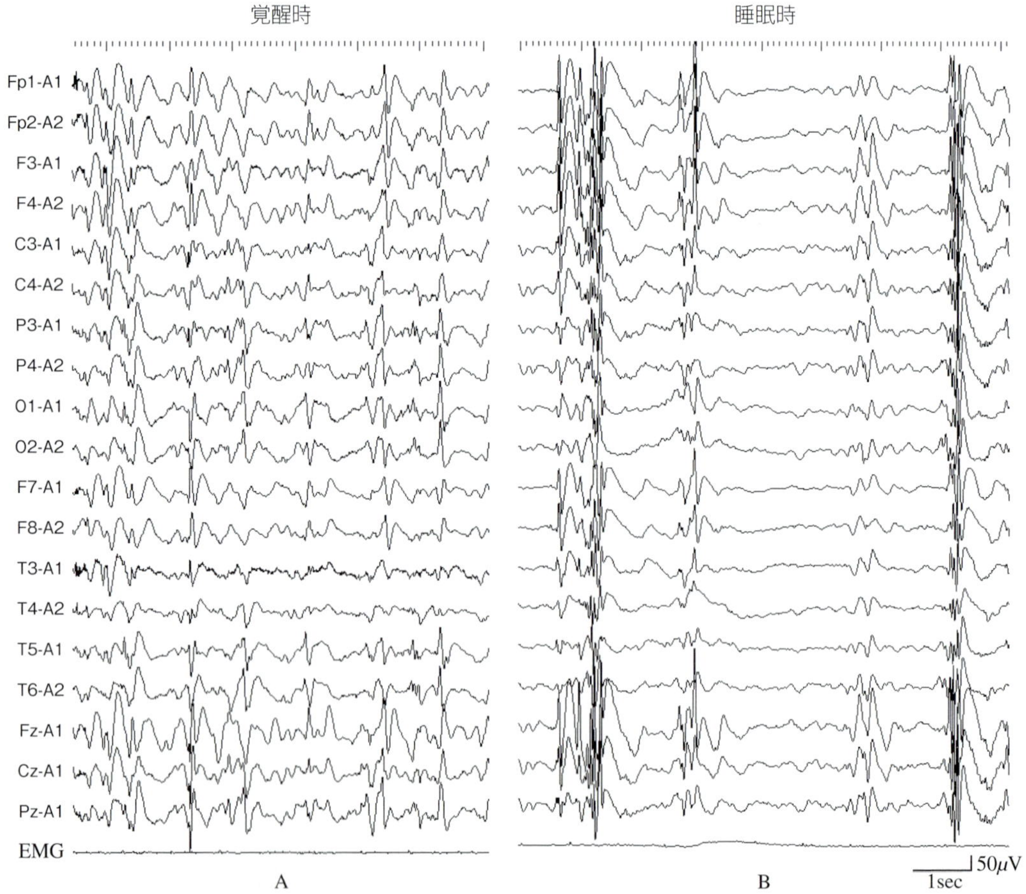

図3 発作間欠時脳波
覚醒時には，1.5～2 Hz全般性遅棘徐波を認め(A)，睡眠すると，広汎性多棘徐波が出現する(B)．

身体所見，神経所見：異常なし

発達検査：田中ビネー式知能検査(生活年齢)6歳4か月，(精神年齢)6歳4か月，IQ 100

血液・尿生化学検査：異常なし，乳酸ピルビン酸

血液・尿アミノ酸分析：異常なし

頭部CT・MRI：異常なし

頭部SPECT：明らかな局在性を示す所見なし

脳波：〔発作間欠時〕基礎波は，α波は認められず，7Hz θ律動が後頭部優位に認められる．〔覚醒時〕1.5～2Hzの全般性遅棘徐波複合が頻回に出現，過呼吸により増強される．〔睡眠時〕多棘徐波が出現，睡眠が深くなると速波律動が認められる(**図3**)．〔発作時〕1.5～2Hzの全般性遅棘徐波複合に一致して意識減損する非定型欠神(**図4**)速波律動に一致して，開眼，強直発作(**図5**)全般性多棘徐波に一致して両上肢をピクンと広げるミオクロニー発作

c. 診断の決め手

臨床発作が強直発作，非定型欠神，ミオクロニー発作と多彩であり，脳波所見では，1.5～2Hzの左右同期性広汎性遅棘徐波を認め，睡眠時には速波律動(fast rhythm)が群発しており，LGSの診断基準を満たしている．

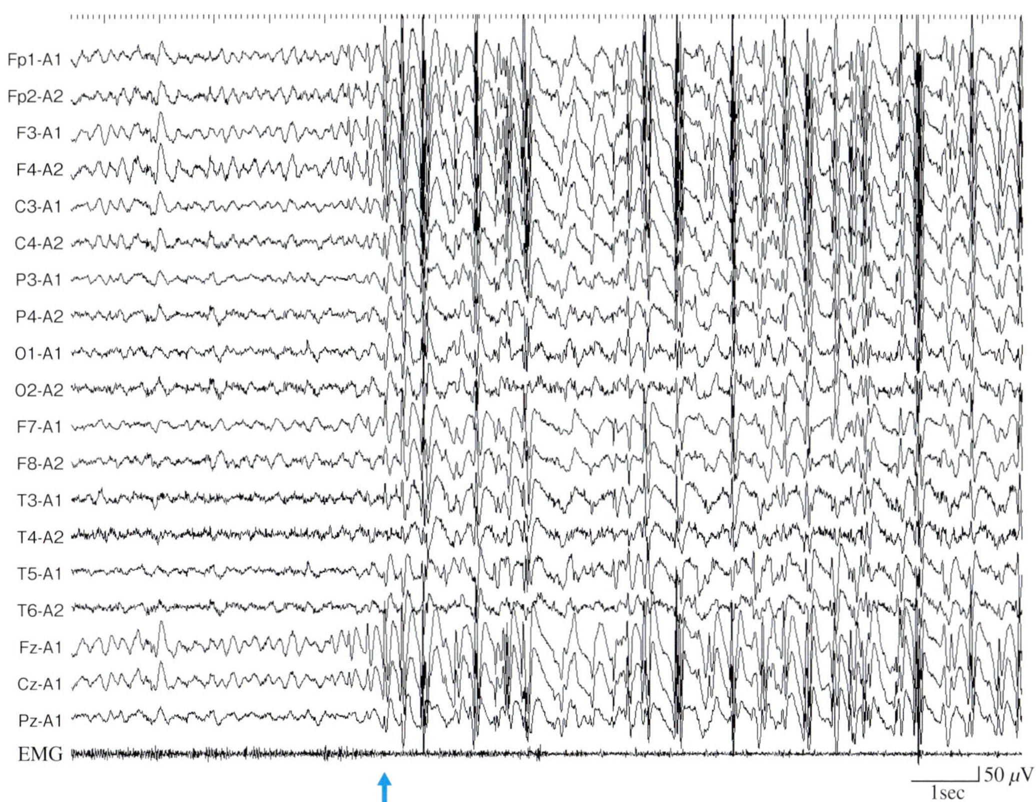

図4 非定型欠神の発作時脳波

1.5～2 Hzの全般性遅棘徐波複合に一致して(矢印)ボーっとして意識減損する非定型欠神.

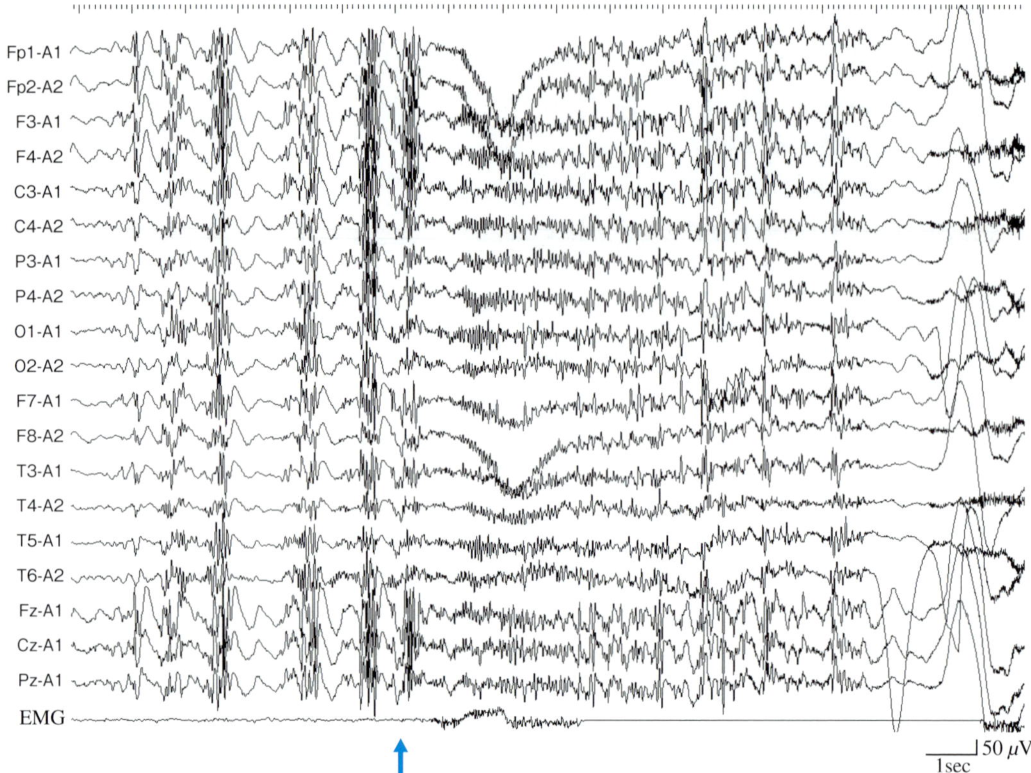

図5　強直発作の発作時脳波
速波律動に一致して(矢印)開眼し，頭部を起こし肩に力が入る強直発作.

d. 治療戦略

発作のうち，受傷の危険性の高い drop seizure が，最優先の治療対象となる．drop seizure には，強直発作が最も多いが，ミオクロニー発作，あるいは，脱力発作のこともある．非定型欠神で受傷することは少ないが，発作頻度が高くなると発作重積状態となり，一日中ボーっとして精神活動が低下し知的荒廃の原因となることもあり，緊急に対応する必要がある.

本症例では，入院時に認められた drop seizure は video-EEG 同時記録により，強直発作とミオクロニー発作であることが確認された．強直発作に対しては，PHT，VPA，ZNS が選択される(現時点では，TPM，LTG，RFN も選択される)．BZD 系の薬剤も有効なことが多いが，ときに意識レベルを低下させ逆に欠神発作を誘発したり，睡眠中に強直発作が増悪することもあるので注意を要する．また，BZD 薬剤については，耐性獲得が問題になるため，薬物動態を十分理解したうえで 1 日 1 回投与や隔日投与など投与回数を少なくする工夫も必要となる．CBZ も有効なことがあるが，ミオクロニー発作，非定型欠神発作を増悪させるので，患者の状態を十分把握しながら投与する必要がある.

e. 問題点

入院前に，VPA，PHT などを投与されても発作が抑制されていないことより難治性であることは予想される．また，現時点で，発達の遅れがないため，入院時に LGS と確定診断することは難しく，症候性全般てんかんと診断して，治療中に LGS の確定診断することになる．今後，知的障害を合併する可能性が高く家族の疾病受容が難しいことが予想される.

f. 治療経過・効果

入院時，ミオクロニー発作と非定型欠神が最も頻回であり，強直発作は週単位と比較的頻度が少なかったため，服用していたPHT，VPA，CZPのうち，PHTを漸減中止した．中止後，強直発作が増悪したが，耐性が出現していたCZPを漸減中止し，クロバザム(CLB)を開始したところ強直発作，ミオクロニー発作および欠神発作がやや改善した．さらにZNSを開始し，ミオクロニー発作，強直発作ともに改善したが，副作用のため，動作緩慢となり日常生活に支障が出たため，ZNSを中止しPHTを再開したところ，発作は完全に抑制され退院した．約半年後，ミオクロニー発作が再発し，徐々に強直発作も出現するようになったため，耐性ができたCLBを漸減中止した．副作用に注意しながらZNSを再開したが，強直発作・ミオクロニー発作ともに改善せず，再度入院した．入院後行った長時間脳波検査で，ミオクロニー発作であると考えられていた発作が，強直発作であることが確認され，さらに非定型欠神も頻回であることがわかった．ZNSを中止後，NZPを追加し，発作は完全に抑制された．その後強直発作，非定型欠神ともに再発し，耐性に注意しながらBZD系薬剤を順次投与するも発作は抑制されなかった．15歳の時，1日中ボーっとして反応性が低下し，非定型欠神の重積状態となり入院し，CLBがやや有効であった．知的発達面は，初診時にIQ 100で普通学級に通学していたが，8歳にはIQ 76，4年生頃から授業についていけなくなり，5年生から養護学級に通うことになった．15歳の時は，IQ 42で，特別支援学校高等部に進学した．高等部卒業後，気に入らないと怒鳴る，他者に暴力をふるうなどの行動の問題が顕在化した．さらに，手を洗い続けるなどの強迫神経症の症状が出現し，向精神薬も併用するようになった．21歳の時強直発作が頻発し入院した．他に，フェノバルビタール(PB)，ESM，TPM，LTGも投与したが，難治に経過している．

g. 予　後

23歳の現在も，日単位の強直発作，非定型欠神を認め難治性に経過している．重度の知的障害は合併しているが，精神的には落ち着き，デイサービスに通所できるようになっている．

h. 本症例のまとめ

抗てんかん薬治療に抵抗性の難治なLGSの症例である．外来および入院で，濃厚な治療を行ってきたが，発作は抑制されていない．抗てんかん薬のうち，BZD系薬剤にのみ反応するが，耐性ができやすい．今後は，間欠投与あるいは，数種類のBZDを交互に投与する予定である(現時点では，TPM，LTG，RFNも有効である可能性があり，欧米でオーファンドラッグとして発売されているfelbamateなどの効果を期待したい)．また，精神的に安定してきたので，受傷に気をつけ，本人の意向を確かめながら社会参加できるよう，家族，ソーシャルワーカー，施設職員と方向性を検討している．さらに，施設へのショートステイなどを繰り返し，将来の生活の場を探しているところである．

3 その他の特記事項

a. 全般性遅棘徐波複合

全般性遅棘徐波複合は，棘波より遅い100～150 msecの鋭波と350～400 msecの大徐波からなり，周波数は一定ではなく1.5～2.5 Hzの間で変動し，偽律動性(pseudo rhythmic)といわれる．連続性に出現することが多く，全記録の3/4を占めることもある．また，深呼吸で賦活されないこともある．

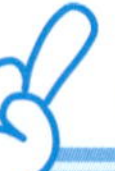

Pitfall に陥らないためのアドバイス

転倒する drop seizure をもち，脳波検査で，1.5 ～ 2 Hz の全般性遅棘徐波を認める時に LGS を疑う．さらに，覚醒中，非定型欠神が認められる時は，可能性はさらに高くなる．非定型欠神は，発作として認識されていないこともあり，動作が緩慢になった，話を聞いていないなどといわれることが多い，何となくぼんやりしているなどと表現されることもあるので注意を要する．West 症候群（参照：p.290）の症例においては，臨床経過では強直発作の出現（特に睡眠中）が，脳波では速波律動の出現が，LGS 移行のポイントとなる．シリーズ形成するスパズムが残っていても，LGS と診断して問題はない．

また，他のてんかん症候群を LGS と誤った診断をしないことが大切である．atypical benign partial epilepsy あるいは，continuous spikes and waves during slow sleep（参照：p.325）では，1.5 ～ 2 Hz の全般性棘徐波を睡眠中に認め，覚醒中に非定型欠神発作様の意識減損発作をもつことがあり，LGS と誤って診断されることも多い．両者とも，強直発作がないこと，睡眠脳波記録で速波律動を認めないことがポイントとなる．ミオクロニー失立発作てんかん（epilepsy with myoclonic-astatic seizures〈Doose 症候群〉）（参照：p.310）との鑑別が問題になることもあるが，ミオクロニー発作が主体であり，強直発作の頻度が少ないことがポイントとなる．また，前頭葉てんかん（特に内側面に起始するてんかん）との鑑別も難しいことがある．発作時脳波を確認し，神経画像所見を参考にして鑑別することが大切である．

④ 患者・家族への説明のポイント

LGS は小児の最も難治なてんかん症候群の 1 つであり，診断を告知する際は，脳波所見，臨床発作型，臨床経過などの診断根拠を丁寧に伝える必要がある．今後，長期にわたって難治な発作とつきあいながら抗てんかん薬治療を続けなければならない患者と，家族の気持ちに十分配慮する必要がある．

LGS の発作および精神発達の予後は不良である．発作が難治であり，今後の精神発達が障害されることを伝えなければならないが，確率は低いが，発作が抑制される例があることも考慮し，根気よく治療を続けるように話す必要がある．職業予後についての八木の報告によると，97 例のうち，12 例が一般就労，1 例が主婦，7 例がパートで働いていた．一般就労の 12 例の発作予後は，5 例で 1 年以上発作が抑制されており，4 例は夜間の強直発作のみ，2 例はミオクロニー発作と欠神発作，1 例はミオクロニー発作のみであった．やはり，発作を抑制する努力を続けることは必要であり，発作が抑制されることで，知的発達が望めることも確かである．

そして，治療と同時に，患者の発達面・ADL に対しても配慮することが大切である．精神発達障害の原因・要因について，すべてが解明されてはいないが，難治な発作が持続することに加えて，多剤併用となった抗てんかん薬の影響が 1 つの要因であると考えられている．さらに，転倒する危険な発作をもつため，保護的になり，社会経験が少なくなりがちな点もその要因の 1 つであるとされる．家族も，治療初期には，発作を止めることのみを目標とし，発作だけに注目しがちであるが，患者の発達や日常生活の様子にも目を向けることの大切さを伝えたい．失立発作による受傷を防ぐために，保護帽を使用し，患者の生活範囲を少しでも広げ，より多くのことを経験させ，患者のもっている能力を十分発揮させるように働きかけたい．発作とうまくつきあいながら，生活できるように主治医は援助し，アドバイスをし，さらに，学校などの教育機関や，ソーシャルワーカーらと連絡をとりながら，患者と家族を支え，前向きに治療を続けられるように図っていく必要がある．

5 最近の学問的進歩

LGS に対する有効な治療法はいまだ確立されていない．今後は，LGS に対する従来の抗てんかん薬と，新規抗てんかん薬との併用療法，ケトン食療法および外科治療（迷走神経刺激療法・脳梁離断術）などを含めた治療ガイドラインの作成が望まれる[14]．

〔久保田裕子〕

文　献

1) Beaumanoir A, et al.: The Lennox-Gastaut syndrome. Epileptic syndromes in infancy, childhood and adolescence. 4th ed, John Libbery, London, 2005; 125-148.
2) Lennox WG, et al.: Clinical correlates of the fast and the slow spike-wave electroencephalogram. *Pediatrics* 1950; **5**: 626-644.
3) Gastaut H, et al.: Childhood epileptic encephalopathy with diffuse slow spike-waves (otherwise known as "petit mal variant") or Lennox syondrome. *Epilepsia* 1966; **7**: 139-179.
4) Niedermeyer E: The Lennox-Gastaut syndrome: a severe type of childhood epilepsy. *Electroencephalogr Clin Neurophysiol* 1968; **24**: 283.
5) 大田原俊輔：年齢依存性てんかん性脳症に関する研究．脳と発達 1977; **9**: 2-21.
6) Ikeno T, et al.: An analytic study of epileptic falls. *Epilepsia* 1985; **26**: 612-621.
7) Wheless JW: Nonpharmacologic treatment of the catastrophic epilepsies of childhood. *Epilepsia* 2004; **45**(suppl 5): 17-22.
8) Yagi K: Chronological changes of epileptic discharges in patients with Lennox-Gastaut syndrome (LGS). *Epilepsia* 1999; **40** (suppl 2): 204.
9) Kurokawa T, et al.: West syndrome and Lennox-Gastaut syndrome : a survey of a natural history. *Pediatrics* 1980; **65**: 81-88.
10) Otsuka Y, et al.: Long-term prognosis of the Lennox-Gastaut syndrome. *Jpn J Psychiatry Neurol* 1990; **44**: 257-264.
11) Yagi K: Evolution of Lennox-Gastaut syndrome: a long-term longitudinal study. *Epilepsia* 1996; **37** (suppl 3): 48-51.
12) Oguni H, et al.: Log-term prognosis of Lennox-Gastaut syndrome. *Epilepsia* 1996; **37** (suppl 3): 44-47.
13) Goldsmith IL, et al.: Long-term seizure outcome in 74 patients with Lennox-Gastaut syndrome:effects of incorporating MRI head imaging in defining the cryptogenic subgroup. *Epilepsia* 2000; **41**: 395-399.
14) Pellock JM, et al.: Current Strategies for the Management of Lennox-Gastaut Syndrome. *Epilepsia* 2014; **55**(suppl 4) 1-36.

J ミオクロニー失立発作てんかん

Point

- 診断：基礎疾患や脳病変を伴わない・ミオクロニー脱力発作・強直間代発作
- 治療：バルプロ酸・ラモトリギン・エトスクシミド・ケトン食療法
- 予後：発作および知的予後は一定しない(良好～不良)

1 一般的事項

epilepsy with myoclonic-atonic seizures(MAE)は，1989 年のてんかん症候群国際分類では，ミオクロニー失立発作てんかん(epilepsy with myoclonic-astatic seizure)として，潜因性あるいは症候性全般てんかんに分類されていた．2010 年の改訂版では，脳波・臨床症候群に位置づけられている．診断の定義については，変わらず 1989 年のまま用いられていることが多い．すなわち，①てんかん発病までの精神運動発達は正常，②ミオクロニー発作・ミオクロニー脱力発作・脱力発作のいずれかが，生後 7 か月から 6 歳の間に出現，③発作間欠時脳波にて，全般性棘徐波または多棘徐波を認める，というものである．病名に代表される，ミオクロニー脱力発作(ミオクロニーが出現した後，筋緊張低下により転倒する発作)の他に，脱力を伴わないミオクロニー発作，脱力発作，非定型欠神発作，強直間代発作(まれに強直発作)など，多彩な発作症状を有する．Doose 症候群ともよばれる．

明らかな代謝変性疾患や脳病変を伴わず，てんかんや熱性けいれんの家族歴を有する場合が多いため遺伝的要因が考えられている[1,2]．9 歳までの小児てんかんのうち 1 ～ 2% を占める[3]．約 94% の患児が満 5 歳までに発病するとされ，7 歳以降発病の報告はない．約 3：1 の割合で男児に多い[4,5]．

典型的な臨床経過では強直間代発作が先行し，発病後数か月から数年を経てミオクロニー発作が出現する．一方，2 つの発作型が同時期からみられる場合もある．発作頻度は次第に減少する傾向があり，50 ～ 89% の症例で 3 年以内に発作は収束に向かうとされる[4~6]が，難治な経過を辿る例もある．また，無治療で発作が自然寛解し精神発達正常である例も少数ながら存在する[5]．発作および知的予後不良因子として，頻回の強直間代発作や脱力発作・強直発作が繰り返されること・強直発作の出現・小発作重積状態の出現，また発作間欠時脳波が改善されないことや覚醒時背景脳波の α 波が欠如していることなどが考えられている．

発病までの発達は約 90% の症例でほぼ正常である．発病後の認知機能に関して，約 58% で正常範囲，20% で軽度，22% で重度な精神発達遅滞を示すという報告があり，発作抑制が困難な症例で悪くなる傾向が認められるという[7]．

治療はバルプロ酸(VPA)が第一選択，VPA とラモトリギン(LTG)の併用が次の選択肢とされている．ミオクロニー発作・ミオクロニー脱力発作や非定型欠神にはエトスクシミド(ESM)が有効な場合もある．また VPA と少量のベンゾジアゼピン（BZD）系薬剤の組み合わせが効を奏することもある．全般性強直間代発作に対してはフェノバルビタール（PB）やフェニトイン（PHT）が有効な場合もある．難治例ではケトン食療法（参照：Column「ケトン食療法」）を試みるべきとされおり，特に *SLC2A1* 遺伝子変異を有する患者で有効である可能性がある[8]．

約 1/3 の患者では，発病早期に強直間代発作やミオクロニー脱力発作が 1 日何度も繰り返し認められるなど，激しい経過を呈する[9]．それに対応しようと早い段階で多剤併用など不適切な薬物療法が行われ，逆に発作を増悪させてしまうこともあるため注意を要する．

2 症例呈示

a. 症例プロフィール

3 歳 3 か月男児，強直間代発作・脱力発作・非定型欠神発作のコントロール不良を主訴に当院紹介受診．本児は生後 8 か月より 2 歳 2 か月までに熱性けいれんが数回あり．また本児の兄に熱性けいれんの既往と脳波異常（4 歳までに正常化）を認めた．その他，てんかん発病までの生育歴に特記事項なし．

b. 治療開始までの経過

3 歳 3 か月時，覚醒時に全身がけいれんする 2 ～ 3 分の発作にて発病．以後 1 ～ 2 週間ごとに同様の発作を繰り返すようになった．前医にて，てんかんと診断され VPA を開始されたが，発作抑制されず頻度増加．さらに 3 歳 5 か月ごろより，ボーっとして動作停止する発作や，全身または体の一部がビクンとなる発作が出現し，日単位でみられるようになった．VPA 単剤，VPA＋カルバマゼピン（CBZ），VPA＋ゾニサミド（ZNS），VPA＋ZNS＋クロバザム（CLB）など試されるも発作増悪傾向であったため，3 歳 7 か月時，当院紹介入院となる．入院時 VPA 380 mg＋ZNS 200 mg＋CLB 0.8 mg の処方にて，強直間代発作（5 回 / 月）および頻回の非定型欠神発作・ミオクロニー発作・ミオクロニー脱力発作を認めていた．

入院時現症：体重 15.0 kg，身長 95.6 cm

身体所見・神経学的所見：異常なし

Column ケトン食療法

ケトン食療法（参照：p.179）は，様々なてんかん症候群の症例に，一定の割合で有効であることが確認されている．MAE に対しては，抗てんかん薬を平均 5 種類使用し効果がなかった症例に対し試みられ 50% で有効だったとする報告[6]や，58% の症例でミオクロニー発作およびミオクロニー脱力発作が消失しけいれん性の発作にも有効であったという報告[7]などがあり，これは各種抗てんかん薬の有効率の VPA；10.5%，LTG；18.2%，トピラマート（TPM）；23.1%，ESM；25% など[6]と比較して，高い数値だと考えられる．

ただし実際問題として，大幅な食事制限があるケトン食の導入・継続は容易でないこともあり，家族が敬遠する場合もある．

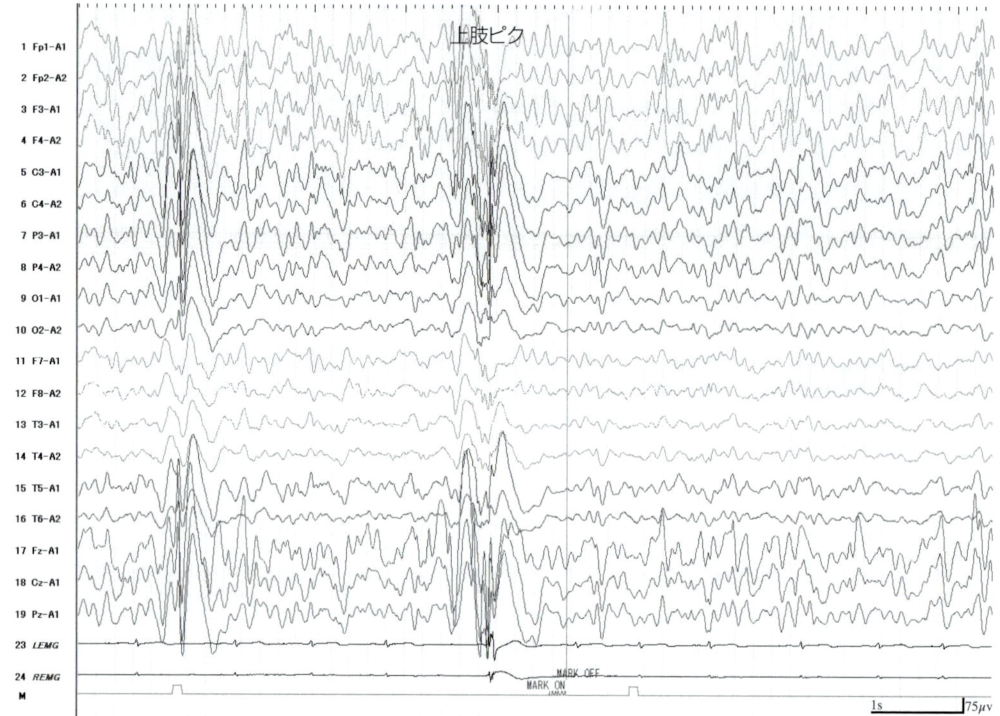

図1　ミオクロニー発作時の脳波

両側広汎性棘徐波複合が連発して出現しており，2回目の棘波に一致して筋収縮が認められる．

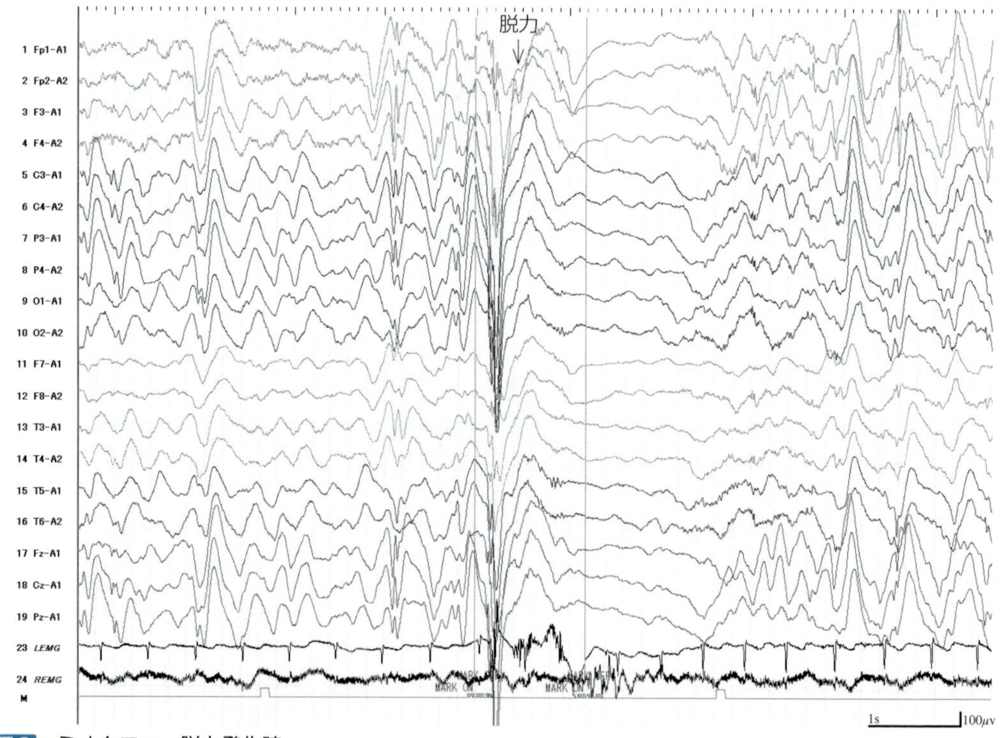

図2　ミオクロニー脱力発作時

脳波は両側広汎性の棘徐波複合が連続して出現し，3回目の棘波に一致して筋収縮，直後の徐波の立ち上がりに一致して脱力している．

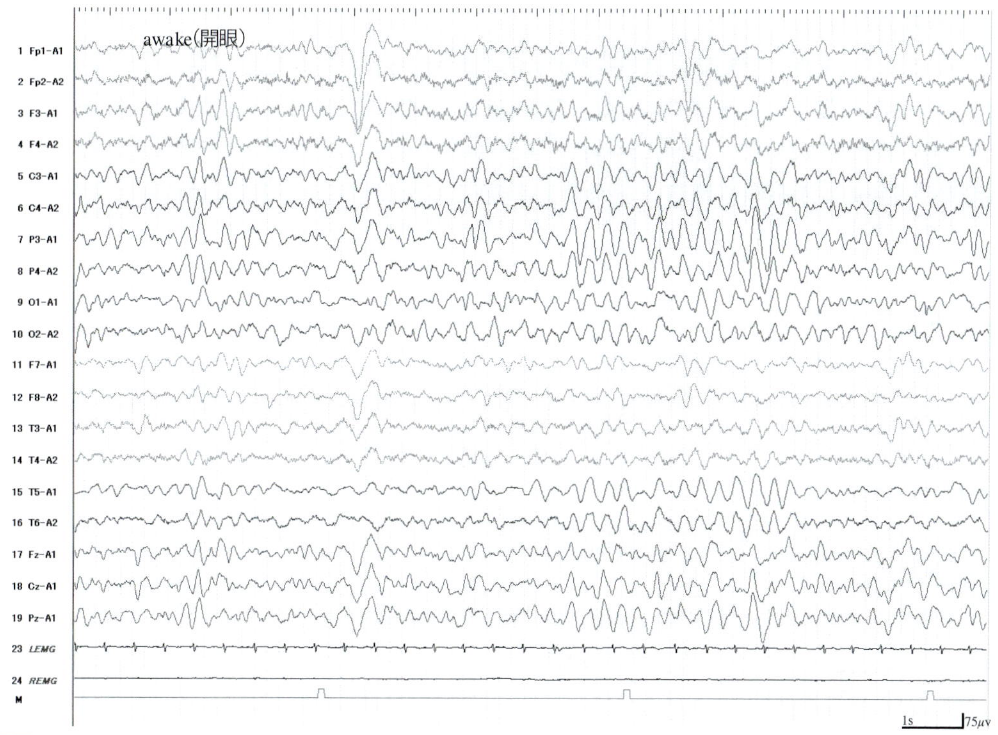

図3　覚醒時背景脳波

中心・頭頂部優位約 4 Hz の律動性 θ 波を認める.

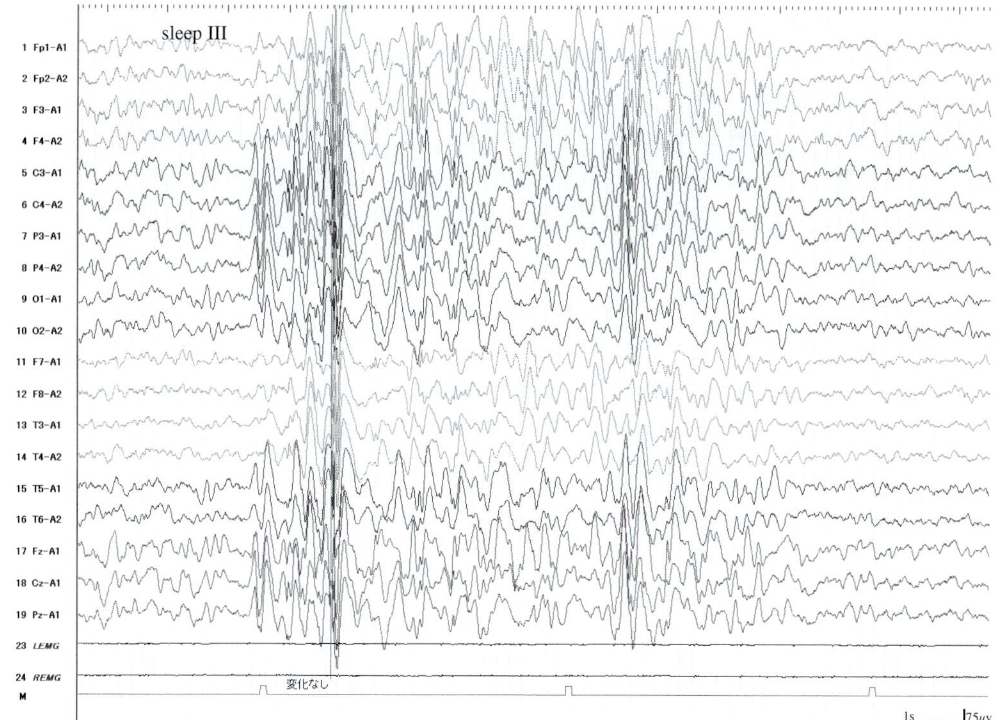

図4　睡眠時発作間欠時脳波

不規則な 2.5-3 Hz 両側広汎性棘徐波複合が群発傾向をもって出現している.

c. 診断の決め手

3 歳 3 か月時に発病，発病時までの発達が正常であり明らかな基礎疾患や脳病変がないこと，ミオクロニー発作(図 1)・ミオクロニー脱力発作(図 2)・強直間代発作・非定型欠神発作など複数の全般発作を併せもつことから診断に至った．また熱性けいれんの家族歴および既往歴があること，脳波所見(θ 領域の背景脳波(図 3)・発作間欠時(図 4)の群発傾向をもつ全般性多棘徐波)も診断の一助となった．

d. 治療戦略

VPA，CBZ，ZNS，CLB，など順に試みられるも，強直間代発作・ミオクロニー発作・ミオクロニー脱力発作・非定型欠神発作のいずれもがコントロール不良であったので，まずは VPA 単剤で十分量使用することを試み，単剤で難しければクロナゼパム(CZP)を少量から加えていく方針とした(当時 LTG は未発売)．

e. 問題点

初発時より強直間代発作を主体に経過しており，脳波上は明らかな所見に乏しかったため，前医では局在関連性てんかんの二次性全般化と考えられ治療されていた．実際には強直間代以外にもミオクロニー発作・ミオクロニー脱力発作および非定型欠神発作の頻度が高く，薬による眠気のため発作頻度が増えている可能性も考えられた．

f. 治療経過・効果

3 歳 7 か月，まずは VPA 単剤で十分量使用することを目標とし，CLB・ZNS を漸減中止とした．3 歳 11 か月時には，VPA 600 mg / 日(血中濃度 136 μg / mL)まで増量されたが，強直間代発作は数回 / 月で続いており，ミオクロニー発作・ミオクロニー脱力発作・非定型欠神発作などの小発作が日単位で頻発している状態は改善しなかった．VPA をゆっくり減量，4 歳 1 か月頃には 300 mg / 日となり，これによって小発作は数回 / 日まで減少したが，強直間代発作の頻度が数回 / 週に増えた．これに対し VPA 300 mg / 日に加え CZP 0.2 mg / 日を開始．以後約 2 か月は明らかなけいれん性の発作はみられなかった．しかし，その後 CZP 0.5 mg / 日まで増量された 4 歳 4 か月頃より再び強直間代発作が増加しはじめたため，耐性獲得または投与過多と考え減量，最終的には中止した．VPA を血中濃度 60 ～ 70 μg / mL 目標に維持し，ZNS を眠気が強くない程度の 100 mg / 日まで追加したところで，発作は強直間代発作が週 0 ～ 1 回と小康状態になった．以後，発作は強直間代発作が 0 ～ 1 回 / 月，ミオクロニー発作が数回 / 日の頻度で経過しており，現在，8 歳 11 か月の時点で VPA 550 mg＋ZNS 150 mg の内服を続けている．

g. 予　後

3 歳 3 か月時発症，5 歳 3 か月ごろに発作頻度は強直間代発作月単位・ミオクロニー発作週単位と落ち着いたが，現在 8 歳 11 か月の時点でも月単位の強直間代発作が残っている．発達面については田中 -Binet 式検査にて，初診の 3 歳 8 か月時；精神年齢 3 歳 7 か月，IQ98，4 歳 4 か月時；精神年齢 4 歳 4 か月，IQ100，と，ほぼ正常範囲にて経過していたが，7 歳 6 か月時，WISC-III にて VIQ 87, PIQ 69, FSIQ 76 と知的水準はやや低下し，VIQ と PIQ 間に明らかな乖離が認められた．

h. 本症例のまとめ

抗てんかん薬治療に抵抗性の難治と考えられるMAEの症例である．発作は完全には抑制されず今も残存している．2008年12月からMAEに効果が高いといわれるLTGが使用できるようになり，今後日本でも試す価値があると思われる．抗てんかん薬の量が増えると眠気のためか発作頻度が増加する傾向にあり，投薬量が多くなり過ぎないよう注意しながら薬物調整していく．軽度の知的障害が明らかになってきており，発達面でも引き続き丁寧な対応が必要である．

3 臨床脳波特徴

a. 発作症状

MAEは様々な発作型を有するが，ミオクロニー発作・ミオクロニー脱力発作はほぼ全例でみられる．ミオクロニー発作は単発または2～3回連続して出現する．近位筋主体で，主に両側上肢や肩に目立ち，大きいと頭部や体幹が突然屈曲する[10]．激しい全身のミオクロニー発作が生じると，その勢いで転倒する場合もある[11]．ミオクロニー発作が光刺激で誘発される症例もある[5]．

ミオクロニー脱力発作は，ミオクロニーに続く筋緊張低下(脱力)により転倒するもので，すとんと真下に倒れる．発作が軽いと頭部を前屈する程度で済む場合もある．ミオクロニーを伴わない脱力発作が認められることもあり，急な筋緊張低下または消失によって真下に倒れる．小国ら[12]は，MAEの症例30人中16人に脱力発作を認めたと報告している．

強直間代発作は2番目に多くみられる発作型で75～95%の患児にみられる[4,5]．通常この発作型で発病する．発病当初は覚醒時にみられるが，次第に睡眠時を中心に出現するようになる例が多い．

欠神発作，非定型欠神発作は62～89%の症例において認められる[4,5]，筋緊張低下を伴う場合もある．

また小発作重積状態がみられる例もあり(参照：Column「小発作重積状態」)，予後不良な症例で持続時間が長い傾向があるとされる[4]．この重積はCBZ[13]やビガバリトン[14]などで誘発されることもあり注意を要する．

外国では強直発作が30～95%の症例で認められるとされているが[4,5]，ビデオ脳波同時記録で診断された静岡てんかん・神経医療センターの症例では，ほとんど強直発作はみられない．

b. 脳波所見

背景活動は発病時には正常の場合もあるが，やや緩徐な中心・頭頂部優位の4～7 Hz広汎性θ活動が特徴的である．発作間欠時異常波としては2～3 Hzの全般性棘徐波または多棘徐波が群発傾向をもって認められ，睡眠時には出現頻度が増加する．ミオクロニー発作時には単発または数発，または律動的に繰り返す2～4 Hzの全般性(多)棘徐波複合がみられ，棘波にほぼ一致してミオクロニー攣縮が生じる[13,15]．

Column　小発作重積状態

小発作重積状態は約36%で認められる．持続時間は数時間から数日，あるいは数週間であり，1～2年の間に何度か繰り返される．非定型欠神発作による様々な程度の意識混濁が主体で，時々ミオクロニー発作による不規則な顔や四肢のピクつき，脱力発作による頭部の前屈などが現れる．患児は無気力で，あまり動かず，自分を失ったかのようにみえる[16]．

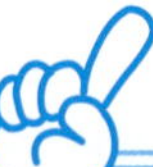

Pitfall に陥らないためのアドバイス

MAE の診断は，①発病年齢が 7 か月～6 歳であること，②発病前の発達が正常であること，③特徴的な臨床発作があること，④画像検査上明らかな脳病変を認めないことによる．乳幼児期にミオクロニー発作や脱力発作を起こす疾患との鑑別が必要であり，徐波睡眠期に持続性棘徐波(CSWS)を示すてんかん(参照：p.325)，atypical benign partial epilepsy(ABPE)，Lennox-Gastaut 症候群(LGS)(参照：p.300)，ミオクローヌスをもつ代謝変性疾患などがあげられる．

CSWS を示すてんかん・ABPE は，徐波睡眠時の特徴的な脳波所見の存在から鑑別する．LGS は，ミオクロニー発作や脱力発作というより強直発作が主体であり，発作間欠時に fast rhythm が出現する．

4 患者・家族への説明のポイント

50 ～ 89% の症例では 3 年以内に発作が落ち着き発達もほぼ正常であるが，発作抑制が困難で重篤な経過を辿ることもある．また，発作予後良好で知能指数がほぼ正常でも，構音障害や発達障害を合併する場合がある．過投薬による発作頻度増加や副作用出現に気をつけながら，適切な治療を行っていくこと，発達面についても丁寧に経過を追い，必要に応じて療育・発達支援を行うことを説明する．また経過次第では，ケトン食療法など抗てんかん薬以外の治療に関しても試みる可能性があることを伝える．

5 最近の学問的進歩

MAE は Doose らが初めて報告[1]した時から，てんかんの家族歴は 15 ～ 37%，熱性けいれんの家族歴は 50% とされ[4,5]，高率な熱性けいれんなどの家族歴を有するため遺伝的病因が疑われていた．その有病率は両親よりも同胞で約 3 倍高く，多因子性遺伝と考えられている[5]．また患者家族が臨床発作はなくとも脳波異常のみ有する場合も多く，同胞においては 46% に及ぶといわれる．

Scheffer ら[17]によると，全般てんかん熱性けいれんプラス(GEFS＋)の家系に属する 88 人中 10 人が MAE であった．*SCN1A*[18,19]，*SCN1B*[20]遺伝子異常が確認された GEFS ＋の家系において，それぞれ 1 人ずつ MAE の患者が確認されている．また，*GABRG2* 遺伝子変異をもつ小児欠神てんかん・熱性けいれん患者が存在する家系に，MAE 患者が 1 人確認されたという報告もある[21]．しかしながら，MAE 孤発例における調査で，いずれの遺伝子変異も認めなかったとするレポート[22]もあり，これら 3 つ以外の遺伝子が複数関与している可能性が考えられていた．

近年，GLUT1 欠損症の原因遺伝子である *SLC2A* の変異が，MAE 患者 84 人中 4 人に認められたと報告された[8]．また，2015 年には GABA トランスポーター（GAT-1）の遺伝子である *SLC6A1* の変異(MAE 患者 160 人中 6 人)も報告され[23]，MAE に特異度が高い変異である可能性が示唆されている．

〔渡邊早苗〕

文 献

1) Doose H, et al.: Centrencephalic myoclonic-astatic petit mal. Clinical and genetic investigations. *Neuropadiatrie* 1970; **2**: 59-78.
2) Dravet C, et al.: The benign myoclonic epilepsy of infancy (authors transl). *Rev Electroencephalogr Neurophysiol Clin* 1981; **11**: 438-444.
3) Doose H, et al.: Childhood epilepsy in a German city. *Neuropediatrics* 1983; **14**: 220-224.
4) Kaminska A, et al.: Delineation of cryptogenic Lennox-Gastaut syndrome and myoclonic astatic epilepsy using multiple correspondence analysis. *Epilepsy Res* 1999; **36**: 15-29.
5) Doose H, et al.: Myoclonic astatic epilepsy of early childhood. In: Roger J, et al. (eds), Epileptic syndrome in infancy, childhood and adolescence. 2nd ed, John Libbey, London, 1992; 103-114.
6) Kilaru S, et al.: Current treatment of myoclonic astatic epilepsy: clinical experience at the children's hospital of Philadelphia. *Epilepsia* 2007; **48**: 1703-1707.
7) Oguni H, et al.: Treatment and long-term prognosis of myoclonic-astatic epilepsy of early childhood. *Neuropediatrics* 2002; **33**: 122-132.
8) Mullen SA, et al.: Glucose transporter 1 deficiency as a treatable cause of myoclonic astatic epilepsy. *Arch Neurol* 2011; **68**: 1152-1155.
9) Guerrini R, et al.: Epileptic Syndromes in Infancy, Childhood and Adolescence, 3rd ed, John Libbey & Co., Ltd, London-Paris, 1990; 105-112.
10) Oguni H, et al.: Video-EEG analysis of drop seizures in myoclonic astatic epilepsy of early childhood (Doose syndrome). *Epilepsia* 1992; **33**: 805-813.
11) Dravet C, et al.: Severe myoclonic epilepsy in infants. In : Roger J, et al. (eds), Epileptic syndrome in infancy, childhood and adolescence. 2nd ed, John Libbey, London, 1992; 75-88.
12) Oguni H, et al.: Myoclonic-astatic epilepsy of early childhood-clinical and EEG analysis of myoclonic-astatic seizures, and discussions on the nosology of the syndrome. *Brain Dev* 2001; **23**: 757-764.
13) Guerrini R, et al.: Myoclonus and epilepsy. In : Guerrini R, et al. (eds), Epilepsy and movement disorder, Cambridge University Press, Cambridge, 2002; 165-210.
14) Lortie A, et al.: The potential for increasing seizure frequency, relapse, and appearance of new seizure types with vigabatrin. *Neurology* 1993; **43** (Suppl 5): S24-27.
15) Bonanni P, et al.: Different neurophysiological patterns of myoclonus characterize Lennox-Gastaut syndrome and myoclonic astatic epilepsy. *Epilepsia* 2002; **43**: 609-615.
16) Dulac O, et al.: Myoclonus and epilepsy in childhood: 1996 Royaumont meeting. *Epilepsy Res* 1998; **30** (2): 91-106.
17) Scheffer IE, et al.: Generalised epilepsy with febrile seizures plus. A genetic disorder with heterogeneous clinical phenotypes. *Brain* 1997; **120**: 479-490.
18) Escayg A, et al.: A novel SCN1A mutation associated with generalized epilepsy with febrile seizures plus--and prevalence of variants in patients with epilepsy. *Am J Hum Genet* 2001; **68**: 866-873.
19) Dimova PS, et al.: Generalized epilepsy with febrile seizures plus: novel SCN1A mutation. *Pediatr Neurol* 2010; **42**: 137-140.
20) Wallace RH, et al.: Febrile seizures and generalized epilepsy associated with a mutation in the Na+-channel beta1 subunit gene SCN1B. *Nat Genet* 1998; **19**: 366-370.
21) Wallace RH, et al.: Mutant GABA(A) receptor gamma2-subunit in childhood absence epilepsy and febrile seizures. *Nat Genet* 2001; **28**: 49-52.
22) Nabbout R, et al.: Absence of mutations in major GEFS+ genes in myoclonic astatic epilepsy. *Epilepsy Res* 2003; **56**: 127-133.
23) Carvill GL, et al.: Mutations in the GABA Transporter SLC6A1 Cause Epilepsy with Myoclonic-Atonic Seizures. *Am J Hum Genet* 2015; **96**: 808-815.

K Dravet 症候群（乳児重症ミオクローニーてんかん）

Point

- 診断：てんかんの病因となる基礎疾患がない，臨床脳波特徴（経過，発作型，脳波所見）が合致する，*SCN1A* 異常が証明される
- 治療：バルプロ酸，トピラマート，臭化物，クロバザム，スチリペントール，ケトン食
- 予後：てんかん発作の完全抑制はまれ，知的障害，自閉傾向，脳症罹患，突然死

1 一般的事項

a. 疾病概念

乳児重症ミオクローニーてんかん（severe myoclonic epilepsy in infancy：SMEI）は 1978 年に Dravet らにより報告された難治なてんかん症候群である．1 歳未満の乳児期に発症し，入浴・発熱誘発性および無熱性のけいれんをくり返し，重積・群発傾向をもち，抗てんかん薬に抵抗性である．1 歳ごろからミオクロニー発作，非定型欠神発作も出現することがある．発作誘発因子としては，熱以外にも光刺激，図形（模様），運動，興奮，感情などが知られている．1 歳前後から発達の遅れが顕在化し，歩行獲得後は失調様歩行が目立ち，その後は発達が伸び悩むてんかん性脳症である．SMEI と同様の経過ながらミオクロニー発作や焦点発作，非定型欠神発作がない，焦点発作で発症，発熱誘発性発作が少ない，神経学的異常所見がないなどの非定型例は SMEI 辺縁群とよばれているが，SMEI と同様に *SCN1A* 変異を高率に認めることから，最近は両者を含め Dravet 症候群とよばれている．

b. 診　断

頻度は 1 〜 4 万人に 1 人未満との報告があり[1]，最近認知度が上がっているが依然としてまれな疾患である．診断に関しては，大脳形成異常やもやもや病など血管障害も含む後天性脳障害を否定したうえで，経過（特に発熱誘発性発作），発作型，脳波所見から総合的に診断する．1 歳までの発作様式・経過でのスクリーニング検査（表）が有用である．乳児期に焦点性発作や片側けいれんを繰り返し，カルバマゼピン（CBZ）投与でのミオクロニーも含むけいれん性発作の増加，重積などの発作悪化で気がつかれることも少なくない．

c. 病　因

電位依存性ナトリウムチャネル α_1 サブユニットタンパク（Nav1.1）をコードする *SCN1A* のヘテロ変異を 70 〜 80% に，微小欠失を数 % に認める[2]．SCN1A に異常を認めない患者の中には，

表 Dravet 症候群スクリーニングスコア

リスク予測因子	リスクスコア
Onset ≦ 7months	2
Total number of seizures ≧ 5	3
Hemiconvulsion*	3
Focal seizure	1
Myoclonic seizure	1
Prolonged seizure	3
Hot-water induced seizure	2

1歳時点で上記スコアの合計が6点以上でDravet症候群の可能性が高く，*SCN1A*検査が推奨される．
*Hemiconvulsion：右半身けいれん，左半身けいれんどちらもある
（Hattori J, et al.: A Screening test for the prediction of Dravet syndrome before one year of age. *Epilepsia*, 2007; **49**: 626-633を元に作成）

SCN1B，*SCN2A*，*GABRG2* 変異の報告が極めてまれにあり，*GABRA1*，*STXBP1* [3)]，*CHD2*，*HCN1* 変異でも Dravet 症候群類似の症状を呈する例が近年報告されている．

d. 発作型

Dravet 症候群の患者は経過中に以下に示すような多彩な発作型を示す．

1）けいれん性発作

全身もしくは片側性の（強直）間代発作で，通常は 1 歳未満で発症する初発症状となる．重積・群発傾向があり，頻度は年～日単位まで様々である．発作時脳波発射は移動性や局在性を呈することもある．片側性けいれんは乳児期に多く，焦点発作と紛らわしいが，同じ患者で左右いずれもみられることがその他の病因による焦点性てんかんとは異なる．

2）ミオクロニー発作

一瞬の動きで体の 1 か所，あるいは数か所に起こる軽度のものから，全身を巻き込み転倒するものまで様々なものが日に何回も出現する．発作時脳波では 3 ～ 4 Hz 全般性（多）棘徐波を伴う．光・図形刺激により誘発されることもあり，まれにミオクロニー重積発作となることもある．

3）非定型欠神発作

数秒～ 10 秒以内の意識減損発作が日に何回も出現し，ミオクロニーや短い脱力を伴うこともある．発作時脳波では 2.5 ～ 3.5 Hz の全般性棘徐波複合を伴う．

4）焦点発作

眼球偏倚や硬直性肢位，意識減損，チアノーゼなどの自律神経症状を伴うことがある．焦点発作主体で経過する症例もあり，その他の病因による焦点性てんかんとの鑑別に注意が必要である．

5）意識混濁状態（obtundation status）

不規則なミオクロニーを伴う変動性意識減損状態が長時間持続する非けいれん性重積状態を呈する．脳波は広汎性徐波律動の中に焦点性，広汎性棘波，鋭波，棘徐波が混在する．

6）強直発作（出現はまれ[1]）

発作時脳波は両側広汎性平坦化か速波律動が対応する．全身硬直を伴う焦点発作との区別にはビデオ脳波が有用である．

ミオクロニー発作が増加してきてから焦点発作や全身けいれんに移行するなど，上記の発作の組合せによる一連の発作（複合発作）を認めることもある．

e. 臨床経過

通常はてんかんの病因となる基礎疾患の既往がない児において，乳児期に片側優位または両側の間代あるいは強直間代発作で初発する．しばしば重積し，発熱を伴う急性疾患，入浴で誘発されやすく，ワクチン接種をきっかけに発症することもある．片側優位のけいれんは，左右いずれも交代性にみられる．発症当初は発作間欠期脳波においててんかん性発射が乏しく，全く認められないことも多い．発症前は発達の遅れはみられない．

乳児期は週から月単位の発作頻度で経過し，幼児期になるとけいれん性発作が頻発する．精神遅滞（知的障害），発達障害も明らかになってくる．運動失調や錐体外路兆候などの運動障害の目立つ症例もある．これらは *SCN1A* 異常によるてんかん性脳症の側面が大きいと考えられるが，重積を含むくり返すけいれん，多剤併用となりやすい薬剤の影響も関与しうるので注意が必要である．中核群では 1 歳前後から多くは 4 歳ごろまでにミオクロニー発作が出現し，非定型欠神もこの時期に出現する．

年齢が長じて学童期以降になると，ミオクロニー発作，非定型欠神発作は減少するが，けいれん性発作はあらゆる治療に抵抗して思春期，青年期以降も持続し，完全に消失することはまれである[4]．ただし発作頻度は減少し，覚醒時主体から睡眠時（早朝）主体に変わってくる．重積発作も減少してくることが多い．発熱は生涯を通じて発作の誘因となる．

f. 治　療

著しく薬物抵抗性に経過するてんかん症候群であり，発作を抑制しようとして多剤大量にならないように注意する．VPA を軸にした多剤併用が一般的で，ヨーロッパでは VPA ＋ CLB で効果不十分な場合に STP 追加が推奨され，わが国でも VPA, CLB との併用で STP が認可されている．STP は VPA と CLB の血中濃度を上昇させることが多く，薬物相互作用も高頻度なため，臨床症状と血中濃度を監視しながら併用薬も含めた用量調節が必須で，使用には十分な経験と注意が必要である．TPM と臭化物も重積発作にしばしば有効である．必要に応じて，ゾニサミド（ZNS）や LEV，著しく頻回な非定型欠神・ミオクロニー発作に対し ESM やピラセタムが用いられることもある．小児期には Na チャネルブロッカーである CBZ, ラモトリギン（LTG），フェニトイン（PHT）が脳波・発作を悪化させる可能性[1]があるので注意が必要である．ケトン食も有効性が高く[7]，迷走神経刺激療法による発作減少の報告[8]もある．けいれん重積時は MDL, DZP などの静脈内投与が用いられるが，投与が遅れるに従って有効性が低下するので，早期の投与が望ましい．適応投与経路外ではあるが MDL の鼻腔内投与が簡便で有用な場合がある．

ほとんどの患者で完全な発作抑制が得られることはなく，経過，発作型に応じた抗てんかん薬の調整が必要であるが，多剤併用の弊害を避けるために薬剤追加ではなく置換が望ましい．

g. 合併症・予後

本症候群においては一般人口より急性脳症が多いという報告[5]もあり，てんかん重積発作との鑑別が重要になる．わが国での全国調査[6]では死亡率が10%との報告があり，乳児・成人ではSUDEP（sudden unexpected death in epilepsy），幼児・学童では急性脳症による死亡率が高いとされる．

発作予後は総じて不良であり，多剤併用にならざるを得ない．発作の完全抑制を目指そうとするのではなく，日常生活，発達に留意し，副作用に十分注意し，最大限の効果を目指す薬剤調整が望ましい．

2 症例提示

a. 症例プロフィール

8歳の男児．熱性けいれんの家族歴はない．仮死なく満期で出生したが羊水混濁と新生児一過性多呼吸と新生児けいれんのため，新生児期の入院既往がある．

生後5か月で無熱時に約20分の右半身優位の間代発作重積が起こり，6か月時にずり這い時に頭部前屈する発作（のちにミオクロニー発作と診断）が日単位に出現するようになった．7か月で再度30分ほどの無熱時の全身間代発作重積を認めたが，脳波異常は認めなかった．前医でCBZが開始になったが，月単位で20分前後持続する無熱時の間代発作重積がしばしば起こり，ジアゼパム（DZP），ミダゾラム（MDL）の静注を必要とした．8か月時に上気道炎に伴う初回の発熱で，30分ほどの左右差のある間代発作重積を認めた．9か月時に四肢を巻き込むミオクロニーを発作が頻回となり，無熱時の間代発作重積の頻度も増加しCBZを中止しバルプロ酸（VPA）を開始したところ，ミオクロニー発作，間代発作は減少した．エトスクシミド（ESM）が追加されたがミオクロニー発作は残存した．1歳0か月になり非けいれん性の意識減損から間代発作，全身強直間代発作に至る2時間以上の重積発作も出現し，レベチラセタム（LEV）が追加になった．

b. 治療経過

1歳2か月で当院紹介受診，歩行獲得していたが失調様歩行だった．脳波では前頭部に徐波，棘波を認めた．光刺激，パターン刺激では脳波異常は誘発されなかった．1歳4か月から4か月間入院し薬剤調整を行った．入院当初に記録した重積発作は，発作間欠期発射の両側広汎性棘徐波の出現頻度が徐々に増して，ミオクロニーを伴うようになり，非定型欠神様に2～3 Hzの棘徐波複合が数秒続き，意識減損を伴う焦点発作，強直相を経て間代相の長い30分ほどのけいれんに至る発作だった（図1）．VPA＋クロバザム（CLB）＋トピラマート（TPM）でけいれん性発作の重積は有熱時を除くとほぼ消失，10～20分ほどの発作時には会話可能な時もある軽い意識減損で終わる焦点発作になり，DZP坐薬で対応でき，入院加療，静注薬の投与はほとんどなくなった．ミオクロニー発作も軽い頭部前屈で生活に支障のない程度になり，6歳ごろに消失した．経過中スチリペントール（STP）が発売になったが，導入に至るほどの発作ではなく，VPA，CLB，TPMの3剤を血中濃度モニタリングしながら，体重増加，発作頻度・属性に合わせ増量しながら経過をみている．発達検査は1歳4か月でDQ76（新版K式）と境界域だった．徐々に発達は伸びてはいるが，5歳7か月ではDQ41で遅れが目立ってきている（図2）．

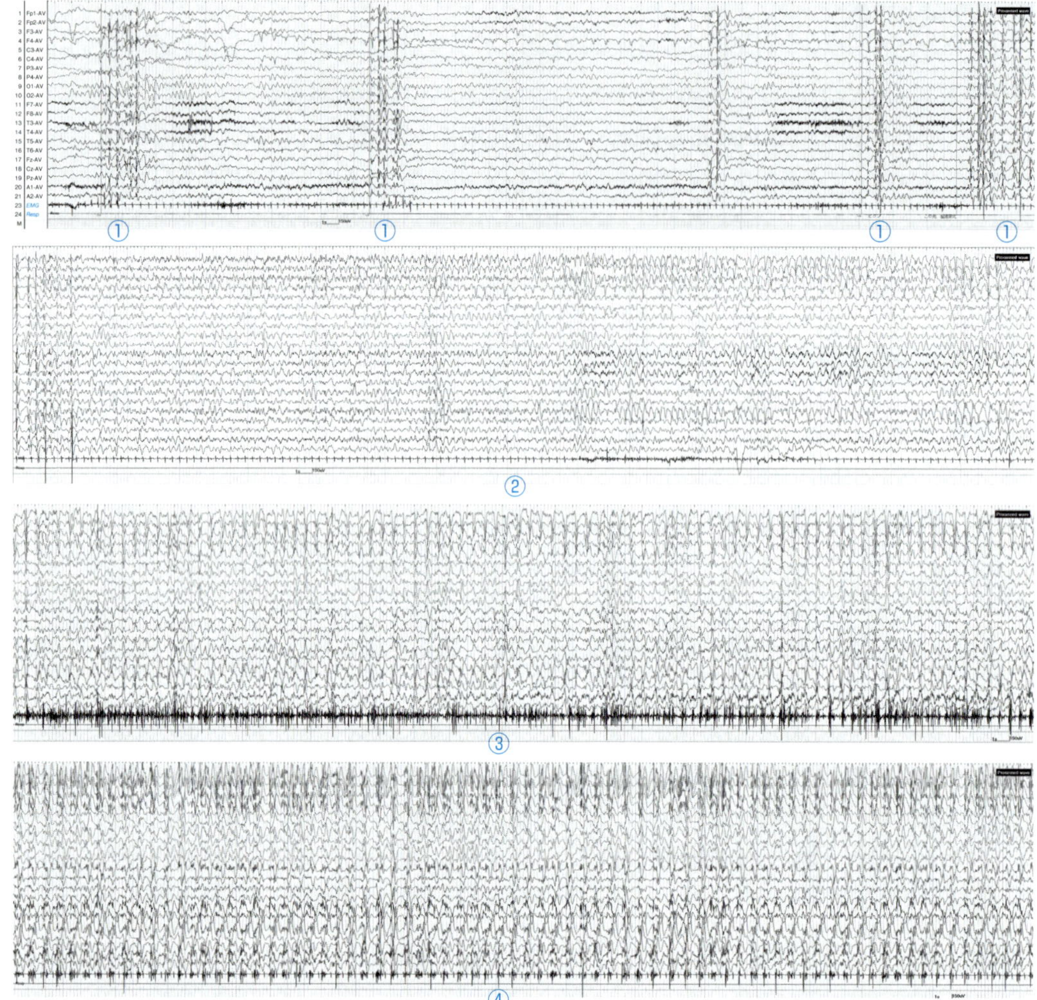

図1　発作時脳波

1歳2か月．当院入院時に記録した睡眠中の30分ほどの重積発作中の一連の脳波変化．
①広汎性の棘徐波に対応するミオクロニーが頻度を増して出現，棘徐波が連続し非定型欠神様に変化，②広汎性徐波律動に棘波成分が混じり徐々に意識減損する焦点発作に移行，③ときに間代の混じる強直性のけいれん，④間代けいれんに移行．

c. 診断の決め手

乳児期の発達は正常，ミオクロニー発作，左右差のある間代を主体としたけいれん性発作，熱誘発性，重積発作などの多彩な発作，CBZでの悪化などの経過からDravet症候群を強く疑い，1歳時でのスクリーニングスコア（**表**）が13点（≧6点）で*SCN1A*変異の検索を行ったところ*de novo*のミスセンス変異（c.3263 G>T）を確認した．

d. 問題点

典型例であり診断上の問題は少ない．病初期にCBZを投与されたが，悪化の経過をたどった．

e. 治療経過・効果

発作は薬剤抵抗性に経過しているが，発作頻度・属性は改善しており，入院することはほとんどなく経過している．薬剤の副作用に留意しながら体重増加などにより，適宜，血中濃度の測定，薬

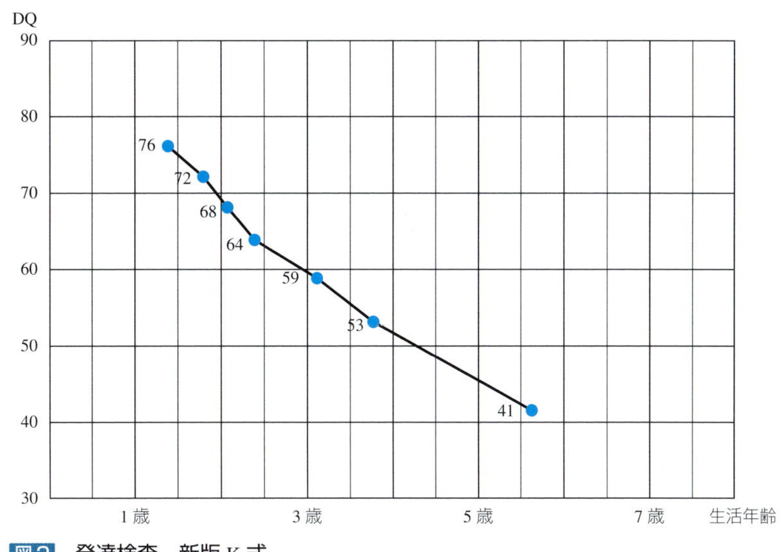

図2 発達検査　新版K式

剤調整を行っている．ミオクロニー発作の消失は薬物治療の効果というよりも本症の自然経過によると思われる．

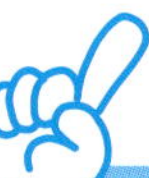

Pitfall に陥らないためのアドバイス

病初期では発作間欠時脳波でてんかん波を認めないことが多い．発症時期と焦点発作をもつことから良性の乳児てんかんが鑑別にあがるが，CBZ での悪化で Dravet 症候群と気がつかれる例も多い．診断にはスクリーニングテストが有用である(表)．

3 患者・家族への説明のポイント

難治な経過が予測されることは伝えておく必要があるが．予後をどのように説明していくかは慎重な配慮が望まれる．発病初期の段階では断定的な言い方は避けたほうがよい．体温上昇の機会をなるべく減らす生活指導も意味がある．本症の確定診断は経過診断の側面もあるが，1 歳前後での診断も可能な例もある．疑いの段階で専門医を紹介したほうがよい．

4 最近の研究の進歩

a. フェンフルラミン

フェンフルラミンはアンフェタミン類似の構造をもつ中枢性セロトニン作用性食欲抑制剤で日本では未承認で，米国でも 1997 年に販売が中止されており，ヨーロッパの一部の国で認可されている．抗てんかん作用として Dravet 症候群に対しての追加薬剤としての効果が報告されており[9,10]，ヨーロッパ，米国で治験が進行中である．

b. カンナビジオール

カンナビジオール(CBD)はマリファナの成分で，Dravet 症候群に対する追加薬剤として有用だったとの報告があり[11]，Epidiolex® の商品名で 2 歳以上の Dravet 症候群，Lennox-Gastaut 症候群の追加薬剤として米国で 2015 年 6 月に認可された．

〔山口解冬・高橋幸利〕

文　献

1) Dravet C, et al.: Dravet syndrome (severe myoclonic epilepsy in infancy). In: Epileptic syndromes in infancy, childhood and adolescence, 5th Ed. John Libbey Eurotext, 2012: 125-156.

2) Claes L, et al.: De novo mutations in the sodium-channel gene SCN1A causes severe myoclonic epilepsy of infancy. *Am J Hum Genet* 2001; **68**: 1327-1332.

3) Carvill GL, et al.: GABRA1 and STXBP1: novel genetic causes of Dravet syndrome. *Neurology* 2014; **82**: 1245-1253.

4) Takayama R, et al.: Long-term course of Dravet syndrome: a study from an epilepsy center in Japan. *Epilepsia* 2014; **55**: 528-538.

5) Okumura A, et al.: Acute encephalopathy in children with Dravet syndrome. *Epilepsia* 2012; **53**: 79-86.

6) Sakauchi M, et al.: Mortality in Dravet syndrome: Search for risk factors in Japanese patients. *Epilepsia* 2011; **52**: 50-54.

7) Yan N, et al.: Prospective study of the efficacy of a ketogenic diet in 20 patients with Dravet syndrome. *Seizure* 2018; **60**: 144-148.

8) Dibué-Adjei M, et al.: Efficacy of adjunctive vagus nerve stimulation in patients with Dravet syndrome: A meta-analysis of 68 patients. *Seizure* 2017; **50**: 147-152.

9) Ceulemans B, et al.: Five-year extended follow-up status of 10 patients with Dravet syndrome treated with fenfluramine. *Epilepsia* 2016; **57**: e129-134.

10) Schoonjans A, et al.: Low-dose fenfluramine significantly reduces seizure frequency in Dravet syndrome: a prospective study of a new cohort of patients. *Eur J Neurol* 2017; **24**: 309-314.

11) Tang R, et al.: Trial of Cannabidiol for Drug-Resistant Seizures in the Dravet Syndrome. *N Engl J Med* 2017; **377**: 699.

Column Epidiolex®

Epidiolex® は 2 歳以上の Lennox-Gastaut 症候群と Dravet 症候群のてんかん発作治療に，米国では承認されている．5 mg / kg / 日で開始し，漸増し，20 mg / kg / 日まで増量可能である．

表 Dravet 症候群のけいれん発作頻度(28 日間)

Total convulsive seizure frequency (per 28 days)	Placebo	Epidiolex® 20 mg / kg / 日
Study 3	*N* = 59	*N* = 61
Baseline period median	15	12
Median Percentage change during treatment	− 13	− 39
p-value compared to placebo		0.01

(Epidiolex®のFDA DIを元に作成)

L 睡眠時持続性棘徐波(CSWS)を示すてんかん

Point

- 診断：半身・全身けいれん発作，非定型欠神を特徴とし，強直発作をもたない，深睡眠期脳波で連続出現する棘・徐波複合
- 治療：バルプロ酸，エトスクシミド，ステロイド
- 予後：一般的には発作予後はよいとされているが，病型に依存する

1 一般的事項

continuous spikes and waves during slow sleep(CSWS)は，一般的に，徐波睡眠時に連続性棘・徐波複合を示す脳波所見をもつてんかん症例においてよばれる．この症候群は，1971年にPatryらによってはじめて記載され，彼らのグループはのちに，夜間に脳波的・電気的なてんかん発作重積状態にある概念として，electrical status epilepticus during sleep(ESES)という概念を提唱した[1,2]．CSWSとESESは，現在ほぼ同義として通称されているが，ESESは主に脳波所見の表現型として使用されている．一方，CSWSは，CSWSをもつてんかん(epilepsy with CSWS：ECSWS)として，てんかん症候群分類の中に包含され，国際抗てんかん連盟の1989年症候群分類では，未決定てんかんの中に，2001年基準ではてんかん性脳症の中に併記された．整理すると，ECSWSは，後天性獲得性失語とてんかん発作が併存するLandau-Kleffner症候群とともに，脳波所見としてESESをもつてんかん症候群の一型と定義される．

Tassinariらは，ECSWSの発作症状に関し，(1)夜間希発の運動発作を示す群，(2)睡眠時の焦点性運動発作，または強直間代発作，覚醒時の非定型欠神を示す群，(3)希発の夜間焦点性運動発作と，覚醒時の非定型欠神，脱力転倒発作をきたす群の3群に分類している[2]．また，Morikawaらは，これらの症候群の中に強直発作をきたす症例がないことを示しており，この点でLennox-Gastaut症候群(参照：p.300)と鑑別が可能である[3]．

発作予後・知的予後に関しては，Morikawaらが25例の長期追跡例を報告しているが，発作予後に関しては，8年6か月の追跡期間で15例が治療なしに生活し，5例が複数の抗てんかん薬によって治療されていた．知的予後に関しては，25例中9例でECSWS発症時に精神遅滞を持っており，また50%の症例で，ECSWS発症後の精神遅滞退行を認めた[4]．

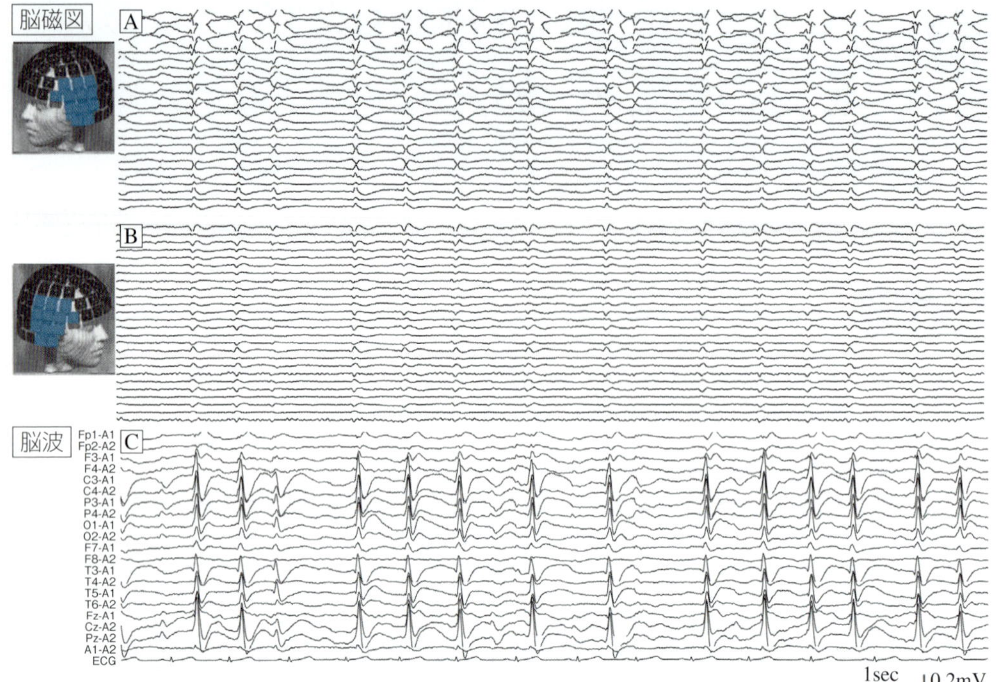

図1　発作抑制前の脳波・脳磁図所見(4歳3か月時)
上段Aは左側頭・中心部の脳磁図，中段Bは右側頭・中心部の脳磁図所見を示す．左半球に強い磁場活動を認めるものの，両側広汎性の同期した棘波が頻回に出現している．下段Cは，それに対応する脳波を示す．両側広汎性に出現する棘・徐波複合が連続して出現している．

2 症例呈示

a. 症例プロフィール

現在13歳の女児，2歳7か月時に脱力，意識消失を主訴に近医を受診した．家族歴に特記すべきことはなかった．妊娠・出生歴に異常はなく，症状発現までに著明な疾患を認めなかった．

b. 治療開始までの経過

2歳7か月時，覚醒時に動作停止し頸部を後屈し，瞬目し一瞬意識減損する発作症状が出現した．その後，次第に頻度を増し週単位となった．3歳2か月時に脳波を施行したところ，左中心・頭頂部優位の棘波を認め，睡眠時には両側広汎性棘・徐波複合が連続して出現していた．カルバマゼピン(CBZ)による治療が開始されたが，3歳8か月時より発作症状は次第に増加し，加えて立位より脱力して転倒する発作症状が出現し，日単位まで増加した．3歳10か月より全身けいれん発作，右半身けいれん発作も出現，そのころより，呂律の回りにくさ，流涎，むせこみなどの仮性球麻痺症状が出現した．4歳5か月時に当院へ受診した．

神経学的所見：流涎が顕著で，食事中にむせることが多い．

頭部CT・MRI：異常は認めない．

SPECT：局所性の血流異常は認められない．

脳　波：発作間欠時覚醒時脳波では，左中心・頭頂部優位の棘波が出現し，一部両側広汎性棘・徐波複合も出現していた．睡眠時，特に徐波睡眠時には両側広汎性棘・徐波複合が，約1.5 Hzの

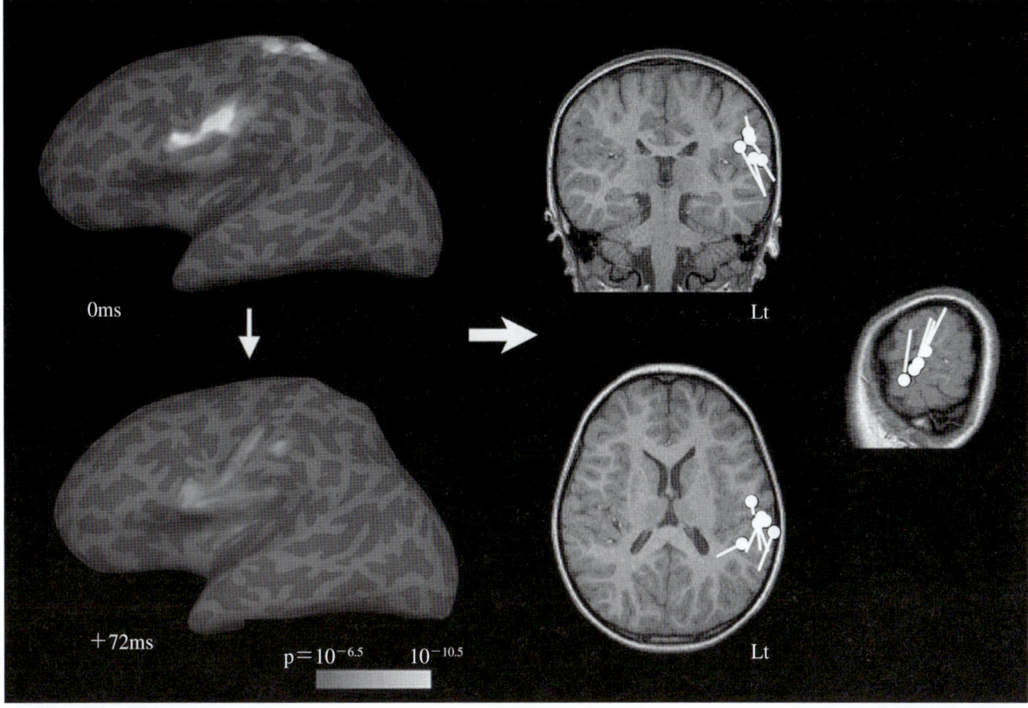

図2　脳磁場の分布

A：4歳3か月時の脳磁場測定では，同期して広く半球性に広がる磁場活動を認めた．この磁場活動は，左中心前回弁蓋部領域，および天頂部領域に同時出現し，その後，中心前回全体に波及していた．活動の強い部分が白色で表され，その基礎波より磁場活動の強さの統計的優位差は最も白色の部分で，$p = 10^{-10.5}$ であることを示している．また，MRI 画像は全脳表を表現するために膨らまして表現されており，黒い部分が脳溝，灰色の部分が脳回を表している．

B：8歳6か月では，磁場源は限局しており，その局在は，等価電流双極子を用いて表現すると，左中心前回前頭弁蓋部，左上側頭回に磁場源が推定された．

周期で連続して出現していた(図1)．

脱力発作時には，左中心・頭頂部優位，しかし両側広汎化傾向の強い棘・徐波が律動的に出現し，突然脱力する．この時，両側広汎性に電位抑制が起こっていた．

脳磁図：左中心部，頭頂部に優位の，しかし両半球性に拡延傾向の強い磁場活動を認め，徐波睡眠時の記録では，ほぼ連続して切れ間なく出現していた．同期して広く半球性に広がる磁場活動のため，単一双極子法を用いて磁場源の推定を行うことはできなかった(図2)．

発達歴：発作症状発現までは異常を認めなかった．4歳10か月時の知能判定では，田中-Binet 式で IQ = 44 であった．

c. 診断の決め手

発作症状として，脱力発作，非定型欠神，全身けいれん発作を認め，ビデオ同時記録を用いた発作時脳波にて脱力発作が証明された．この発作症状は，epileptic negative myoclonus と考えられ，Kubota ら，Yang らの報告に所見が一致した[5,6]．徐波睡眠期に持続的に出現する両側広汎性棘・徐波複合を認めた．以上より，ECSWS と診断された．

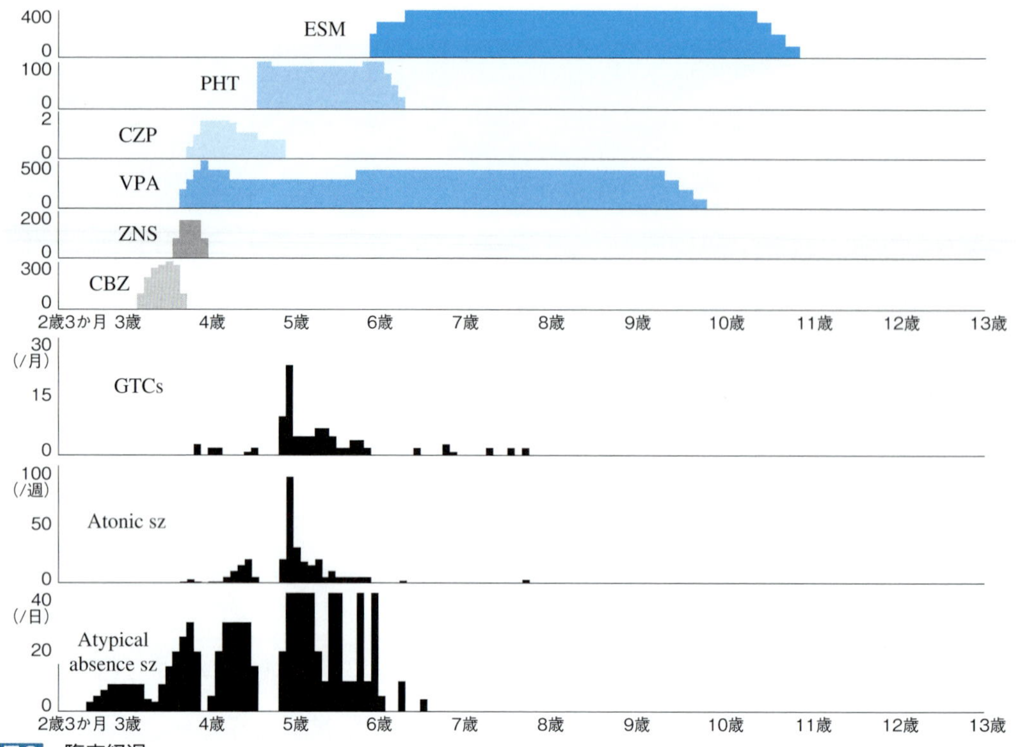

図3　臨床経過

5歳11か月時より，ESMを導入したところ，非定型欠神，脱力発作は著減，全身けいれん発作は消失した．
7歳8か月を最後にすべての発作症状が消失した．
9歳9か月にVPAを中止，10歳10か月にESMを中止したが，発作の再燃はなかった．
GTCs：generalized tonic-clonic seizure, Atonic sz：atonic seizure, Atypical absence sz：atypical absence seizure

d. 治療戦略

現在までのところ，エビデンスに基づいた推奨される治療法は確立されていない．これまでの報告によれば，バルプロ酸(VPA)，エトスクシミド(ESM)，フェニトイン(PHT)，CBZ，ベンゾジアゼピン(BZD)系薬剤，ステロイド剤，副腎皮質刺激ホルモンACTHによる治療例が報告されている(参照：p.189)．一方CBZの投与により，発作症状の悪化をきたす経験が報告されている[7,8]．

患児においては，当院受診時にVPA，クロナゼパム(CZP)が使用されていたが，日中の覚醒度を上げるために，CZPの減量，ならびにPHTの導入を施行することを計画した．

e. 問題点

発作症状，脳波所見により，診断が可能であったが，エビデンスに基づいた治療方針がなく，それまでの報告に基づいて，治療戦略を策定した．頻回の転倒発作があり，注意を要した．また，発作症状発現より，知的退行が認められ，その予後に関し評価ができなかった．

f. 治療経過・効果

CZPを減量し，PHTを導入したところ，全身けいれん発作，脱力発作は減少傾向を示したが，抑制には至らなかった．また，非定型欠神は減少せず，1日に40～50回出現した．5歳11か月時より，ESMを導入したところ，非定型欠神，脱力発作は著減，全身けいれん発作は消失した．

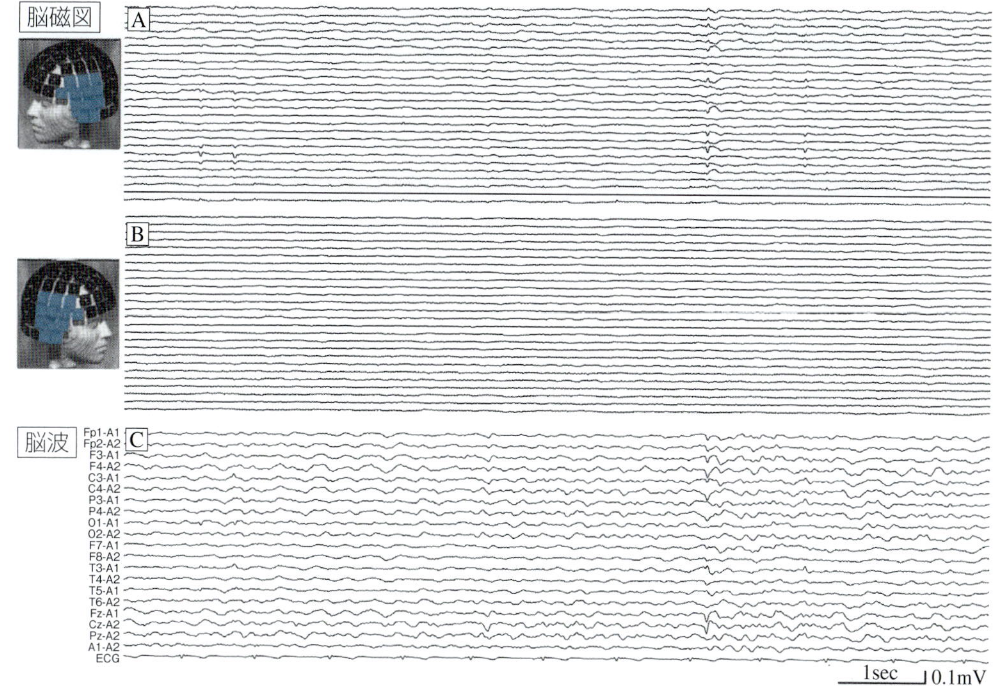

図4　発作抑制後の脳波・脳磁図所見(8歳6か月時)
脳波(下段C)では，ESESは消失し，T3優位の棘波が少数認められ，これに対応する脳磁場活動は，左中心部(上段A)のみに認められた．

PHTを減量中止しVPA，ESMの2剤にて経過観察したところ，7歳8か月を最後にすべての発作症状が消失した(図3)．

8歳6か月時に施行した脳波では，ESESは消失し，左中心部優位の棘波が少数認められ，これに対応する脳磁場活動は，左中心部に認められた．等価電流双極子を用いた，磁場源推定では，左中心前回前頭弁蓋部，左上側頭回に磁場源が推定された(図2，図4)．

9歳9か月にVPAを中止，10歳10か月にESMを中止したが，発作の再燃はなかった．

g. 予　後

現在13歳0か月であるが，発作症状の再燃はなく，抗てんかん薬の投与も行われていない．

10歳5か月時に施行した，知能検査(WISC-III)では，FSIQ：72，VIQ：77，PIQ：72であった．普通小学校，中学校に通学しているが，特別支援教育を受けている．

h. 本症例のまとめ

10年間経過を観察し得た，ECSWS症例であった．病初期には脱力発作が頻回に出現し，抗てんかん薬の選択に難渋した．脳波所見では，徐波睡眠期にESESをきたし，診断基準を満たした．ESMの導入により発作症状の改善を認め，加えて加齢に伴い，発作症状は消失し，脳波所見も改善し，すべての抗てんかん薬の中止が可能であった．本症候群の発症に伴い，知的には退行を示したが，発作症状の改善とともに改善を認めた．しかし，完全寛解の後においても，軽度の発達遅滞を残していた．

3 臨床脳波特徴

a. ESES

Patry らは，本症候群の脳波的特徴である ESES の診断基準として，徐波睡眠において，連続性の両側性，全般性遅棘徐波が占める割合を，spike and wave index (SWI) と表現し，SWI が 85% 以上であることと定義した[1]．しかし，最近の報告では，これらの基準は厳密に適応されることはなくなってきており，また，病態把握において，近似する脳波所見，と対応するてんかん発作症状との関連がより重視されている．

Robinson らは，本症候群の知的予後に関し ESES の持続時間がよく相関することを報告し，36 か月以上 ESES が持続した症例で，正常な知的予後を示した症例はなかったと報告している[9]．

b. 治療効果判定

抗てんかん薬の効果判定において，上記の ESES の変化は，あまり参考にならないとされている．しかし，ESES の出現と，神経心理学的予後に相関がある可能性があり，ESES の消失とともに，神経心理学的機能の改善を認めたとの報告がある[3]．ゆえに，発作症状の改善を主体に観察しつつ，ESES の消失に向けて，抗てんかん薬の選択を進めるべきである．てんかん発作症状の改善は，知的発達予後に関して関連性が強い．

c. 鑑別診断

1) 中心・側頭部に棘波をもつ良性小児てんかん (benign epilepsy of childhood with centrotemporal spikes：BECT)

脳波上，中心・側頭部に棘波 (Rolandic discharge) を認めるのが特徴で，時に両側広汎性に拡延傾向を示すことが多く経験される．一般に SWI が 85% を超えることがない，精神遅滞を認めることがないことが鑑別点とされている(参照：p.228)．一方，Aicardi らにより提唱された，非定型良性小児部分てんかん (atypical benign partial epilepsy of childhood：ABPE) では，高率に ESES を合併する[10](参照：Column「非定型良性小児部分てんかん」)．

Column 非定型良性小児部分てんかん

Aicardi らは，1982 年に非定型良性小児部分てんかん (atypical benign partial epilepsy of childhood：ABPE) という概念を提唱した[10]．その診断根拠として，(1) 発作型として覚醒時の失立発作をもち，局所性運動発作，非定型欠神，二次性全般化発作を合併する，(2) 脳波で，中心・中側頭部優位の棘波から，両側広汎性棘・徐波複合が出現し，睡眠時には連続出現する，(3) 精神運動発達遅滞がない，または軽微である，との事項をあげた．また，ABPE では，病勢期に仮性球麻痺症状 (Foix-Chavany-Marie syndrome) をきたすことが多い[11](参照：Column「Foix-Chavany-Marie syndrome」)．

また，ABPE では，CBZ で発作症状の悪化をきたし，ESM が著効する[11]．

本項で取り上げた ECSWS 症例では，ESM が著効し，また，呂律の回りにくさ，流涎，むせこみなどの仮性球麻痺症状をきたしたことから，これまでの ABPE 報告例の記載と共通点が多い．以上から，ECSWS と ABPE の共通症例は多くあることが予想される．

2）Lennox-Gastaut 症候群

発作型として強直発作，非定型欠神，脱力発作，ミオクロニー発作をきたし，脳波では両側広汎性棘・徐波複合に加え，両側広汎性 fast rhythm（速波律動）をきたす．ECSWS では強直発作がなく，また，それに対応する両側広汎性 fast rhythm が出現していないことから鑑別が可能である．また，知的予後は一般に ECSWS のほうがよい（参照：p.300）．

3）Landau-Kleffner 症候群

ECSWS と Landau-Kleffner 症候群（LKS）は，ESES をきたし，発症年齢も 4 ～ 8 歳と共通点も多いことから，類縁疾患であろうと予想されている[12]．ECSWS における精神遅滞の中で，言語機能障害を伴うことも多く，この予想を補完する．しかし，語彙力，文法力の障害に基づく，言語表現力障害であるのに比し，LKS の言語障害は聴覚失認に由来するとされ，特に感覚性失語をきたす，各種神経画像検査による Wernicke 野の病変，脳波・脳磁図における異常電気活動の証明，および，同部位の手術治療による改善の報告などから，ECSWS に比し，より限局した脳機能障害が原因であろうと予想されている．

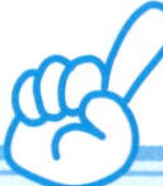

Pitfall に陥らないためのアドバイス

本症候群において，徐波睡眠時の脳波所見は非常に特徴的である．しかし，脳波室にて一般に行う脳波検査では，十分な睡眠時所見が得られないことが多いので，終夜脳波を含めた，長時間脳波記録による評価が必須である．特徴的な ESES 所見をもって診断が確定するが，先にも述べたように，SWI は 85% 以下である報告も多く，むしろ発作症状との整合性がより重要である．

ステロイドを含めた，抗てんかん薬の選択はエビデンスに基づいた指針はないが，本項で呈示した症例のように ESM が著効する症例も多く報告されており，一度試行することは考慮される[13]．また，CBZ による発作症状・脳波所見の悪化例の報告があるので，注意を要する．

▶ *Column* Foix-Chavany-Marie syndrome

中心前回運動野皮質・皮質下の病変により，皮質－橋・延髄路の障害により顔面，下顎，咽頭，喉頭，舌に生じる両側性の麻痺を，皮質型仮性球麻痺：Foix-Chavany-Marie syndrome（FCMS）とよぶ[12]．その病変局在から前部弁蓋部症候群ともよばれる．臨床症状の中核は失構音と自動運動・随意運動解離を示す上記部位の麻痺である．これらは発語失行との間に密接なかかわりをもつ．特に ABPE 症例では，ESES の発現時期より，FCMS が生じることが多く経験され，流涎，呂律の回りにくさ，誤嚥などの症状をきたし，言語遅滞・退行を示す．これらの症状は，時に脳波異常の発現前より認められることも経験されており，これらの疾患の発現様式への示唆を与えている．

④ 患者・家族への説明のポイント

本症候群の病期の中で，病勢の激しい時期には脱力・転倒発作も多く合併し，また，知的発達の停滞，あるいは退行をきたすことから，非常に重篤感の強い疾患と受け止められると考えられる．しかし，これまでの報告では年齢依存性に発作，脳波所見とも改善することが多く報告されていることを強調すべきである．しかし，たとえ軽度であっても知能的回復が望めない例も多くあることは前もって伝える必要がある．

⑤ 最近の学問的進歩

国際抗てんかん連盟による症候群分類では，2001 年よりてんかん性脳症の一型として，単一症候群として記載されるようになった．ESES をきたすてんかん症候群は，現在 ECSWS と LKS に大別されるが，先に述べた ABPE も多く存在することがわかってきている．ABPE が BECT の類縁としての症候群なのか，別個の症候群であるのか，ECSWS と共通する，あるいは ECSWS に包含される症候群なのか，まだ結論をみていない．しかし，こと ABPE に関しては，ESM の効果が証明されてきており，治療戦略は次第に固まってきている．

〔白石秀明〕

文献

1) Patry G, et al.: Subclinical "electrical status epilepticus" induced by sleep in children. A clinical and electroencepholographic study of six cases. *Arch Neurol* 1971; **24**: 242-252.

2) Tassinari CA, et al.: The electrical status epilepticus syndrome. *Epilepsy Res Suppl* 1992; **6**: 111-115.

3) Morikawa T, et al.: Five children with continuous spike-waves discharges during sleep. In: Roger J, et al. (eds), Epileptic syndromes in infancy, childhood and adolescence. John Libbey, London, 1985; 205-212.

4) Morikawa T, et al.: Long-term outcome of ESES syndrome. In: Beaumanoir A, et al. (eds), Continuous spikes and waves during slow sleep. Electrical status epilepticus during slow sleep. John Libbey, London, 1995; 27-36.

5) Kubota M, et al.: A magnetoencephalographic study of negative myoclonus in a patient with atypical benign partial epilepsy. *Seizure* 2005; **14**: 28-32.

6) Yang Z, et al.: A study on epileptic negative myoclonus in atypical benign partial epilepsy in childhood. *Brain Dev* 2009; **31**: 274-281.

7) Snead OC 3rd, et al.: Exacerbation of seizures in children by carbamazepine. *N Engl J Med* 1985; **313**: 916-921.

8) Lerman P: Seizures induced or aggravated by anticonvulsants. *Epilepsia* 1986; **27**: 706-710.

9) Robinson RO, et al.: Landau-Kleffner syndrome: course and correlates with outcome. *Dev Med Child Neurol* 2001; **43**: 243-247.

10) Aicardi J, et al.: Atypical benign partial epilepsy of childhood. *Dev Med Child Neurol* 1982; **24**: 281-92.

11) Mariani C, et al.: Bilateral perisylvian softenings: bilateral anterior opercular syndrome (Foix-Chavany-Marie syndrome). *J Neurol* 1980; **223**: 269-284.

12) Landau WM, et al.: Syndrome of acquired aphasia with convulsive disorder in children. *Neurology* 1957; **7**: 523-530.

13) Oguni H, et al.: Dramatic effect of ethosuximide on epileptic negative myoclonus: implications for the neurophysiological mechanism. *Neuropediatrics* 1998; **29**: 29-34.

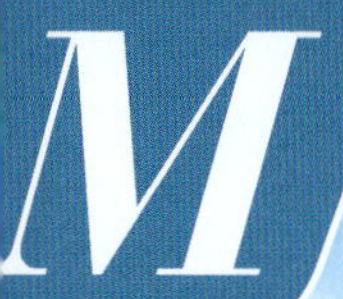

進行性ミオクローヌスてんかん

Point

- ☑ **診断**：知的退行，小脳失調，ミオクローヌス
- ☑ **治療**：バルプロ酸，クロナゼパム，ゾニサミド，ペランパネル
- ☑ **予後**：てんかん，知的退行とも難治な経過を辿る場合が多い

1 一般的事項

a. 疾患概念

進行性ミオクローヌスてんかん（progressive myoclonus epilepsy：PME）は，てんかん発作と顕著なミオクローヌスを主症状とし，進行性の経過を辿る遺伝性疾患群の総称である[1]．大多数は知的退行や小脳失調など，進行性の神経症状を合併し，発作予後，知的予後ともに不良とされるが，含まれる疾患は様々であり，合併する臨床症状も多岐にわたる（**表 1**）．

b. 臨床特徴

てんかんとしては ILAE の 1989 てんかん症候群分類上，「特異病因による症候性全般てんかん」に分類されている．発作型は多くが全般性強直間代けいれんであるが，ほかの発作型，欠神発作や部分発作を伴う場合もある[1〜3]．てんかん発作，ミオクローヌスとともに光や音刺激によって容易に誘発され，脳波上，光刺激にて光突発性反応を示すことが多い．また，体性感覚誘発反応，視覚誘発反応にて高振幅化を認める場合もある[4]．発作間欠時脳波では，全般性棘徐波複合，多焦点性棘波などが時に発症に先行して出現するほか，知的退行に関連した背景脳波の徐波化なども認める．しかし，疾患特異的な異常脳波所見は通常ない．

c. 遺伝子

PME には同一家系内発症を認める疾患が多く，地域特異性が高いのも特徴の 1 つである．たとえば，Unverricht-Lundborg 病は北欧，地中海沿岸に多く，アジアにおいては非常にまれな疾患である．一方，歯状核赤核淡蒼球ルイ体萎縮症（dentato-rubral-pallido-luysian atrophy：DRPLA）はわが国においては PME をきたす代表的な疾患の 1 つである[5]．12 番染色体短腕上の *DRPLA* 遺伝子における CAG リピートの異常伸長を原因とし，常染色体優性遺伝にて発症する．異常伸長リピート数が世代ごとに増加し，それに伴い臨床症状が重症化する，いわゆる世代間表現促進現象（anticipation）を呈することでも知られている[6]．発症時期によって 3 型に分類され，それぞれ臨床症状が異なる．そのうち最も早期に発症する若年型 DRPLA が PME となる．

表1 PMEをきたす代表的な疾患

病名	臨床的特徴	診断確定検査	主要原因遺伝子/遺伝子座など
Unverricht-Lundborg 病	軽度から中等症の認知障害，一部はミオクローヌスのみ	遺伝子検査	21q22.3 上の *EPM1* 変異または 12 塩基異常伸長
Lafora 病	抑うつ，症状の急速な進行，視覚症状を伴う部分発作	皮膚，直腸粘膜生検など：Lafora小体類似物質の蓄積，遺伝子検査	6q24.3 上の *EPM2A* 変異 6p22.3 上の *NHLRC1* 変異
神経セロイドリポフスチノーシス(various types)	視力障害，錐体路および錐体外路症状	皮膚生検など：finger print 様異常沈着物	various
ミトコンドリア病(MERRF)	母系遺伝，筋障害，感覚障害(特に難聴)	筋生検：ragged-red fiber の検出，遺伝子検査	ミトコンドリア DNA 変異(A8344G, T8356C, G8363A など)
シアリドーシス(type1)	激しい顔面ミオクローヌス，視力障害(チェリーレッド斑)	尿中オリゴ糖，培養線維芽細胞ノイラミダーゼ活性の測定，遺伝子検査	6p21.3 上の種々の変異
歯状核赤核淡蒼球ルイ体萎縮症(DRPLA)	ヒョレア，ジストニア，世代間表現促進現象	遺伝子検査	12p13 上の CAG リピート異常伸長
Gaucher 病(typeIII)	水平性核上性眼球運動障害，脾腫大	骨髄所見：Gaucher 細胞の検出，血清酸性ホスファターゼ活性，培養線維芽細胞グルコセレブロシダーゼ活性測定	1q21 上の変異(多数が 444Leu → Pro)
若年型 Huntington 病	世代間表現促進現象	遺伝子検査	4p16.3 上の CAG リピート異常伸長

MERRF：myoclonus epilepsy associated with ragged-red fibers, DRPLA：dentato-rubro-pallido-luysian atrophy
(Genton P, et al.: Progressive myoclonus epilepsies, Epileptic syndromes in infancy, childhood and adolescence. 4th ed, John Libbery Eurotext, Montrouge, 2005を元に作成)

② 症例呈示

a. 症例プロフィール

症例は 24 歳，男性．片側上肢，あるいは口角のピクつきからはじまり全身けいれんに至る発作，知的退行，運動失調を主訴として当院を受診した．父は白血病にて死亡，母，同胞(兄，妹)に特記すべきことなし．

b. 治療開始までの経緯

乳幼児期の精神運動発達に明らかな遅れはなかった．小学校高学年頃から授業についていけなくなり，特殊学級も考慮されたが小学校，中学校とも普通学級卒業．商業高校卒業後，現在まで授産施設に通所している．6 歳時，口角をピクつかせることに気づかれた．7 歳時，右上肢の間代けいれんではじまり右半身から全身のけいれんに至る 1 分ほどの発作をきたすようになった．てんかんと診断され加療されたが(詳細不明)，同様の発作は高校卒業まで月単位で続いた．20 歳前後から転びやすくなり，上肢の不随意運動が出現した．また知的退行も進んだ．てんかん発作の頻度も次第に増加し，2 年後，肺炎に罹患してからは日単位となった．前医にて各種抗てんかん薬が試みられたが，発作は難治に経過し，評価加療目的に当科入院となった．

入院時現症：身長 163 cm，体重 49 kg．心音，肺音正常．脳神経所見として咽頭反射の減弱と構音障害を認める．感覚系に明らかな異常を認めない．筋緊張，四肢筋力，深部腱反射正常．病的反

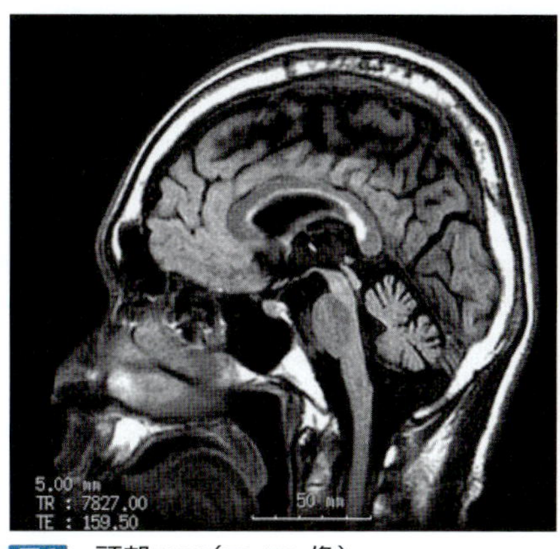

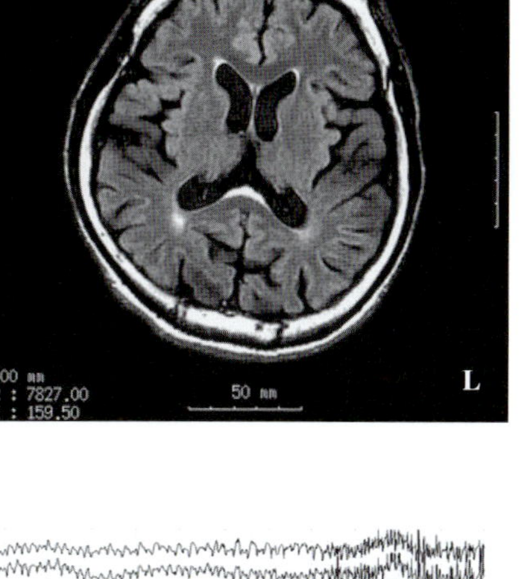

図1 頭部MRI（FLAIR像）

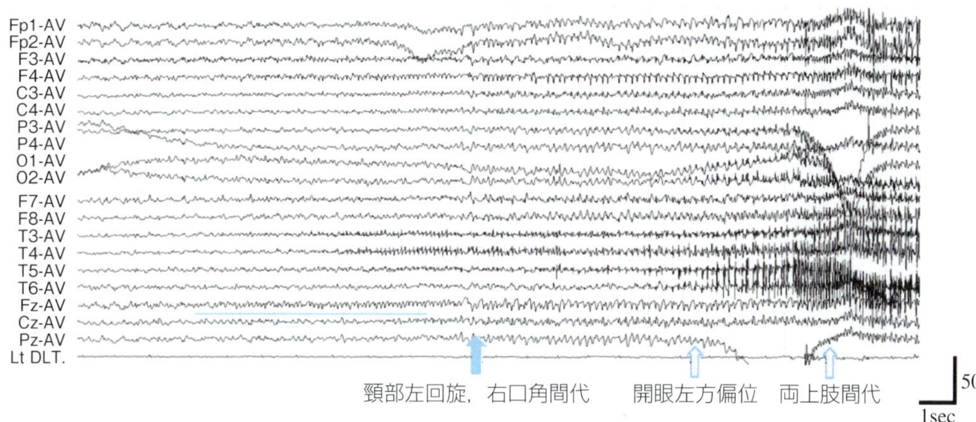

図2 発作時脳波所見

発作症状の出現（色矢印）に先行して，Fz-F4からはじまる律動性速波が出現している（アンダーライン部）

射なし．両上肢動作時振戦，動作性および安静時ミオクローヌスあり．四肢協調運動障害あり．歩行は失調様でwide based，介助にて辛うじて可能．知的には簡単な会話まで可能．

血液検査所見：血液，尿生化学検査に異常なし．乳酸，ピルビン酸，血液アミノ酸分析，血液ガス所見に異常なし．

頭部MRI：第4脳室の拡大を伴う小脳萎縮と，中脳被蓋部を中心とする脳幹の萎縮を認める．脳梁の信号異常のほか，全体に軽度の脳萎縮を認める（**図1**）．

発作間欠時脳波所見：前頭部優位の徐波と，全般性棘徐波複合を認めた．光刺激にて光突発反応を認めた．

発作時ビデオ脳波同時記録：頸部左回旋，眼球左偏位ではじまり，右口角の間代けいれん，その後両上肢，体幹の強直間代けいれんに至る発作が記録された．脳波上，発作症状出現約10秒前からFz-F4より律動性速波が出現し，全体に拡延していく所見が得られた（**図2**）．

体性感覚誘発電位（somatosensory evoked potential：SEP）：皮質反応における各頂点潜時の延長と，第2波（P2）以降の高振幅化を認めた（**図3**）．

c. 診断の決め手

知的退行，ミオクローヌス，小脳失調といった病歴，症状およびMRI所見からDRPLAを疑い，

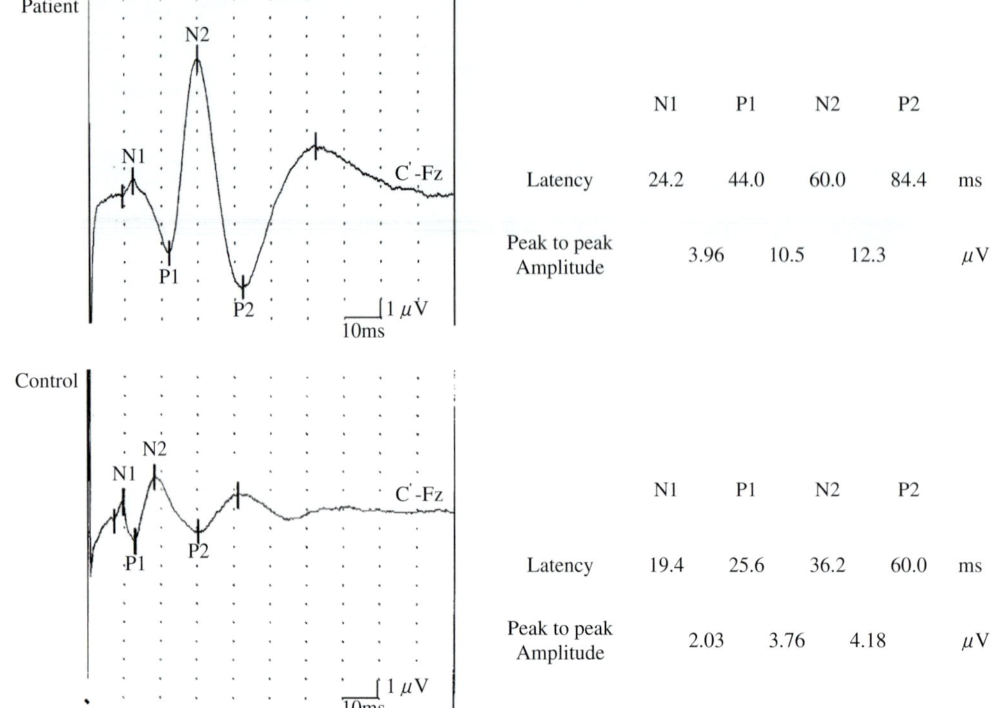

	N1	P1	N2	P2	
Latency	24.2	44.0	60.0	84.4	ms
Peak to peak Amplitude		3.96	10.5	12.3	μV

	N1	P1	N2	P2	
Latency	19.4	25.6	36.2	60.0	ms
Peak to peak Amplitude		2.03	3.76	4.18	μV

図3 SEP 所見

頂点潜時の遅延と P1 成分以降の高振幅化を認める．体動による雑音を避けるため，C'-Fz で導出した．基準点の位置によって波形や振幅が異なり，対側耳朶をリファレンスとするのがより望ましいとされる．

母親への説明と同意の元に，本人のみ遺伝子検査を行った．*DRPLA* 遺伝子において CAG リピートの異常伸長(69 リピート：正常 3 ～ 36)を認め，DRPLA と診断した．

d. 治療戦略

原因に対する根本的な治療法はなく，対症療法が主体となる．てんかんについては，脳全体の過敏性が示唆され，バルプロ酸(VPA)が主剤として考えやすい．またゾニサミド(ZNS)も PME に対し有効との報告がある[7)]．ミオクローヌスに対してはベンゾジアゼピン(BZD)のほかピラセタム(ミオカーム®)あるいはその誘導体レベチラセタムも有効との報告が散見される[8)]．しかしながら，加療にもかかわらず発作は難治な経過をとることが多い．刺激への過敏性が強い場合には，刺激を避ける指導(たとえばテレビをみるときは十分離れるなど)も必要である．

PME はてんかんのみならず，知的退行，失調などの神経症状を合併し，それらに対する評価，加療も必要となる．リハビリテーションが重要であるほか，過度の抗てんかん薬の投与が神経症状への増悪因子となり得ることを念頭におく必要がある．全体的な QOL の向上を目指した治療を考えたい(参照：Column「PME における PHT，CBZ の使用」)．

e. 問題点

本症例のてんかんは部分発作を主体とすると考えられた．過去にも部分発作を主とする DRPLA の兄弟例が報告されている[3)]．PME は症候性全般てんかんと位置づけられているが，少なくとも DRPLA に関しては多彩な発作症状を呈し得ると考えられ注意が必要である．SEP に関して，

DRPLAでは高振幅SEPを認めがたいとする報告が多い[9]．しかしわれわれの施設では本症例のほかにもSEPの高振幅化を認めるDRPLAを数例経験している．DRPLAは小脳脳幹部を中心としながら，大脳皮質に至るまで広範な中枢神経病変をきたす脳変性疾患であり，症例ごとに変性の分布と程度が異なることで得られる電気生理学的所見もかわってくるものと考えられる．潜時の遅れは，白質などの伝導路障害によると思われた．

本症例は入院時，カルバマゼピン(CBZ)，ZNS，ジアゼパム(DZP)，クロバザム(CLB)を内服していた．治療に関する問題点として，眠気，ふらつきが強くBZD系薬剤の過多が考えられる．また，部分発作を主体としながらも発作は容易に全般化し，発作間欠時脳波でも全般性棘徐波複合を主に認めることから，CBZは不適当である可能性も考えられる．

f. 実際の治療と経過

CBZ，DZPを順次中止し，VPAを追加した．リハビリテーションも積極的に行った．DZPを中止した頃から，活気が出はじめ独歩も可能となるなど機能面での改善がみられた．CLBも減量中止したところ発作頻度の増悪がみられたためクロナゼパム(CZP)を追加した．最終的にVPA 1,200 mg，ZNS 400 mg，CZP 2 mgにて発作は週単位にまで落ちついた．今後ミオクローヌスに対しピラセタムの使用を考慮している．

g. 予　後

発作は週単位で持続，知的退行，運動失調は緩徐に進行している．

h. 本症例のまとめ

PMEを呈した若年型DRPLAの症例を呈示した．難治な経過であっても少しでも生活の質が向上されるべく，様々な医療資源の活用と全体的なマネジメントが重要と考えられた．

3 特記事項

a. PMEにおける部分発作

PMEは種々の全般発作を主体とするが，発作症状の特徴は疾患ごとに異なる．Unverricht-Lundborg病では全般強直間代発作，ミオクロニー発作がほとんどなのに対し，Lafora病では30～

Column PMEにおけるPHT，CBZの使用

PMEに部分発作を伴うケースが存在するが，PMEに対するフェニトイン(PHT)，CBZの使用は一般に推奨されていない．PHTにより失調症状が増悪する可能性があるほか，Unverricht-Lundborg病，Lafora病ではPHT，CBZにて発作症状が増悪し得ることが報告されている[10,11]．静岡てんかん・神経医療センターでの若年型DRPLA 17例の後方視的検討では，当院受診時に7例でPHTが，8例でCBZがすでに投与されており，そのうちPHTが5例，CBZが8例で発作が増悪することなく中止された．PHT，CBZの新たな投与は行っていないものの，若年型DRPLAにおけるPHT，CBZの効果は極めて限定的と考察される．少なくとも若年型DRPLA病初期におけるPHTの投与は慎重である必要があり，早期の適切な診断が重要と考えられる．

50%に視覚症状を主体とする部分発作を伴うことが知られている．静岡てんかん・神経医療センターにおける若年型DRPLA17例による検討では[12]，少なくとも60%の患者で部分発作を認め，多くは頭部回旋，一側の間代けいれんではじまり二次性全般化する発作であった．また，約50%の患者で，病初期に視覚性前兆を認めた．部分発作を伴う患者のてんかん発症年齢は有意に低く，CAGリピート数には差がなかったことから，これらてんかん発作症状の多様性は病因のみならず，脳の発達段階を含めた複雑な背景が関係しているものと考えられる．

b. 若年型DRPLAにおける発作間欠時脳波

発作間欠時異常脳波として，ほぼ全例に全般性不規則棘徐波複合を認める．その他，片側後頭部あるいは前頭部に突発性棘波を高率に認めるが，側方性は一定しないことが多い．優位基礎律動の異常もほぼ全例で認めるが，その程度は症例年齢，病期により異なる．より早い年齢(幼児期)で発症した症例では，脳波の大部分が前述の異常脳波活動で占められ基礎律動は不明瞭である．一方，より遅い年齢(15歳以降)で発症した症例では，病期が進行するまで9 Hz前後のslowα波が後頭部優位に保たれる場合が多い．睡眠時脳波においては，ほぼ全例でK-complex，spindleなどの正常睡眠時脳波成分は消失し，全般性あるいは両側前頭部優位の徐波あるいは棘徐波複合がバースト状に出現することが多い．

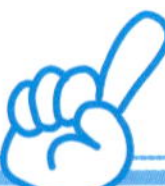

Pitfallに陥らないためのアドバイス

本症例で呈示したように，個々の症状，検査については同一疾患においても多様性があり，様々な要素を検討して全体像を把握する必要がある．DRPLAの診断に関しては常染色体優性遺伝の形式をとることが診断の重要な手がかりになる．この際，表現促進現象により親世代の症状がはっきりしないこともあり，問診のみならず，両親の神経症状について注意深く観察することも重要である．

病期が進行すれば，特徴的な経過からPMEと診断するのはさほど難しくはないと考えられる．ただ，病初期には年齢に応じてほかのてんかん症候群，脳変性疾患との幅広い鑑別が必要となる．乳児期から小児期にかけては代謝性脳症(Tay-Sachs病など)や亜急性硬化性全脳炎，Dravet症候群(参照：p.318)あるいはLennox-Gastaut症候群(参照：p.300)などとの鑑別を要するし，青年期発症例の初期には若年ミオクロニーてんかん(参照：p.278)との鑑別も必要であろう．視点をかえると，ミオクローヌスを伴うてんかんを扱う場合にはPMEの可能性も念頭において，その後の経過や神経症状の出現に注意を払う必要がある．

4 患者・家族への説明のポイント

例外を除いてPMEの予後は不良であり，家族への説明も配慮を要する．特にDRPLAの場合，表現促進現象によって子どものほうが早くに発症する場合もあり(参照：Column「DRPLAの病型とCAGリピート数」)，遺伝子診断については慎重な配慮を必要とする．遺伝カウンセリングも含めた十分な支援体制の確立が望まれる．

5 最近の学問的進歩

近年 DRPLA のモデルマウスとして，全長のヒト変異 *DRPLA* 遺伝子を単一コピーで導入したトランスジェニックマウスが作成され，病態の解明が進んでいる．当初作成された CAG リピート数 76 を有するマウスから，リピート部位の不安定性によりリピート数 129 に増大したマウスが得られライン化された．このマウスは若年期からミオクローヌス，運動失調，けいれんを認め若年型 DRPLA の表現型を示し，小脳 Purkinje 細胞の遠位樹状突起萎縮，海馬 CA1 錐体細胞における AMPA，$GABA_A$ 受容体電流の減弱などが報告された[13]．今後モデルマウスを用いた新たな治療戦略の提示が期待される．

〔江川　潔〕

文 献

1) Genton P, et al.: Progressive myoclonus epilepsies, Epileptic syndromes in inhancy, childhood and adolescence. 4th ed, John Libbery Eurotext, Montrouge, 2005.
2) Tinuper P, et al.: Occipital seizures in Lafora disease: a further case documented by EEG. *Clin Electroencephalogr* 1985; **16**: 167-170.
3) Hattori H, et al.: Early-childhood progressive myoclonus epilepsy presenting as partial seizures in dentatorubral-pallidoluysian atrophy. *Epilepsia* 1997; **38**: 271-274.
4) Shibasaki H, et al.: Cortical reflex negative myoclonus. *Brain* 1994; **117** (Pt 3): 477-486.
5) Naito H, et al.: Familial myoclonus epilepsy and choreoathetosis: hereditary dentatorubral-pallidoluysian atrophy. *Neurology* 1982; **32**: 798-807.
6) Koide R, et al.: Unstable expansion of CAG repeat in hereditary dentatorubral-pallidoluysian atrophy (DRPLA). *Nat Genet* 1994; **6**: 9-13.
7) Kyllerman M, et al.: Zonisamide for progressive myoclonus epilepsy: long-term observations in seven patients. *Epilepsy Res* 1998; **29**: 109-114.
8) Mancuso M, et al.: Antimyoclonic effect of levetiracetam in MERRF syndrome. *J Neurol Sci* 2006; **243**: 97-99.
9) Kasai K, et al.: Differences in evoked potential characteristics between DRPLA patients and patients with progressive myoclonic epilepsy: preliminary findings indicating usefulness for differential diagnosis. *Epilepsy Res* 1999; **37**: 3-11.
10) Elridge R, et al.: 'Baltic' myoclonus epilepsy: hereditary disorder of childhood made worse by phenytoin. *Lancet* 1983; **322**: 838-842.
11) Corkill RG, et al.: An unusual case of Larofa body disease. *Eur J Neurol* 1999; **6**: 245-247.
12) Egawa K, et al.: Electroclinical features of epilepsy in patients with juvenile type dentatorubral-pallidoluysian atrophy. *Epilepsia* 2008; **49**: 2041-2049.
13) Sato T, et al.: Severe neurological phenotypes of Q129 DRPLA transgenic mice serendipitously created by *en masse* expansion of CAG repeats in Q76 DRPLA mice. *Hum Mol Genet* 2009; **18**: 723-736.

Column　DRPLA の病型と CAG リピート数

DRPLA の病型は発症年齢によって異なる．20 歳以下で発症する若年型は，進行性ミオクローヌスてんかん型と称される病型をとるのに対し，それより高い年齢で発症した場合は小脳失調，舞踏病アテトーゼ，認知症，精神異常を主要な症状とし，40 歳以上の発症ではてんかん発作はまれとされる．発症年齢と原因遺伝子におけるポリグルタミン鎖をコードする CAG リピート数増大には強い逆相関がある．さらに親から子へ伝わった時に CAG リピート数が著しく伸長するため，DRPLA では表現促進現象が明瞭に認められる．表現促進現象は特に父由来の場合顕著であり，父親から伝わった場合には 26 ～ 29 歳，母親から伝わった場合には 14 ～ 15 歳発病が若年化する[5,6]．近年，極度に伸長した CAG リピート数を有する重症の乳幼児期早期発症例が報告されており[3]，このようなケースでは児が発症した際に両親は無症状であることが多い．

N 病因からみたてんかん分類
1. 代謝異常によるてんかん

Point

- ☑ てんかん発作・てんかん様発作を呈する先天代謝異常症は多数存在することを認識する
- ☑ 発症時期，発作型，経過の特徴から的を絞ったスクリーニングを行うことで診断する
- ☑ 病因に基づく治療により，発作コントロールならびに神経学的予後の改善が可能な疾患がある

① はじめに

先天代謝異常には，てんかん発作あるいはてんかん様発作を呈する疾患が多数存在する[1]．

国際てんかん連盟は，てんかんの病因を重視した分類を提唱しており，代表的な代謝性疾患として，①ビオチニダーゼ·ホロカルボキシラーゼ欠損症，②脳葉酸欠乏症，③クレアチン欠乏，④フォリン酸反応性発作，⑤グルコーストランスポーター欠損症，⑥ミトコンドリア脳筋症，⑦ペルオキシソーム病，⑧ピリドキシン依存性てんかんをあげている(https://www.epilepsydiagnosis.org/aetiology/metabolic-epilepsies-overview.html)．本稿では④⑦を除く疾患に加え，モリブデン補酵素欠損症，GPI アンカー欠損症候群(コラムとして)について述べる．

② スクリーニング検査項目

病因として代謝異常をスクリーニングするには，以下の検査項目が有用である[2]．新生児マススクリーニングの結果を確認することも忘れてはならない．

1) First line の検査

血液検査：血液ガス分析(静脈血でも可)，アンモニア，血糖，乳酸 / ピルビン酸，血中ケトン / 尿中ケトン体，アルカリフォスファターゼ，遊離脂肪酸

髄液検査：乳酸 / ピルビン酸，アミノ酸分析，髄液糖 / 血糖比(早朝空腹時)

尿検査：尿中ケトン体

画像検査：MRS，MRI

2) Second line の検査

血　液：アミノ酸分析，アシルカルニチン分析

尿：有機酸分析，メタボローム解析

その他：眼底検査

3）特異的検査

疑われる疾患に応じ各論で述べる検査を検討する.

③ ビオチニダーゼ・ホロカルボキシラーゼ欠損症

疾患概要：先天性ビオチン代謝異常症は，①ビオチニダーゼ欠損症と②ホロカルボキシラーゼ合成酵素(HCS)欠損症の2種類に大別される[2,3]. ビオチンを補酵素とする4種類のカルボキシラーゼとして，プロピオニルCoAカルボキシラーゼ(PCC)，メチルクロトニルCoAカルボキシラーゼ(MCC)，ピルビン酸カルボキシラーゼ(PC)，アセチルCoAカルボキシラーゼ(ACC)があり，ビオチンが欠乏するとこれらの活性が同時に低下する複合カルボキシラーゼ欠損症となる(図1). 新生児マススクリーニング対象疾患である.

遺伝形式：常染色体劣性遺伝形式

病　態：①ビオチニダーゼの欠損により，ビオチンの再利用が阻害される. ②ホロカルボキシラーゼ合成酵素欠損により4種類のカルボキシラーゼの活性が低下する.

発症年齢：①乳児期以降，②新生児期～乳児期早期

特徴的症状：①ビオチニダーゼ欠損症では筋緊張低下，難治性湿疹様皮膚病変をきたす. ②ホロカルボキシラーゼ合成酵素欠損症では嘔吐，筋緊張低下で発症し，やがて難治性湿疹，けいれんをきたす.

てんかんの特徴：①55%にけいれんが出現する. 発作型は多くは強直間代発作(56%)であるが，ミオクロニー，てんかん性スパズムを呈することもあり，West症候群，大田原症候群の症例報告

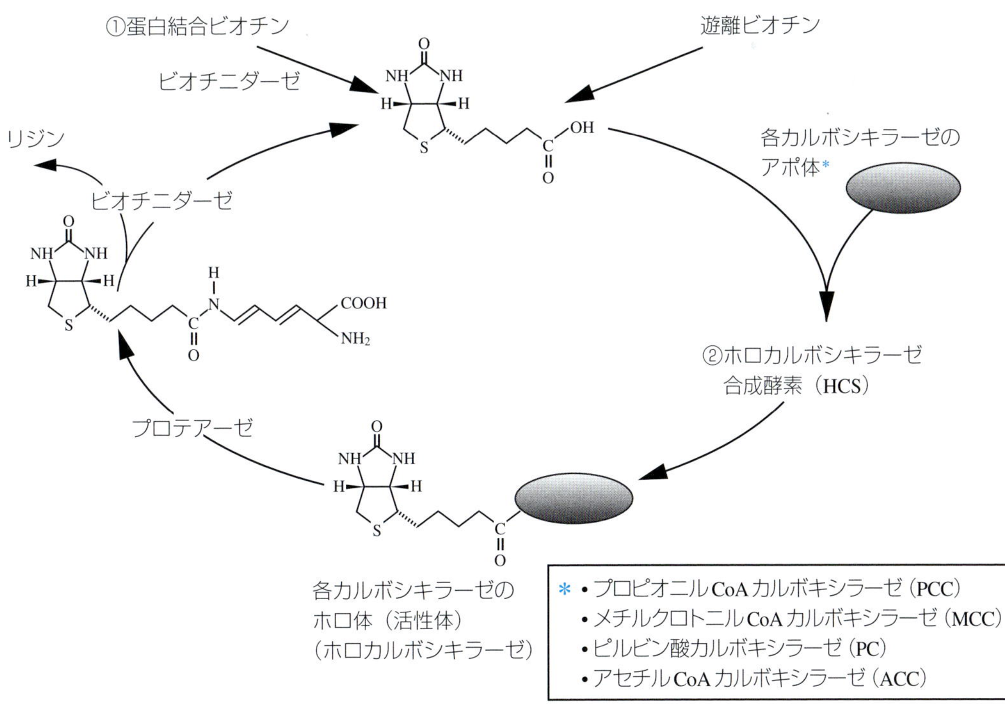

図1 ビオチン代謝とカルボキシラーゼとの関係
(日本先天代謝異常学会新生児マススクリーニング診療ガイドラインを元に作成)

もある．

診断・検査：新生児マススクリーニングで疑われた場合，一般検査に加え，血糖，血液ガス，アンモニア，乳酸，血中ケトン分画などを測定し，尿中有機酸分析を行う．遺伝子解析は，HCS欠損症で高頻度変異が存在するため診断に有用である．検査実施状況については，「新生児マススクリーニング対象疾患等の診療に直結するエビデンス創出研究」HP（http://www.jsiem.com/）で確認する．

治　療：けいれんに対しては，ビオチン投与で24時間以内に75%が消失すると報告されているが，包括的な治療が重要である．カルニチン投与を行う．

※難病情報センターHP「複合カルボキシラーゼ欠損症」（http://www.nanbyou.or.jp/entry/4826）も参照のこと．

④ 脳葉酸欠乏症

疾患概要：脳葉酸欠乏症は，髄液中のN5-メチルテトラヒドロ葉酸（活性型葉酸）の低下に関連し，中枢神経症状をきたす疾患である．中枢神経外の血中では葉酸は正常値を示す[4,5]．

遺伝形式：常染色体劣性遺伝形式

病　態：活性型葉酸が血液中から脳内へ移行する際には，葉酸受容体αが重要である．この受容体が，自己抗体やまれに遺伝子異常（*FOLR-1*）などにより傷害を受け，脳内への活性型葉酸移行が阻害されると考えられている．

発症年齢：乳児期より発症し進行性に経過する．

特徴的症状：1歳前後より，易刺激性，不眠，小頭，発達遅滞，筋緊張低下，失調，ジスキネジア，てんかん．3歳ごろより進行性の視力低下，VEP異常，自閉傾向，6歳以降で難聴を認める．

てんかんの特徴：合併するてんかん症状について，まとまった報告はない．

診断・検査：髄液中N5-メチルテトラヒドロ葉酸の測定，葉酸受容体抗体の測定，*FOLR-1*遺伝子変異の検出を行う．N5-メチルテトラヒドロ葉酸の測定は2018年現在岡山大学脳神経小児科で行われている．MRSでコリン，イノシトールのピークが減弱する報告もある．

治　療：フォリン酸の内服を行う．

⑤ 脳クレアチン欠乏症症候群

疾患概要：脳クレアチン欠乏症候群は，グアニジノ酢酸メチル基転移酵素（GAMT）欠損症，アルギニン・グリシンアミジノ基転移酵素（AGAT）欠損症，クレアチン輸送体（SLC6A8）欠損症の3疾患からなる[6,7]．クレアチン生合成や輸送の傷害により脳内クレアチン欠乏をきたし，中枢神経症状を呈する．

遺伝形式：GAMT欠損症は常染色体劣性遺伝，AGAT欠損症は常染色体劣性遺伝，SLC6A8欠損症はX連鎖性劣性遺伝である．

病　態：クレアチン/リン酸クレアチン系は脳において科学的エネルギーの細胞質貯蔵の緩衝系として働く．クレアチンは食事由来と，体内での合成により供給され，アルギニンとグリシンを基質としてAGATによりグアニジノ酢酸が生成され，GAMTによりクレアチンに変換される．血液脳関門を通過し，神経細胞に入るにはクレアチン輸送体を介する．脳クレアチン欠乏症候群はこの過程の障害により生じる．

発症年齢：乳児期より発症し進行性に経過する．

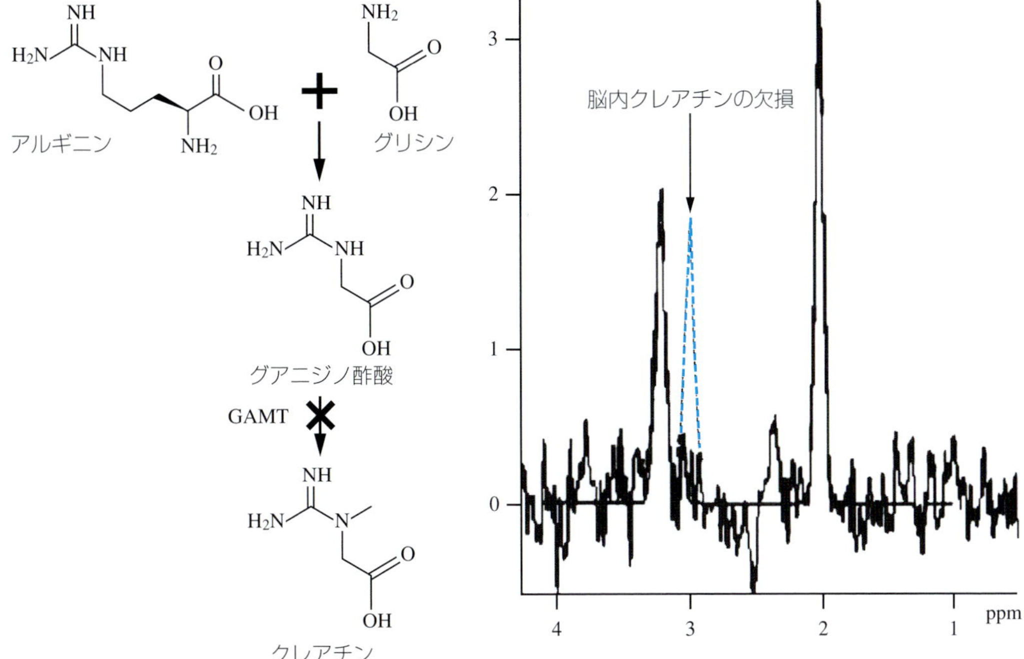

図2 GAMT 欠損症と MRS

GAMT が欠損すると，体内でクレアチンが作れなくなる．右は核磁気共鳴スペクトロスコピー検査で GAMT 欠損症患者の脳内クレアチン量を測定した結果．本来あるべきクレアチン（破線部分）が検出されていないことがわかる．

特徴的症状：知的障害，自閉症，てんかんを主症状とするが特異的所見に乏しい．

てんかんの特徴：GAMT 欠損症では，78% にてんかん様症状を合併する．発作型は，ミオクロニー，強直間代発作，複雑部分発作，脱力発作と様々である．抗てんかん薬には抵抗性である．

診断・検査：MRS でクレアチンピークの低下が有用である（図 2）．SLC6A8 欠損症では，尿中クレアチン / クレアチン比の上昇により診断が可能．確定診断は，遺伝子解析による．

治　療：早期のクレアチン投与が有効であるが，SLC6A8 欠損症に対しては有効な治療法がない．

※小児慢性特定疾病情報センター HP「脳クレアチン欠乏症候群」（https://www.shouman.jp/disease/html/detail/11_12_029.html）も参照のこと．

6 グルコーストランスポーター欠損症症候群（GLUT-1DS）

概　要：GLUT-1DS は，脳のエネルギー代謝基質であるグルコースが中枢神経系に取り込まれないことにより生じる代謝性脳症である[8]．

遺伝形式：常染色体優性遺伝が多数

病　態：多くに *SLC2A1* 遺伝子におけるヘテロ接合性の *de novo* 変異を認め，ハプロ不全が発症に関与する．孤発症例が多いが，家族例の報告も散見される．

特徴的症状：生下時に異常を認めず，筋緊張低下，小脳失調，痙性麻痺，ジストニアなどの複合的な運動障害が遅発性に出現する．構語障害は全例に認め，失調性である．認知障害は，軽度から重度まで様々である．重症例で後天性小頭症が合併する．

てんかんの特徴：乳児期早期に発症し，異常眼球運動発作や無呼吸発作が先行することがある．発作型は強直間代，ミオクロニー，非定型欠神，定型欠神，脱力，部分発作と様々である．

診断・検査：症状は空腹，運動により増悪し，早朝空腹時に強く，食後に改善する．年齢とともに改善し，思春期を経て安定してくる．血液検査では，低血糖の不在下に髄液糖は 40 mg / dL 以下，髄液糖 / 血糖比は 0.45 以下（平均 0.35）を呈する．髄液検査は早朝空腹時に行う．頭部 CT・MRI では大脳萎縮，髄鞘化遅延などの非特異的所見を呈する．発作間欠期脳波では背景波の徐波化を認め，食後やグルコース静注で軽快することも診断の手がかりとなる．てんかん波は認めないこともが多いが，初期に焦点性棘波を，成長とともに全般性棘徐波を認める．確定は遺伝子検査にてなされる．

治　療：抗てんかん薬に抵抗性である．ケトン食療法は高い有効性を示し，発作予後のみならず神経学的予後も改善させる可能性があるため，早期に開始を検討する．

※診断基準については，難病情報センター HP「グルコーストランスポーター１欠損症」（http://www.nanbyou.or.jp/entry/5462#248）も参照のこと．

⑦ ミトコンドリア病

概　要：ミトコンドリア病は，ミトコンドリア機能が障害され，臨床症状が出現する病態を総称している[9, 10]．ミトコンドリア病における機能異常の主体はエネルギー産生低下と考えられており，そのエネルギー代謝障害による病態が基本である．ILAE では，Alpers' syndrome，MELAS（mitochondrial encephalopathy with lactic acidosis and stroke-like episodes），MERRF（myoclonic epilepsy with ragged red fibers）を記載している．

病　態：ミトコンドリア病の病因は，核 DNA の遺伝子の変異の場合とミトコンドリア DNA の異常がある．核 DNA の遺伝子は，すでに 200 近い遺伝子の変異が同定されており，mtDNA 上も 100 個を超える病的点変異が同定されている．

特徴的症状：代表的なミトコンドリア病の病型は，主に特徴的な中枢神経症状を基準に診断しているが，実際はこれらを合併してもつ症例や中枢神経症状がない症例も多数存在している．発症時期も出生時から成人期まで様々であり，障害臓器も単一のものから全身のものまで多彩である．

てんかんの特徴：てんかんの合併率は，35 ～ 60% と報告によりばらつきがある．発作型は，全般発作，焦点発作両者の報告があり，複数の発作型が混在している場合もある．特異的な脳波所見はない．また stroke-like episode を示す MELAS では stroke-like episode に伴う機会性の発作であるのか，てんかん発作であるのか，鑑別が容易ではない場合があり，臨床経過，脳波，MRI 所見などから総合的に判断する必要がある．

診断・検査：上述の First line の検査のうち，血液ガス分析，髄液・血液乳酸ピルビン酸値，MRS は特に診断の役に立つ．診断基準の詳細は「ミトコンドリア病の診断と治療に関する調査研究班」作成の診断治療ガイドライン（http://www.nanbyou.or.jp/entry/335）を参照されたい．

治　療：ミトコンドリア病の病型に合わせた治療を行う．抗てんかん薬に抵抗性の場合が多いが，新規抗てんかん薬ではラモトリギンやレベチラセタムの有効性が報告されている．バルプロ酸は，病態を悪化させる可能性があり避けるべきとされている．しかし，近年有効例も報告されており，やむを得ず使用する場合は L-カルニチンの併用を考慮する．

※精密検査施設は日本先天代謝異常学会 HP（http://jsimd.net/iof/iof_07.html）を参考のこと．

8 ピリドキシン依存性てんかん /PNPO 欠損症

概　要：

a) ピリドキシン依存性てんかん：新生児期から生後 1 か月までの間に，抗てんかん薬抵抗性を示すけいれん発作で発症し，ピリドキシン大量療法により反応性を示すことを特徴とする[11, 12]．

b) PNPO 欠損症：ピリドキサールリン酸(PLP)には反応するが，ピリドキシンには反応しないことを特徴とする(図 3)．現在では，ピリドキシン依存性てんかんとは臨床的に区別される．

遺伝形式：常染色体劣性遺伝形式

病　態：ビタミン B_6 は pyridoxamine，pyridoxal(PL)，pyridoxine と，これらのリン酸エステル型である pyridoxamine phosphate(PLP)の総称である．摂取されたビタミン B_6 は最終的に活性型である PLP に変換される．PLP は血液脳関門を通過する際に PL に再変換される．その後，脳細胞内で再度 PLP となり GABA などの神経伝達物質の合成に極めて重要な働きを担っている．

a) ピリドキシン依存性てんかん：*ALDH7A1* に遺伝子異常により脳内のリシン代謝に異常が生じ，結果的に脳内の PLP が賦活化されて発症する．そこで PLP もしくは前駆体の pyridoxine の投与が有効である．

b) PNPO 欠損症：*PNPO* 遺伝子の異常により，PLP 以外のビタミン B_6 が PLP に変わる際に必要とする酵素(pydoxine 5'-phosphate oxidase：PNPO)が機能せず全身の PLP が不足する．そのため PLP の投与が必要である．

てんかんの特徴：妊娠中や周産期に異常のない本来正常な新生児に出現する，抗けいれん薬抵抗性のけいれん発作を特徴とする．発作は，長時間継続する焦点性あるいは一側性のけいれんが多く，しばしば部分的に反応性は保たれる．

診断・検査：下記検査で確定していくが，疑われる場合は Neonatal seizure guideline(ILAE，WHO)に従い，結果を待たずして抗てんかん薬投与前に PLP を投与し反応を確認のうえ，臨床的な診断

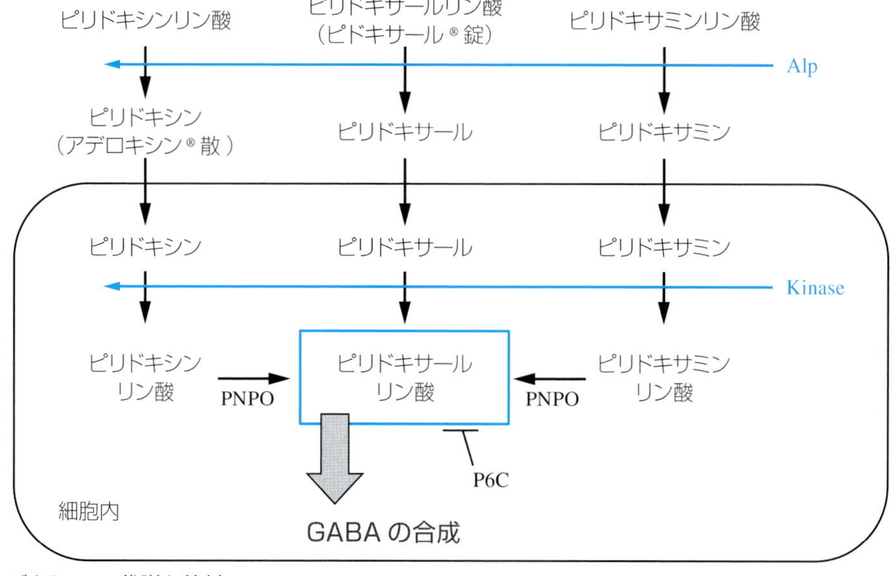

図3　ビタミン B_6 代謝と薬剤

Alp：alkaline phosphatase，P6C：ピペリジン-6-カルボキシレート，PNPO：pyridox(am)ine phosphate oxidase.

を行う(**図3**).

＊特異的検査

a) ピリドキシン依存性てんかん

- 髄液：ピペコリン酸の上昇(非特異的診断マーカー)
- α-aminoadipic semialdehyde(α- AASA)の上昇(特異的診断マーカー)
- PLP 低値
- 遺伝子：*ALDH7A1*(陽性率 99%)

b) PNPO 欠損症

- 髄液：PLP 低値
- 遺伝子：*PNPO* 遺伝子変異

治　療：PLP を経口投与する．ピリドキシンを同時に投与してもよい．

9 モリブデン補酵素欠損症

概　要：モリブデン補酵素(MoCo)欠損により引き起こされる遺伝性の代謝疾患で，新生児期発症の難治性発作，重度の精神運動発達遅滞，特異的顔貌，水晶体亜脱臼を特徴とする[13, 14]．MoCo 欠損症は，モリブドプテリンにモリブデン原子が結合して合成される補因子合成過程の障害の総称である．A，B，C，3 つの相補性群が知られている．

遺伝形式：常染色体劣性遺伝形式

病　態：MoCo が欠損すると，亜硫酸酸化酵素活性が低下する．結果亜硫酸が体内に蓄積し，血液，尿中の含硫アミノ酸が増加する．脳内への硫酸蓄積は，興奮毒性による神経ニューロンの障害を引き起こすと考えられている．

発症年齢：古典的には新生児期より発症する例が多い．

特徴的症状：古典型では，生直後からけいれん，哺乳困難で発症，その後，筋緊張亢進，後弓反張肢位，四肢麻痺，小頭症，特異顔貌，水晶体脱臼などが出現する．重度の精神運動発達遅滞を呈する．約 10% は症状が軽微な軽症型である．頭部 MRI では，早期には DWI で広領域に高信号域を認める．特に基底核，視床，小脳脚，視床下部にみられ，低酸素性虚血性脳症と誤診されることがある．

てんかんの特徴：てんかんの特徴は判明していない．脳波では多焦点性のてんかん性放電，サプレッションバーストパターンの報告がある．

診断・検査：水晶体脱臼は，本疾患を疑ううえで重要な所見となる．生化学的に以下の検査で確定していく．

- 血清・尿プリン体測定：低尿酸血症(生直後は必ずしも低値ではない)はスクリーニングに有用である．
- 尿中亜硫酸塩：この検出には簡易検査紙が利用可能である．検査は新鮮尿で行う．
- 尿中含硫アミノ酸：システイン，シスチン，S-スルホシステインなどの増加がみられる．
- 遺伝子解析：A 群患者では *MOCS1* 遺伝子，B 群患者では *MOCS2* 遺伝子，C 群患者では *GPHN* 遺伝子の異常が報告されている．遺伝子型による臨床像の違いは明らかでない．

治　療：様々な治療が試みられているが，定まった治療方針は確立されていない．

▸ *Column* GPIアンカー欠損症

先天性GPI欠損症(IGD)は，狭義にはGPIアンカー生合成に関係する遺伝子の変異により細胞表面のGPIアンカー型蛋白質の発現低下や構造異常を来すことにより発症する遺伝性の疾患である．

GPIアンカー型蛋白質であるALPは，細胞表面でPLPを脱リン酸化しPLへと変換する．IGDではこの過程が障害されるため，ビタミンB_6が血液脳関門を通過できず，結果的にGABA合成が抑制されてんかんを発症するといわれている．

知的障害，運動発達遅滞，多くはてんかんを伴う．高ALP血症，手指・足趾の末節骨欠損，ABR異常，頭部MRI(DWI)で基底核に高信号，小脳萎縮を伴うことがある．診断は末梢血のフローサイトメトリーによる解析で顆粒球表面のGPIアンカー型蛋白質(CD16)の低下によりスクリーニングし，遺伝子変異が認められれば確定となる．治療は，ピリドキシンの投与が著効する症例が報告されている．PLPは上記病態から無効である(図3)．診断ガイドラインならびに疾患ホームページ(http://igd.biken.osaka-u.ac.jp/)が作成されており参照されたい．

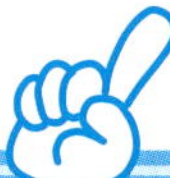

Pitfallに陥らないためのアドバイス

・てんかんの病態の背景に代謝異常があることを忘れてはならない．
・一般検査のスクリーニングでも疑うことが可能な疾患がある．
（参照：p.83「血液などの検体検査」）

〔美根　潤・高橋幸利〕

文　献

1) 佐々木征行：てんかん様けいれん発作を伴う先天代謝異常. 日本臨牀別冊 神経症候群VI. 2014; 354-358.
2) 日本先天代謝異常学会（編）：新生児マススクリーニング対象疾患等診療ガイドライン. 診断と治療社；2015.
3) Micó SI, et al.: Epilepsy in biotinidase deficiency after biotin treatment. *JIMD Rep* 2012; **4**: 75-78.
4) Ramaekers V, et al.: Clinical recognition and aspects of the cerebral folate deficiency syndromes. *Clin Chem Lab Med* 2013; **51**: 497-511.
5) Kobayashi Y, et al.: Severe leukoencephalopathy with cortical involvement and peripheral neuropathy due to FOLR1 deficiency. *Brain Dev* 2017; **39**: 266-270.
6) 和田敬仁：脳クレアチン欠乏症候群. 小児科診療 2016; **79**: 290.
7) Mercimek-Mahmutoglu S, et al.: Creatine Deficiency Syndromes. GeneReviews®
8) 小国弘量, 他：稀少てんかんの診療指標. 4-2 グルコーストランスポータ欠損症. 診断と治療社, 2017; 121.
9) 西季依子, 他：てんかんとミトコンドリア病. Neuro-opthlmol Jpn 2014; **31**: 426-432.
10) 日本ミトコンドリア学会（編）：ミトコンドリア病診療マニュアル2017. 2016.
11) 吉永治美：小児神経疾患における活性型ビタミンB6の意義. 脳と発達2016; 48: 114-116.
12) Gospe SM: Pyridoxine-Dependent Epilepsy. GeneReviews®
13) 弓削康太郎：金属代謝異常. 日本臨牀別冊 神経症候群VI. 2014; 237-241.
14) Nagappa M: Child Neurology: Molybdenum cofactor deficiency. *Neurology* 2015; **85**: e175-178.

N 病因からみたてんかん分類
2. 構造異常によるてんかん

1. 限局性皮質異形成

Point

- ☑ **診断**：確定診断は病理所見によって行われる
- ☑ **治療**：焦点発作にはバルプロ酸，カルバマゼピン，レベチラセタムやラモトリギンを用いる．適切に 2 剤以上の抗てんかん薬を用いても発作を抑制できない症例では，外科治療を検討する．
- ☑ **予後**：外科治療の発作抑制率は，FCD Type II では 65% 以上で，FCD Type I では 50% 未満である．乳児期発病，頻回発作とてんかん性スパズムの既往はてんかん性脳症のリスク因子となる．術後の発達・知能は発作抑制により維持されることが多い．

① 一般的事項

限局性皮質異形成(focal cortical dysplasia：FCD)は，1971 年に Tayler らによりてんかん患者の病理所見から提唱された概念で，確定・病型診断は病理所見によって行われる(表 1)[1]．FCD は，薬剤抵抗性焦点性てんかんの 20 ～ 25% の原因を占めるとされる[2,3]．発作コントロール不良例では，外科治療により発作消失が期待できる．

表 1 限局性皮質異形成(FCD) タイプ分類

FCD Type I	大脳皮質神経細胞の配列・構築異常を示し，異型細胞を伴わない
Ia	縦方向の異常
Ib	横方向の異常
Ic	縦および横方向の異常
FCD Type II	大脳皮質神経細胞の高度の構築・配列異常に加え，異型細胞を伴う
IIa	構築・配列異常に加え，dysmorphic neuron を伴う
IIb	構築・配列異常に加え，dysmorphic neuron および balloon cell を伴う
FCD Type III	大脳皮質神経細胞の構築・配列異常に加え，病因論の異なる他の病変を伴う
IIIa	構築・配列異常に加え，海馬硬化症を伴う
IIIb	構築・配列異常に加え，腫瘍性病変を伴う
IIIc	構築・配列異常に加え，血管奇形を伴う
IIId	構築・配列異常に加え，その他の病変を伴う

(Blümcke I, et al.: The clinicopathologic spectrum of focal cortical dysplasias: a consensus classification proposed by an ad hoc Task Force of the ILAE Diagnostic Methods Commission. *Epilepsia* 2011; **52**: 158-174 を元に作成)

表2 限局性皮質異形成(FCD) 77 名の臨床特徴

	患者数	%
発病年齢(歳)		
0	12	15.6
1 〜 2	16	20.8
3 〜 4	17	22.0
5 〜 9	21	27.3
15 >	11	14.3
罹病期間(年)		
< 2	1	1.3
2 〜 4	10	13.0
5 〜 9	17	22.0
10 〜 19	27	35.1
≥ 20	22	28.6
発作頻度		
≥ 5 daily - daily	9	11.7
Daily-weekly	26	33.8
Daily-weekly (一時的に 6 か月以上の発作抑制あり)	19	24.7
Weekly-monthly	23	29.9
発作型		
Focal impaired awareness seizure のみ	46	59.7
Focal impaired awareness, seizure+generalized, tonic clonic seizure のみ	23	29.9
Focal aware seizure	4	5.2
Epileptic spasm	4	5.2

	患者数	%
重積発作	10	13.0
群発発作	53	68.8
MRI 病変あり	70	90.9
画像病変の部位		
前頭葉	52	67.5
側頭葉	10	13.0
頭頂葉	1	1.3
後頭葉	7	9.1
多葉	7	9.1
前頭側頭葉	1	14.2
側頭後頭葉	4	57.1
側頭頭頂後頭葉	2	28.6
病理所見		
Ia	1	1.3
Ib	8	10.4
IIa	23	29.9
IIb	45	58.4
DQ-IQ		
≤ 34	8	10.4
35-49	8	10.4
50-69	25	32.5
70-79	14	18.2
≥ 80	22	28.5

(Kimura N, et al.: Risk factors of cognitive impairment in pediatric epilepsy patients with focal cortical dysplasia. *Brain Dev* 2019; **41**: 77-84を元に作成)

a. 臨床像

静岡てんかん・神経医療センターで外科治療を施行し，組織学的に FCD と診断した発病年齢 15 歳未満の 77 例の臨床像を表 2 に示す[4]．小児期の幅広い年齢層で発症し，薬剤抵抗性に推移する．発作は日〜週単位にみられ，群発する症例が多く，部位は前頭葉に多い．また一般的に Type I の症例では，Type II より早期に発症し，多葉性で，MRI の異常所見に乏しく，手術発作予後も不良である[5]．

b. 脳波所見

発作間欠期脳波では構造異常の部位を示唆する局在性徐波である polymorphic delta activity[6,7]や発作間欠期発射としては持続性，連続性，周期性あるいは頻回の rhythmic spikes or sharp waves[8](図 1-A)，低振幅性速波，polyspikes，二次性両側同期化(secondary bilateral synchrony) spike-and-wave を認めることが多い．繰り返す electrographic seizures がみられることもある[6]．発作間欠期発射は年齢を経るにつれ全般性に拡がる傾向にあり，一側局在性 64.6%，一側広汎性 9.8%，両側性 17.1%，全般性 8.5% であった[9]．発作時脳波では，rhythmic spikes or sharp or slow waves，低振幅化(electrodecrement) pattern および secondary bilateral synchrony spike-and-wave などがみられる[6]．

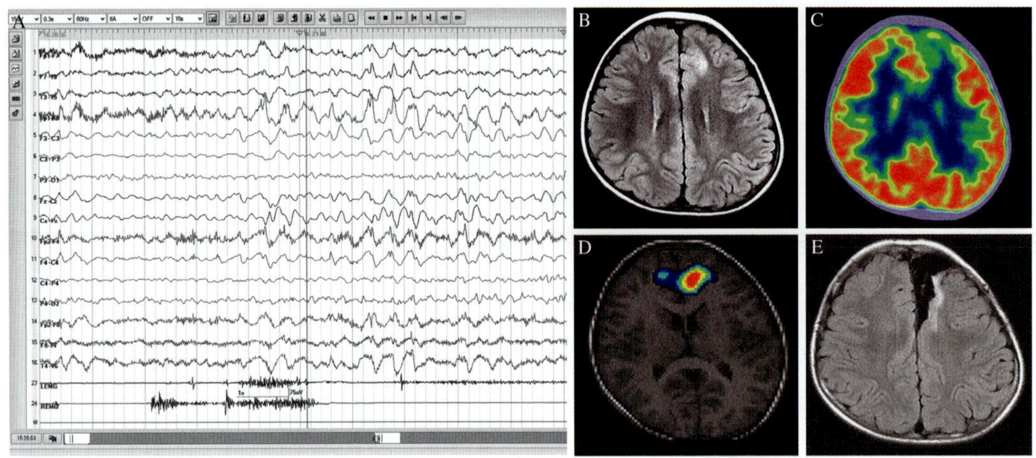

図1 FCD(Type IIb). 6歳1か月, 女児

4歳から一点凝視・動作停止する発作が群発し, 治療抵抗性に推移した. 発作間欠期脳波では左前頭部優位に徐波に重畳するspike ないし sharp wave が連続してみられた(A). 頭部 MRI(FLAIR法)で左前頭葉内側に高信号域(B), FCD-PETでは糖取り込み低下(C). SISCOMでは発作中高灌流域を認めた(D). 6歳1か月に左前頭葉皮質切除術が行われ(E), 以降発作は抑制された. WISC-IVでは術前 FSIQ 83, VCI 84, PRI 85, WMI 88, PSI 91, 術後2年 FSIQ 91, VCI 84, PRI 89, WMI 94, PSI 110と維持されている.

c. MRI, SPECT, PET所見

Type IIでは, 皮質の肥厚, 皮髄境界不鮮明, トランスマントルサイン, 脳回の異常や白質容量の低下がみられる[4,10]. これらの所見はT2強調像あるいはFLAIR像で高信号を呈する(図1-B). Type Iでは異常所見を認めないことが多いが, 皮髄境界不鮮明, 脳回の異常や白質容量の低下がみられることもある[4]. また小児では神経節膠腫(ganglioglioma), 胚芽異形成性神経上皮腫瘍(DNT)や神経節細胞腫などの腫瘍との鑑別が必要である. またIMPやIMZ-SPECTあるいはFDG-PETはてんかん原性領域において低灌流域や糖取り込み低下を認める(図1-C). 発作頻発時には増加のパターンを呈することがある. 焦点不確定例では発作時と発作間欠時を差し引いて血流の上昇域を統計解析し, その血流をMRIに重畳するSISCOM(Subtraction Ictal SPECT Co-registered to MRI)が有用である(図1-D).

d. 治療と予後

バルプロ酸, カルバマゼピン, レベチラセタム, ラモトリギンやフェニトインなどを使用する. 新規抗てんかん薬使用前のわれわれの検討では, 治療抵抗性に経過した症例のうち6か月以上発作抑制された症例は24.7%に認め[5], それらの薬剤は, バルプロ酸, カルバマゼピンおよびフェニトインであった. てんかん性スパズムにはACTHを用いるが再発することが多い[11]. 2剤以上の抗てんかん薬を使用しても発作が抑制されない症例では焦点切除術を検討する(図1-E). 発作症候, 脳波所見, 頭部MRIや機能画像で焦点が同定された場合, 外科治療の適応となる. また機能的に重要な部位(eloquent area)に病変がみられる場合は, 発作消失によるベネフィットと術後の神経学的脱落症状のリスクを慎重に検討する必要がある. 当院での外科治療例を図1に示す. 外科治療の発作抑制率は, FCD Type IIでは65%以上[9,12], Type Iでは21〜43%である[4,12]. 最近Fauserらのグループは, 術後5年のEngel class I症例はType I 30/41(73.2%), Type II 48(78.7%), Type III

32/41（78.0%）と良好な成績を報告している[13]．抗てんかん薬や外科治療でも発作の残存する症例ではケトン食やVNSが適応となる．いずれも50%以上発作の減少する症例がみられる．

e．発達・知能予後

術前に評価したDQ-IQからは，発達・知的障害のリスク因子は，早期発病，罹病期間，高頻度の発作，発作型（てんかん性スパズムの既往，GTCSの合併），群発や重積があげられる[5]．1歳未満発症例，特にてんかん性スパズム合併例ではリスクが高い．逆に経過中に一過性発作抑制（6か月以上）のある症例，単純部分発作のみの症例ではリスクが低下する[5]．罹病期間14.5 ± 8.5年（平均 ± SD）を経た77例の検討では，DQ-IQ（平均 ± SD）は60.5 ± 20.5で，DQ-IQ ＜ 70は41/77（53.2%）を占めた（表2）．

術後の発達・知能は，術前と相関すなわち維持されることが多い[9, 14]．しかし小児例では発作が抑制されると術後2年ごろから若干の発達指数改善がみられる[14]．また乳児期発症の症例で1歳未満に外科治療を行えば，発達・知能が著明に改善する症例も認められる[15]．

② 最近の学問的進歩

最近FCDの発生のメカニズムが解明されてきた．PI3K/AKT3/mTORシグナル伝達経路内の*DEPDC*，*PTEN*，*PIK3CA*などの遺伝子が*de novo*点変異を生じ，経路が過剰に活性化されることでFCDが発生する症例があると考えられている[16]．これら遺伝子の変異で表現型の異なる片側巨脳症，多小脳回もきたすため，FCD，片側巨脳症や多小脳回はスペクトラム疾患とする概念が生まれてきた[17]．

2. 結節性硬化症

Point

- ☑ **診断**：臨床症状から診断可能である．症状が年齢依存性に発現することに留意する
- ☑ **治療**：焦点発作にはカルバマゼピン，レベチラセタムやラモトリギンを，てんかん性スパズムにはビガバトリンあるいはACTHを使用する．適切に2剤以上の抗てんかん薬を用いても発作を抑制できない症例では，外科治療を検討する
- ☑ **予後**：薬物治療抵抗例および精神発達遅滞例は各々約60%を占める

① 一般的事項

結節性硬化症は，有病率1/6,000 ～ 1/10,000人で，常染色体優性遺伝形式の神経皮膚症候群の1つである．脳神経系，皮膚，心臓，腎臓，肺，消化管や骨など全身の臓器に過誤腫性病変をきたす[1]．*de novo*による孤発例は60 ～ 70%とされるが，性腺モザイク例や症状の軽微な両親が存在し見過ごされている場合がある．*TSC1*遺伝子（9q34に座位，hamartinをコード）か*TSC2*遺伝子（16p13.3

に座位，tubelin をコード）の機能喪失変異により，hamrtin と tubelin 複合体による制御を受ける mTOR シグナル伝達系が異常をきたすことで生じる．多くの症状の中で，てんかん発作は管理の難しい症状の 1 つである．

a. 診 断

80 ～ 90% の症例がてんかんを合併し[2,3]，全年齢を通じて診断の契機となることが多い[4]．診断は難病情報センター（http://www.nanbyou.or.jp/entry/4385）の診断基準，Roach らの基準（成書を参考にされたい）などを用いる．年齢依存性に症状が発現するため，てんかん以外の症状に乏しく診断に苦慮する症例を認める[4,5]．乳幼児例は，脱色素斑，心横紋筋腫，頭部 MRI で皮質結節や脳室上衣下結節に加え，家族歴から診断する．1 歳までに 50.6% が診断される．

b. 臨床発作

てんかん発作の発症年齢は，乳児期までに 60%，3 歳までに 80% を占め，13 歳以降は 2.2% と少ない[6]．発作型は，皮質結節に起因する焦点発作を中心とし，てんかん性スパズム，二次性全般化と考えられる全身性強直間代発作，強直発作，間代発作，脱力発作や非定型欠神発作を認め，2 種類以上の発作型をもつ症例は 46.8 ～ 71% と多い[6,7]．てんかん性スパズムを伴う症例は 37.8 ～ 46% に認めるが，West 症候群の中核群とは異なり，部分発作の先行あるいは併存例がみられる[6,8]．てんかん性スパズムをもつ症例では，Lennox-Gastaut 症候群あるいは疑い例へ移行する割合は 32 ～ 39.1%，てんかん性スパズムをもたない症例では Lennox-Gastaut 症候群あるいは疑いへ 13.8% が移行する[7,9]．

c. 脳波所見

単一焦点の場合は FCD の脳波所見に似る（参照：p.348「1．限局性皮質異形成」）（図 2-A）．また多焦点性に sharp wave，spikes，slow wave あるいは diffuse spike-and-wave も認める．Jansen らの 21 名の症例報告では焦点 1 ～ 2 か所は 8 名，3 ～ 4 か所は 13 名にみられた[10]．てんかん性スパズム例では非対称性の hypsarrhythmia がみられたとする報告もある[7,9]．20 mm 以上の病変と EEG 異常部位の一致率は高い[11]．多焦点性や広汎性棘波により焦点がわかりにくい症例では，NREM 期の所見から側方性の判断が可能な場合がある[12]．

d. MRI・PET・SPECT，病理所見

頭部 MRI では皮質結節（過誤腫）（図 2-B），白質病変，上衣下結節や上衣下巨細胞星細胞腫がみられる．前 2 者がてんかん原性病変となる．頭部 MRI では T2 強調・FLAIR 像で高信号，T1 強調像で低信号を呈し，前者でより鋭敏である．白質病変は髄鞘化が進めばより明確となる．神経細胞の遊走を示す大脳白質遊走線もみられる．また cyst-like tuber を伴う症例は，てんかん，治療抵抗性発作やてんかん性スパズム発症との関連性が高い[13]．メチオニン PET や SPECT はてんかん原性領域を反映する．病理学的には皮質結節には bizarre giant cell，giant cell や balloon cell がみられ，限局性皮質異形成との鑑別は困難である．

e. 治療と予後

焦点発作に対し，抗てんかん薬は first line にカルバマゼピン，バルプロ酸やレベチラセタム，

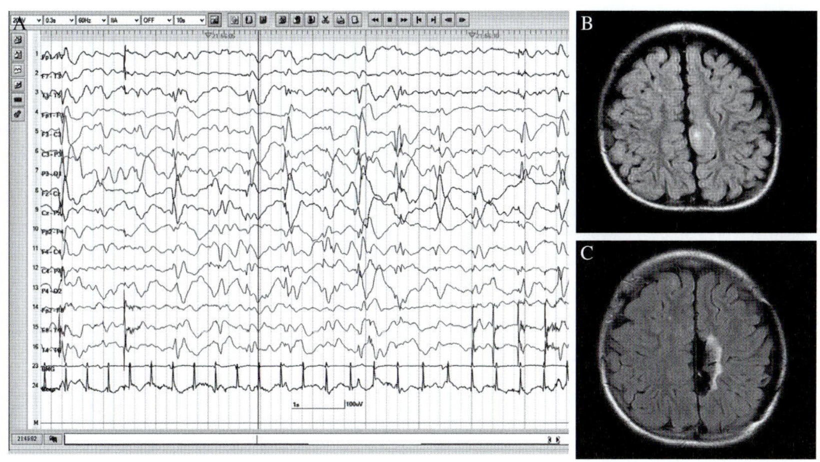

図2　結節性硬化症．1 歳 11 か月，女児

生後 3 か月から右半身優位に強直する発作が群発し，治療抵抗性に推移した．発作間欠期脳波では左中心部から対側に拡がる持続性 spike-and-wave を認めた(A)．頭部 MRI(FLAIR 法)では左中心溝近傍領域(B)と左前頭葉 1 か所，右前頭葉 1 か所に皮質結節を認めた．家族歴，脱色素斑もみられたため結節性硬化症と診断した．同部位において IMP-SPECT では低灌流域，MEG では dipole が集積した．1 歳 11 か月に皮質切除術が施行され(C)，術後 7 年間発作は消失している．術後右不全片麻痺がみられたが，足関節装具がなくても歩行や走行できるレベルまで回復している．また WISC-R では FSIQ 91 と維持されている．

second line にラモトリギン，ゾニサミドやトピラマートが用いられる[14,15]．2 歳以下で脳波上てんかん発射を認める症例では，発作出現前の先制治療がてんかん発作予後の改善につながるとされる[16]．てんかん性スパズムにはビガバトリンか ACTH を用いる．ACTH は再発率が高い．両者の比較検討は少なく，International TSC Consensus Group はビガバトリンを first line としている[15]．心臓横紋筋腫を合併する症例では，ACTH による心不全やカルバマゼピンによる不整脈[17]に注意する．

約 1/3 の症例で発作は寛解するが，てんかん性スパズムの既往のある症例は 75.4%，既往のない症例は 39.8%，総じて 60% の症例は薬剤抵抗性てんかんへ移行する[6]．

外科治療の適応について，2 剤以上の抗てんかん薬を使用しても発作が抑制ない症例が対象となる．一側焦点発作をもち，MRI の皮質結節，発作時脳波および SPECT/PET の所見が一貫して一致すれば外科治療を検討するが，多焦点性の症例では術後他の病変あるいは残存病変から再発する症例もみられ，術前検討は慎重に行う．当院での外科治療例を図 2 に示す．1960 ～ 2006 年の 177 のレビューでは 57% の症例で発作は消失し，90% の症例で発作が減少した[18]．また術後発作の予後不良因子は発達遅滞や強直発作であった．外科治療非適応例ではケトン食や VNS がオプション治療となり，50% 以上発作減少する症例もみられる．

f．発達・知能予後

発達遅滞は 55% にみられる[3]．発達遅滞をきたすリスク因子として，てんかんの存在，早期発病年齢，罹病期間や発作型(てんかん性スパズム，GTCS)などが報告されている．乳児期発症例，特にてんかん性スパズムを伴う症例は予後不良である[2,6]．自閉症は 20.7 ～ 25%[2,3]，ADHD 19.6%[3]，協調運動障害，視空間障害，記憶障害や学習障害などもみられる．最近ではこれらの障害は TAND(TSC-associated neuropsychiatric disorders)と総称されている[3]．

② 最近の学問的進歩

最近エベロリムスを使用した366症例のdouble blind control studyが報告されている[19]．発作消失例はプラセボで1%未満，低・高エベロリムス投与群で4～5%と少なかったが，50%減少例は各々15%，28%，40%と有意に有効性を認め，有害事象は各々3%，14%，14%であった．効果的かつ安全な補助治療選択肢であると報告しており，今後治療薬の1つとして日本でも承認されることが期待される．

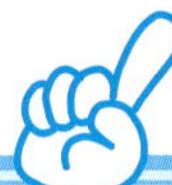

Pitfallに陥らないためのアドバイス

乳児期発症の焦点性発作やてんかん性スパズム例では，脱色素斑や家族歴を確認する．結節性硬化症は全身性疾患であり，TSCセンター等での総合的なフォローアップが望ましい．

3. 片側巨脳症

Point

- ☑ **診断**：頭部MRI所見で患側大脳半球が全体的あるいは部分的(二葉以上)に巨大化している．半身性肥大や皮膚病変を伴う症候性と伴わない非症候性に分類される
- ☑ **治療**：薬物治療抵抗性かつ発達・知能の停滞・退行例では半球離断術を検討する
- ☑ **予後**：早期発病例や発作コントロール不良例では知的・運動予後は不良であるが，遅発例や発作コントロール良好例では，知的発達が比較的良好な例も認める

① 一般的事項[1, 2]

片側巨脳症は，一側の大脳半球の過成長を特徴とする疾患である．主に焦点性てんかん，発達遅滞，片麻痺および片側視野障害がみられる．3つのサブタイプに分類される．①症候性片側巨脳症は，半身性肥大や皮膚病変に伴って生じ，メンデル遺伝形式を示す．線状(脂腺)母斑症候群，神経線維症，結節性硬化症，伊藤白斑やKlippel-Trenaunay-Weber症候群などがある．②非症候性片側巨脳症は，他の合併症なく，*de novo*変異が多く，約半数を占める．③まれだが小脳および脳幹を含む片側巨脳症(total hemimegalencephaly)があり，①②のどちらのタイプでも生じうる．

a. 診断基準[3]

A症状のいずれかおよび脳波所見(B3)にて片側巨脳症を疑うが，診断には頭部画像所見(B2)が必須で，診断の原則は患側大脳半球の二葉以上が対側より大きいことである

A)症　状

1. 難治のてんかん発作(新生児期から乳幼児期に発症)
2. 不全片麻痺
3. 精神発達遅滞

B）検査所見

1. 血液・生化学的検査所見：特異的所見なし
2. 画像検査所見：早くは新生児期またはその後の頭部CT/MRIにて患側大脳半球が全体的あるいは部分的（二葉以上）に巨大化している
3. 生理学的所見：脳波では，患側に焦点性突発性異常波をみることが多い．一見左右差に乏しく，全般性にみえる場合もある
4. 病理所見：大脳皮質構造の乱れ，異型で未熟な神経細胞の多数出現，異所性神経細胞，グリオーシスなどがみられ，神経細胞系およびグリア細胞系両方の分化・遊走・成熟障害と考えられる所見

C）鑑別診断

巨大化しない片側性大脳皮質形成障害，限局性皮質異形成，左右差のある多小脳回，腫瘍性病変（グリア系腫瘍）など

b. 臨床発作

てんかん発作はしばしば最初にみられる徴候である．生後1日目からみられる症例もあり，発作は1日50回以上にもおよぶ[1]．わが国の調査では発病年齢1か月未満は18/42名（42.9%），1か月～1歳未満15（35.7%），1歳以降9（21.4%）であった[4]．また初発発作は，焦点発作27/39（69.2%），GTCS 3/39（7.7%），大田原症候群5（12.8%），てんかん性スパズム4（10.3%）であった．

N 病因からみたてんかん分類

c. 脳波所見

片側性の異常が顕著であり，診断の補助的検査として有用である．非対称性の背景波と片側性速波，高振幅のspikes，spike-and-waveやsuppression-burst patternがみられる[1]．Paladiらは以下の3つのパターンに分類した[5]．1つは高振幅の三相波で，小さな陰性波に続いて高振幅の陽性徐波を示す．三相波は，焦点性発作例でみられ，周期性・持続性にみられることもある[6]．2つめは非対称性のsuppression-burst patternである．出生時あるいは数か月後にみられ，てんかん性スパズムやmyoclonic jerksを伴う症例では大田原症候群と診断される．大田原症候群では数か月後には消失するかあるいはWest症候群に移行し，hypsarrhythimaを呈する[7]．EPC（epilepsia partials continua）がみられる症例では成人期までsuppression-burst patternを認める．3つめは非対称性の高振幅の7～12 Hzのα-like activityで，予後良好なパターンである．

また両側性のepileptiform abnormalitiesは5/7（71%）の症例で認め，発作時脳波でも両側性変化が3/6（50%）にみられる[8]．

d. MRI・PET所見

頭部MRI所見が必須で，非対称性の一側大脳半球の拡大，皮質異形成と片側脳室の変形が特徴的である[1]．大脳半球の拡大は半球性だけでなく前頭葉または後頭葉優位にみられることもある．典型的な皮質は広く厚い脳回，浅い脳溝および皮髄境界は不鮮明である．また脳回は正常，無脳回や多小脳回様にみえるかもしれない[9]．脳室はたいてい拡大するが，逆に細くみえることもある．ミッドラインシフトも多くの症例でみられる．健側半球は小さくゆがんでみえることもある．CTでは石灰化もみられることもある[1]．FDG PETでは患側の糖取り込みが著明に低下する．半球離断を施行する際，対側にも病変がある症例では禁忌となるため，注意深く評価する必要がある[9]．

e. 治療と予後

特異的に有効な抗てんかん薬の報告はなく，バルプロ酸，フェノバルビタール，ラモトリギン，フェニトインやゾニサミドなどを使用する．早期発病し薬物治療抵抗性で発達・知能の停滞・退行を認める症例では，半球離断術を検討する．半球離断術による発作消失率は5文献の集計では15/41(37%)[10]である．一方，乳児期以降発症の非症候性片側巨脳症の症例では，焦点発作がみられても，抗てんかん薬によってしばしばコントロールされる．

f. 発達・知能予後

早期に発症するほど運動および知的・発達障害をきたす症例が有意に多い．半球離断術による発作消失は健側半球の機能再構築に貢献し発達やQOLの改善に寄与する．一方遅発例では知能正常児は3/44(6.8%)に認める[4]．また症候性と非症候性の運動・知的予後は同等である[4]．

② 最近の学問的進歩

片側性巨脳症の発生のメカニズムが解明されてきた．PI3K/AKT3/mTORシグナル伝達経路内の*PIK3CA*，*AAKT3*，*MTOR*などの遺伝子が*de novo*点変異を生じ[11]，経路が過剰に活性化されることで片側巨脳症が発生すると考えられている(参照：p.348「1．限局性皮質異形成」)．

〔木村暢佑・高橋幸利〕

文 献

1．限局性皮質異形成

1) Blümcke I, et al.: The clinicopathologic spectrum of focal cortical dysplasias: a consensus classification proposed by an ad hoc Task Force of the ILAE Diagnostic Methods Commission. *Epilepsia* 2011; **52**: 158-174.

2) Kuzniecky R, et al.: Magnetic resonance imaging in childhood intractable partial epilepsies: pathologic correlations. *Neurology* 1993; 3: 681-687.

3) Tassi L, et al.: Focal cortical dysplasia: neuropathological subtypes, EEG, neuroimaging and surgical outcome. *Brain* 2002; **125**: 1719-1732.

4) Kimura N, et al.: Risk factors of cognitive impairment in pediatric epilepsy patients with focal cortical dysplasia. *Brain Dev* 2018, *in press*

5) Krsek P, et al.: Different presurgical characteristics and seizure outcomes in children with focal cortical dysplasia type I or II. *Epilepsia* 2009; **50**: 125-137.

6) Laoprasert P: Atlas of Pediatric EEG. Mc Grraw Hill, New York, 2011; 675-860.

7) Raymond AA, et al.: Cortical dysgenesis: serial EEG findings in children and adults. *Electroencephalogr Clin Neurophysiol* 1995; **94**: 389-397.

8) Palmini A, et al.: Intrinsic epileptogenicity of human dysplastic cortex as suggested by corticography and surgical results. *Ann Neurol* 1995; **37**: 476-487.

9) 木村暢佑，他：小児てんかん外科．早期手術患者の発見と利点－発達の観点から－脳と発達 2013; **45**: 199-205.

10) Vezina G, et al.: The Phakomatoses. In: Barkovich et al., Pediatorc Neuroimaging. 5th ed. Wolters Kluwer/ Lippincot Williams & Wilkins, Philadelphia, 2012; 593-604.

11) 高橋幸利，他：West症候群NHO-Japan 342 ACTH cases study：初回ACTH短期・長期発作抑制効果. てんかん研究 2015; **33**: 294

12) Holyhausen H, et al.: Symptomatic focal epilepsy in childhood. In: Roger J, et al., Epilepsy Syndrome. 5th ed. John Libbey, London, 2012; 477-485.

13) Fauser S, et al.: Long-term seizure outcome in 211 patients with focal cortical dysplasia. *Epilepsia* 2015; **56**: 66-76.

14) Kimura N, et al.: Developmental outcome after surgery in focal cortical dysplasia patients with early-onset epilepsy. *Epilepsy Res* 2014; **108**: 1845-1852.

15) Loddenkemper T, et al.: Developmental outcome after epilepsy surgery in infancy. *Pediatrics* 2007; **119**: 930-935.

16) Mirzaa GM, et al.: Association of MTOR mutations with developmental brain disorders, including megalencephaly, focal cortical dysplasia, and pigmentary mosaicism. *JAMA Neurol* 2016; **73**: 836-845.

17) Jansen LA, et al.: PI3K/AKT pathway mutations cause a spectrum of brain malformations from megalencephaly to focal cortical

dysplasia. *Brain* 2015; **138(Pt 6)**: 1613-1628.

2. 結節性硬化症

1) Roach ES, et al.: Diagnosis of tuberous sclerosis complex. *J Child Neurol* 2004; **19**: 643-649.
2) Holyhausen H, et al.: Symptomatic focal epilepsy in childhood. In: Roger J, et al., Epilepsy Syndrome. 5th ed. John Libbey, London, 2012; 499-521.
3) Kingswood JC: TOSCA consortium and TOSCA investigators. TuberOus SClerosis registry to increase disease Awareness (TOSCA)-baseline data on 2093 patients. *Orphanet J Rare Dis* 2017; **12**: 2.
4) Staley BA, et al.: Tuberous sclerosis complex: diagnostic challenges, presenting symptoms, and commonly missed signs. *Pediatrics* 2011; **127**: e117-125.
5) Curatolo P, et al.: Tuberous sclerosis. *Lancet* 2008; **372**: 657-668.
6) Chu-Shore CJ, et al.: The natural history of epilepsy in tuberous sclerosis complex. *Epilepsia* 2010; **51**: 1236-1241.
7) Ohtsuka Y, et al.: Long-term follow-up of childhood epilepsy associated with tuberous sclerosis. *Epilepsia* 1998; **39**: 1158-1163.
8) Fukushima K, et al.: Long-term follow-up study of West syndrome associated with tuberous sclerosis. *Brain Dev* 2001; **23**: 698-704.
9) Laoprasert P: Atlas of Pediatric EEG. Mc Grraw Hill, New York, 2011; 675-860.
10) Jansen FE, et al.: Consistent localization of interictal epileptiform activity on EEGs of patients with tuberous sclerosis complex. *Epilepsia* 2005; **46**: 415-419.
11) Cusmai R, et al.: Topographic comparative study of magnetic resonance imaging and electroencephalography in 34 children with tuberous sclerosis. *Epilepsia* 1990; **31**: 747-755.
12) Ochi A, at al.: Lateralized interictal epileptiform discharges during rapid eye movement sleep correlate with epileptogenic hemisphere in children with intractable epilepsy secondary to tuberous sclerosis complex. *Epilepsia* 2011; **52**: 1986-1994.
13) Chu-Shore CJ, et al.: Cyst-like tubers are associated with TSC2 and epilepsy in tuberous sclerosis complex. *Neurology* 2009; **72**: 1165-1169.
14) Koh S, et al.: Tuberous Sclerosis Complex. In: Duchowny M, et al. Pediatric Epilepsy. Mc Grraw Hill, New York, 2012; 233-240.
15) Overwater IE, et al.: Epilepsy in children with tuberous sclerosis complex: Chance of remission and response to antiepileptic drugs. *Epilepsia* 2015; **56**: 1239-1245.
16) Krueger DA, et al.: International Tuberous Sclerosis Complex Consensus Group. Tuberous sclerosis complex surveillance and management: recommendations of the 2012 International Tuberous Sclerosis Complex Consensus Conference. *Pediatr Neurol* 2013; **49**: 255-265.
17) Weig SG, et al.: Carbamazepine-induced heart block in a child with tuberous sclerosis and cardiac rhabdomyoma: implications for evaluation and follow-up. *Ann Neurol* 1993; **34**: 617-619.
18) Jansen FE, et al.: Epilepsy surgery in tuberous sclerosis: a systematic review. *Epilepsia* 2007; **48**: 1477-1484.
19) French JA, et al.: Adjunctive everolimus therapy for treatment-resistant focal-onset seizures associated with tuberous sclerosis (EXIST-3): a phase 3, randomised, double-blind,placebo-controlled study. *Lancet* 2016; **388**: 2153-2163.

3. 片側巨脳症

1) Duchowny M: Hemisheric Disorders Associated with Cortical Malformation. In: Duchowny M, et al. Pediatric Epilepsy. Mc Grraw Hill, New York, 2012; 276-280.
2) Di Rocco C, et al.: Hemimegalencephaly: clinical implications and surgical treatment. *Childs Nerv Syst* 2006; **22**: 852-866.
3) 難病情報センター：片側巨脳症．http://www.nanbyou.or.jp/entry/4784（2018-6-30アクセス）
4) Sasaki M, et al.: Clinical aspects of hemimegalencephaly by means of a nationwide survey. *J Child Neurol* 2005; **20**: 337-341.
5) Paladin F, et al.: Electroencephalographic aspects of hemimegalencephaly. *Dev Med Child Neurol* 1989; **31**: 377-383.
6) Laoprasert P: Atlas of Pediatric EEG. Mc Grraw Hill, New York, 2011; 675-860.
7) Ohtsuka Y, et al.: Electroclinical characteristics of hemimegalencephaly. *Pediatr Neurol* 1999; **20**: 390-393.
8) Döring S, et al.: The significance of bilateral EEG abnormalities before and after hemispherectomy in children with unilateral major hemisphere lesions. *Epilepsy Res* 1999; **34**: 65-73.
9) Vezina G, et al.: The Phakomatoses. In: Barkovich et al., Pediatorc Neuroimaging. 5th ed. Wolters Kluwer/ Lippincot Williams & Wilkins, Philadelphia, 2012; 593-604.
10) Jonas R, et al.: Cerebral hemispherectomy: hospital course, seizure, developmental, language, and motor outcomes. *Neurology* 2004; **62**: 1712-1721.
11) Lee JH, et al.: De novo somatic mutations in components of the PI3K-AKT3-mTOR pathway cause hemimegalencephaly. *Nat Genet* 2012: **44**: 941-945.

N

病因からみたてんかん分類
3. 脳炎後てんかん

Point

- 診断：脳炎後てんかんは焦点性てんかんになることが多く，発作頻度が高い
- 予後：脳炎から数年経過した時期においても，発作頻度・知的障害が悪化する症例がある
- 病態：てんかん原性，発作原性には IL-1β，TNFα などの免疫因子が関与する症例がある

1 脳炎後てんかん発病頻度

小児の急性脳炎 330 例の後方視的調査では，16.4%(54/330)がてんかんを発病し，79.6% は脳炎から 6 か月以内に診断されていた[1)]．インフルエンザ脳炎・脳症後てんかん 18 症例では，脳炎・脳症から 63 ± 95 日(平均 ± SD)でてんかんを発病していた[2,3)]．

2 てんかん原性メカニズム

病因となる疾患からてんかん発病に至る生物学的変化をてんかん原性メカニズムとよぶ(参照：p.8)．神経細胞・神経ネットワークの抑制系と興奮系のバランスが変化し，興奮性が高まることによることが多い[2)]．てんかん原性変化には monocyte chemotactic protein-1 (MCP-1)，膜侵襲複合体，granzyme B，IL-1β，TNFα などの免疫因子が関与し得る(図 1)．

3 発作原性メカニズム

脳組織がてんかん原性変化を獲得した後，てんかん発作が起こるためには何らかの一過性の興奮性の電位変化が発作ごとにてんかん焦点において起こることが必要で，発作間欠期から発作時への変化をもたらすこの過程を発作原性変化とよぶ[2)]. IL-1β はグリアのグルタミン酸取り込みを抑制し，TNFα 産生経由でグリアからのグルタミン酸放出を亢進させることで，グルタミン酸濃度をシナプス間隙で増加させ，発作原性に関与している可能性がある．

4 臨床脳波画像特徴

インフルエンザ脳炎･脳症後のてんかん患者においては, 複雑部分発作(自覚のない焦点起始発作)が多く，全般起始発作に似て発作持続時間は短く，側方性を示す症状は乏しい[2,3)]．発作間欠時脳

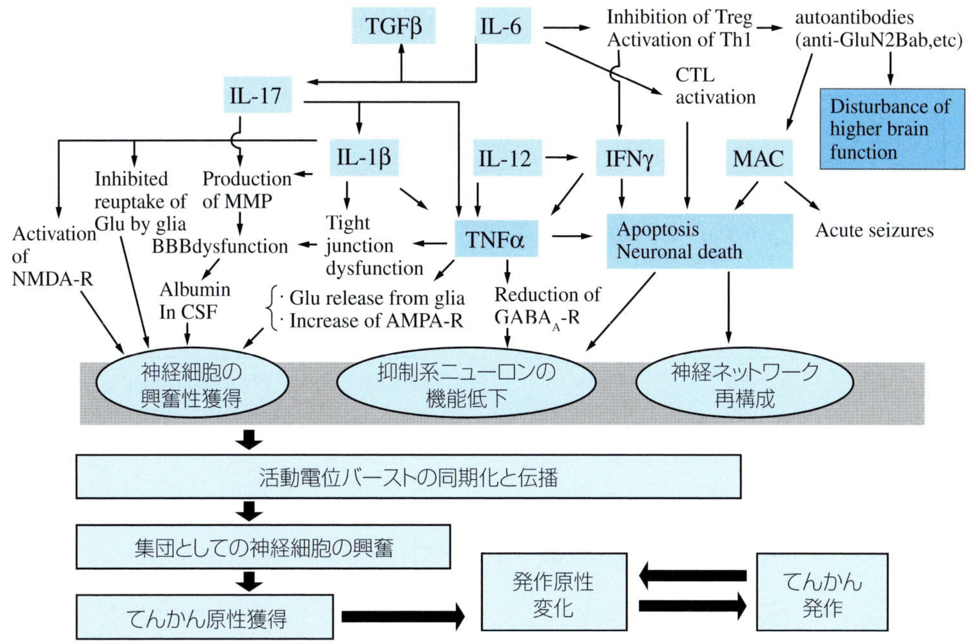

図1　免疫の関係するてんかん原性・発作原性メカニズムの仮説

NMDA-R：N-methyl-D-aspartate-type glutamate receptor，AMPA-R：α-amino-3-hydroxy-5-methylisoxazole-4-propionic acid-type glutamate receptor，$GABA_A$-R：γ-aminobutyric acid type A receptors，Glu：glutamate，MMP：matrix metaroploteinase，BBB：blood brain barrier，MAC：membrane attack complex

（高橋幸利，他：免疫とてんかん．稀少てんかん診療指標．診断と治療社，2017; 23-27 を元に作成）

N

病因からみたてんかん分類

波異常は前頭部に局在する例が多数で，発作時脳波は対側半球にすぐに広がる特徴を示す[2]．MRIでは萎縮や高信号病変を認める．

5 免疫因子の関与を示すマーカー

脳炎後の部分てんかん症例(PE-E)の髄液では脳炎以外の部分てんかん症例(PE)に比べて有意にGluN2B-NT2 抗体が高値である（図 2）[2]．抗体の作用としては，① NMDA 型 GluR の内在化(internalization)が有名で[4]，NMDA 型 GluR 拮抗作用による精神症状，記憶認知の障害などが生じる可能性がある[5]．

PE-E 症例では血清 TNFα や髄液 TNFα が高値であり，TNFα の血管内皮に対する作用により T 細胞の接着を増加させ，中枢神経系への T 細胞の浸潤が増加，さらには髄液中での TNFα の増加をもたらしている可能性がある（図 2）[2]．髄液中で増加した TNFα は AMPA 型 GluR のシナプス表面への移動を促進し，興奮性シナプス後電流の発生頻度を増加させると推測させ[6,7]，GABA 受容体を細胞内に内在化し抑制性シナプス後電流を抑制することがわかっている[9]．TNFα は，中枢神経系ウイルス感染後に AMPA 型 GluR（GluA1，GluA2）の細胞表面への移動を増加させて急性発作を起こしやすくすることが報告されており[8]，TNFα transgenic mice は発作を起こすことが報告されている[10]．

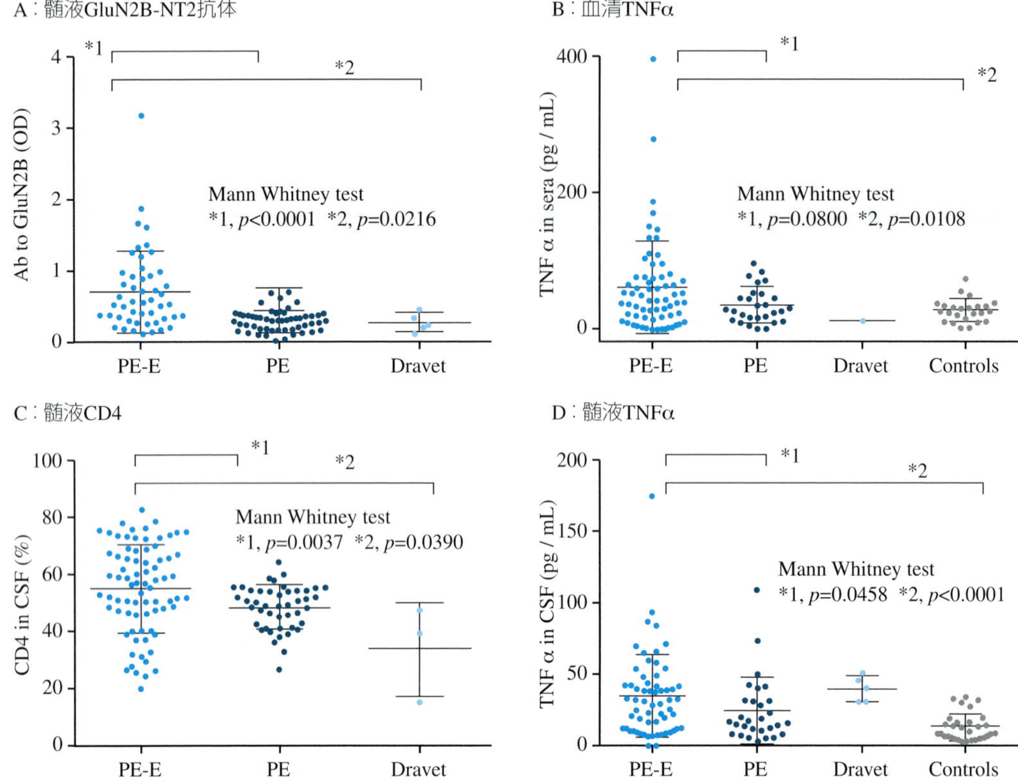

図2 脳炎後てんかんにおけるGluN2B抗体, TNF α, CD4

A：髄液GluN2B-NT2抗体, GluN2B（GluR2）のN末ペプチドを抗原としたELISAによる抗体, B：血清TNFα, C：髄液CD4, D：髄液TNFα

6 血液脳関門の破綻

血液脳関門を構成する基底膜にあるフィブロネクチンとIV型コラーゲンはmatrix metalloproteinase-9（MMP-9）の攻撃により障害され，tissue inhibitor of metalloproteinase-1（TIMP-1）により障害が防御される[2]．脳炎後てんかんでは有意にMMP-9高値で，TIMP-1低値で[11]，血液脳関門障害が進行性に悪化する（**図3**）．その結果，髄液中アルブミン増加などをもたらし[12]，脳炎慢性期のてんかん発作の悪化の一因となっていると，われわれは推測している（**図1**）．脳炎後てんかんの血液脳関門障害は，MMP-9，TIMP-1のみならず，IL-8の幼若血管増生作用も関与している可能性が大きい[13]．

7 抗てんかん薬治療

難治PE-E109症例の新規抗てんかん薬上市前の検討では，短期発作抑制効果はCBZ，CLB，Br，VPAが優れ，長期発作抑制効果はCBZ，VPA，PHTが優れていたが[14]，薬剤の中止率が60%と高かった．脳炎後てんかんでは通常のてんかん症例とは異なり，免疫介在の発作原性メカニズムや血液脳関門の破綻なども加わり，薬剤抵抗性で副作用も出やすいためと推測している[2]．

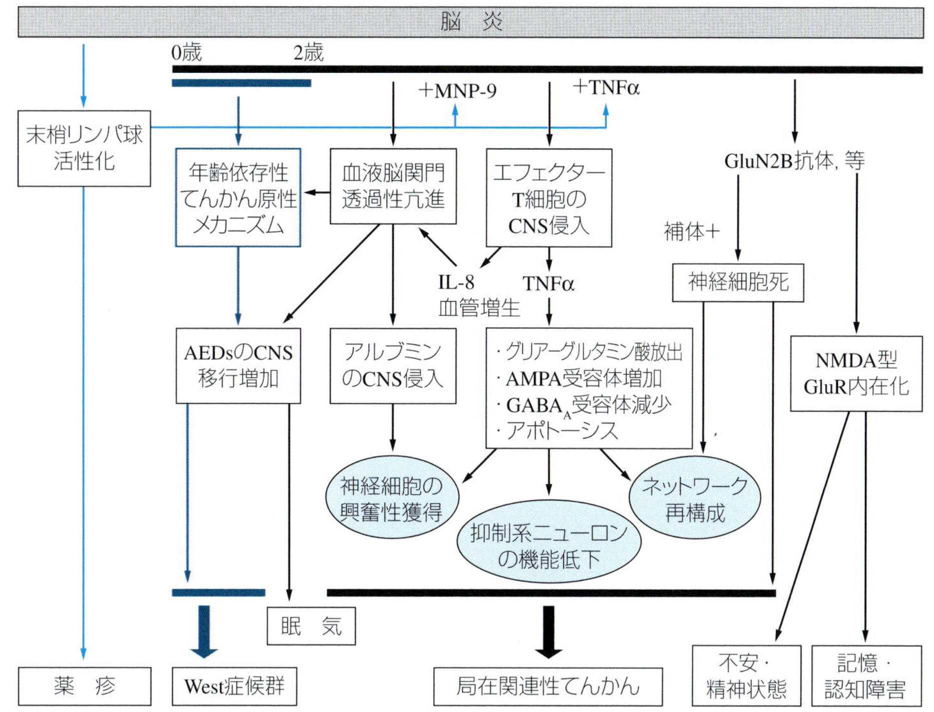

図3　脳炎後てんかんの病態仮説

（高橋幸利，他：難治性てんかんの病態を探る－脳炎誤てんかんと免疫．脳と発達 2014; 46: 195-201 を元に作成）

⑧ 抗てんかん薬の副作用

脳炎・脳症後てんかん患者の 23.9% に薬疹の既往があり，LTG(25%)，PHT(25%)，PB(14.2%)，CBZ(11.1%)，VPA(3.6%)が高頻度であった[2]．多くは，脳炎から 1 年以内に薬疹が発症していたが，LTG は 8 年以上経過しても発症があり，慎重な投与が必要である[15]．

脳炎・脳症後てんかん患者では 39.3% に眠気が出現するが，クロルアゼペート（75%），LTG（66.7%），エトスクシミド(ESM)（40%）の順に高率であった[13]．血液脳関門の障害で抗てんかん薬の中枢神経系移行が多く，眠気が出やすいと推測している．

⑨ 発作予後

脳炎後てんかんの 199 症例の予後調査では，対象の急性脳炎発病年齢(平均 ± SD)は 9.3 ± 12.4 歳，調査時年齢は 26.3 ± 16.4 歳，脳炎後の罹病期間は 17.3 ± 16.0 年で，多くの症例のてんかん発作頻度は月単位であった(図 4)[16]．てんかん発作頻度は脳炎急性期から数年経過しても進行悪化する経過を示唆した[2]．

⑩ 知的予後

前述の 199 例の調査では，知的障害は脳炎急性期から数年経過しても進行悪化する経過を示唆し

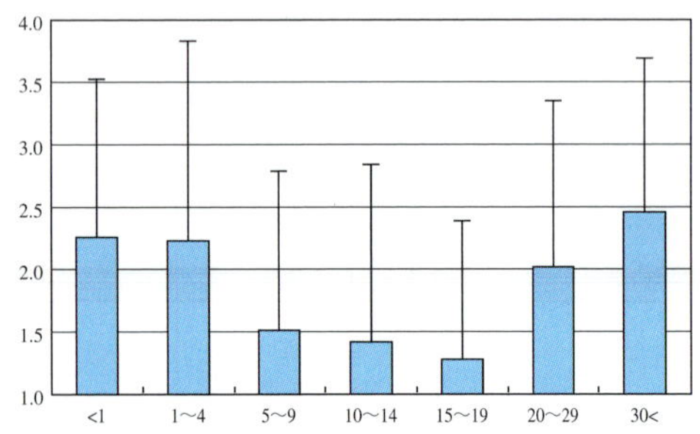

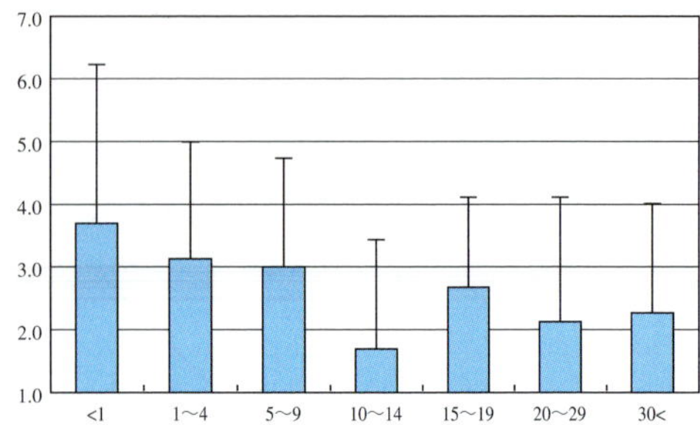

図4　脳炎後の罹病期間と脳炎後遺症

脳炎後てんかん慢性期 199 例の脳炎後の罹病期間と後遺症の程度を示す．横軸は脳炎後の罹病期間(年)を，カラムは平均＋SD を示す．てんかん発作の予後は，発作頻度によりスコア 0(日単位)，1(週単位)，2(月単位)，3(年単位)，4(抑制)に分類，知的障害は IQ または DQ によりスコア 0(IQ / DQ ＜ 19)，1 (IQ / DQ ＝ 34-20)，2(IQ / DQ ＝ 49-35)，3(IQ / DQ ＝ 69-50)，4 (IQ / DQ ＝ 79-70)，5(IQ / DQ ≧ 80)に分類した．

(**図3**)，てんかん発作の頻度が高いほど，知的障害が強く(スピアマン順位相関係数検定，$p < 0.001$)，運動障害の程度も強く($p < 0.001$)，記憶障害も強いことが分かった($p < 0.001$)[2]．このことはてんかん発作の持続が 2 次的に新たな障害を生み出している可能性(てんかん性脳症)を示唆している．

〔高橋幸利〕

文　献

1) Lee WT, et al.: Risk factors for postencephalitic epilepsy in children: A hospital-based study in Taiwan. *Eur J Paediatr Neurol* 2007; **11**: 302-329.
2) 高橋幸利，他：脳炎後てんかんの病態・治療．臨床精神薬理2018；**21**：741-749.
3) Mine J, et al.: Characteristics of epilepsy and immunological markers in epileptic patients after influenza associated encephalopathy. *Neurology Asia* 2013; **18**: 35-45.
4) Hughes EG, et al.: Cellular and Synaptic Mechanisms of Anti-NMDA Receptor. *J Neurosci* 2010; **30**: 5866–5875.
5) Zhang Q, et al.: Suppression of synaptic plasticity by cerebrospinal fluid from anti-NMDA receptor encephalitis patients. *Neurobiol Dis* 2012; **45**: 610–615.
6) Beattie EC: Control of synaptic strength by glial TNF alpha. *Science* 2002; **295**: 2282-2285.
7) Stellwagen D, et al.: Differential regulation of AMPA receptor and GABA receptor trafficking by tumor necrosis factor-alpha. *J Neurosci* 2005; **25**: 3219-3228.
8) Patel DC, et al.: Hippocampal TNFα Signaling Contributes to Seizure Generation in an Infection-Induced Mouse Model of Limbic Epilepsy. *eNeuro* 2017; **4**: ii.
9) Pribiag H, et al.: TNF-alpha downregulates inhibitory neurotransmission through protein phosphatase 1- dependent trafficking of GABAA receptors. *J Neurosci* 2013; **33**: 15879–15893.
10) Richardson R: Spontaneous inflammatory demyelinating disease in transgenic mice showing central nervous system-specific expression of tumor necrosis factor α. *Learn Mem* 2004; **11**: 510-516.
11) Suriadi MM, et al.: Dysfunction of blood-brain barrier in epileptic patients after acute encephalitis. *Epileptologia* 2012; **20**: 51-61.
12) Ivens S, et al.: TGF-b receptor-mediated albumin uptake into astrocytes is involved in neocortical epileptogenesis. *Brain* 2007; **130**: 535–547.
13) 最上友紀子，他：脳炎・脳症後てんかん症例における抗てんかん薬の副作用の検討：眠気について．脳と発達 2012; **44**：472-476.
14) 高橋幸利，他：脳炎・脳症後てんかんの薬物治療．*Epilepsy* 2012; **6**（suppl）：102-104.
15) Mogami Y, et al.: Cutaneous adverse drug reaction in patients with epilepsy after acute encephalitis. *Brain Dev* 2012; **34**: 496-503.
16) 高橋幸利：急性脳炎の後遺症に関する調査，-ADL・てんかん発作・知的障害・精神障害・記憶障害・運動障害-．*Neuroinfection* 2009; **14**: 106-112.

O 心因性発作(非てんかん発作)の診断と治療

Point

- ☑ 心因性非てんかん性発作(PNES)は頻度の多い症状である
- ☑ PNES はその診断告知と丁寧な説明，患者の受容が重要である
- ☑ PNES は併存するてんかん，知的障害，発達障害の有無により対応が異なる

1 一般的事項

a. 心因性非てんかん性発作の定義と概念

心因性発作は，症候学的にはてんかん発作と似るものの病態生理は異なり，病像成因的・病像形成的に心理的因子が関与すると考えられる．かつては，ヒステリー，偽発作，疑似発作などとよばれてきたが，それらに否定的な価値判断が含まれている[1]ことから，近年，心因性非てんかん性発作(psychogenic nonepileptic seizure：PNES)とよばれることが多い．PNES の定義は以下のものが含まれる(表 1)[2]．症候学として，行動や意識，運動，感覚，経験，内的精神状態が突然かつ発作性の変化を示し，それらは，てんかん発作に類似しており間違われやすく，患者本人は随意的な制御はできず，通常，時間的に限定されたエピソードである．推定される病因や病態生理として，てんかん発作にみられる脳の電気生理学的変化がなく，発作は心理的過程，心因的過程により引き起こされる．そして，他の身体的原因が除外されることである．

PNES の病態モデルとして，生物心理社会-3Ps モデル(biopsychosocial-3Ps：BPS-3Ps)が支持されている[3]．それによると，脆弱性をもった個人(素因：predisposing factor)に負荷(誘発因子：precipitating

表 1　心因性非てんかん性発作の定義

(症候)
- 行動や意識の突然かつ発作性の変化；特に運動，感覚，経験，内的精神状態の変化のエピソード
- てんかん発作に類似しており，間違われやすい
- 随意的な制御はできない
- 通常，時間的に限定される

(病因・病態生理)
- てんかん発作にみられる脳の特徴的な電気生理学的変化がない(発作時，発作後の脳波変化がない)
- 発作は，「心理的過程」，「心因的過程」により引き起こされる

(鑑別)
- 他の身体的原因(例えば心臓疾患)が除外される

(Bodde NMG, et al.: Psychogenic non-epileptic seizures-definition, etiology, treatment and prognostic issues: a critical review. *Seizure* 2009; **18**: 543-553を元に作成，一部改変)

factor)がかかることで発症し，その結果生じた様々な要因(持続因子：perpetuating factor)によって，さらに症状が持続する．最終的には心因が明らかでない状況でも反射のように容易な刺激でPNESを繰り返すようになる．そして，これらの3つの因子はそれぞれが生物学的要素，心理的要素，社会的要素を含んでいる．

b. 心因性非てんかん性発作の疫学

PNESの発病率は1.4～4.9/100,000人年，有病率は2～33/100,000人などの報告がある[4]が，対象患者や診断基準の不一致から正確なところは不明である．てんかん専門施設では初診患者の1～2割がPNESを示すとされる[1]．PNESは失神とならんでてんかん発作と鑑別すべき重要な病態である．リスク因子として，10歳代～30歳代の若年者，女性，軽度の知的障害，併存する神経精神疾患があげられる[5,6]．しかし，小児から高齢者まで幅広い年齢でPNESは起こる．小児では年齢とともに頻度が増え，発病率に男女差はなく，症状として上肢の震え，感情の随伴，運動制止が多いとされる[7,8]．

c. 診　断

PNESはてんかん発作との鑑別が必ずしも容易でないこともあり，確定診断までに長い期間が費やされることが多い．発病から確定診断まで成人の場合は平均7年，小児の場合は3年かかったとの報告もある[3]．

まずは，てんかん発作以外にも失神，不随意運動など他の身体疾患の検索が必要である．PNESは直接的なバイオマーカーをもたないことから，他の身体疾患の除外診断を前提としている．もちろん，症状からPNESを疑うものであり，診断には詳細な問診と観察による症状と病歴の把握が重要である．PNESを支持する症状・徴候には様々なものがあげられる(**表2**)[9]が，注意すべきは単独でPNESを診断できる症状・徴候はないということである[1]．つまり，いずれの症状・徴候もPNESの可能性が高いことを示唆するが，てんかん発作を完全に除外するものではない．

PNESは，病歴聴取や症状の観察だけでは専門医でも診断が困難なことがある．症状と同時に出現する電気生理学的背景を検索するためのビデオ脳波同時記録が診断のためのゴールドスタンダードとなる．国際抗てんかん連盟はPNESの診断のためのコンセンサスガイドラインを作成している(**表3**)[9]．それによると，診断の確からしさのレベルは，臨床病歴，症候学，脳波所見に基づいている．ただし，発作時脳波には体動，瞬目，眼球運動，発汗などのアーチファクトが混入しやすく，てんかん性活動との混同に十分な注意を要する[5]．また，補足運動野，眼窩部，帯状回など一部の前頭葉てんかんの発作や意識障害を伴わない焦点性発作では頭皮脳波上は発作時脳波所見がみられないことが多い．脳波上てんかん性活動がみられないからといって，PNESと断定することはできない[1,5]．実際には，一定期間の治療的介入後の経過観察が必要となることが多い[1]．その他，補助診断として発作後のプロラクチン上昇をもっててんかん発作をPNESから鑑別することもあるが，偽陽性，偽陰性もあるため，解釈には注意を要する[5]．

心因の特定は必ずしも容易ではない．当初は病像成因，誘発因子として寄与した心理的負荷が，経過の中でもはや明確でなくなり，本人も自覚しない些細な刺激で誘発されることがあるためである．海外では虐待やPTSDとの関連も考えられているが，わが国ではまとまったデータがない．虐待がある場合は，より包括的かつ慎重な支援が必要となる．

表2 心因性非てんかん性発作とてんかん発作の症候学的鑑別

心因性非てんかん性発作を示唆	エビデンス	感度(%)	特異度(%)
持続時間が長い	良好	−	−
変動する経過	良好	69(発作)	96
非同期性の動き	良好(前頭葉起始の部分発作は除く)	47～88(患者)	96～100
		44～96(発作)	93～96
		9～56(患者)	93～100
腰の突き出す動き	良好(前頭葉起始の部分発作は除く)	1～31(発作)	96～100
		7.4～44(患者)	92～100
頭部や体の左右への動き	良好(けいれん発作のみ)	25～63(発作)	96～100
		15～36(患者)	92～100
閉眼	良好	34～88(発作)	74～100
		52～96(患者)	97
発作時の叫び声	良好	13～14(発作)	100
		3.7～37(患者)	100
記憶の想起	良好	63(発作)	96
		77～88(患者)	90
てんかん発作を示唆	**エビデンス**	**感度(%)**	**特異度(%)**
脳波で確認された睡眠中に起こる	良好	31～59(発作)	100
発作後もうろう	良好	61～100(発作)	88
		67(患者)	84
いびき様呼吸	良好(けいれん発作のみ)	61～91(発作)	100
エビデンスが不十分な徴候	**エビデンス**		
徐々に開始	不十分		
非定型的な発作	不十分		
激しく揺れる，転げまわる動き	不十分		
後弓反張	不十分		
咬舌	不十分		
尿失禁	不十分		

(LaFrance WC Jr., et al.: Minimum requirements for the diagnosis of psychogenic nonepileptic seizures: a staged approach: a report from the International League Against Epilepsy Nonepileptic Seizure Task Force. *Epilepsia* 2013; **54**: 2005-2018を元に作成)

表3 心因性非てんかん性発作の診断レベル

診断レベル	病歴	発作の観察	脳波
Possible	心因性非てんかん性発作の特徴	目撃あるいは本人の報告/記載	ルーチン脳波あるいは断眠脳波の発作間欠期にてんかん波なし
Probable	心因性非てんかん性発作の特徴	医師がビデオや直接観察	ルーチン脳波あるいは断眠脳波の発作間欠期にてんかん波なし
Clinically established	心因性非てんかん性発作の特徴	専門医がビデオや直接観察	ルーチン脳波の発作間欠期，あるいは緊急脳波の典型的な発作時にてんかん波なし
Documented	心因性非てんかん性発作の特徴	専門医がビデオ脳波で観察	発作時ビデオ脳波で典型的な心因性非てんかん性発作の症状を示し，発作直前，発作時，発作後にてんかん波なし

(LaFrance WC Jr., et al.: Minimum requirements for the diagnosis of psychogenic nonepileptic seizures: a staged approach: a report from the International League Against Epilepsy Nonepileptic Seizure Task Force. *Epilepsia* 2013; **54**: 2005-2018を元に作成)

d. 治　療

PNESの治療は，4つの段階を経て行われる[4]．まず，最初にPNESの診断告知からはじまる．患者，家族など周囲の人への丁寧な診断告知が治療的となり重要であることがわかっている．患者の治療予後を決める要因として重要なのは，患者の診断受容であるとされており，個々の患者の心理的動揺や理解力に配慮しながら，誠実かつ前向きな態度で時間をかけてコミュニケーションをとることを心がける[3]（後述の「患者・家族への説明のポイント」参照）．もし，すでに抗てんかん薬治療が行われている場合，不要あるいは過量の抗てんかん薬は中止あるいは減量する．てんかん発作を併発している場合もあるので，抗てんかん薬の減量を試みる場合は注意が必要である．次に，患者が円滑にメンタルヘルス専門治療へつながることを支援する．必ずしも全ての患者がすぐに診断を受け入れ，メンタルヘルスの治療に進んで参加するとは限らない．ここでも診断医による丁寧な説明が重要となる．次に，メンタルヘルスの治療的介入が行われる．そこでは，精神医学的評価が行われ，素因，誘発因子，持続因子，併存する精神疾患の有無が調べられる．そして，個別の心理療法，集団精神療法，薬物治療が行われる．特に認知行動療法が有効とする報告がある[10]．小児では家族や学校など環境調整が特に重要となる．基盤となる不安などの精神症状に対して向精神薬を使用する場合もあるが，最小限度にとどめる[5]．そして，より長期的な介入としての心理療法，ケースマネージメントが必要となることもある．

PNESは，てんかんの併発の有無，知的障害や発達障害の併発の有無でその治療的アプローチが異なる[1]．知的障害を伴う場合，PNESを起こさずとも患者が一定の注目と保護を受けることができるような環境整備が必要とされる[1]．また，短時間かつ頻回（週2～3回）の外来受診など，枠組みの定まった治療構造が有効であるとされる[11]．さらに発達障害を伴う場合は，その特性を本人や家族が理解し，不適応を引き起こす環境を調整することが必要となる．てんかんも知的障害も伴わない場合は，内省を伴う本格的な精神療法が行われる[1]．特に患者がてんかんとして治療を受けてきた場合，てんかん患者としてのアイデンティティの喪失による心理的動揺が出現することがあり，主治医や他の医療スタッフとの確かな関係性の確立が重要である[1]．

PNESの長期予後に関する報告は少ない．約7割の患者では発作が残存するとの報告もみられるが[12]，小児では成人よりも予後がよいとする報告もある[13]．

2 症例提示

症例1：15歳，女性

普通高校1年生，同胞はなく両親と3人暮らし．詳細は不明だが5歳ごろよりけいれん発作がみられ，抗てんかん薬治療を受けた．発作は間もなく抑制され，抗てんかん薬も中止された．高校入学後より，意識が保たれた状態で両上肢をそれぞれ左右に振るような動きの症状が10分以上，時に1時間近く続くことが出現．学校でも自宅でも起こり，週に数回の頻度で続いた．近医にててんかんの再発が疑われ，精査目的で入院となった．ビデオ脳波記録で発作時に脳波対応はなく，発作間欠期にもてんかん性異常波はみられなかった．MRIにも明らかな器質病変はみられなかった．高校入学後の学校生活の不安は聞かれたが，症状と因果関係の明らかな心因は特定できなかった．一方，母親は，てんかん再発や今後の治療への不安が強かった．本人と家族にビデオと脳波をみせ，てんかん発作ではないこと，心因は明らかではないが，何らかの心理的ストレスが原因と考えられること，抗てんかん薬治療は不要であること説明した．本人，家族の了承のうえ，学校関係者にもその旨，伝えた．本人と家族の診断受容は良好で，家族や学校関係者の不安も解消された．その後，症状は完全に消失した．

PNES の診断告知と家族や学校関係者への説明により発作消失に至った症例である．心因は不明であったが，それを特定せずとも PNES は改善した．てんかんの既往があり，本人と家族のてんかん再発への不安が持続因子として病状に関与していた可能性を考える．本人，家族や学校関係者など周囲の人にも診断や対応を丁寧に伝えること，不安を軽減し診断の受容をサポートすることが重要である．

症例 2：16 歳，女性

普通高校 2 年生，同胞なく，両親は離婚し，母と母方祖父母と 4 人暮らし．幼児期は落ち着きなく発達教室に通園した．14 歳ごろから眼球上転する，20 分以上意識がなくなる発作が生じ，高校に入ると頻発した．近医にててんかんの診断で抗てんかん薬が開始された．その後も下肢から崩れて立てなくなる，左肩が外旋する動きが出るなど多彩な発作が続き，学校を欠席するようになった．16 歳時，精査目的で入院となった．ビデオ脳波同時記録では呼吸が早くなり瞬目を繰り返す，握られた左手が小刻みに動く症状が記録されたが脳波対応はみられなかった．発作間欠期にもてんかん性異常波はみられなかった．冗談が通じず，同年代の人と年齢相応に関われない，予定通りに事が進まないと苛立つ，特定のゲームに没頭するなど自閉スペクトラム症（ASD）の特性が疑われた．心理士の評価により，幼少期から一人遊びが多く，特定のコマーシャルを何度も繰り返し真似をするなど ASD の特性が明らかになった．ASD の特性を基にし，進学を機に変わった環境に対する不適応による PNES と診断し，抗てんかん薬は中止された．退院後，医師と心理士が継続して介入した．心理士が本人，母親と面接し，学校環境の調整を行った．本人面接では ASD の特性に配慮して思考の視覚化や論理化を行い，思考の外在化と肯定的思考の共有を試みた．本人は思考の内省・分析，他者への信頼感情の向上や他者とかかわることへの肯定感がみられ，援助希求ができはじめた．母親には，本人へのかかわり方や養育方法を提案した．学校へは，特別支援教育コーディネーターと養護教諭を中心に，全職員への情報共有や校長経由で教育委員会との連携を行った．家庭・学校場面双方での PNES は著減した．

PNES の背景に発達障害が疑われる場合，その診断と特性の評価を的確に行い，多職種による継続したフォローに加え，保健・教育・福祉などの支援につなげる必要がある．

3 患者・家族への説明のポイント

PNES はその診断告知と説明に治療的効果がある．詳細な問診と検査の結果を丁寧に説明し，症状はてんかん発作ではない病態であることを伝える．ビデオ脳波記録により記録されていれば，本人，家族の了承のうえ，それをみせながら説明する．この際，心理的要因が関与することも説明するが，患者はそれを認識しない，あるいは否定するかもしれない．実際に心因を特定できないことも多い．個々の患者の心理的動揺や理解力に配慮しながら，誠実かつ前向きな態度で時間をかけてコミュニケーションをとることを心がける[3)]．

4 最近の学問的進歩

PNESの病態生理として，情動処理に関連する脳領域と感覚運動，認知処理に関連する脳領域の結合や作用の変化というモデルが提唱されている[14)]．その生物学的基盤の理解は不十分で診断のためのバイオマーカーは得られていないが，近年，fMRI，PETなどの機能画像，自律神経系機能の研究が精力的に行われている[15)]．

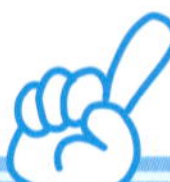

Pitfallに陥らないためのアドバイス

PNESのある患者による症状の説明は，多彩で曖昧，要領を得ないことも多く，治療者側に困惑と陰性の感情を引き起こしがちである．しかし，PNESは，てんかん発作と同様あるいはそれ以上に患者の生活に支障を与える症状であり，必ずしも疾病利得を得るものではなく，まして，詐病ではない．本格的な精神療法はメンタルヘルスの専門家が請け負うにしても，てんかん診療を行う医療者は，診断とその告知・説明，その後のフォローにおいて重要な役割を果たすものであり，患者や家族との関係性の確立が必要である．ただ，医師のみで全てを引き受けるには負担が大きいこともあり，多職種の協力を得ることも重要である．

〔西田拓司〕

文　献

1) 兼本浩祐，日本てんかん学会ガイドライン作成委員会（藤原建樹，他）：心因性非てんかん性発作（いわゆる偽発作）に関する診断・治療ガイドライン．てんかん研究 2009; **26**: 478-482.

2) Bodde NMG, et al.: Psychogenic non-epileptic seizures-definition, etiology, treatment and prognostic issues: a critical review. *Seizure* 2009; **18**: 543-553.

3) 谷口　豪：心因性非てんかん性発作．日本臨牀 2018; **76**: 1008-1014.

4) Asadi-Pooya AA: Psychogenic nonepileptic seizures: a concise review. *Neurol Sci* 2017; **38**: 935-940.

5) 伊藤ますみ：心因性非てんかん性発作．In. 臨床てんかん学（兼本浩祐，他編）．医学書院，2015, 412-415.

6) Plioplys S, et al.: A multisite controlled study of risk factors in pediatric psychogenic nonepileptic seizures. *Epilepsia* 2014; **55**: 1739-1747.

7) Kotagal P, et al.: Paroxysmal nonepileptic events in children and adolescents. *Pediatrics* 2002; **110**: e46.

8) Szabó L, et al.: A detailed semiologic analysis of childhood psychogenic nonepileptic seizures. *Epilepsia* 2012; **53**: 565-570.

9) LaFrance WC Jr., et al.: Minimum requirements for the diagnosis of psychogenic nonepileptic seizures: a staged approach: a report from the International League Against Epilepsy Nonepileptic Seizure Task Force. *Epilepsia* 2013; **54**: 2005-2018.

10) LaFrance WC Jr., et al.: Multicenter pilot treatment trial for psychogenic nonepileptic seizures: a randomized clinical trial. *JAMA Psychiatry* 2014; **71**: 997-1005.

11) Kanemoto K, et al.: Psychogenic non-epileptic seizure in patients with intellectual disability with special focus on choice of therapeutic intervention. *Seizure* 2017; **45**: 2-6.

12) Reuber M, et al.: Outcome in psychogenic nonepileptic seizures: 1 to 10-year follow-up in 164 patients. *Ann Neurol* 2003; **53**: 305-311.

13) Wyllie E, et al.: Outcomes of psychogenic seizures in children and adolescents compared to adults. *Neurology* 1991; **41**: 742-744.

14) Baslet G: Psychogenic non-epileptic seizures: a model of their pathogenic mechanism. *Seizure* 2011; **20**: 1-13.

15) Sundararajan T, et al.: Biomarkers in the diagnosis and study of psychogenic nonepileptic seizures: a systematic review. *Seizure* 2016; **35**: 11-22.

第3部　社会とのかかわり

A 薬をいやがる子どもに薬を飲ませる方法

1 飲みやすい薬と飲みにくい薬

a. 発達的要因

子どもが薬をいやがる理由は，一般的に味，におい，刺激性などが考えられる．なかでも最も服薬拒否につながるのが苦味である．学童期になると，薬物療法の意味も理解できるようになり，多少苦くても服用しなければという姿勢が出てくる．しかし，味覚が十分に発達した乳・幼児期の子どもでは服薬に対する意識や理解度が十分でないため，服薬拒否の一因となる．近年，製薬会社の技術向上，工夫により苦味を改善した薬剤が多く市販されている．

b. 苦　味

苦味に対する製剤的工夫とその留意点の一例を以下に紹介する．

マクロライド系抗生物質であるクラリスロマイシン(クラリシッド®など)は，強い苦味がある．服用時の苦味を抑えるために口腔内での薬物溶出を抑制する製剤的工夫が施されている．小児用製剤クラリスロマイシンドライシロップは，胃溶性高分子で主薬をコーティングすることにより，口腔内では主薬が溶出しにくく，胃酸によって溶出するよう製剤設計されている[1]．

このクラリスロマイシンドライシロップのように，主薬放出挙動がpHに依存し変化する製剤は，服用時，酸性の併用薬剤および飲食物に注意しなければならない．クラリスロマイシンドライシロップと，酸性製剤であるカルボシステインドライシロップ(ムコダイン®など)を一緒に水に溶かすと苦味が出現するが，カルボシステインシロップとの混合では，溶液は酸性に傾かず苦味が軽度であったとの報告がある[2]．飲食物では，スポーツ飲料，酸性のジュース，ヨーグルトなどの酸性のものと同時に摂取すると苦味が出る[1,3]．また，市販されている服薬補助ゼリーも酸性，中性の服薬補助ゼリーがあり，酸性の服薬補助ゼリーを使用すると主薬が溶出し苦味が出ることがある[4]．これらの苦味は，酸性になることにより胃溶性高分子が溶け，主薬が溶出したことによる．併用薬剤の剤型の違い，飲食物等の種類により苦味の出現の相違があり，静岡てんかん・神経医療センター薬剤科では，各薬剤の製剤特性にあわせた服薬指導，また服薬補助製品の相談があった場合は，各薬剤の製剤特性にあわせた服薬補助製品を勧めている(表1)．

最近は，後発医薬品(ジェネリック医薬品)も多く市販されている．しかし製剤設計上の違いがあるのか，苦味に関しては同一ではないとの報告がある[2,5]．後発医薬品を検討する場合は，苦味等コンプライアンスに影響する因子も考慮すべきである．

錠剤には，苦味をおさえるため白糖や水溶性高分子を用い，表面が均一に皮膜で覆われている糖衣錠，フィルムコーティング錠がある．医療現場では，錠剤以外の剤型がない薬剤や散剤では量が多く服用しづらい時は，錠剤を分割または粉砕することが多々ある．しかし，錠剤の分割による切

表1 クラリスロマイシンドライシロップと薬剤，ジュース等との混和後の服用感，( )内は点数

製品名	配合量	調整直後	5分後	10分後	30分後
ムコダイン®ドライシロップ	0.5 g	×	−	−	−
ムコダイン®シロップ	3 mL	○(2)	−	−	○(3)
麦茶	25 mL	○(3)	−	−	○(3)
緑茶	25 mL	○(2)	−	−	○(2)
牛乳	25 mL	○(2)	−	−	○(2)
ミルクココア	25 mL	○(2)	−	−	○(3)
オレンジジュース	25 mL	△	−	−	×
ピーチジュース	25 mL	△	−	−	×
スポーツドリンク	25 mL	△	−	−	×

・ムコダイン®ドライシロップの小児1回常用量とクラリシッド®ドライシロップ 1 g に約 25 mL の水を加え混和し，調整直後，5 分，10 分，30 分後に 10 名で服用感を評価
・ムコダイン®シロップの小児 1 回常用量とクラリシッド®ドライシロップ 1 g を混和，全量で約 25 mL となるように水を添加し，調整直後，30 分後に 10 名で服用感を評価
・ジュース等はクラリシッド®ドライシロップ 1 g に約 25 mL のジュース等を混和し，調整直後，30 分後に 10 名で服用感を評価

「1 点：極めて服用しやすい」，「2 点：服用しやすい」，「3 点：普通」，「4 点：服用しにくい」，「5 点：極めて服用しにくい」とし，評価平均値の四捨五入をスコア値とした(○：1 ～ 3 点，△：4 点，×：5 点)．
(クラリシッドドライシロップ 10% 小児用インタビューフォームより)

断面からの主薬の溶出，粉砕によるコーティング膜の破壊により苦味が増すことが予測される．

石坂ら[6]の，錠剤の分割(2 分割，4 分割)，粉砕による苦味とドライシロップ，散剤の苦味の比較によると，クラリスロマイシンでは錠剤 2 分割以上でドライシロップと比較して苦味は有意に高値を示した．アジスロマイシン(ジスロマック®)では錠剤 4 分割までドライシロップと比較して苦味は有意に低値を示したが，粉砕により苦味は有意に高値を示した．アマンタジン(シンメトレル®)では錠剤 4 分割まで散剤と比較して苦味は有意に低値を示し，粉砕により散剤と同じ苦味を示したとある．このように錠剤の場合は，薬剤により錠剤分割のほうがドライシロップや散剤より苦味が少ないものもあり，薬剤個々の性状を確認しておくことにより薬剤師からの処方設計上のアドバイスも必要である．

以上のように苦味を抑え飲みやすくした薬が，製剤特性を無視した服用方法により，苦味のある飲みにくい薬になることがあることに留意しなければならない．また，患児にとって飲みにくい薬が錠剤の分割あるいは他剤型に変更することにより飲めるようになることもある．最近のジェネリック医薬品の中には，ブランド医薬品と同剤型のものだけでなく，飲みやすさを考慮し製剤工夫されたものが数多くある．具体的には，小児の服用に配慮しブランド医薬品にはないドライシロップ剤や口腔内崩壊錠を剤型追加したり，錠剤サイズを小型化したりしている．また，風味もストロベリー，バナナなど製薬会社によりいろいろな製剤がある．

このように，以前と比べると医薬品の選択肢はかなり増えており，患児や保護者とともにより飲みやすい剤型，服薬方法をみつけることも重要である．

〔三島信行〕

表2 バルプロ酸ナトリウム製剤(先発医薬品)の性状

商品名	錠剤			性状	用法
	直径(mm)	厚さ(mm)	重量(g)		
デパケン®錠 100mg	8.2	4.2	0.19	黄色，フィルムコーティング錠	1日 2～3回
デパケン®錠 200mg	9.2	4.9	0.26		
デパケン®R錠 100mg	8.3	5.4	0.26	白色，糖衣錠 (マトリックスを核とし，その上を徐放性被膜でコーティングすることにより徐放化した製剤)	1日 1～2回
デパケン®R錠 200mg	10.6	6.6	0.52		
セレニカ®R錠 200mg	9.2	5	0.25	白色，無臭，顆粒剤 (核顆粒を二重コーティングした膜制御拡散型の徐放性製剤)	1日1回
セレニカ®R錠 400mg	11.2	6.5	0.49		

商品名	含有量	性状	用法
デパケン®細粒 20%	1g中200mg含有	白色，メントール様の特異な味，無臭，細粒	1日 2～3回
デパケン®細粒 40%	1g中400mg含有		
セレニカ®R顆粒 40%	1g中400mg含有	白色，無臭，徐放性錠剤 (核錠に水不溶性高分子を二重コーティングした膜制御型の徐放性製剤)	1日1回
デパケン®シロップ 5%	1mL中50mg含有	赤色澄明，パイナップル臭，甘味，pH7.0～7.8	1日 2～3回

＊用法用量等詳細は，必ず添付文書を確認すること 〔PMDA医療用医薬品 情報検索，添付文書より作成〕

2 剤形の種類や調剤による工夫

a. 薬の剤形と性状

当院でもよく使用されている抗てんかん薬であるバルプロ酸ナトリウム製剤の先発医薬品の性状を表にした(**表2**).

錠剤は，規格により大きさが違うことが多い．普通錠であるデパケン®錠と徐放錠であるデパケン®R錠はそれぞれ2規格あり，大きさが違う．たとえば，デパケン®R錠200 mgとデパケン®R錠100 mgでは，直径で2.3 mm・厚さで1.2 mmほどの違いがある．数字的にはわずかだが，実物はかなり違う印象を受ける．大きい錠剤ほど飲み込むタイミングが難しく感じられる場合があるので，他の医薬品の大きさも確認して把握しておきたい．

細粒は，成分の含有量を%で表す．バルプロ酸ナトリウム原末量(成分量)として1回200 mg服用する場合，デパケン®細粒20%の製剤は1 gになるが，40%の製剤なら0.5 gになる．見た目の服用量を変えることで，量の多さからくる不安を和らげることができる．ただし，含有量の違う製剤を発売している医薬品はあまりないので，量が多い場合は分割して服用する方法をとる必要がある．

小児によく使用されるのがシロップである．ほとんどのシロップは甘味をもたせて飲みやすくしている．しかし，長期に服用している間に，シロップの服用を嫌がり，粉薬に変更した事例もある．粉薬の服用からはじめて，嫌がるようになったらシロップという剤形の選択肢も考えたい．当院では，小さな子どもの粉薬には，甘味のある単シロップを賦形剤として使用することがある．

b. 薬の添加物

デパケン®細粒はメントール様の特異な味，デパケン®シロップはパイナップル臭の甘みのある製剤である．薬の成分自体の味に問題がある場合，飲みやすくするために甘味剤・矯味剤・香料などの添加物が使用される．この添加物によって服用感に違いが出るので何が使われているのか知っておきたい．

抗てんかん薬のラモトリギン(ラミクタール®錠)はサッカリンナトリウムが添加されている．少量の水とともにそのまま服用するかあるいは咀嚼または少なくとも錠剤が浸る程度の少量の水に溶かして服用する．このラモトリギンの後発医薬品は，服用方法は同じだが，各社添加剤にアセスルファムカリウム，スクラロース，バニリン，エチルバニリン，アスパルテーム，D-マンニトールなどを使用しており，服用感に違いがありそうである[7]．

てんかん患者の抗てんかん薬の治療に際しては，発作が抑制されている患者で，服用中の医薬品を切り替えるのは推奨されない[8]．しかし，服用状況の問題から，発作が抑制されていない場合においては，剤形の変更に加え，他のメーカーの製剤に変更してみるという選択肢も考えたい．

c. 調剤の工夫

抗てんかん薬は成分の違う医薬品が数多くある．しかし，すべての医薬品に，錠剤，散剤，シロップなどの剤形があるわけではなく，さらに，複数の医薬品を併用することも多い．特に，近年発売された医薬品は，錠剤のみの場合が多い．

剤形の変更に幅を広げる方法として，調剤の工夫がある．服用量の調整などを含め，製剤上問題がないことを確認して，錠剤を粉砕または半分にしたり，さらに 4 分割にしたり，あるいは他の薬と混合したりする．粉砕した場合は，賦形剤である乳糖などを追加することがある．乳糖は，D-グルコース(ブドウ糖)と D-ガラクトースが結合したラクトース(二糖類)という糖で，若干の甘みがあるため，多少の苦味であれば，隠すことができる．当院では，原則 1 回の服用量が 0.2 g に満たない場合は，0.2 g になるように乳糖を追加している．乳糖は溶けやすいが，量が多いと溶け具合によっては，ざらつきを感じることがあり，量を加減する必要がある．

d. 服用の工夫

服用するときの，水の量や飲み込むタイミングにも注意をしたい．口の中に含める量は人により違う．少なすぎると粉が溶けないまま飲み込むことでむせたり，多すぎると一度に飲み込めなくなり，口中全体に味が広がってしまい，後味に影響が出て，薬を嫌いになるきっかけとなる．舌に薬が接触しないように，先に口に水を含み，その上に粉薬をのせるように入れて飲み込み，さらに続けて薬が口の中に残らないように水を飲むと，味の影響を軽減できる．

3 服薬を補助する製品

剤形の変更や調剤の工夫などをしても薬を飲めない場合は，市販の服薬を補助する製品を利用する．薬の味やにおいを隠したり，味や服用感を変えたりすることで，飲みやすくすることができる．

a. 薬用オブラート

オブラートは，デンプンなどの薄い膜で作られ，薬を包むことで薬の味を隠すことができる．おかしの包みにも使用されるが，薬に使用するものは，比較的膜の厚みが薄いものが多い．オブラートは水でぬらして表面をとろりとさせることで，飲み込みやすくなる．ぬらし方が適当でないと，オブラートが口の中にくっついたり，逆に水分を含みすぎるとすぐに溶けてしまうので，薬の包む量にも注意しながら，使い方に慣れる必要がある．オブラート自体に味をもたせたり，使いやすさを工夫したりした製品がある(図 1 ～図 4)．

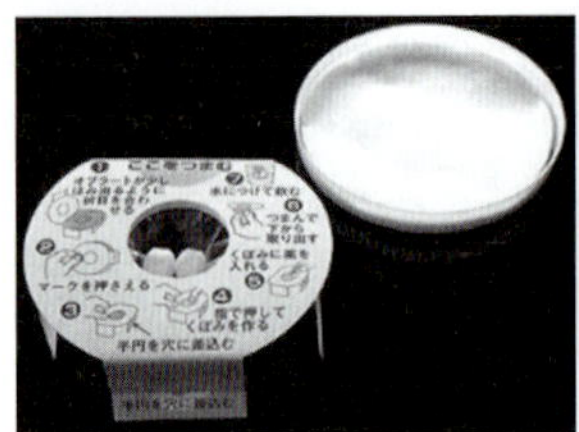

図1　丸形オブラート
薬を包みやすくする補助具が付属しているものもある.

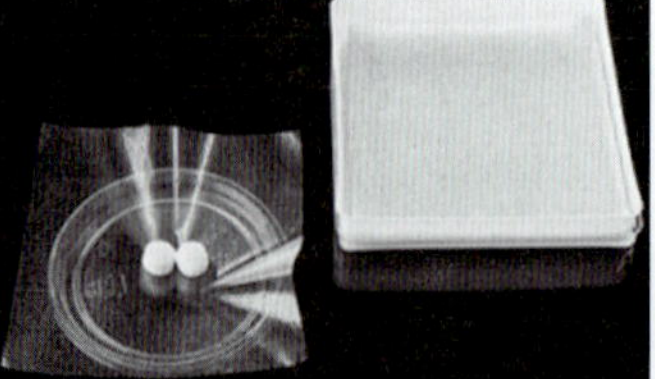

図2　角型オブラート
薬を置きやすいように皿状の台を付属しているものもある.

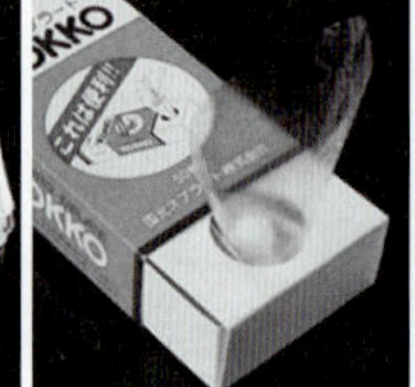

図3　袋型オブラート
袋状に折りたたんであり，台座に立てられるので，使用しやすい.

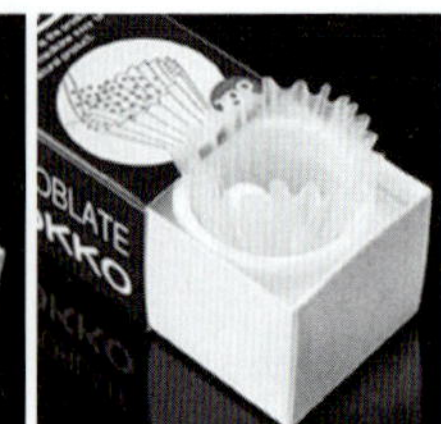

図4　カップ型オブラート
袋型より入れ口が広いため，薬を入れやすく，台座には受け皿も付属し安定感がある.

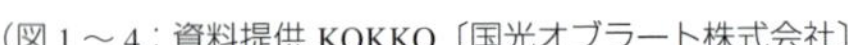

(図1～4：資料提供 KOKKO〔国光オブラート株式会社〕)

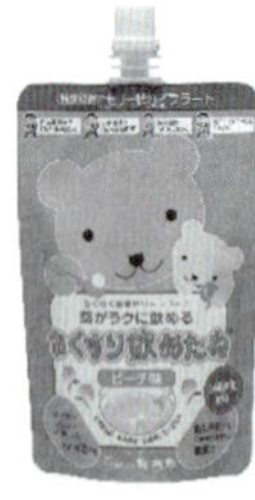

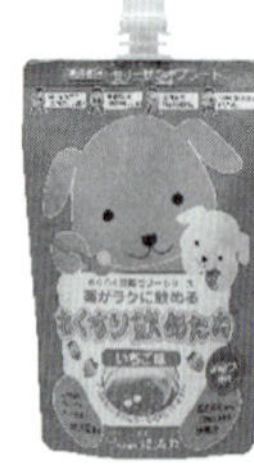

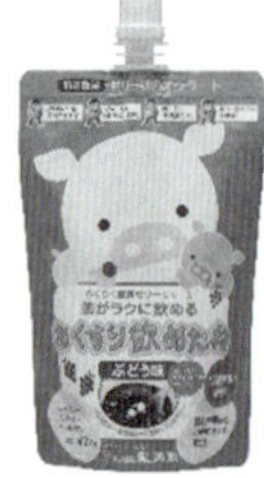

図5　おくすり飲めたね
左から　ピーチ味，いちご味，ぶどう味　各1袋200g入り.
スティックタイプ　1本25g入りもある．粉薬を使用の場合は，本品と混ぜ合わせず包むようにして使用する.

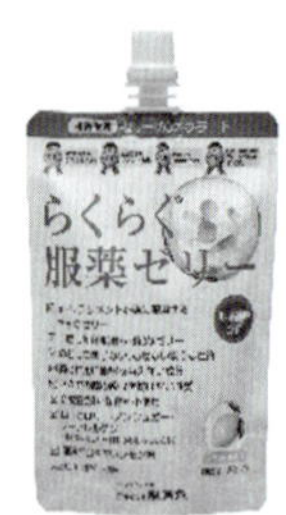

図6　らくらく服薬ゼリー
レモン味　1袋200g入り．スティックタイプ　1本25gもある．嚥下補助ゼリーのパッケージ違い.

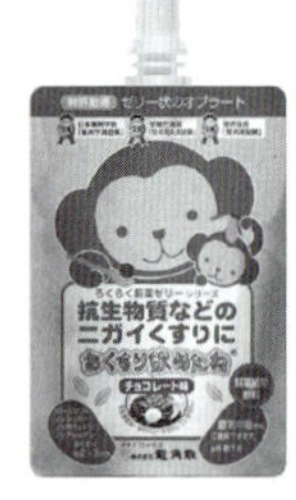

図7　おくすり飲めたね
チョコレート味　1袋100g入り．抗生物質などのにがい薬の味やにおいをゼリーとゼリーで包み込むようにして使用．混ぜる場合にはゼリーの量を多めにして使用する.

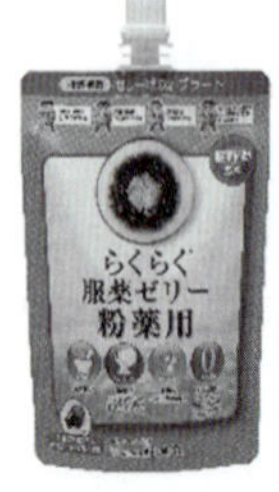

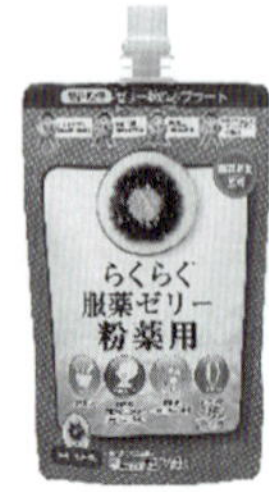

図8　らくらく服薬ゼリー粉薬用
いちごチョコ風味とコーヒーゼリー風味　1袋200g入り．粉薬や漢方薬をゼリーにかき混ぜて使用.
(図5～8：龍角散)

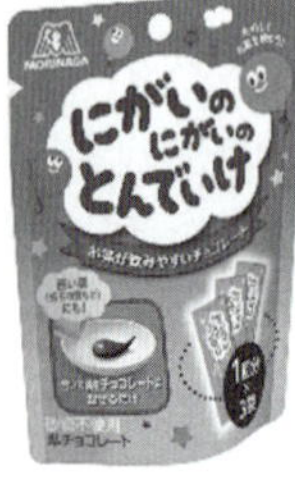

図9　にがいのにがいのとんでけ
チョコレート味　5g×3袋.
苦い薬を混ぜるだけ．1回分の個包装.（森永製菓）

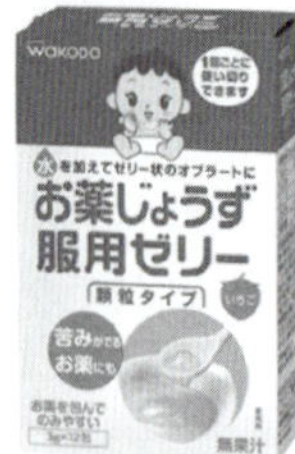

図10　お薬じょうず服用ゼリー
いちご味の粉末タイプ　水を加えてとろみ状のゼリーにして使用．りんご風味のすぐに使えるゼリータイプもある.
（和光堂アサヒグループ食品）

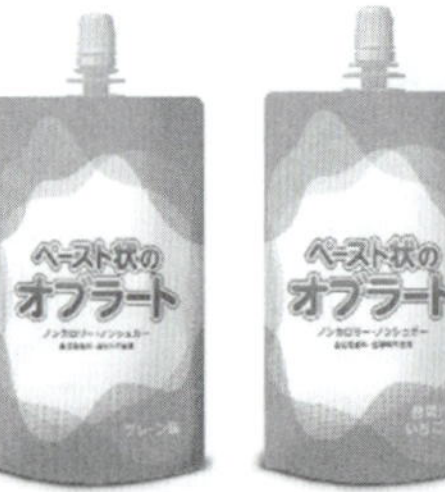

図11　ペースト状のオブラート
いちご味とプレーン味
1袋150g入り．苦い粉末や飲み込みにくい粒に使用.
（ニュートリー）

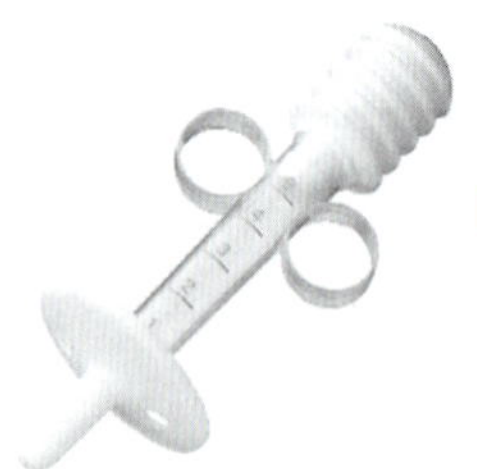

図12　スポイトくすりのみ
スポイトタイプのくすりのみ.
安全プレートつきで，飲み口はやわらかい素材.
（ピジョン）

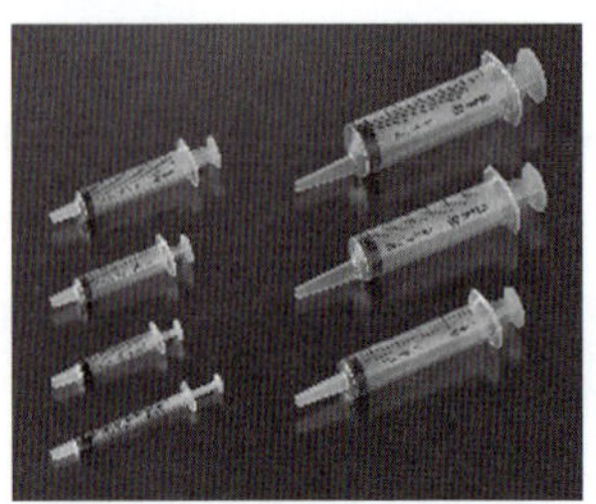

図13　ニプロカテーテル用シリンジ
サイズは1mLから50mLまである.
（ニプロ）

b. 流動状のオブラート

味のついたペースト状やゼリー状の製品に薬を包み込むようにして使用するか，混ぜ合わせて使用する．錠剤・カプセル用や粉薬用などの剤形によって使い分ける製品や，味にも種類があり，いろいろ試すことができる(図 5 〜図 11)．

最近では，薬と食品や服薬補助ゼリーなどとの配合変化試験をしている製薬会社も増えてきた．部分発作などに使用されるイーケプラ® ドライシロップは，プリンやヨーグルト，アイスクリームなどとの配合試験が行われている．ただし，味の変化や服用感までは確認されていないのが現状であり，今後このような情報が増えることで，小児の服薬拒否の問題解決につながることを期待したい．

c. 服薬を補助する道具など

その他スポイトやシリンジなどの道具を使用する方法もある(図 12，図 13)．新生児・乳児は，哺乳瓶の乳首も利用できるが，口径に注意しないと，粉薬を溶かした場合や粘性の大きいシロップなどは，詰まってしまいうまく吸えないので注意したい．また，市販の空カプセルに粉薬を詰めて服用する方法もある．カプセルに薬を詰める手間がかかることと，服用する粉薬の量や服用できるカプセルのサイズに注意する必要はあるが，粉薬の苦味はなくなる．

カプセルを飲み込める能力は個人差がある[9]．参考までに，セルフメディケーションとして市販されるかぜ薬などの一般用医薬品(OTC 医薬品)においては，硬カプセル剤ならびに直径 6 mm を超える軟カプセル剤，丸剤および錠剤については 5 歳未満，直径 6 mm 以下であっても 3 歳未満は用法として認められていない[10]．

錠剤の粉砕にも当てはまることだが，抗てんかん薬のディアコミット® のようにドライシロップとカプセルとでは，最高血中濃度に違いがみられ[7]．服用方法が変わると治療効果に影響が出る可能性もある．

人は，多かれ少なかれ好き嫌いがある．年齢のみで薬の服用方法が決まるわけではない．薬自体の性状の問題，保護者などによる対応の仕方や飲ませ方，自身の嚥下能力，薬を飲むことの必要性への理解など，いろいろな要素が服薬に影響していることを，みんなで情報共有して解決していくことが大切である[11]．

〔加藤浩充〕

文献

1) 内田享弘：小児用抗生物質製剤の服用改善のポイント．ラジオNIKKEIアボット感染症アワー，2005年3月4日21時15分〜30分放送（http://medical.radionikkei.jp/abbott/final/pdf/050304.pdf）
2) 松尾律子，他：クラリスロマイシンドライシロップと各種カルボステイン製剤併用時の苦味強度における先発医薬品と後発医薬品間の違い．*YAKUGAKU ZASSHI* 2008; **128**: 479-485.
3) 安齋千春，他：クラリスドライシロップ新製剤の服用性に関する一考察．*Pharma Medica* 2006; **24**: 113-115.
4) 熊谷智香，他：抗菌剤の内服コンプライアンス向上を目指して－味覚センサによる苦味予測とその活用－．医療薬学 2007; 33: 659-665.
5) 山藤 満，他：クラリスロマイシンドライシロップの服用性に関する検討．日本薬剤師会雑誌 2008; **80**: 835-838.
6) 石坂敏彦，他：錠剤の分割・粉砕による苦味増強の評価（医薬品の服用感に関する研究 第24報）．医療薬学 2006; **32**: 259-265.
7) PMDA医療用医薬品 情報検索　添付文書．http://www.pmda.go.jp/PmdaSearch/iyakuSearch/
8) 日本小児神経学会：抗てんかん薬の後発医薬品への切り替えに関する日本小児神経学会の提言．2008　https://www.childneuro.jp/uploads/files/about/20080325.pdf
9) 国立成育医療研究センター薬剤部・編：小児科領域の薬剤業務ハンドブック第2版．じほう，2016；96-103.
10) 厚生労働省医薬食品局審査管理課長：薬食審査発0325第5号．平成27年3月25日．かぜ薬の製造販売承認事務の取扱いについて．https://www.mhlw.go.jp/file/06-Seisakujouhou-11120000-Iyakushokuhinkyoku/0000092776.pdf
11) 清重真衣子，他：乳幼児の内服援助における小児の年齢と反応に焦点をあてた文献検討．日本小児看護学会誌2015；24：76-83.

B 家庭でできるリハビリテーション

1 小児てんかんに対するリハビリテーション

ここでは，小児てんかんに対するリハビリテーションの中で，主に運動療法の分野において家庭でできるメニューについて紹介したい．その対象は，てんかん発作そのものではなく，それによって引き起こされた，あるいは併存する運動発達障害である．よって，その治療とは“これから児がはじめて何かを獲得していく”ことを促すことにほかならない．こちらから押しつけるのではなく，児が自発的に覚えるのを助ける，あるいは引き出していくという姿勢でメニューに臨んでほしい．

2 配慮すべきポイント

てんかんの治療の原則はまず薬物療法を行うことである．よって，小児てんかんに対するリハビリテーションもその治療は薬物療法と並行して行われる．そのため，一般的に行われる運動発達障害のリハビリテーションと異なり，いくつかの配慮すべきポイントが存在する．

a. 発作への対処

覚醒中に発作を生じる児の場合，リハビリテーション治療中にも発作を起こすことがある．疾患に対する理解が少ない医療スタッフだと「発作＝リハ中止」と軽々に判断してしまう場合も多いが，これは本来，専門の医師が判断すべきことであって，すべての発作がリハビリテーション治療の中止を意味するものではない．リハビリテーション中の発作の対応について，リハビリを開始する前に発作の症状やその対処方法をてんかん治療の主治医に指示を仰いだうえで開始する．筆者の経験では，経過観察しながら続行できるケースも多く，患者の状態や安全には十分配慮しながら，運動や遊びなど様々な経験をするチャンスは最大限にできるよう配慮したい．

b. 筋肉の状態・薬剤の使用状況に応じたメニューを

小児の治療においてよく「筋肉の緊張が高い」あるいは「筋肉の緊張が低い」という評価が聞かれるが，この部分はリハビリテーションの分野においても重要な部分である．人間の筋肉は本来適度な弾力をもっており，これより硬い，あるいは軟らかいと発達においても種々の影響が出やすい．たとえば筋肉が硬い＝緊張が高いといわれる状態の場合には，筋肉に柔軟性がなく基本的に“滑らかには動きにくい”状態となるため，本来獲得できているはずの動き(這い動作や歩行など)がなかなかできない，あるいはぎこちないといった事態につながることも多くなる．また，てんかんに対する薬剤には筋肉に影響を与える作用をもつものも多く，現在どの薬物を用いているかという点もリハビリテーションを行ううえでの重要なチェックポイントの1つである．これも主治医あるいは薬剤師に相談のうえで，専門のセラピストの指導を受けるべきポイントであり，できれば筋肉の状況の変化に応じたメニューもその際に指導を受けたい．

c. 多職種によるアプローチ

小児のリハビリテーションを受ける際，家族からの「PT を受けるべき？ OT を受けるべき？」，「ST はまだ早い？」，「療育も受けているけれど？」，「学校にも行っているけれど？」といった種々のアプローチに関する疑問をよく聞く．本来，小児のリハビリテーション分野ではこれらのアプローチの範囲は重なりあっており，また一方が他方を阻害するといった性格のものでもない．小児の発達の時期には原則として多くの様々な刺激が必要であり，その意味では本人にかかわるアプローチが多いというのは歓迎すべきものといえる．ただし，多くのメニューをこなすことによる疲労とそれぞれのアプローチの適応時期には配慮する必要があるため，これも事前に主治医に確認しておくとよい．また，運動能力が高くても疾患の特性を考慮し成長していく過程での予後を予測し，変形などの二次障害を引き起こさないための介入も必要である．

3 家庭でできるリハビリテーション

前述のように，てんかん小児のリハビリテーションには PT，OT に限らず様々なアプローチの方法がある．その中で，比較的家庭でも行いやすいのは主に運動療法の分野であろう．また，初期の運動発達はそれに伴って知的な面も発達していくため，特に定頸～歩行に至る過程に対する運動療法分野のニーズは高い．よって，ここでは定頸を目的としたメニューから歩行獲得へ向けてのメニューの例を紹介したい．なお，子どもの状態によっては，ここに示す例が適応とならない可能性もある．実際に行う際には，主治医や担当のセラピストに内容を確認することを勧める．また，親子ともストレスがかからないよう，『子育ての中の一部』として楽しみながら行える内容や量を子どもに合わせて検討する必要がある．笑顔で声かけなどをしながら温かい雰囲気の中で，あせらず行ってほしい．

a. 定頸を促す運動療法

定頸の獲得には，頸部の筋力が重要となる．よって，自発的な運動を促すためにまずは寝ている児の横で気を引くなどして頸部の回旋運動（首を左右に向かせること）を促すことからはじめる．次に，児を縦抱きにし，支えがあっても構わないので頸部をまっすぐに立て，頸椎（背骨の首の部分）に頭部の重量をのせる．これは，頸部を立てた姿勢をとることで重力に抗して働く筋肉に刺激を入れその活動を促すものである．ベビーカーやバギーの背もたれを調節して頸部を立てた姿勢をとらせてもよい．さらに，可能ならこの状態でも頸部の自発的な回旋を促す．以上が可能となったらうつ伏せのメニューも加える．当然この段階では首をもち上げることはできないので，胸の下にクッションを置くなどして顔面が床面に密着する形での窒息事故が起こらぬように配慮する（図 1）．このうつ伏せの状態でも声かけや玩具などで頸部の左右への回旋運動を促し，無理のないように首をもち上げさせる．これらについてはごく短時間でよいので，十分に休憩をとりながら毎日行うことが重要である．

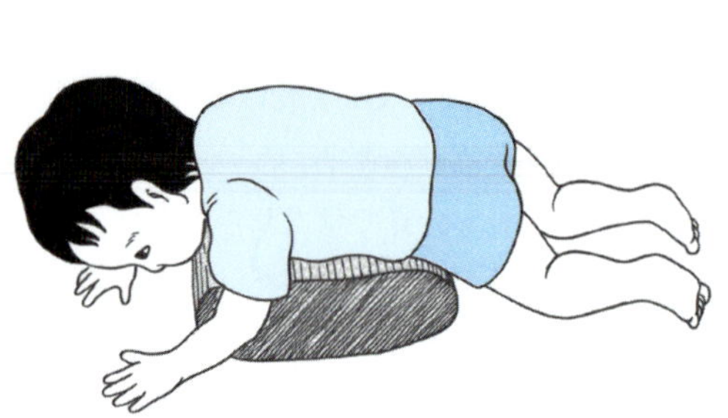

図1 うつ伏せの運動時には胸の下にクッションをおく

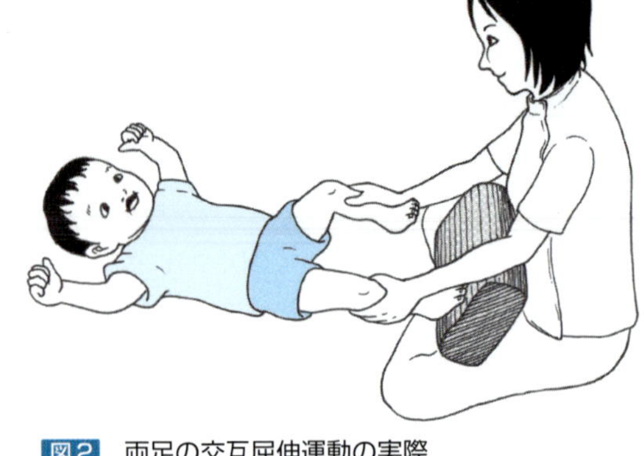

図2 両足の交互屈伸運動の実際

b. 寝返りを促す運動療法

寝返りの獲得には手足の運動能力・体幹(胴体部)の筋力・移動への意欲など様々な要素が必要となる．これを促す方法として様々な技法が考案されているが，ここでは比較的簡単で変化が感じとりやすいものを紹介したい．

まず，手足の運動として，大きくゆっくりと児の手足をあらゆる方向にこちらで動かすというものがある．児の姿勢は問わないので，ゆっくりとバンザイの姿勢まで手を上げさせたり，全体的な膝の屈伸をさせたりとあくまでも治療者の力で優しく手足を動かしていく．その中で本人が手足に力を入れて抗うような素振りをみせるならなおよい．これらの運動は基本的に“大きくゆっくりと”が原則であるが，時にはそっと手をつないでブラブラと手を揺さぶるような刺激を与えたり，仰向けに寝かせて素早く両足を交互に屈伸(この時に図2のように枕を蹴らせる形で足底に刺激を入れるのもよい)させたりしてもよい．この運動は1日何回と定めず，児の機嫌のいい時に積極的に行うとよい．

次に，直接的に寝返る動作を促していく．これは，①上半身を介助して下半身の運動を促す，②下半身を介助して上半身の運動を促す，この2つのパターンで行うとよい．

①では，仰向けの状態の児の肩の下あたりに手を当て，そこだけで支えてゆっくりと体を寝返らせる(図3)．この時，上半身に引っ張られる形で下半身が寝返ってくるわけだが，この時に自発的な運動がみられるかどうかを確認する．

②では，仰向けの状態の児のお尻(骨盤の部分)の下あたりに手を当て，ここに力を加えて寝返らせる(図4)．この時も上半身に自発的な動きが出ないか確認しながら行うが，特に上になっているほうの手が後方に残らず，むしろ体よりも先に寝返る方向へ大きく伸びるのが理想である．

なお，①，②ともに定頸を促すメニュー同様，児の横から興味のあるもので気を引き，そちらに手を伸ばさせる形で刺激を入れ自発的な寝返りがどこまで行えるかを常に確認したい．この運動はいずれ左右どちらかが先に可能となるが，実施する際には1日10～15分程度で左右同じ回数行うとよい．

c. うつ伏せから四つ這い運動を促す運動療法

寝返り運動がある程度自発的に行えるようになったら，四つ這い運動へ向けてのメニューも開始する．なお，これは本格的な移動動作であるため，できれば最初から自発的な運動を促したい．よっ

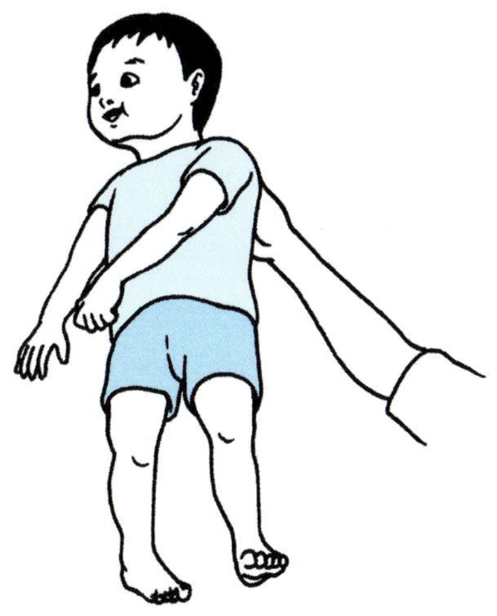

図3　寝返りを促す運動①：上半身を介助して

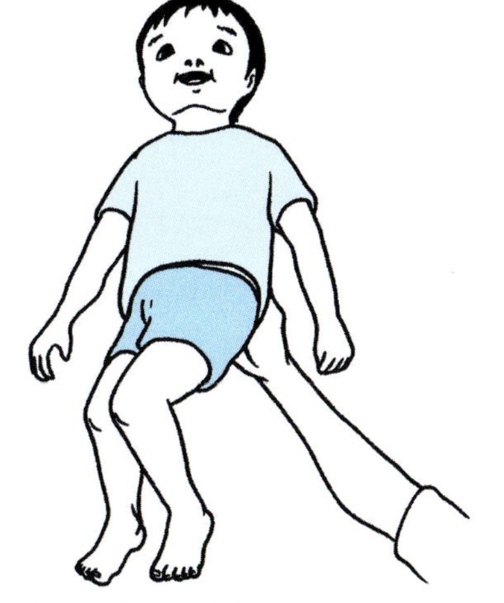

図4　寝返りを促す運動②：下半身を介助して

て，基本的には何か興味のあるもの(声・音による働きかけでもよいがその場合はこちらも手を差し伸べる)を前方に位置させ，まずは手を伸ばさせる．この後，児の手が届くか届かないかというところまで興味を引いているものを前方に遠ざける．これに対して少しでも前方に動こうと努力する動きが出ればよい．この時，正面だけでなく，適度に斜め前方にも興味のあるものをもっていく刺激も織り交ぜる．なぜなら四つ這い運動は適度に左右に重心を振って移動する動きだからである．正面ばかりで移動の促しを続けると，場合によっては四つ這い以外の方法ばかりが定着してしまい，結果として歩行の開始が遅れてしまうこともあるので，必ず斜め前方向への促しも左右均等に行うべきである．この運動については回数よりも全体としての時間が1日15～20分程度とし，十分に休憩を挟みつつ行うのが理想である．ただし，最初はうつ伏せの姿勢を嫌がる児も多いので，まずはうつ伏せの状態で長くいることなど，うつ伏せそのものの練習が必要となることもある．

d. つかまり立ち・伝い歩きを促す運動療法

四つ這いが可能になれば，前方に段差など障害物を位置させることで，これを乗り越える動きへ導くことは難しくない．これを発展させていけば次第につかまり立ちの姿勢に近づいていくので，まずはとにかく平坦な床面のみならず様々な障害物のあるところで遊ばせる(四つ這いで移動させる)．なお，一時的には障害物や大きな段差等に対し“登れるが降りられない”という状況になることが多いが，これは高さの認識の問題などもあり自然な流れなので，心配は無用である．ただし，この時期は転落事故等に細心の注意が必要となる．

そして，つかまり立ちが可能になったなら，次はある程度の広さのテーブルの端に児を立たせ，やはり興味のあるものをテーブル上の児の手のわずかに届かない距離のところにおいて伝い歩きを促す．最初はなかなか一歩が出ないものではあるが，根気よく左右両方向に促しを行う．児が好んで行うのであれば疲労に配慮しつつ積極的に実施してよい．

また，運動発達が“積極的に四つ這いをする”時期になれば，脇を抱えるなどして立つ姿勢を取らせたりソファーやテーブルの端などにつかまらせて立たせたりと，自発的に“立つ”のではなく周囲の人間の補助の下で“立たせる”練習が可能となるのも事実である．無論，これも1つの運動発達へ向けての刺激として有益であるのはいうまでもないが，あまり性急に立つことばかりを促すと四つ這い移動を行うべき時期が短縮してしまい，本来四つ這い運動で鍛えられる部分が未発達な

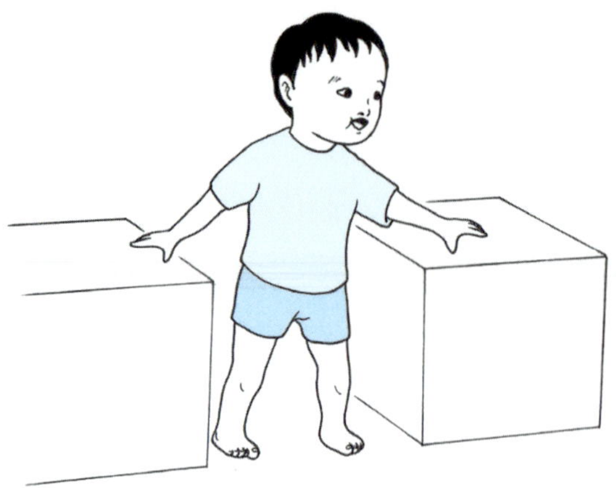

〔図5〕 台から台への乗り移り運動

まま歩行の獲得に至ることで，「ふらつき」「膝のロッキング（体重を足にのせた時に膝がピンと伸びたままになること）」などの問題が生じることもあるので注意したい．よって，この時期に児が四つ這いを自発的に行っているならば，奨励こそすれ制止すべきではない．

つかまり立ちなどは，歩くための準備段階で重要な姿勢となる．両下肢に荷重しながら安定した姿勢を保持することが求められる．さらに左右一側への体重移動をすることは歩行への準備となる．歩行には足を前に出す際の重心移動と片足の安定支持が必要となる．つかまり立ちや伝い歩きはこれらを促す有力な方法である．

e. 歩行動作の獲得を促す運動療法

伝い歩きはソファや手すりなどを使用して横方向へ進行する．このとき股関節や身体が起きる姿勢を取るように促す．手で支持することや身体が軽く寄りかかれるため，安心して立位保持ができる．この姿勢で横への伝い歩きを実施する．横への動きは支持性と振り出しの動きを出すことができる．前方への伝い歩きは股関節の構造から自由度が高いため内側に動きやすく横方向よりも難易度が高い．横方向への伝い歩きが慣れてきたら，前方向への伝い歩きを促していく．その促しとして手をつなぎ前方へ誘導する方法や押し車を使用してもよい．

前方向への伝い歩きが安定しない場合は，「支えのテーブルなどを正面に位置させたつかまり立ちの状態で児の両方の足首をもって後方に滑らせてから手を離す」というものがある．結果として児の体はある程度の前傾姿勢となるが，この時に児の足が前方に出ればよい促しとなる．また，左右へのさらなる体重移動を促すべく「別のテーブルへの移乗」も有力な刺激となる．これはあるテーブルなどでのつかまり立ちから，興味のあるもので気を引くなどして別のテーブルなどに支えの手を乗り移らせる運動である．これは図5のような形で行い，乗り移りが可能となったら徐々にテーブル間の距離を離していくのが理想である．これら2つの運動も疲労に考慮すれば積極的に実施して構わない．

そして最終的には，児の両手を引いて歩かせる運動に至ってもよい．この時，最初はそのつないだ手を上方に引き上げる形で足への負担を軽くするための介助があってもよいが，徐々にその手を下げて行き，つないだ手を児の肩よりも下方へもっていく形にすると独立歩行へ向けての促しとなる．これができれば，次は介助の手を離した時に自力で立っていられるかに挑戦し，さらには独立歩行へという流れになる．当然，最初はこちらが手を離すと転倒することになるが，いたずらに恐怖心を植えつけないように安全なマットなどの上でこれを行わせるとよい．また，この転倒の際には“前方へ手を突いて転倒する”のが理想であり，時にはその転倒の練習を行う場合もある．

以上，駆け足で小児てんかんに対するリハビリテーション，特に家庭でできる運動療法について触れたが，これらは無論，それだけでよいという性質のものではない．運動以外の面での発達のためにも，臆することなく児に多様な働きかけを行うべきである．体調が許すのであればベビーカーやバギーでの外出なども積極的に行い，とにかくいろいろなものを児にみせ，聞かせ，触れさせ，体験させてほしいと願う．

〔平松文仁・園田安希・楠川敏章〕

Column セラピーボールについて

小児のリハビリテーションにおいて定番ともいえるアイテムの１つに軟らかい大きなボール(セラピーボール)がある．これは，運動療法を実施するうえで非常に使い勝手がよく，病院などでも活用されていることが多いが，転落などへの配慮を行うのであれば家庭での運動にもお勧めしたい．たとえば，①仰向けでボール上に寝かせ腰をもってゆっくりと大きく左右に振って寝返り運動促進，②うつ伏せでボールに乗せていろいろな方向に大きく揺さぶって四つ這い運動などの促進，③足が地に着かない状態でボールに座らせ腰を横から支えていろいろな方向に大胆に揺さぶるバランス訓練あるいは体幹(腹筋群を含む)の筋力強化促進，④大玉転がしの要領で歩行訓練の補助具として用いる，⑤支えてあげる形でボール上に立たせる立位バランス訓練，など多様に活用できる．ちなみに「歩行は可能だがふらつく」といった状況には③，⑤を推奨したい．なお，ボールの購入にあたってはホームセンターなどで販売しているダイエット用のバランスボールなどでも十分である．

C 家庭でできる療育

「療育」とは，「肢体不自由児の父」とよばれた高木憲次氏(東京帝国大学教授，整肢療護園初代理事長)が作った造語である．意味としては，「障害をもつ子どもたちが社会的な自立を目指し成長していくために，様々な面から働きかけ支えていくこと」と考えている．

ここでは，医療，教育，福祉など，子どもたちにかかわる専門機関の協力を得つつ，母親が子どもを理解するために必要な病気(発作)の対処や発達についての留意点と，家庭内で母親が子どもと楽しめるような日常生活や遊びを中心としたかかわり方を考えてみた．

1 家庭での療育の留意点

発作の影響や薬の副作用と発達への心配がある中で，療育的な活動を家庭で行う際には，いくつか気をつける点がある．

a. 病気を理解する

発作の種類や状況，また，多い時間帯など，子どもの病状をしっかりと理解することが大切である．発作が多いときには，子どもも新しいことや難しいことに向かっていくことができにくい．少しでもすっきりとした時間帯を使って活動できるように配慮することが大切である．また，病気によっては，発作を誘発しやすい要因がはっきりとわかっている場合もある．光や模様，気温の上昇など，発作につながりやすい要因を取り除いたり，生活リズムを整え活動時間を調整するなど，眠気が増えないように配慮することも大切である．

まずは，子どもの病気がどのような種類のものであり，何に気をつけなくてはならないか，主治医とよく相談し理解することが大切である．

b. 薬を理解する

薬は，子どもの発作は止めてくれる大切な物である．しかし，治療途中の薬物の変動は，子どもの認知面や行動面に対して影響を与えることが知られている．子どもの服薬している薬がどのような種類で，いつからどのように変わっているのかを把握することが大切である．そして，薬物調整の前後の行動を注意深く観察し，眠気やいらつき，また，できていたことができなくなるなどの行動がみられたときには，主治医と相談することが大切である．また，このような時には無理をせず，その時にできることをすることが大切である．子どもたちは，不達成感を長く味わうことで，自信を失い意欲をなくしてしまうことが多くみられる．まずは，自発的にいろいろなことに対して取り組む意欲を大切にし，子ども自身の力を信じて応援してあげていただきたい．

c. 発達について

てんかんという病気をもつ子どもたちの中には，発達の遅れや偏りを併存症としてもっていることがある．それぞれの子どもの真の発達段階に合わせたかかわりをしなければ，子どもたちにとっては苦痛になることも多い．また，薬の副作用によって一時的に力が発揮できない場面もみられる．家庭内では，どうしても暦年齢にとらわれたかかわりになりやすいので，必要に応じて療育などの指導機関においてしっかりと発達の段階を確認してもらうことをお薦めしたい．また，定期的に成長の進み具合を確認し，子どもの成長段階にあった働きかけができるように心がけていただきたい．さらに，本来発達の道筋はどの子も同じであるが，発達のバランスの悪さがその子どもへのかかわり方を難しくしていることも多い．発達の専門の機関とよく連携し，子どもの発達の状況とてんかんの治療による変化の両視点をしっかりと確認しながら働きかけを行っていくことが大切である．

d. 家庭の役割について

本来家庭は，まず安心と安全を確保できるところである．困難なことに直面したり失敗をしても，家庭に戻ることで安らぎを得られ，また次の試練に向かうパワーをもらえる場であるべきと考える．そのため，家庭内で子どもの行動の是非や成果のみを求めるような対応をすることは，本来の家庭の役割を壊すことにもなりかねない．家庭で行う療育に必要なことは，子どものありのままの状況を受け取り，今できることを自信を持って行えるように支えることと，新しいことがらに向かっていく気持ちを育てることと考える．時には子どもの代弁者として，母親(家族)が子どもの側に立ち，幼稚園・保育園や学校，または療育などの指導機関と話し合い，それぞれの役割分担を尊重し働きかけていくことが大切である．

② 家庭でできる療育の実践

ここでは，就学前の子どもの発達段階を4つに分け，それぞれの段階にあったかかわり方を考えてみた(表)．しかし，中には発達のバランスが悪く，得意なことと苦手なことの差が大きい子どもがいる．そのような場合は，苦手なほうの力をその子どもの基本の力と考え，得意なことを活かしながら無理せずにかかわるようにして欲しい．

a. 第1段階(出生時～7か月未満)

この段階では，何もできないところから自分の身体を思うように動かせるようになる時期である．また，周りの音や動きなどに気づき，それに応ずるような動きがみられてくるころである．遊び方としては，授乳後などの機嫌のよいときに優しく声かけて視線を合わせたり，大人のほうに手を出してくることができるように，ゆっくりとかかわってあげることが大切である．ベビーマッサージなどのスキンシップでのかかわりは，自分の身体を意識することができたり，安心感が生まれてくる遊びでもあるので，取り入れてみるのもよいだろう．また，手足を活発に動かせるようになったら，起き上がりこぼしや吊り玩具など，ちょっとした力で動いたり音の鳴るような玩具で遊ぶことがよいだろう．自分の手足が動いていることを認識し，さらに目的をもって物に向かって手を出すことができるような力につながっていく遊びである．

このころの子どもたちは，日中も多くの時間を眠ってすごすが，単調な生活とならないように起きている時には少しずつベッドから降ろすなど，生活リズムを整えることも大切な働きかけといえ

表　発達段階と遊び

段階	年齢	遊び方	留意点
第1段階	出生時〜 7か月未満	抱っこでの声かけや揺らし遊び，スキンシップ(ベビーマッサージ)，いないいないばあ，起き上がりこぼし，吊り玩具など	・生活リズムを整える ・視線を合わせ，優しくゆっくりと働きかける
第2段階	7か月〜 1歳未満	いないいないばあ，追いかけっこ，くすぐりっこ，簡単な手遊び，出し入れ遊び(繰り返し遊び)，ボールなど	・本人が自由に遊べる環境を整える ・一緒に遊んでいる大人を意識できるように楽しく遊ぶ
第3段階	1歳〜 3歳未満	散歩，滑り台，砂遊び，三輪車，お絵かき，絵本(読み聞かせ)，簡単なパズル，積み木，ままごとなど	・素材を扱う楽しさを理解できるように自由に遊ぶ ・相手に自分の気持ちをわかってもらえるうれしさや楽しさを感じられるようにする
第4段階	3歳〜 7歳未満	三輪車，鉄棒，ジャングルジム，縄跳び，お絵かき，絵本，パズル，ブロック，ごっこ遊び，なぞなぞ，お手伝いなど	・同年齢の子どもとの遊びが大切 ・大人が，関わり方やルールを教えていくことも大切 ・お手伝いは，結果ではなくやったことを褒める

る．特に薬によって眠気が出る可能性も多いので，できるだけメリハリのある生活をさせることが大切である．

発達が少しゆっくりな子どもたちは，なかなか反応がわかりにくく母親を不安にさせてしまうことも多い．このような子どもたちには，まず，みる，聴く，触る，など一つひとつのかかわりをゆっくりと行い，子どもが触れられていることや声をかけられていることに気づけるようにかかわることが大切である．

b. 第2段階(7か月〜1歳未満)

このころの子どもたちは，周りを意識し自分から周りにかかわっていこうとする時期である．運動面では，思いっきり身体を使わせてあげることが大切である．無理はしないようにそれぞれの子どものペースをしっかりと見極めながら，新しいことに挑戦できるように促してあげるとよいだろう．部屋の中を安心して動けるように家具などの配置を工夫し，ゴロゴロやハイハイ，つかまり立ちやつたい歩きが安心してできるような場所を作ってあげてほしい．認知面では，身の回りにある物をまずは何でも興味をもち，試行錯誤しながら徐々に大人と同じような使い方を覚えていくころである．いろいろとイタズラが多くなってくるころでもある．危ない物や壊れて困るような物は，手の届かない所や鍵のかかる場所にしまうなどの配慮をし，思う存分イタズラして物を扱う力を蓄えていって欲しい．またこのころは，大人の真似も盛んに行うようになるころである．1人で遊ばせるだけではなく，大人が一緒に遊び，みせて，やりとりできるようにかかわることが大切である．ガラガラを一緒に振る叩くなどのまねっこ遊びや，大人との手渡しやボールの転がしあいなどのやりとり遊び，初期の追いかけっこやかくれんぼのような遊びなど，シンプルだが相手を必要とする遊びが望ましい．また，簡単な手遊びなども楽しく行えるようになる時期である．歌に合わせた動作やくすぐりっこなどを楽しく行い，笑い合ったり大人に催促ができるように遊び込んでもらいたい．

このころには，お母さんがいろいろと働きかけても興味を示してくれないと相談されることがある．大人はつい無理矢理やらせようとしてしまうが，それではかえって子どもが拒否をして離れていってしまうことが多い．まずは，本人が好きな遊びや物を使い，楽しいことをしてくれている大人がいることに気づいてもらえるよう，かかわっていくことが大切と考える．

c. 第３段階（1 歳～３歳未満）

自由に動けるようになり，自分からいろいろな物にかかわっていくころである．また，少しずつ社会の一員となるための基礎的な力を蓄えていく時期でもある．

運動面では，自分の身体を重力に逆らい思う存分使いこなせるようになる時期である．ただし，発作の状況によっては，受傷するリスクも大きくなってくる時期である．発作が起きやすい時間や場所などを把握し，安全への配慮も忘れないで欲しい．倒れるような発作の場合は，高い所や水の中などは必ず大人が付き添うか，場合によってはやらないという判断も必要である．ただし，子どもたちにとっては大切な活動でもある．かかわり方や手順などをしっかりと検討し，少しでも子どもらしい経験の場を増やせるようにして欲しい．認知面では，少しずつ単純な素材遊びから構成していく遊びに変わる時期である．また，今ここにないものをあるかのように想像して遊ぶことができるようになってくる．日常生活を通して物の理解をしていく時期でもあるので，家族との生活の中で物の名前や用途などを体験させながら理解に結びつけるようなかかわりが大切である．お母さんが一緒に遊べるときには，お手伝いをしてもらったり絵本を読んだりする中で，物の名前や使い方，また，どのような言葉で伝えると他の人にわかってもらえるかなどを，経験を通して理解できるとよいだろう．

このころは，言葉の遅れが気になるころである．言葉が出ないことは，家族としては大きな心配であるが，まずは，ジェスチャーや不明瞭な言葉であっても理解して行動できることや，大人に伝えようとすることを大切にしてあげて欲しい．

d. 第４段階（3 歳～７歳未満）

身辺自立ができるようになり，何でも 1 人でやりたがり，徐々に大人の手がかからなくなってくる時期である．運動面は，身体を動かすだけではなく，道具を使ったり音楽に合わせたりと，2 つ 3 つのことがらを同時に行っていくことが要求されてくる．また，自転車や鉄棒，縄跳びなど，技術を必要とするようなことも多くなってくる．成果だけを求めるのではなく，課題に取り組もうとする姿勢も認めてあげることが，子どもたちの意欲や自信につながることになるので，大人が見守ってあげることが大切と考える．認知面では，数や文字など少しずつ難しいことが理解できてくるようになる．ただし，基本は全て生活の中にあることで体験できることである．毎日の生活や家でのお手伝いの場面は，直接具体物を動かしたり比べたりしながら数や文字を覚えることができていくとてもよい学習の場となる．また，お手伝いができたと褒めてあげることができるため，子どもも達成感が得られやすい．まず興味がもてるように生活の中で意識させてあげることが大切である．社会面においては，子ども同士でのかかわりが多くなってくる時期である．しっかりと集団参加できる場面を確保することが大切である．発作が多いとどうしても休みがちになってしまうが，やはり毎日の登園を目指していただきたい．そのためにも，保育園や幼稚園，通園施設などに発作や服薬の状況を伝え，常に情報交換ができるようにすることが大切である．

このころに，母親からの相談として，「1 人で遊んでいてみんなと同じ行動がとれない」，「友達を叩いてしまう」などと話されることが多い．1 つは，発達の段階が本来の年齢の段階に追いつけず，子どもが何をしてよいのかよくわからないまま参加していることが考えられる．しかし，それだけではなく，言葉の理解はできていても周りをみて状況を判断することができなかったり，相手の気持ちがわからない，相手にどのように自分の気持ちを伝えたらよいのかわからないという場合もある．これは，言語面だけではなく，社会･対人面の力の弱さなども関係していることがある．まず，療育センターなどの専門機関に相談し，子どもの正しい力を理解することが大切である．そして，子どもがわからないことを一つひとつ理解させてあげられるように伝え方や生活の仕方を考えていくことが大切である．特に同年齢の集団に入るためには，子ども同士だけで遊ばせるというよりは，近くに大人がいて必要に応じて子ども同士のかかわりを手助けしてあげられるようにすることが大切である．

〔藤森潮美・高橋幸利〕

参考文献

・田中昌人，他：子どもの発達と診断1～5．大月書店，1981-1986
・中川信子：1.2.3歳ことばの遅い子 ことばを育てる暮らしのなかのヒント．ブドウ社，1999
・杉並区子ども発達センター・秦野悦子，監：親子で楽しめる発達障がいのある子の感覚遊び・運動遊び．ナツメ社，2013
・中田洋二郎：発達障害と家族支援－家族にとっての障害とはなにか．学研，2009

Column 子どもの発達～ペリー就学前プロジェクト

- 1962年からミシガン州で，低所得のアフリカ系58世帯の子どもを対象に実施．
- 就学前の幼児に対して，午前中に毎日2時間半ずつ教室での授業を受けさせ，さらに週に一度は教師が各家庭を訪問して90分間の指導をした．
- 指導内容は子どもの年齢と能力に応じて調整され，非認知的特質を育てることに重点を置いて，子どもの自発性を大切にする活動を中心としていた．
- 教師は子どもが自分で考えた遊びを実践し，毎日復習するように促した．
- 復習は集団で行い，子どもたちに重要な社会的スキルを教えた．就学前教育は30週間続けられた．
- 就学前教育の終了後，これを受けた子どもと受けなかった対照グループの子どもを，40歳まで追跡調査した．
- 介入群は，当初小児期はIQが高くなったが，IQに対する効果は次第に薄れた．
- 介入群は，40歳の時点で学歴が高く，特別支援教育の対象者が少なく，収入が多く(月給2,000ドル以上は介入群の29%，非介入群の7%)，持ち家率が高く(介入群の36%，非介入群の13%)，生活保護受給率(介入群の59%，非介入群の80%)や逮捕者率が低かった．
- 就学前教育の重要性，経済効果が証明された．
  (東洋経済オンライン2015/07/02付：「幼児教育」が人生を変える，これだけの証拠．https://toyokeizai.net/articles/-/73546　などを参考に著者がまとめた)

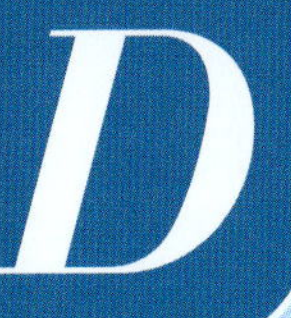

患者家族への指導——家庭生活

① 病名の告知

てんかん治療の第一歩は，両親に「てんかん」であることを告知することからはじまる．従来，てんかんという病名には，治らない，遺伝性，精神・知的障害を伴うなどの誤解や偏見を伴っていた．したがって，両親も「てんかん」という病名を告知されてもなかなか受け入れることができないのが実情である．病名を告知されて，ショックを受け，絶望した後，病気を受容し，上手につきあっていこうと前向きに考えることができるまで，主治医は本人と家族を支えていかなければならない．少しでも早く，受容してもらうためには，「てんかん」についての正しい知識を伝えることが大切である．そのためには，主治医がてんかんを正しく理解していることが大前提となる．発作が起こるたびに家族が慌てないように，発作に対する対応も十分に指導する必要がある[1)]．

本人への告知は，小学校高学年から可能になる．服薬や生活の自己管理の点から考え，早期に告知するほうがよいが，思春期という不安定な時期であり，両親の考え方や，本人の理解度や精神的な発達状況，病名を知りたいというモチベーションなどを総合して時期を検討する．診察中に，本人から服薬の理由を尋ねられたり，家族から告知を希望されたりすることがきっかけになることも多い．病名を知らされていないために勝手に怠薬し，発作が再発するようなことは避けたい．学校などへの告知については，p.393 を参照してほしい．

② 生活指導

てんかんの治療は，適切な薬物療法と生活指導が基本である．それは単に発作抑制の目的だけでなく，てんかんをもつ子どもたちの quality of life の向上のために必要となる．

a. 家庭生活

1）睡　眠

十分な睡眠をとり，規則正しい生活を送ることが基本である．睡眠時間は個人差があるので，何時間必要かはケースバイケースであるが，朝目覚めた時に倦怠感がなく，食事がしっかりとれ，日中元気に活動できていれば十分であると考えてよい．午睡の必要な乳幼児を除いて，できる限り日中は活動的に過ごし，夜間に十分な睡眠をとることが望ましい．午睡をしたために，就寝時間が遅くなるような生活は避けるように指導する．最近の生活環境の変化により，一般に子どもの就寝時間が遅くなりがちであるが，家族全体で生活リズムをつくることが必要である．

ただし，運動会などの行事の時期は疲労が蓄積しやすいので十分な睡眠をとり，年末や正月などの休暇時は睡眠が短くなり過ぎないように心がける必要がある．また，運動会の練習で疲れていたり，宿泊学習などで寝不足であったりする時は 1 日中休むことが必要な場合もあり，昼は起きていなければいけないと画一的な指導する必要はない[2].

2) 服　薬

規則正しい服薬も心がけたい．嘔吐や下痢などの症状が出やすい小児では，食後の服薬と考えるよりは，食事はとれなくても一定の時間になったら服薬する習慣をつけたい．服用をいやがる小児については，p.370 を参照されたい．また，薬袋に日付を入れる，カレンダーに印をつけるなど，服薬の確認ができるように指導することが必要である．飲み忘れに気づいた時にすぐに服薬できるよう，小学生であればランドセル，保護者であればいつも持ち歩くバッグの中に 1 回分の薬を入れておくよう指導することも大切である．また，災害等の緊急時のために，薬剤の準備(少なくとも 1 週間程度)を用意しておくように指導し，服用中の薬剤の名称，服用量について保護者に正確に伝える必要がある[2].

3) 食事・排泄

基本的に食べていけないものはない．コーヒーや紅茶などの嗜好品も常識の範囲内で飲める．カルバマゼピン(CBZ)を服用している症例ではグレープフルーツジュースを飲むと血中濃度が上昇するので注意が必要である．これは小腸内にある薬物代謝酵素が抑制されるためである．便秘については抗てんかん薬が関与している可能性もあるが，食事や水分の摂取量や，食事形態，運動不足，ストレスなどが関与している可能性もある．したがって便秘の対策を立てるためには生活全体を見直す必要があろう．便秘に加えて食欲不振や腹部膨満などの消化器症状があれば消化器を専門とする医師を受診する必要性がある[2].

4) 誘発因子

発作の誘発因子を確認しておくことも大切である．一般的には，睡眠不足(生活リズムの変調)，疲労，怠薬が三大誘因であるが，他に，発熱・感染などが誘因となることもある．以上のような非特異的な誘因に対し，特異的な誘発因子もある．光過敏性がある場合は，テレビゲームや，木漏れ日により発作が誘発される．さらに，予期しない音，読書や計算が誘因となることもある．眠気が誘因となる場合は，抗ヒスタミン薬などの薬物により発作が増悪することもある．発作を抑制するため，さらに不必要な生活制限を避けるために，発作が起こった状況をよく聞き，誘因を確認し，できる限り避けるよう指導する[2].

b. 子どもへの対応

子どもがてんかんであると診断されると，両親はわが子を特別なもの，他の子どもとは異なるものと感じ，特に母親は自分自身に罪の意識をもつことが多い．そして，他人の偏見をおそれるあまり，両親がてんかんに対して偏見をもつようになる．その結果，子どもに対し過保護で，過干渉になったり，逆に存在を否定し無視してしまうようになる．過保護になることによって，子どもは精神的に未熟なままで年を重ね，家族に対する過剰な依存，社会性の欠如をもたらす．また，まず発作を止めることだけを考え，発作が止まるまでは，子どもの発達を考える余裕がないことも多い．“発作さえ止まれば” すべてが解決すると考える．しかし，子どもは生きているのであり，日々成長しているのである．かけがえのない小児期に，子どものもっている能力をできる限り引き出すように接することが大切である．そのためには，子どもを 1 人の人間として尊重し，少なくとも他の同胞と同じように接するように指導することである.「病気があるから仕方がない」ではなく,「病気があってもやらなければならない」と考えることが基本である. てんかんをもつ子どもは同じ知的能力をもつ子どもに比べ, 経験が少なく, 社会性が低いことが多い. 1人遊びが多く, 大人とは遊べるが, 子ども同士で遊べない傾向にある. もちろん重複障害をもつ場合もあるので, その子どもにあわせて判断しなければならないが, 他者と接する機会を多くもたせる, つまり友だちと遊ばせることが大切である.

また, てんかんをもつ子どもは自信を欠如していることが多い. 失敗をおそれず, 何事も自分でやらせてみることが大切で, 失敗したらまた次を考えればよい. 自分自身で経験したうえで自尊心を身につけていくことが大切である. 親は近くで見守り, うまくいったら“誉める”, 失敗したら“励ます”だけでよい. 子どもが自己決定できるように育んでいくことである. そして家族や社会にとって, 子どもの存在が, かけがえのない大切なものであることを伝えることである[3].

主治医は, 診察の時の様子から, 親子関係を推察し, 指導することが大切である. 診療中に毎回時間をかけて話をすることは困難であるが, 時々, 子ども本人に話しかけてみることも大切である. 本人に問診しているのに, 母親がすべて答えてしまったり, 子どもがいちいち親の顔をのぞき込んで確認してから答えることはよく経験する. 家族には子どもの声に耳を傾けること, 子どもには自己表現することの重要性を伝えるよい機会かもしれない.

③ 発作時の対応：抗てんかん薬の頓服・坐薬など

意識が保たれる発作については見守るだけでよい. 意識がなくても, 強いけいれんやチアノーゼを示さなければ慌てる必要はない. 患児が怪我しないように配慮する. また全身がけいれんしている場合には, 気道分泌物の誤嚥を防ぐために, 患児を横にして口腔内の分泌物が外に出るようにする. 舌を噛まないようにと口の中にハンカチや箸を押し込むことは不要である. 大発作では発作の終わりかけに顔色が不良になるが, 慌てる必要はない. 医師に報告したり, 医療機関を受診したりしたほうがよいのは, ①大発作が長く続く時, ②一つひとつの発作は軽いがチアノーゼが強く長く続く時, ③転倒した時に頭部を強く打って頭蓋内出血が疑われる時, ④眼球を強く打って視力障害や眼球運動障害が出現している時, ⑤傷からの出血が止まらない時などである. また発作後のもうろう状態が長く続くことがあるが, むやみに抑制せずに危険を回避しながら様子をみていればよい.

発作型およびてんかん診断に基づいた, 積極的で合理的な抗てんかん薬治療にもかかわらず発作が抑制されず, 重積発作や群発発作を起こす場合がある. このような場合は, 抗てんかん薬を頓服したり, 坐薬を用いたりすることで発作を頓挫させたり, 群発を止めることができる場合がある. 抗てんかん薬としては, ジアゼパム(ホリゾン®, セルシン®など)が最も高頻度に用いられるが, 他のベンゾジアゼピン(BZD)系の薬剤(ニトラゼパム, クロナゼパム, ブロマゼパムなど：保険適用外の薬剤もあるので注意が必要)を用いることもある. 坐薬は, ジアゼパム(ダイアップ®)坐薬(0.4～0.5 mg / kg)を用いることが一般的であるが, 効果が不十分な場合は, 抱水クロラール(エスクレ®)注腸液(30～50 mg / kg), ブロマゼパム(セニラン®)坐薬(適応外使用), フェノバルビタール(ワコビタール®)坐薬が用いられる. 欧米では乳児重症ミオクロニーてんかんなどの難治例に対し, ミダゾラム(ドルミカム®)頬粘膜投与(0.3 mg / kg)が利用されている(適応外使用).

幼稚園や学校で重積発作・頻発発作が起こる可能性がある場合は, 家庭と同様の処置を依頼する必要がある. しかしながら, このような薬剤の投与は医療行為であり学校での実施は困難であるとの見解が1988年に東京都から出された．日本てんかん学会では1998年に，「抗てんかん薬の与薬と坐剤挿入を学校職員や施設職員に依頼することの可否」[4)]を発表して多くの関係者に理解を求めることになった[5)]．医師としては，学校や施設職員がこれらの行為で不利益を被らないよう最大限の支援を行うことが必要である．2002年にはてんかん学会より非医療者の抗てんかん薬と坐薬の挿入について提言された．以下提言の抜粋である．

①家族の希望を確認した後，医師から学校や施設に依頼文(指示書)を個別に提出することが望ましい，②その内容は個人情報の提供であり，発作状況と頻度，与薬の内容，与薬時間，与薬の際の一般的注意点，坐剤の挿入の時期，挿入法，坐剤挿入に際しての一般的注意点，発作時の処置法などの項目を適宜に含むことが求められる，③同時に家族に内容を提示し了解を得て，学校や施設にも守秘義務の存在を確認すべきであろう．

さらに2005年には厚生労働省より，医師法17条，歯科医師法17条，保健師助産師看護師法31条の解釈として医師の指示のもとでの坐薬の使用は，医療行為ではないとの解釈が出ている．

4 プール・入浴

a. プール

水泳は，子どもにとって大切な活動の1つであるが，てんかんであるというだけで水泳を禁止されることが多い．確かに突然起こるてんかん発作は，溺水という危険性を含んでいる．しかし，水泳中のように筋肉運動や適度の心理的緊張を伴っている時には発作は起こりにくく，むしろプールサイドに上がってほっとした時，眠気がある時などに起こりやすいのも事実である．したがって水泳の実施にあたっては，寝不足などの発作の誘因がないこと，抗てんかん薬を正しく服用していることが前提条件となり，さらにプールでの監視体制がしっかりしていることが必要となる．そのため，発作が1年以上抑制されている場合でも，1人での遊泳は禁止したい．一方，発作が完全に抑制されていない場合でも，1対1の介助が可能であり，発作時に対応できる他の監視者がいるような場合は，プールに入ってもよい．ただし，発作が多い場合は，浮き輪などによる補助や浅いプールのみに制限することも必要となる．また，プールから上がった後，発作による転落あるいはプールサイドでの受傷を避けるために，患児をプールから離し，坐位をとらせるように心がけることも大切である．

b. 入　浴

入浴中の事故には，浴槽に入っている時に発作を起こし溺れる一次的な事故と，蛇口や浴槽で頭をぶつけたりして起こる二次的な事故がある．てんかん患者のおよそ10%が入浴中に発作を起こしたことがあるという報告がある．また，溺水事故調査によると[5)]，全体の69%が風呂で起こっていた．重篤な事故は，年単位と発作頻度が少なく，高校生以上と年齢が高い例に多く，本人・家族ともに発作に対する油断があるのかもしれない[6)]．入浴する時には家族に知らせる，入浴中には繰り返し声かけをする，風呂の戸の鍵は開けておく，風呂場に音声モニターをつけるなどの工夫が必要である．また，家に1人でいる時の入浴は避けるべきであり，どうしても必要な時はシャワー浴にするよう指導する必要がある．浴槽の中で発作が起こった時には慌てず，場合によっては浴槽の栓を抜き，湯を払って溺水を防ぐこともある．また風呂場の突起部位を極力減らし，床が滑らないようにしたり，セラピーマットを敷くなどの工夫も必要である．

表 てんかんをもつ小児に対する予防接種基準(日本小児神経学会推薦基準)

てんかんをもつ小児は様々な伝染性疾患に自然罹患することにより，発熱などによるけいれん発作再燃や発作重積症などのリスクをもっている場合が多い.

また，けいれん発作などがあるために予防接種の機会を逸することが多く，患児が集団生活を行ううえで支障をきたすことがある.

この基準はてんかんをもつ小児を伝染性疾患から防御して良好な日常生活を送るため，安全に予防接種が受けられることを配慮したものである.

1. コントロールが良好なてんかんをもつ小児では最終発作から2〜3か月程度経過し，体調が安定していれば現行のすべてのワクチンを接種してさしつかえない.
   また，乳幼児期の無熱性けいれんで観察期間が短い場合でも，良性乳児けいれんや軽症胃腸炎に伴うけいれんに属するものは上記に準じた基準で接種してよい.
2. 1. 以外のてんかんをもつ小児でもその発作状況がよく確認されており，病状と体調が安定していれば主治医(接種医)が適切と判断した時期にすべての予防接種をしてさしつかえない.
3. 発熱によってけいれん発作が誘発されやすいてんかん患児(乳児重症ミオクロニーてんかんなど)では，発熱が生じた場合の発作予防策と，万一発作時の対策(自宅での抗けいれん剤の使用法，救急病院との連携や重積発作時の治療内容など)を個別に設定・指導しておく(注1)
4. ACTH療法後の予防接種は6か月以上あけて接種する．下記注2を参照.
5. 免疫グロブリン大量療法後(総投与量が約1〜2 g / kg)の生ワクチン(風疹，麻疹，水痘，おたふくかぜなど)は6か月以上，それ以下の量では3か月以上あけて接種する.
   ただし接種効果に影響がないその他のワクチン(ポリオ，BCG，DPT，インフルエンザなど)はその限りではない.
6. なおいずれの場合も事前に保護者への十分な説明と同意が必要である.

(注1) 特に麻疹含有ワクチン接種2週間程度は発熱に注意し，早めに対処する.
また，家庭での発作予防と治療のためのジアゼパム製剤などの適切な用法・用量を個別に十分に検討しておくこと(同剤注腸使用もあるが，適応外使用のため保護者に同意を得ておく必要がある).
発作コントロール不良の患者では入院管理下でのワクチン接種も考慮する.

(注2) ACTH後の免疫抑制状態における生ワクチン接種による罹患と抗体獲得不全のリスクはACTH投与量，投与方法で差があるので主治医(接種医)の判断でこの期間は変更可能である.

(粟屋 豊，ほか：神経疾患をもつ小児に対する予防接種ガイドブック．診断と治療社，2007; 14-29)

また，体温上昇により発作が誘発されるDravet症候群(乳児重症ミオクロニーてんかん)では，ぬるめの風呂への短時間入浴あるいはシャワー浴のみにする工夫が必要であることを伝える.

5 予防接種

従来発作が1年以上抑制されないと積極的に接種されなかったが，1994年に予防接種法が改正され，てんかんの患者に対しても予防接種が行われるようになった.「てんかんをもつ小児に対する予防接種基準(日本小児神経学会推薦基準)」に従って接種を行う(**表**)．予防接種の意義と予想される副反応について十分説明し，発熱や万一の発作増悪時の対応について指導を行い，同意を得たうえで接種する必要がある[7].

⑥ 幼稚園・学校生活

家族からは，学校や幼稚園に病名を告知すべきかどうかと相談されるが，結論は，発作が抑制されているかどうかにより異なる．学校生活の場で発作が起こる可能性があるならば，ぜひ告知すべきである．家族は，教師や保育士に発作に対する対応や生活上の注意点，誘発因子なども含めたてんかんに関する正確な情報を伝えるべきである．発作時に家庭でどのように対応しているか，主治医の指示の内容などを具体的に伝える．学校生活において不必要な制限がある場合や，対応が不十分な場合は，主治医からの意見書を持参させたり，実際に家族と同席で面談する機会を設ける必要がある．学校で発作が起こった場合はクラスメートへの告知も必要になる．病名を伝えるというより，病気のために"発作"が起こること，発作時の対応などを伝えてもらうよう家族から担任に話をするよう指導する．発作が抑制されている場合は，家族の判断に任せるのがよい．睡眠中のみの発作で，学校では発作が起こる可能性のない場合も，家族の判断に任せるが，薬物治療の副作用が出現する可能性がある場合などは，告知するように勧めるほうがよい．家族が，てんかんに対する偏見を持たなければ，子どもを取り巻く周囲の人たちの偏見もなくなるに違いない．子どもが，安全で楽しい学校生活を送ることができるように，配慮することが大切である[8]．

〔久保田裕子〕

文 献

1）久保田英幹：てんかんの患者・家族への対応―リハビリテーションの視点から―．精神科 2003; **2**: 51-56.
2）清野昌一：てんかんテキスト―理解と対処のための100問100答―．南江堂，1999.
3）Ellis N, et al.: Epilepsy and the family: a review of current literature. *Seizure* 2000; **9**: 22-30.
4）法的問題検討委員会議事録：抗痙攣剤の与薬と坐剤挿入を非医務者（学校職員や施設職員）に依頼することの可否―委員会見解―（案），てんかん研究 1998; **17**: 91.
5）伊藤正利，他：学校や施設での非医療者による抗てんかん薬等の与薬と坐剤挿入について．てんかん研究 2002; **20**: 201-204.
6）三宅捷太：風呂での溺水事故を防ぎたい．日本てんかん協会（編），てんかんリハビリテーション研究3，ぶどう社，1993; 108-111.
7）粟屋 豊，他：神経疾患をもつ小児に対する予防接種ガイドブック．診断と治療社，2007; 14-29.
8）三宅捷太：てんかんをもつ子のQOL（いのちの輝き）―医療から保育・教育へのアドバイス―，*MEDICO* 2000; **31**: 158-164.

Column Famoses

- Famoses(Modulares Schulungsprogramm Epilepsie für Familien)とは2005年にヨーロッパで開始された，てんかんのある子どもとその親・家族のための学習プログラムで，ほかの子どもたちや親とトレーナーを交え意見交換しながら，病気についての知識や，病気と向き合う方法について学びます．
- 子どものコースでは，バーチャルな船旅に出発，ほかの子どもたちと協力しながら様々な島を旅して，てんかんに関する多くのことを学びます．
- 親と家族のコースでは，テキストに基づいて，てんかんに関する基礎知識，診断，治療，予後と発達，病気との向き合い方などについて学習します．
- 親・家族のてんかんに関する知識を充実させ，てんかんへの対処を手助けし，不安を軽減することが科学的に証明されています(Hagemannらの論文)．
- 現在，静岡てんかん・神経医療センターで実施されています．
(http://epilepsy-info.jp/question/faq9-5/ 参照)

E 保育者や教師への指導 ――保育園・幼稚園や学校での生活

てんかんの多くは，小児期に発病する．小児期は社会的自立に向けて最も重要な発達時期であり，てんかん治療と並行して，心身の成長や発育に向けて保育・教育を受けることは欠かすことができない．保育園・幼稚園（以下，園）や学校では，指導場面で特に問題（困難）をもたないてんかん患児は，健常の子どもと同様の見方で保育・教育指導を行う．その一方で，発達障害を伴うてんかんをもつ子どもの場合には，発達障害をもつ子どもたちと同様に脳内の器質（機能）的障害と障害特性の関連を考慮したうえで，さらにてんかん発作や抗てんかん薬の副作用，てんかん性脳波異常などのてんかん性の機能障害の問題を理解して保育・教育指導を行うことが必要である[1]（参照：p.6 ～ 7 表 2，図 3）．ここでは，最初に指導場面で配慮すべきてんかん発作時の対応について述べる．次に，発達障害を伴うてんかんをもつ子どもの保育・教育の留意点について概説し，最後に心理教育的指導の実際例について紹介する．

1 保育・教育現場における発作への対応

保育や教育の指導場面でてんかん発作が起こった時の，保育者や教師等の指導者の対応について述べる．

a. 発作時の危険への準備・対応

1）発作症状の把握

てんかん発作が指導場面にみられると，発作症状によっては受傷する危険があり，また指導の内容によっても受傷する危険が高まる．受傷の危険を最小限にするためには，指導者がてんかんをもつ子どもそれぞれの保育・教育場面で生じ得る発作症状を正確に理解し，発作による受傷の危険をあらかじめ想定しておくことが重要である．そのためには，指導者は家族から具体的な発作症状や予測される発作の危険について聴取することが必要である．しかし，家族が病気による偏見や差別を恐れててんかんであることを指導者に隠していたりすることが少なくない．指導者はてんかんをもつ子どもの病状だけでなく，子どもの学習面や生活面での長所を尊重する立場で家族と接することを心がけ，家族との信頼関係を作っておくことが大切である．

2）生活指導表の作成

指導場面での発作時の危険に対しては，てんかんをもつ子どもの発作症状や発作頻度と園や学校での活動内容との危険度を分類した「生活指導表」[2]（**表 1**）を活用することで，保育または教育指導が安全に実施できる．また，指導者が必要以上にてんかんをもつ子どもへの介助を少なくするために，園や学校での生活場面を介助内容（手をつなぐところ，手の届くところ，目の届くところ，注目しない）によって4段階に色分けして，指導者が安心して対応できるようにする「生活安全地図」[2]の利用も効果的である．最も注意が必要なプール指導の実施判断では，①てんかん発作の抑制状況，②担任のかかわりの有無，③てんかんをもつ子どもの理解力や判断力の有無，④家族のプール実施日の参加希望の是非を十分踏まえて行うことが大切である．

b. 発作時の対処

指導場面でてんかん発作がみられた場合には，指導者は慌てずに発作症状を見守り，周囲に危険な物があったら取り除くこと，不必要な声かけは控えること，発作が起きているてんかんをもつ子どもをいたわりの気持ちをもって見守ること，授業中であれば一時的な休憩時間とすることをほかの子どもたちに伝えること，発作後にはてんかんをもつ子どもが不安にならないように発作前と変わらないように振る舞うことなどが必要である．てんかん発作が数分以内に治まらない場合や繰り返して発作が起きる場合には，園長または養護教諭に相談して保健室（安静室）で観察するか，家族へ連絡してその後の対応について話し合うようにする．発作症状の経過によっては，園医または校医の判断を仰いだうえで医療機関に搬送する．2016年2月29日付の文科省通知により一定の条件の下に教職員がけいれんを止めるための坐薬を挿入することが認められている．園や学校でみられたてんかん発作は，てんかん治療に重要な情報となるため，指導者は発作時の状況や発作症状などを家族に正確に報告する．

c. ほかの子どもたちへの配慮

指導者は，園や学校生活でほかの子どもたちがてんかんをもつ子どもの発作症状を目撃することでいじめが生じないように配慮する．また，園や学校生活で発作による受傷の危険が高い場合や指導場面で発作が頻回にみられる場合には，家族の了解が得られれば子どもの発達段階にあわせて病状を説明して，てんかんをもつ子どもが安全に園や学校生活を送れるように配慮する．病状を説明する際には，てんかんや発作症状について否定的な印象を与えないように自然な言い方で話し，病状が回復すればほかの子どもと何ら変わりのない子どもであることを伝える．

② 知的障害・発達障害（神経発達症）併存例の保育や教育の留意点

てんかん発作の抑制効果に伴って，重度の重複障害をもつ乳幼児[3]や中度または軽度の発達障害をもつてんかん幼児[4]・児童[5]においても保育・教育指導により一定の成長発達の成果が得られる（図1）[4]．保育や教育指導を行う際には，指導者は指導中に生じ得るてんかん発作や抗てんかん薬の副作用といった疾病の影響，家族の不適切な養育や病気・障害への受容困難の存在などの問題に配慮する[1,6]．以下に，指導者が留意すべきことについて列記する．

a. てんかん治療に関する正確な理解に基づく保育・教育指導

1）個々の患者のてんかん（治療）に関する情報を正確に把握する

発作症状や抗てんかん薬の副作用は一人ひとり異なる．個別にてんかん（治療）を正確に理解することが必要である．指導者はできる限り医師との連携を図るようにして，てんかん発作の症状や発作後の状態，抗てんかん薬の副作用の可能性などを理解したうえで，指導を行う．

表1 てんかん児の生活指導表

年　月　日

診断名：＿＿＿＿ 氏名：＿＿＿＿ ＿＿年　月　日生　医療機関：＿＿＿＿ 医師：＿＿＿＿印

幼稚園／学校生活規則面からの区分	学校での運動(体育，休み時間，部活動など)					体育実技以外の教科	学校行事，その他の部活動
	危険度	低い (臥位，座位)	普通 (立位，歩行)	高い (走る，跳ぶなど)	非常に高い (泳ぐ，高所など)		
	幼児	座っての学習 砂遊び 童歌遊び	簡単な体操 リズム体操 行進 ボールの投げっこ 跳びっこ マット遊び 手押し車	リレー遊び かけっこ 円形ドッジボール 玉当て 滑り台 シーソー	プールの中での水遊び 低鉄棒遊び 登り棒，木登り ジャングルジム ブランコ	給食で熱いものを運搬中，食事中は，高い危険度に準ずる． 大きな機械，危険な薬品，火器，刃物などを使う学習は，非常に高い危険度に準ずる．	1. 児童生徒会活動 A，Bは可*，C，Dは可 2. 給食当番，清掃 Aは禁*，Bは可*，C，Dは可 3. 朝会やその他の集会 Aは可*，B，C，Dは可 4. 運動会，体育祭，球技大会，水泳大会(記録会) 左記に準ず 5. 遠足，見学，移動教室 Aは禁*，Bは可*，C，Dは可 6. 林間学校，修学旅行 A，Bは禁*，Cは可*，Dは可 7. 臨海学校 A，B，Cは禁*，Dは可*， 8. 野外活動(水泳，登山など)，部活動の合宿などの参加については，特に医師との協議が必要 9. その他の注意を要する活動階段はA，Bは禁* 入浴はA，B，Cは禁* 注意：スポーツテスト(注)は内容により危険度を判定する
	小学校1・2・3・4年	座っての学習 腕立て伏せ	簡単な体操 リズム体操 行進 持久走(マラソン) 縄跳び	短距離走 幅跳び 高跳び 跳箱遊び マット運動 ラインサッカー スポーツテスト(注)	水泳 鉄棒 自転車 相撲遊び		
	小学校5・6年，中学校，高校	座っての学習	簡単な体操 ダンス 遅いランニング 持久走(マラソン) 行進 縄跳び ハイキング テニス バドミントン 卓球	短距離走 リレー 障害走 走り幅跳び 走り高跳び 器械体操 野球 ソフトボール ドッジボール ハンドボール バスケットボール バレーボール サッカー 弓道 剣道 スポーツテスト(注)	水泳(特に潜水) 登山 自転車 柔道 レスリング 相撲 ボクシング ラグビー アメリカンフットボール スキー アイスホッケー スケート ローラースケート		
A	個人	可	可*	禁*	禁*	その他： 1. 予防接種 2〜3カ月経過が良ければ，原則的にはすべての接種可能． ただし，担当医と相談する． 2. 現在の処方(　年　月　日)	
	集団	可*	禁*	禁*	禁		
B	個人	可	可	可*	禁*		
	集団	可	可*	禁*	禁		
C	個人	可	可	可	禁*		
	集団	可	可	可*	禁*		
D	個人	可	可	可	可		
	集団	可	可	可	可		

指導区分：
可　：制限なし
可*：気をつけて監視
禁*：家族の強い希望があれば，厳重な監視のもとでのみ可
禁　：禁止

個人と集団の区別：
個人：1対1で付き添ってする
集団：4人以上の学級で一緒にする

指導区分決定のめやす：

代表的発作症状	倒れる発作	意識混濁し，動作が調節できない(例：動き回る)	意識清明で，身体を支えきれる
主な発作型	強直間代発作 二次性全般発作	欠神発作 複雑部分発作	単純部分発作
指導区分			
A	1回/日以上	対象外	対象外
B	1回/日〜1回/月	1回/日以上	対象外
C	1回/月〜1回/2年	1回/日〜1回/月	1回/月以上
D	2年以上発作なし	1カ月以上発作なし	1カ月以上発作なし

その他の配慮事項：
1)てんかん重積
2)発作の誘因
過呼吸，音，光，驚き，興奮
3)発作の時刻
睡眠時，起床直後
4)運動障害の程度
独歩，伝い歩き，立ち上がる，這う，寝返る，臥位

〔利用上の注意：
この生活指導表はてんかん児が安全にすべての活動に参加することを考えて，そのために最低限配慮すべき目安を示したものである．実際にはてんかん児の発作の実態，具体的な活動内容，監視や介助の態勢などの生活場面を考慮して，関係者と十分に情報交換をして，一人ひとりの子どもに合わせて，担当医が修正・加筆して，随時実状に合ったものにして使用される．〕

(長尾秀夫：てんかんを持つ子どもの生活支援と看護．小児看護 2007；**30**：178-185を元に作成)

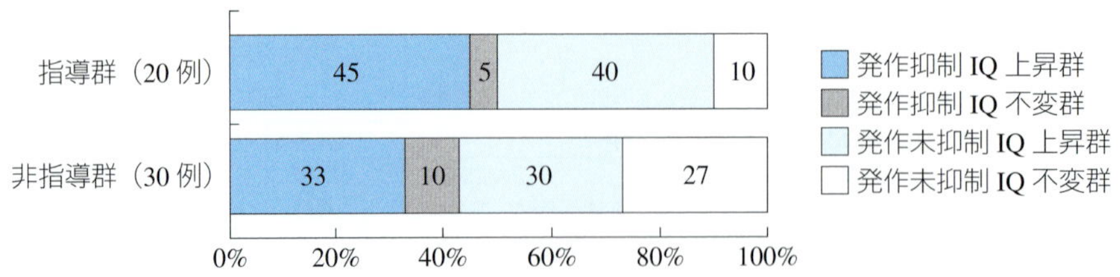

図1　療育指導の有無と IQ 変化

IQ について，分散分析を行った結果，指導群と非指導群に分散の差は有意で（F(1.48)＝ 11.20，p ＜ 0.01），平均値は指導群において有意に高かった．

（杉山　修，他．てんかんを持つ子どもの早期療育の意義―知的能力による検討―．てんかん研究 2005；**23**：32-33）

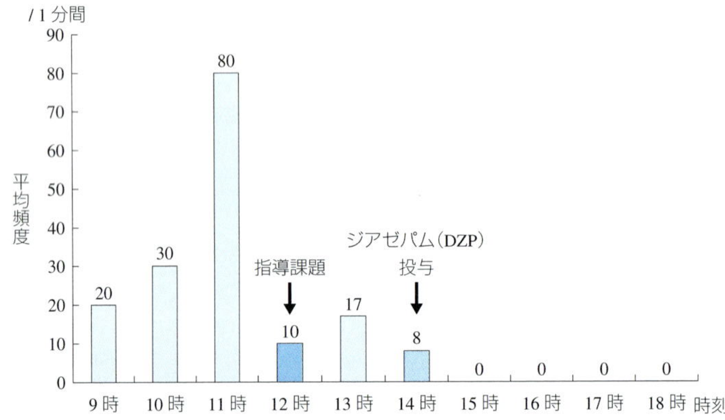

図2　棘徐波複合の頻度と時間経過

複雑部分発作が頻発しているてんかん児に対して，療育指導課題の実施前後におけるてんかん性異常波の出現頻度を時間経過で記録した．縦軸は，1 分間あたりの棘徐波複合の平均出現頻度を示した．指導課題の実施時には棘徐波複合の出現頻度が急激に低下した．指導後も出現頻度は減少傾向を示した．

（杉山　修，他．難治性てんかんを持つ子どもの心理教育的指導について（V）―てんかん発作後の両手指の拙劣さや構音障害，発作出現時の対処等に問題がみられたてんかん幼児の事例―．日本特殊教育学会第35回大会発表論文集 1997；614）

2）指導場面での様子を多面的に把握し，指導内容を工夫する

指導場面で発作が多くみられる場合には，子どもの発達レベルにあわせて興味関心度や注意集中力を高めるような課題設定を工夫するとよい．覚醒度の高まりは発作に対して抑制的に働くので，発作も少なくなり指導効果が期待できる（図 2）[7]．子どもにとって興味関心が高まるような（魅力的な）指導を心がけていくことが大切である．発作前後の課題成績を検討して適切な指導再開時のタイミングを知ることにより，無理のない指導が可能となる（図 3）[8]．日中の生活時間にてんかん発作が多くみられたり抗てんかん薬の副作用がみられたりすると，ぼんやり感や眠気のため，不活発になる．日々の生活場面でのかかわりや指導を行う際には，子どもが積極的に周囲とのかかわりをもてるように療育（指導）環境を整えていく必要がある．また，てんかんの病状を踏まえたうえで，屋外での適度な運動や規則正しい生活，常に積極的な指導姿勢を心がける．これらのためには，発作治療が適切に行われ，発作による受傷のリスクが最小化されていることが前提である．

3）てんかん治療効果との関連を踏まえて，指導効果を評価する

薬物治療と並行して指導を実施している場合には，治療状況の情報を経時的に得ることが必要で

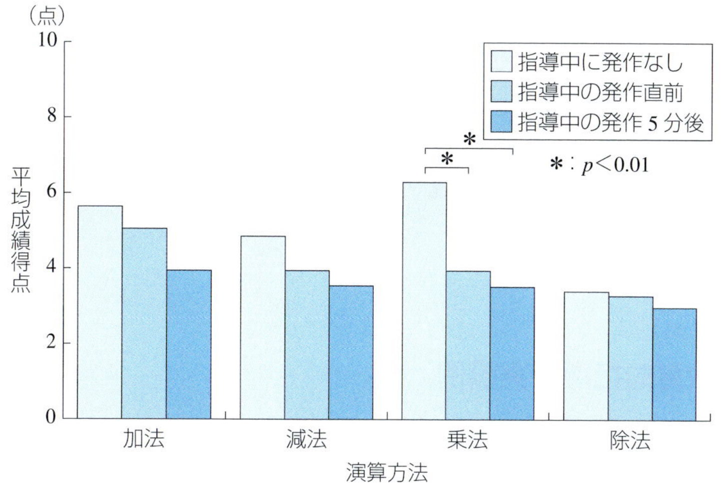

図3　複雑部分発作による「四則演算」（1 分間）の成績比較（4 回実施）
複雑部分発作を有するてんかん児に対して，療育指導開始時に「四則(加減乗除)演算」を 1 分間実施した. 発作出現時には発作終了 5 分後に再度を実施した. 指導中に発作なし，指導中の発作前，指導中の発作 5 分後の三者で比較した.「乗法」では指導中の発作前と指導中の発作 5 分後に有意な低下を示した. てんかん児が発作後の頭痛を訴えなくなった 5 分後でも充分な演算能力の回復は認められなかった.
（杉山　修，他. 難治性てんかんを持つ子どもの心理教育的指導について（III）—複雑部分発作後の課題選択や指導開始時の対処法に困難がみられたてんかんを持つ子ども童の事例—. 日本特殊教育学会第33回大会発表論文集 1995；826-827）

ある. てんかん病態との関連を踏まえた指導効果の判定が可能となり，てんかんをもつ子どもの正確な発達評価が得られ, その後のてんかんをもつ子どもへの適切な指導目標が立案されやすくなる.

4）神経発達症（自閉スペクトラム症，AD/HD，LD）の併存を疑う場合には，てんかん専門医に診断を依頼する

指導者は専門医に依頼しててんかん患者に混在するてんかん性の機能障害と自閉スペクトラム症, AD/HD, LD などの神経発達症の特性を明らかにする. 正確な神経発達症の診断がなされた場合には, てんかんと神経発達症との両者の特性を踏まえた指導を行うようにする.

b. 家族への援助

1）病気や障害の理解を促す

てんかんという病気の症状や原因，治療経過や発達面の障害，病気の予後などについて，医師から適宜説明し, 親としてどのような考えや態度をもつことが必要かを理解してもらうようにする(参照：p.387). そのうえで，指導者は両親と話し合う機会をもって病気や障害を適切に受容していけるように援助する.

2）てんかんをもつ子どもの精神発達または運動発達面の理解を促す

指導者は 1)を踏まえたうえで，運動面や精神面の発達状況について家族に理解してもらう. できれば，発達検査等の客観的な指標も取り入れながら，日々の生活の様子にあわせて発達状況を具体的に説明する. 治療に伴って精神・運動機能は変動しやすいため，そのつど正確な発達状況を説明して理解してもらう. 説明する際には，家族の病気や障害に対する価値観や人間観を踏まえなが

ら真摯に話し合っていく．

3）適切な養育態度の理解を促す

家族は，てんかん発病早期から病気や障害を正しく受け止めるのに困難を抱えていたり，子どもの発達面より医療面を重視し過ぎ，過保護や過干渉な養育態度になりがちである．てんかん治療の経過を踏まえて，現在の発達状況と既知の発達理論等をもとにして，最も適切と考えられる養育のかたちを家族と話し合っていく．

3 心理教育的指導の実際例

［事例］ 症例 A，男児，12 歳 5 か月（指導終了時），特別支援学校小学部 6 年．脳挫傷後の焦点性てんかん，てんかん発作型は焦点性運動発作と脱力発作．発作頻度は日単位であった．脱力発作時の脳波は両側広汎性の不規則な棘・徐波複合，多棘・徐波複合の群発であった．画像所見は，右の前頭・側頭葉に広範な萎縮がみられた．神経学的には左半身の軽い不全麻痺が認められた．

［心理教育的指導］ 4 歳 11 か月時に薬物治療と並行して週に 1 回の心理教育的指導を開始した．指導開始時の田中-Binet 式知能検査では，精神年齢が 2 歳 5 か月，IQ48 であった．発作の改善に伴い対人関係面や言語面は急激に向上したが，発作の増悪後は再び低下した．特別支援学校では，脱力発作が 1 分間に 10 回以上みられたことで教師が学習場面での対応に苦慮していた．指導者が学習前に発作症状と学習意欲の行動評定を行いながら課題設定することを助言したところ，短文の理解や簡単な計算操作ができるようになった．母親に対しては，幼児期から発作頻回時の養育方法や担任教師への対応の仕方などを助言した．母親への依存的態度は少なくなり，大人に対して丁寧語で会話ができるようになった．指導終了時（12 歳 5 か月）の田中-Binet 式検査では，精神年齢が 5 歳 8 か月，IQ46 であった（図 4）．

［まとめ］ 幼児期からてんかん発作が難治に経過し，中度の精神発達の遅れがみられたが，薬物治療と並行して療育指導を実施したことで，発作頻度の減少に伴って精神発達面の向上が認められた．

4 その他

てんかんをもつ子どもの医療面や発達面などを包括的に援助するためには，てんかんを専門的に治療する医療機関の機能，運動および精神発達の訓練・指導機関の機能，医療または発達環境を整備する家庭の機能の三者機能が相補・相乗的に働く必要がある（図 5）[1]．これらの援助機能を，てんかんをもつ子どもがそれぞれの発達時期に遭遇する問題（困難）の内容にあわせて適時，効率的に活用していくことで，適切な療育援助が達成できる．

てんかんをもつ子どもの保育・教育では，指導者がてんかんへの正しい理解を踏まえたうえで，てんかん性の機能障害や行動特性をもとにして，一人ひとりの教育ニーズに添った支援が必要である．いわゆるてんかんをもつ子どもへの特別支援教育が求められる[9]．

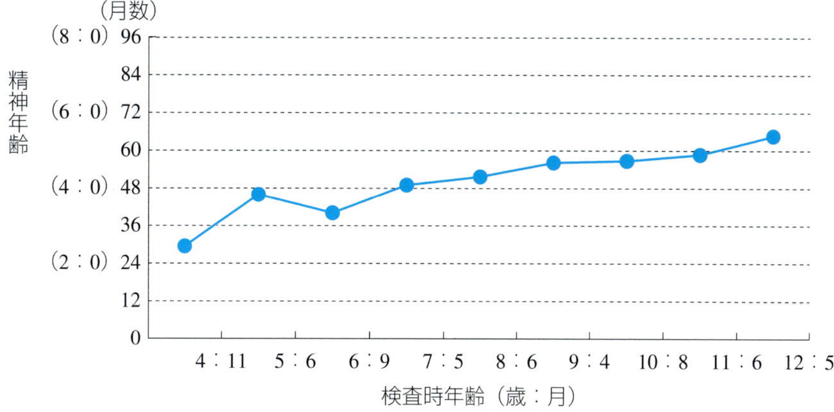

図4 田中-Binet 式知能検査結果の経過（症例 A）

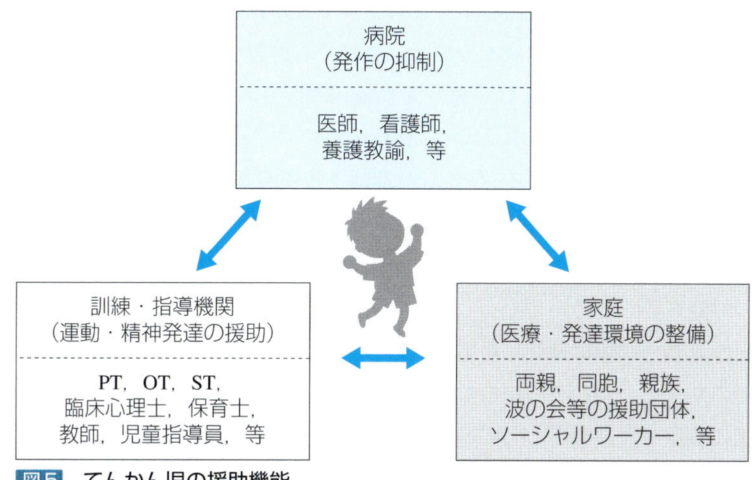

図5 てんかん児の援助機能

（杉山　修：てんかんのある子どもの教育．小児看護 2007；**30**：171-177）

〔杉山　修〕

文　献

1) 杉山　修：てんかんのある子どもの教育．小児看護 2007; **30**: 171-177.

2) 長尾秀夫：てんかんを持つ子どもの生活支援と看護．小児看護 2007; **30**: 178-185.

3) 杉山　修：てんかんに視点をおいた重症心身障害児（者）へのムーブメント法の適応，医療スタッフのためのムーブメントセラピー ―発達障害児・重症心身障害児（者）の医療・福祉・教育に生かすムーブメント法―．メディカ出版，2003; 270-275

4) 杉山　修，他：てんかんを持つ子どもの早期療育の意義―知的能力による検討―．てんかん研究 2005; **23**: 32-33.

5) 杉山　修，他：難治性てんかんを持つ子どもの心理教育的指導について（IV）―指導場面に手探り行動が多くみられた眼球運動発作をもつてんかん児童の事例―．日本特殊教育学会第34回大会発表論文集 1996; 718-719.

6) 藤原建樹：てんかん．特集リハビリテーション II．各論．小児科診療 2002; **65**: 34-38.

7) 杉山　修，他：難治性てんかんを持つ子どもの心理教育的指導について（V）―てんかん発作後の両手指の拙劣さや構音障害，発作出現時の対処等に問題がみられたてんかん幼児の事例―．日本特殊教育学会第35回大会発表論文集 1997; 614.

8) 杉山　修，他：難治性てんかんを持つ子どもの心理教育的指導について（III）―複雑部分発作後の課題選択や指導開始時の対処法に困難がみられたてんかん児童の事例―．日本特殊教育学会第33回大会発表論文集 1995; 826-827.

9) 長尾秀夫，他：てんかんと学校生活（教育）．*Epilepsy* 2009; **3**: 7-13.

F 神経発達症の診断——専門医に相談する前に

1 はじめに

てんかん診療では主に発作抑制を目的とした薬物治療が行われる．しかし，てんかんをもつ小児は，発達，認知，精神，行動上の問題を抱えていることが多く[1,2]，主治医がそれらへの対応を求められる機会も少なくない．その原因の 1 つとして，てんかんには神経発達症が併存しやすいことが関与している(参照：Column「DSM-5 分類」)．なかでも神経発達症の 1 つである自閉スペクトラム症(autism spectrum disorder：ASD)は小児てんかんの 5 ～ 37% に併存がみられ[3]，その診断や対応に苦慮することが多い．てんかんにおいて ASD の併存は予後不良因子であることが多くの研究から示されているが[4]，ASD においてもてんかんは予後不良因子である．さらに双方とも知的能力障害(intellectual disability：ID)が併存し，知的能力が低いほど予後は不良となる[5,6]．よって，てんかんと神経発達症を合わせもつ場合は，てんかん治療が難渋しやすいうえに，抱えている精神医学的な問題への対処も難しいといえる．

このような発作以外の問題に適切に対応するには，てんかんの影響によるものか，併存する神経発達症の影響なのか，その他に要因があるのか，などの判断が不可欠であり，日頃のてんかん診療では小児の発達に留意し，併存症としての神経発達症の存在を見過ごさないことが大切である．

2 発達評価の重要性

神経発達症はそれ自体が小児の精神発達に大きな影響を及ぼすとともに，適切な介入がされないと集団生活や社会生活での不適応が生じやすく，その年齢において必要な精神発達が獲得される機会まで逃してしまうことになる．それに加えて，家族は幼稚園や学校，家庭など日常生活の様々な場面において養育上の問題を抱えることになり，問題はさらに深刻化しやすい．

てんかんが神経発達症のハイリスク要因であることを踏まえると，日々のてんかん診療においては，まずはその患者がもつ発達特性に目を向け，特性を理解することが肝要である．特性を理解す

▶ *Column* DSM-5 分類

発達障害は DSM-IV では「通常，幼児期・小児期または青年期に初めて診断される障害」という大項目に含まれていたが，DSM-5 ではこれが廃止され，新たに「神経発達症群／神経発達障害群」が創設された．DSM-5 ではこれまで行動の障害に分類されていた ADHD が神経発達症に含まれるようになり，自閉性障害やアスペルガー障害などを含む広汎性発達障害という概念が廃止され，自閉スペクトラム症(ASD)という病名で統一された．

ることで個々に応じた医療的な配慮が可能となり，日常生活で問題となる行動が出てきた際にはその行動の意味を理解する大きな手がかりともなる．また，専門医への紹介や，コメディカルや学校など本人や家族を取り囲む包括的な支援につなげていくための重要な情報ともなる．

③ 神経発達症診断の難しさ

神経発達症は症状の現れ方や抱えている問題が個々で大きく異なると同時に，同じ個人においても環境や年齢で変化していくことが多い．よって診断には，現状を十分に把握するための横断的な視点と，これまでの経過を時系列に捉える縦断的な視点の両方が求められる．様々な心理検査や評価法は個々の特性の理解や，特性に合わせた個別の支援を行う際の参考となるが，それだけで診断することはできない．診断の際には本人面接，親面接，必要に応じて心理検査，身体的な検査を合わせて行い，さらに生育歴や家庭環境，学校や幼稚園での様子など，多くの情報から総合的に評価する．また，症状は周りから気づかれにくく，本人や家族も症状として自覚していないことが多いため，問診や面接を行う際には十分な知識を得ておく必要がある．なかでもASDは中核症状だけではなく，高次認知機能のアンバランスさ，生活リズムの乱れ，情動コントロールの苦手さ，不器用など，様々な随伴症状にも注意する．また，診断の際には特性の有無やその程度だけではなく，本人や周りが抱えている困難の度合も考慮する．

④ 感覚に関連した問題へのアプローチ

感覚に関する特異性はDSM-5から新たにASDの診断基準に組み込まれたが，これらは生まれもったものであるため，本人も周囲もその問題点に気がついていないことがある．特に感覚過敏性は本人にとって非常に大きな苦痛をもたらすため，それに関連した活動に参加しないなど，自分なりの対処法を身につけていることが多い．周囲が単なる“本人のこだわり”や“好き嫌い”などととらえて適切に介入されないことも多いが，その背景にある問題に気づくことで，より適応的な対処法にすんなりと移行できることがある．そのためには，現れている行動から，感覚に関連した問題が潜んでいないかを積極的に疑う必要がある．例えば，特定の音を怖がる，耳をふさぐ，「うるさい！」などと言語化できる場合は聴覚過敏に気づかれやすい．しかし，保育園に行けない(小さな赤ちゃんの泣き声が苦手)，外出先でトイレに行けない(トイレの流れる音や自動音声が怖い)，運動会に参加できない(スタートのピストル音が怖い)など，聴覚過敏が不適応行動の原因となっていることがある．このような場合には，個々がもつ症状に合わせた対策(教室の配置を変える，使用できるタイプのトイレの場所を前もって把握しておく，刺激となる音質や音量を調節する，など)が有効である．また，これらの症状は不安が強い時には強く現れることがあるなど，その時の状況によって症状が変動することも理解しておく．

⑤ 留意すべき神経発達症

てんかんに併存する神経発達症のなかでも，IDは最もよく知られている．IDは乳幼児期からの発達の遅れや就学後の学業不振などを認めることで早期から障害に気づかれやすく，知能検査により比較的診断も容易である．よって，わが国でもこれまでに医療，福祉，教育など様々な分野に及ぶ包括的な支援体制が確立されてきた.

それ以外に特に留意すべき神経発達症は，ASD，注意欠如・多動症（attention deficit/hyperactivity disorder：ADHD），限局性学習症（specific learning disorder：SLD）の3種類である．これらは，同時に複数の神経発達症が併存していることもある.

- ASD：「対人相互性（社会性）の低発達」，および「同一性へのこだわりと反復」という基本障害に加え，感覚過敏やパニックの生じやすさなどの特徴により，集団活動や対人関係に困難を生じやすい
- ADHD：不注意，多動・衝動性の一方または両方が年齢不相応に著しく，日常生活に支障をもたらす
- SLD：読み，書き，算術など一部の学業技能に限定した学習の困難がみられる

6 てんかん病態や抗てんかん薬の影響を考慮する

てんかん発作や抗てんかん薬は認知機能や行動に影響し，てんかんがあることによる心理社会的な問題は精神発達に影響を及ぼす．これらの要素がお互いに絡み合うことで，病態が複雑化し，神経発達症単独の場合とは異なる病像を示すことも多い.

また，てんかんがある小児では，一見，神経発達症に由来すると思われた行動上の問題やコミュニケーションの問題が発作抑制に伴って改善するケースや，逆に，発作抑制に伴って特性が顕著になる場合もある．さらに，抗てんかん薬の副作用で行動の悪化や精神症状が出現するケースや，逆に症状がマスクされてしまう場合もある．他にも頻回発作による睡眠不足や，脳波上のてんかん性の異常波が認知機能や行動面に与える影響なども考慮する必要がある.

以上のことから，てんかんの発病期には認知機能や行動面に及ぼす副作用に注意しながら治療薬を選択し，まずは発作抑制のための治療を優先する．発病期に行った発達の評価は参考までに留めて置き，その後の経過を十分にみたうえで改めて評価を行うことが重要となる.

7 てんかん治療への影響を軽減する

併存する神経発達症がてんかん治療をより困難にする要因となっている場合がある．例えば，ASDの小児が脳波やMRIなどの検査をかたくなに嫌がり，鎮静目的で薬剤を使用するも逆に興奮してしまう，といったことも時に経験する．また，治療薬の内服に抵抗を示すケースや，入院治療が必要となっても環境の変化に適応できずに途中で退院になるケース，もともと睡眠などの生活リズムが崩れやすく不規則な生活が発作を誘発してしまっているケースなどもある.

このような場合，新奇場面や普段慣れていない場面への抵抗であれば事前見学を行う，前もって写真をみせて丁寧に説明を行う，感覚特異性に基づいた拒否であれば刺激の軽減方法を考慮するなど，特性に配慮した環境調整や対処法を取り入れることが有効である.

8 てんかんに併存する神経発達症評価の実際

てんかん病態や治療が認知，行動面に影響を与える可能性があることから，てんかん診療において発達のアセスメントを行うことの必要性に異論はない．しかし，実際には限られた診療時間に医

師 1 人がてんかん診療と並行して行うには限界がある．そこで，まずは日々の診療のなかで，その時々で気になる発達に関する所見をしっかりとメモとして残していくことが重要であり，時系列に記された所見は神経発達症の診断や，今後の対応を検討する際に有用な情報となる．

9 表を用いて情報を整理することでみえてくるポイント

発達所見を記入していく際には，**表 1**，**表 2** に示すような簡単な表を利用すると後に評価しやすい．表は，①てんかんの評価，②発達の評価，③その他の観察事項の 3 つで構成されるシンプル

表 1　発達所見の記入例①

氏名：M.T(10 歳 2 か月)．てんかん診断：前頭葉てんかん．2015 年 7 月 20 日(1 回目)

1. てんかんの評価	2. 発達の評価	3. その他の観察事項
＜現在の発作＞ CPS 5 ～ 10 / 日↑ GTC 1 ～ 2 / 日↑ ＜ EEG ＞ F4 に spike 頻発 ＜ AEDs ＞ CBZ 8 mg / kg / 日 VPA 追加増量中 10 mg / kg / 日↑	＜ WISC-Ⅳ＞ FSIQ 77 言語理解 69 知覚推理 89 ワーキングメモリー 66 処理速度 78 ・検査中に何度も床に寝転がって中断あり ＜行動観察(学習，ゲーム)＞ ・苦手な国語は取り組めない ・制止しても，勝手に好きなおもちゃを次々と棚からもってくる ・集中して 1 つの遊びに取り組めない	・発作コントロールのため先週から入院中 ・病院内学級では先生の指示に従えず個別対応が必要 ・病棟では他児の病室に行きたがりじっとしていられない ・母の不安が強く，常に付き添い，身のまわりのことはほぼ母が行っている

＜アセスメント＞

・ASD，ADHD，LD の可能性

・てんかん発作の悪化や夜間の発作による睡眠不足，入院という治療環境も影響している可能性がある

＜プラン＞

・発作が落ち着いてから外来にて再度発達評価を行う

表 2　発達所見の記入例②

氏名：M.T(10 歳 6 か月)．てんかん診断：前頭葉てんかん．2015 年 12 月 24 日(2 回目)

1. てんかんの評価	2. 発達の評価	3. その他の観察事項
＜現在の発作＞ CPS 0 ～ 1 / 週↓ GTC なし↓ ＜ EEG ＞ F4 に spike 散発 ＜ AEDs ＞ CBZ 8 mg / kg / 日→ VPA 25 mg / kg / 日↑	＜行動観察(学習，ゲーム)＞ ・苦手な国語にも取り組むことができている ・視線は合いにくく，困った時には言葉で表現できず黙ってしまう ・自分の興味のある話をはじめると一方的に話続ける ・いったん遊びをはじめるとなかなか終えることができない	・退院 1 か月後 ・地元の特別支援級で先生の指示には従えるが他児とのトラブルが多い ・家庭では手順に関するこだわりが強い ・好きな DS に熱中している ・母は児の特性理解に前向き

＜アセスメント＞

・てんかん発作が落ち着き，前回のような ADHD 様症状は認められない

・家庭，学校，面接場面において ASD 特性が顕著に認められている

・LD は再度評価が必要

＜プラン＞

・発作抑制後の発達評価と知的能力の再評価を行う

・母への心理教育を継続的に行っていく

なものであるが，複数回にわたって継続的に記入していくことが大きなポイントとなる．まずは得られた所見を項目別に記入していき，その都度簡単なアセスメントを積み重ねていくことで発達特性の評価へとつなげていく．なお，**表1**，**表2**は同一症例の2回分の評価内容であり，てんかんの発病期と発作治療開始後に行ったものである．

以下にそれぞれについて評価すべき項目とアセスメントを行う際のポイントを示す．

a. てんかんの評価

発作型と発作頻度，脳波所見など検査所見から得られるてんかんの総合的な評価，治療内容などを記入する．

→ 過去に評価した時との変化に着目し，てんかんやてんかん治療が症状に及ぼす影響について具体的に考察する．

b. 発達の評価

外来などで認められた気になる行動や発言，家族や学校からの情報，発達検査や各種スケールなどを用いた発達の評価などを記入する．

→ これまでの評価と照らし合わせながら，神経発達症が併存している可能性や複数の併存症の可能性についても検討する．

Column 早期診断の落とし穴

近年，社会的にも神経発達症が注目されるようになり，園や学校，知り合いや親戚など周囲から勧められて診断を希望してくるケースも多い．それがきっかけで，親がこれまで抱えてきた子育ての悩みを相談できる場とつながり，診断をもとに特性に合わせた適切な関わりができるようになることもある．その一方で，たとえ子どもに特性があったとしても，親がまだ診断の必要性を感じていない場合，診断に対する否定的な思いや抵抗感が強い場合，てんかんなど他の併存症の受容がまだ十分にできていない，もしくは他の併存症への対応で疲弊してしまっている，家庭で他にも大きな問題を抱えている，などの状況ではいったん診断を保留したほうがよいこともある．その場合，その後の経過を一緒に見守るというスタンスをとりつつ，診断，告知が必要となる時期に備えてまずは本人や家族との信頼関係を築いていくことを優先する．

診断，告知はその後の障害受容や治療を大きく左右する大切なスタート地点であり，特に神経発達症では，そのタイミングにも十分配慮する必要がある．神経発達症への早期介入がその後の適応を良好にすることも事実ではあるが，そのために周囲が焦ってしまっては，結局は適切な介入を遅らせてしまう結果となり得ることに注意する．

また，様々な場面において，正式な診断がされていないので介入できないと断られてしまったという声を聞くことがある．診断名は，周囲が特性を理解しやすいためのキーワードとしての役割や，公的な支援やサービスを利用できるためのツールといった役割もある．しかし，主治医が診断の見立てをたてておくことはもちろん重要であるが，告知がされていない場合でも，その特性に応じた支援を通じて家族が成功体験を積み重ねることが，その後の診断を受容しやすくすることにつながっていく．

c. その他の観察事項

家族との関係性，食事や睡眠などの生活習慣，生活場面におけるこだわりなど家庭内での様子．出席状況，授業態度，成績，友達関係など学校での様子．他にも身体疾患があればその身体所見などを記入する．

→ 現在抱えている問題点，もしくは逆に改善してきている点についても把握する．

⑩ 発達評価に必要な横断的かつ縦断的な視点

総合的な発達の評価は複数回の表から症状を縦断的に捉えたうえで行い，それを元に対応を考えていく．

- てんかん発作や検査所見の変化，治療薬の変更に伴って変動がみられる症状
  - → “てんかん病態が影響している症状”
  - → 発作コントロール，治療薬の見直しを優先的に検討する
- 症状が環境の変化(クラス替えなど)と連動している場合
  - → “環境要因による症状の変動”
  - → 環境調整を優先的に行い，必要に応じて本人への心理面接も考慮する
- てんかん病態や環境の変化に関係なく，一貫して同じ特性に由来する問題が継続して認められる場合
  - → “発達特性に起因する所見”
  - → 神経発達症診断につなげる

⑪ 専門医への紹介，多職種との協力を考慮すべき時

専門医への紹介や多職種との連携の必要性は当然個別に判断するべきであるが，実際そのタイミングに悩むことも多い．また，環境によっては必ずしもそれらが可能であるとは限らず，親の同意が得られない場合もある．しかし，発達評価を行うなかで以下のような状況にある場合には，他の精神疾患の鑑別も含めたより専門的な評価や治療，より包括的な支援体制が必要であると考えられる．

- 問題となっている行動がどんどん悪化している，もしくは長期化している
- 本人や周囲への身体に危険が及ぶ可能性が高い
- 家族が疲弊して適切な療育ができない，もしくは虐待の可能性がある
- 園や学校など集団活動にほとんど参加できない，もしくは学習面に困難を抱えている
- 不登校やひきこもり状態になっている，睡眠など生活リズムが大きく崩れている

〔木村記子〕

文献

1) Plioplys S, et al.: 10-year research update review: psychiatric problems in children with epilepsy. *J Am Acad Child Adolesc Psychiatry* 2007; **46**: 1389–1402.
2) Jansen FE: Epilepsy as a spectrum disorder: Implications from novel clinical and basic neuroscience. *Epilepsia* 2011; **52**(Suppl 1): 1-6.
3) Jeste SS: Autism Spectrum Disorder and Epilepsy: Two Sides of the Same Coin? *J Child Neurol* 2015; **30**: 1963-1971.
4) Matson JM: Comorbid Conditions Among Children with Autism Spectrum Disorders. Springer, 2016.
5) American Psychiatric Association: Diagnostic and statistical manual of mental disorders, (5th ed.). American Psychiatric Publishing, 2013.
6) Amiet C, et al.: Epilepsy in autism is associated with intellectual disability and gender: evidence from a meta-analysis. *Biol Psychiatry* 2008; **64**: 577-582.

G 自閉スペクトラム症を併存するてんかんをもつ子どもへの接し方――家庭・学校生活

① 自閉スペクトラム症とは

自閉スペクトラム症(autism spectrum disorder：ASD)はDSM-5[1)]での新しい名称であり，以前のDSM-IV-TR(2000)[2)]で位置づけられていた広汎性発達障害(pervasive developmental disorders：PDD)の自閉性障害，アスペルガー障害，特定不能の広汎性発達障害，小児期崩壊性障害を包括した概念である．ここでは，ASDをこれまでのPDD(自閉性障害，アスペルガー障害と特定不能の広汎性発達障害)とほぼ同義語として取り上げる．ASDの基本症状(障害特性)は，①社会的コミュニケーションおよび対人的相互反応における持続的欠陥，②行動・興味・活動の限局された反復的で常同的な様式である．具体的には，①では行動・会話の一方向性，興味の共有の少なさ，感情交流や共感性の乏しさ，一方的な会話，視線の合いにくさや表情の乏しさ，身振りでのやりとりの困難，ごっこ遊びのできにくさ，友達関係の希薄さ，社会的な常識や暗黙のルール理解の弱さなどがみられる．②では，常同・反復的な身体の運動，玩具の常同的な取り扱い，反響言語(おうむ返し)，一定の習慣や行動の急な変更への抵抗，思考の柔軟性欠如，特定の遊びへの没頭，特定の領域での詳細な知識の獲得，部分への強い興味関心，視覚・聴覚・触覚・嗅覚・味覚・温冷覚などの感覚刺激への過敏さまたは鈍感さがみられる．その他に随伴する症状として，覚醒・緊張の調整困難(パニック傾向)，認知機能の偏り(暗記・計算など)がみられることがある[3)]．

② 自閉スペクトラム症を併存するてんかんをもつ子どもとは

a. てんかんとASDとの併存

てんかんにASDを併存することは少なくない．ASDの子どもの中でてんかんを有する者は20～25%，てんかんを有する者の中で最高で37%にASDを併存したと報告している[4, 5)]．てんかんに精神遅滞や神経学的症状を合併するほどその頻度は高くなる．ASDの下位分類とてんかん診断との関連を論じているものはあまり見当たらない．当センターでの調査では，アスペルガー障害を合併していたてんかんをもつ子どもは部分てんかんの割合が高く，その内訳では前頭葉てんかんが多くみられていた[6)]．ASDの脳画像研究では，社会性の障害に関連して，内側前頭前野，下前頭回，上側頭溝，扁桃体，紡錘状回で機能的な異常が疑われている[7)]．現時点ではてんかんとASDとの関連を示唆する明らかな脳病態は見当たらず，今後の神経生物学的または認知科学的な臨床研究が待たれる．

b. よく遭遇する問題

ASDを併存するてんかんをもつ子どもには，以下のような問題点がみられることがある．

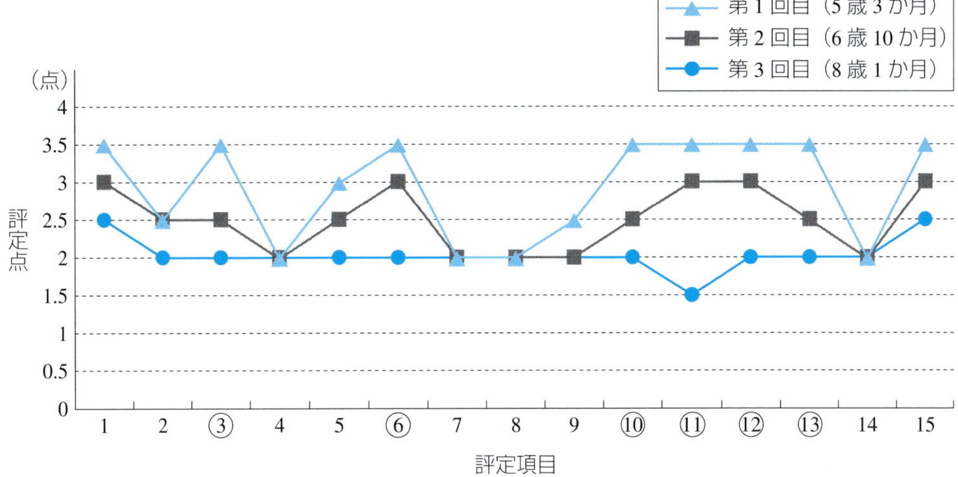

図 1　CARS（小児自閉症尺度）スコアの項目別推移

自閉性障害を合併した症候性全般てんかん児童の発作頻度が日単位（第 1 回目）から月単位（第 3 回目）に減少したことに伴って，CARS 評定点が 1.5 ポイント改善した．図中の番号に丸を付した．
1：人との関係，2：模倣，3：情緒反応，4：身体の使い方，5：物の扱い方，6：変化への適応，7：視覚による反応，8：聴覚による反応，9：味覚・嗅覚・触覚反応とその使い方，10：恐れや不安，11：言語的コミュニケーション，12：非言語的コミュニケーション，13：活動水準，14：知的機能の水準とバランス，15：全体的な印象

1）ASD 症状の他の要因による増悪

てんかん発作，抗てんかん薬の副作用やてんかん性の脳波異常などのてんかん性の機能障害[8)]により，ASD 症状が顕著にみられる場合がある．たとえば，ASD を併存し，幼児期から発作が抑制されにくかった症候性全般てんかんをもつ子どもで，約 3 年間の薬物調整により日単位から月単位の発作頻度に減少したことで，対人相互性，こだわり行動や言語的コミュニケーションなどの自閉症状が改善した（図 1）．あるいは，薬物治療中の ASD を併存する症候性部分てんかんの子どもで，母親に絵を描くことを執拗に要求したり特定の DVD の動画に没頭していたが，1 つの抗てんかん薬を減量・中止したところ，これまでみられていたこだわり行動の頻度が激変した．

2）知的レベル・発作による見落し

てんかんをもつ子どもが ASD や ADHD などの発達障害（神経発達症）を併存していることを見過ごされる場合がある．知的発達の遅れがある場合には，その遅れによる行動特性なのか，ASD による障害特性なのかが判別しにくい．また，てんかん発作が頻発している場合には，てんかん病態による行動特性と ASD による障害特性が判別しにくいことが多くみられる．そのため，担当医師が ASD の障害特性である大人との関係性の弱さ，特定の者への興味関心の強さ，発語の乏しさなどの行動問題を十分に把握できないことが生じる．

3）先入観による見落し

家族や保育者・教師が，てんかんをもつ子どもの多動や落ち着きのなさ，気分のむらなどの生活面での問題をてんかんからくるものと決めつけてしまい，ASD 症状やそれに関連して生じる「二次災害」[9)]に気づかない場合がある．てんかんをもつ子どもにかかわる家族や保育士・教師などがてんかんをもつ子どもの問題行動への対応に困惑し，てんかんをもつ子どもがさらに混乱して周囲に対し不適切と思われる行動をきたしてしまうことがみられる．

4）家族の受容困難

家族が，てんかんという病気のほかに，ASD の診断を受け入れにくい場合がある．両親にしてみれば，てんかんにより様々な生活面の困難さがあるうえに，さらに成長発育に困難を示す可能性のある ASD の存在は確かに受容しにくいものである．

c. 医学的／心理・社会的対応

以上のことを踏まえて，てんかんをもつ子どもに ASD を併存している場合や ASD との鑑別が曖昧になっている場合には，発作抑制を主眼におきつつ，行動面の問題への影響が予想されるてんかん発作や抗てんかん薬の副作用を考慮して薬物調整をする．治療経過の中で ASD 症状が疑われた場合には，正確な発達評価(知的能力，行動評価)を実施して ASD の鑑別診断を行う．ASD と診断された場合には，家族へてんかんのほかに ASD の障害特性があることを説明し，子どもの社会自立や社会参加を目指しててんかんと ASD の両者への積極的な養育を促す．家族を孤立させないために，幼稚園・保育園や学校等の教育機関や福祉・保健機関などと連携して，家族と協働しててんかんと ASD の両者の特性への適切な支援を行う．

③ 自閉スペクトラム症を併存するてんかんをもつ子どもへの接し方

ここでは，てんかんに併存している ASD の障害特性に対する接し方について述べる．ASD の特性をもつ子どもでは，身体的・精神的な成長発達を目指した接し方と障害特性による困難さ(生きにくさ)の改善や回復を目指した接し方が必要である．

a. 身体的・精神的な成長発達を目指した接し方

乳幼児期から学齢時期の課題は，豊かな自我の形成と社会自立や社会参加に必要な基礎的な諸能力の育成である．ASD をもつ子どもは様々な社会的場面で自尊感情が低下しやすいため，本人の意思を尊重した接し方や課題を達成しやすい環境づくりを心がける．

乳幼児期の主な療育目標は，①養育者の信頼と愛着の形成，②基本的な生活習慣動作の形成，③遊びを通しての自我の形成，④言語的コミュニケーション能力の確立，⑤集団行動における基本的なルールの理解などである．家庭では，特に母親を中心とした養育者とのコミュニケーションの形成，基本的な生活習慣動作の獲得が優先課題であり，毎日の家庭生活の中で言語・非言語での要求行動の育成，視覚的な支援と併用した働きかけによる対人的相互性の強化，一定の手順での生活動作の反復を行うことが必要である．保育園・幼稚園または通所の指導機関等では，一人ひとりの知的発達段階や行動特性を正確に把握したうえで，先述した療育目標をスモールステップで習得させることが必要である．保育園や幼稚園等での生活場面では一定の秩序のある環境づくりが重要であり，①可能な限り同じ設定，②子どもにわかりやすい人や物の刺激呈示，③常に子どもの要求に応える姿勢，④先の見通しが持てる生活行動の確保などを整備することが大切である．

学齢時期の主な教育目標は，①社会生活に必要な基礎的な教科学習能力の習得，②社会生活に必要な生活習慣技能の育成，③家庭以外の他者(大人・子ども)との相互交渉能力や集団適応能力の形成，④社会生活に必要な運動能力や運動技能の育成，⑤種々の活動を通しての肯定的な自己感や自己実現感の育成，⑥異性への理解と性意識の獲得，⑦余暇活動の獲得と自己管理能力(セルフマネージメント)の育成などである．家庭では，家庭内で培える対人的な相互交渉能力の習得や社会自立・

社会参加に必要な生活行動能力(身辺自立，社会的知識やルールの理解等)の形成を重点的に身につけさせることが必要である．学校では，基礎的な学習能力や学習態度，集団での適応能力，肯定的自己感を含めた自尊感情を育てることが優先課題である．また，周囲の理解不足や子どもの環境不適応に伴う身体的不調や不登校等の二次的症状を最小限にするための環境整備が必要である．

学齢時期のASDの子どもたちへの発達支援として，学校では平成19年度より家庭と協働してASDの障害特性を踏まえて一人ひとりに合わせた特別支援教育がスタートした．今後は乳幼児期の子どもたちも含めて，家庭と学校，さらには医療，福祉，保健，労働等が連携して包括的な支援が整備される．ASDを伴う子どもたちとその家族を中心にして，多くの支援機関が多面的に連携を図っていくことが求められている．

b. 障害特性による困難さ(生きにくさ)の改善や回復を目指した接し方

ASDをもつ子どもの生活行動の困難さ(生きにくさ)に対しては，子どもを肯定的に理解してかかわることが重要である．その基本的な対応の原則は，①子どもの行動の意味(理由)を知る．②子どもが適切に行動できない意味(理由)を知ったうえで，その子どもの気持ちに共感し，子どもの得意な能力や特性を利用してわかりやすく教え伝えることである．ASDをもつ子どもには，家庭だけでなく，保育園・幼稚園，通所の指導機関や学校でも，できる限り一貫した対応をすることが有効である．

障害特性への具体的な対応としては，①会話時には注意の喚起(他者の視線や顔への注視)，②他者との対人的コミュニケーション時には感情情報(気持ち)よりも意味情報(絵や写真，言葉)の優先，③意味情報での伝達時にはわかりやすさ，簡潔さ，デジタル情報(数字，明確な順序，文字言語等)への留意，④言語的コミュニケーション時には要求言語の復唱や視覚支援(絵や写真，文字言語)の積極的活用，⑤社会的知識の獲得にはソーシャルストーリーやコミック会話などによる学習，⑥他者感情の理解にはロールプレイによる本患者の言動に対する他者の気持ちの理解とその場面に必要な対人スキル(social skills training：SST)の理解，⑦興味関心の偏りには子どもの意思を尊重したうえでスケジュール化による生活行動の切り替えや見通しの理解などがあげられる．

これらのことを踏まえて，3つの“P”[10]として子どもへの対応を考えると理解しやすい．

① Perceptual(知覚できる)：様々なメッセージを視覚，聴覚など感覚的に呈示することにより，子どもがその場の状況を言葉のみに頼らず知覚的につかめるようにすることは重要である．具体的には，言葉による指示が理解しづらい場合，家庭や学校生活において約束やルールに従う必要のある場合，あるいは危険を知らせる場合などに，色分け・矢印・セロテープでの囲い・一つひとつの生活行動の手順やその節目を示す，などの工夫を指す．

② Predictable(予測可能)：これから何をすべきか，次に何が起きるかについて常に見通しが得られるようにすることは，子どもが不安や混乱に陥ることなくスムーズに活動するうえで重要である．時間･空間の構造化や明確なスケジュール化はその1つであり，ある活動から次の活動に移る際，今行っている活動が終わりに近づいたサインに気づかせることも予測可能性を高める方法である．子どものこだわりや思い込みが強い場合，思い描くシナリオと異なる状況が生じる際に子どもが受け入れやすいよう誘導や準備をしておくことが有効である(例えば，並ぶ順番がいつもと変わっても同じ物が手に入るから心配しなくて良いことを説明するなど)．また，そのような体験を反復することで，変化に対する予測や備えが可能となり，柔軟性が高まることになる．

可能な限りいつも同じやり方，常に先の行動が予測できる説明，構造化(時間，空間，場所など)，スケジュール化などの支援を行う．変更がある場合には，事前に予告したり直前に本人の意思を尊重しながら説明する．具体的には，毎日の日課にこだわる場合には，本人が執着する規則性を尊重しつつ，先の変化の予測をあらかじめ視覚的に説明したり実際の体験を通して理解させたりして，変化の予測を段階的に，かつ本人に無理なく教えていく．また，順番や勝ち負けにこだわる場合には，本人のこだわりの意味を理解したうえで，その意味に添って順番や勝ち負けの規則性がどのように変化するのかを体験的に理解させていくことがあげられる．

③ Present concerns（今意識を占拠している関心事）：子どもは過去の出来事や将来に向けた約束よりも，現在の瞬間に頭を占める関心に動機づけられており，広汎性発達障害の場合はその傾向が一層強まる．そのためルールや約束で行動修正を図るよりも，今最も楽しみにしていることや気になることを活用すると，無理なく子どもに働きかけることができる．一方，何かに“はまっている”時には際限なく没頭や反復してしまうことがあるが，それが強迫的こだわりの域に達していると，行動療法的アプローチや薬物療法（主に抗うつ薬）である程度コントロールすることが必要になる場合がある．現在子どもが最も興味関心をもっている事柄を理解したうえで，その気持ちに添ったかかわりや関心事を利用した行動形成の支援を行う．具体的には，家庭で大好きなDSなどのゲームやYou Tubeの動画などが止められない場合には，本人の要望をよく聞きながらゲームや動画が毎日の日課のどの時間にできるのかを明確に決めて，それを大人が必ず守れるように協力し，本人が常に同じ時間にゲームが楽しめるように促す．このことを通して，本人が最も関心ある事柄を自分の生活のスタイルの一部として理解させていくことができるようになる．また，日常生活の中で迷惑な行為とみなされる行動に対しては，本人が現在興味をもっている事柄に関心を向けさせ，迷惑な行為を軽減させていくことがあげられる．

障害特性に応じた支援を行う際には，特定の技法論に添った形での支援には無理が生じやすいため，そのつど子どもの支援ニーズに合わせて柔軟に対応することが大切である．

ASDを併存するてんかんをもつ子どもでは，てんかん性の機能障害に対する対応と上述したASDの障害特性に対する対応が必要である．その際には，てんかんをもつ子どもを取り巻く医療・教育・福祉，保健等の専門職が，常に家族と十分に連携を取りながら支援を行うことが求められる[11]．

〔杉山　修〕

文　献

1) American Psychiatric Association: Diagnostic and statistical manual of mental disorders, 5th ed. American Psychiatric Association, 2013.
2) American Psychiatric Association: Diagnostic and statistical manual of mental disorders. 4th ed, text revision. American Psychiatric Association, 2000.
3) 古荘純一，他：アスペルガー障害とライフステージ　発達障害臨床からみた理解と支援．診断と治療社，2007; 1-26.
4) Hara H: Autism and epilepsy: A retrospective follow-up study. *Brain Dev* 2007; **29**: 486-490.
5) 井上有史，他：小児てんかんの精神医学．児童青年精神医学とその近接領域 2005; **46**: 147-165.
6) 小田　望，他：てんかんを合併するアスペルガー障害19症例の検討．2007；第48回日本児童青年精神医学会総会．
7) 桑原　斉：高機能広汎性発達障害の生物学的な特性について：児童青年精神医学とその近接領域 2009; **50**: 92-103.
8) 井上有史：てんかんの神経心理．神経進歩 1994; **38**: 808-815.
9) 十一元三：高機能自閉症とアスペルガー障害．障害者問題研究 2004; **32**: 90-98.
10) 十一元三：自閉性障害の診断と治療．臨床精神医学 2002; **31**: 1035-1045.
11) 杉山　修：難治てんかんを併せ持つ児童に対する学校と家庭との連携について―てんかん性機能障害と広汎性発達障害への対応に苦慮した児童―．自主シンポジウム19 てんかん児・者の教育および生活支援（2008）．特殊教育学研究 2009; **46**: 350-351.

H 専門病院(専門医)との連携，紹介のタイミング

てんかんの治療は，薬物治療や外科療法といった発作の治療に限らない．てんかんおよびその治療は，健康の様々な側面や社会での生活能力に多大な影響を与える．また，てんかんは家族をも心理社会的に巻き込むことが少なくない．患者が小児の場合には，両親は若く，かつ社会経験は少なく，発達途上にある児が中枢神経系の慢性疾患を患うことの不安は想像以上のものがある．

てんかんの治療には，年齢を問わず包括的アプローチが必要なゆえんであり，一般医と専門医の連携を検討する際にも欠かすことのできない視点である．2011 年 3 月 11 日に発災した東日本大震災においても非専門医と専門医の連携の重要性が再認識させられ，現在，日本てんかん学会の重要な課題となっている．

1 トリートメント・ラグ

1987 ～ 1988 年の間に国内の主だった 8 施設を初診し，当該施設において 2 年以上継続的に治療を行った患者 563 名の予後調査がある[1]．平均発病年齢は 13.2 歳，平均調査時年齢は 30.9 歳，平均罹病期間は，14.4 年であった．これらの患者のうち，初診後当該施設で 2 年以上治療し 1 年以上発作が抑制された患者は 252 名(45%)で，抑制された患者とされなかった患者の受診までの罹病期間に差はなかった．

診断・治療が不適切なゆえに発作が抑制されない状態を「見かけの難治」とよぶが，本調査は難治てんかん患者のうち，見かけの難治てんかん患者が約半数を占め，そのため失われた時間は期間が平均 14 年にもなることを示している．見かけの難治はトリートメント・ラグともいえる．てんかんの診断・治療をシステム化することの意義と重要性がここにある．

2 レイド・レポート

1969 年にイギリスで公表された通称「レイド・レポート」がある[2,3]．国策としててんかん対策に取り組んだ初の報告書であり，調査規模の大きさや，アメリカの包括治療プログラムの開発や日本のてんかんセンター設立に与えた影響の大きさから，第一に取り上げるべきと思われる．

通称レイド委員会はイギリス政府の諮問を受け，てんかん患者のための諸サービスを調査，検討し政策提言を目的とした委員会で，医療，保健，福祉サービスと教育，訓練，雇用サービス，関連諸団体間の統合，調整に関して勧告することを任務とした．

ケアの構造の中で一般医と専門医および関係諸職種による多職種による多面的チーム医療のあり方とその必要性を述べている．

治療は一般医，神経科・脳外科・小児科などの専門医，てんかん治療に特化した高度な診療機能

を有する専門センターと3つの機能の異なった医療機関の連携の下に進めるべきとしている．

てんかんは初期の段階における評価が非常に重要で，一般医はてんかんと診断したら大部分の患者を，発病後できる限り早い時期に迷うことなく専門医を紹介すべきとしている．

診断，治療方針が決まったら，継続的治療は一般医が行うが，患者は以下の目的で定期的に検査と診断を受ける．1)服薬内容とそれらの薬効を確認する，2)発作をもちながらうまく生活するための援助を受ける，3)副作用を最小限におさえる，4)治療法の進歩を享受する．これらの検査は患者の実情に応じて一般医か専門医のどちらかで行う．

③ アメリカのガイドライン

アメリカにおけるてんかんの包括医療は，包括的てんかんプログラム(comprehensive epilepsy program)という形で提供されてきたが，その主な担い手はてんかんセンターである．1986年に包括医療を推進する目的で組織されたNational Association of Epilepsy Centers(NAEC)は，1989年にてんかんセンターのガイドラインを公表した[4]．そこでは正確な診断と急性期の治療法(内科，外科)が強調されたが，その後の医学の進歩に伴い，治療に利用可能な医療資源が非常に増えた結果，あらゆる患者のニーズに応えられるのは一部の大きなセンターでしかなくなってしまったことから，2001年にガイドラインが改定され，慢性疾患としてのてんかんへの系統的アプローチが強調されている[5]．

ガイドラインの目的は，患者に医療機関ごとの専門性の違いをわかりやすく示し，診断・治療の進歩を容易に享受でき，それらを有効かつより安く受けたいという患者の期待に応えるためである．

ガイドラインはてんかん診療に関して医療機関を4つの階層に分けている．一次医療はプライマリーケアで，二次医療が総合病院における神経科，三次・四次医療機関をてんかんセンターとし，てんかんセンターが備えるべき検査，治療方法，人的配置などを定義し，紹介に関する基準も含んでいる．てんかんセンターの定義を表1に示した．

④ 紹介のためのガイドライン

NAECの示す専門病院紹介のガイドラインを図1に示す．名前にとらわれることなく，日本の各医療機関を表1に当てはめてみることで，図1は日本でも適用できると思われる．通常，てんかんの治療は，救急外来あるいは一般医(emergency room or primary care physician)で開始される．一般医で発作が抑制されたら，専門病院を紹介する必要はないが，3か月治療しても発作が抑制されない場合には，総合病院の神経科医か，または近くにてんかんセンター(specialized epilepsy center)があるなら，てんかんセンターを紹介する．そこでは，精細な神経学的検索を行うことが求められる．この段階で発作が抑制されたら，患者を診療所に戻す．てんかんの診断が疑わしかったり，心因反応などの非てんかん発作が疑われるような場合には，なるべく早いタイミングで，三次，四次てんかんセンターを紹介する．新薬が利用可能になったことにより，この段階での治療オプションが増え，治療にも時間がかかるようになった結果，次の段階への紹介するタイミングには議論の余地が生じる．てんかんであれ，非てんかん発作であれ早期に，てんかん症候群に至る正確な診断が良好な予後と相関することが示されている．

Kwanによれば[6]，最初の薬物で発作が止まった患者は47%，2番目の薬物で発作が止まった患

表1　てんかんセンターの機能の比較(NAEC)

一次は一般医，二次は総合病院の神経科となる．

	三次(内科)	三次(内科・外科)	四次
機能診断	VTR / EEG(＞ 8h)	VTR / (SP-)EEG(＞24h)，Wada test，術中脳波	＋頭蓋内脳波，機能地図(functional mapping)，誘発電位
外科	緊急手術や偶発的病巣の切除，発作による中枢神経合併症の治療，生検，迷走神経刺激装置留置	左記＋発作抑制を目的とした簡単な lesionectomy, standard anterior temporal lobectomy(内側側頭葉硬化を伴う場合のみ)	左記＋頭蓋内電極留置，発作抑制を目的とした lesionectomy，standard anterior temporal lobectomy，non-lesional cases，(脳梁離断，半球切除は必須ではない)
画像	MRI，CT，血管撮影	同左	＋発作間欠期 PET，発作時 SPECT が可能あるいは紹介できる
心理	神経心理，臨床心理，情緒障害の基本的治療，心因反応は紹介	＋入院児の学校	＋心因反応の治療
リハビリテーション	PT，OT，ST(入院，外来)	同左	同左
スタッフ	神経科医，脳外科医，薬理学者，神経心理士，臨床心理士，ソーシャルワーカー，看護師，脳波技師	同左	ほぼ同左

VTR: video tape recorder, PT: physical therapy, OT: occupational therapy, ST: speech therapy

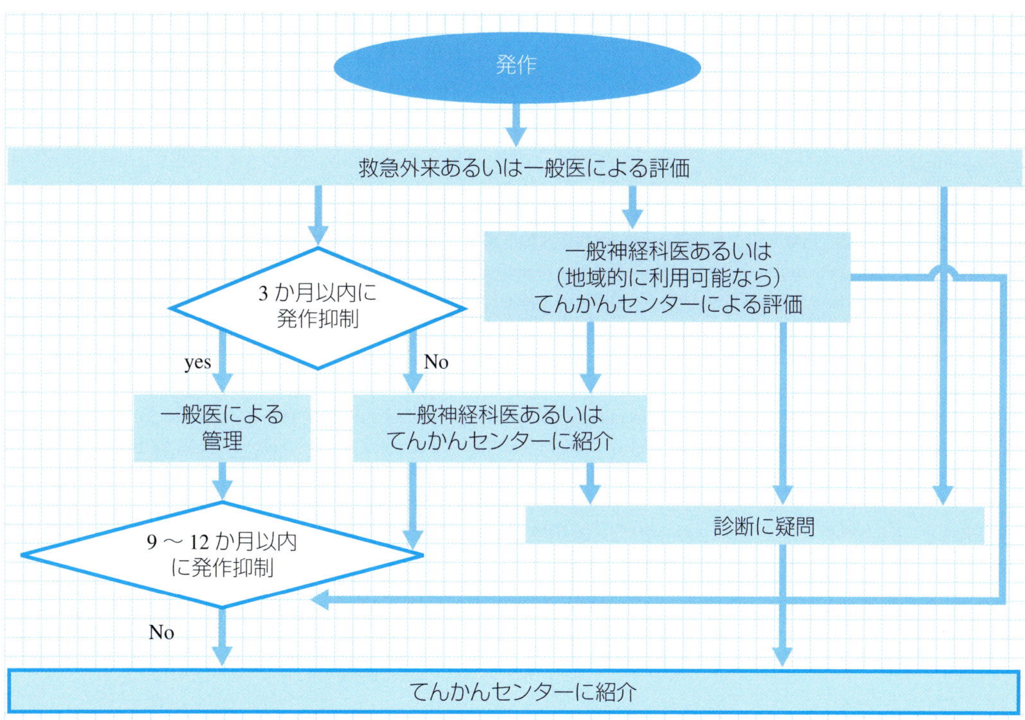

図1　発作の抑制状態による適切な医療機関(NAEC)

フローチャートはてんかんセンター紹介のタイミングを示す．

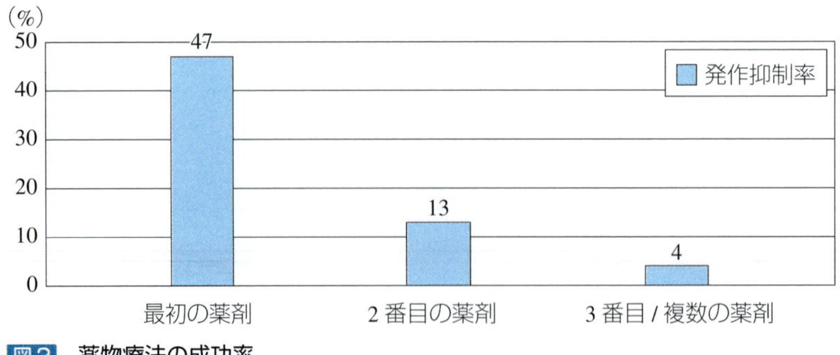

図2　薬物療法の成功率

（Kwan P, et al.: Early identification of refractory epilepsy. *N Engl J Med* 2000; **342**: 314-319を元に作成）

者の割合は 13%，3 番目の薬物あるいは複数の薬で発作が止まった患者の割合は 4% に過ぎなかった（図 2）．このような患者は，延々と薬物を検討する前に早期に外科療法の検討がなされるべきである．

したがって，通常神経専門医が 9 ～ 12 か月治療して発作が抑制されない場合には，三次，四次てんかんセンターを紹介することが推奨される．

小児特有の予後良好なてんかん症候群であっても，最低年 1 ～ 2 回は専門医を受診させるべきという[7]．てんかんは初期の評価，治療方針が非常に重要な疾患であり，発病早期に専門医を紹介すると同時に，患者の地域での生活をサポートし，人生の折り目折り目に生ずる不安や疑問，悩みに応えるためには，専門医と一般医の連携は発病当初だけでなく，治療の終結まで継続すべきである．

〔久保田英幹〕

文　献

1) 久保田英幹，他：新国際分類による難治てんかんの実態―共同調査研究―．厚生省　精神・神経疾患研究委託費（元指―）難治てんかんの病態と治療に関する研究（平成3年度研究報告書）．1992; 251.

2) Ministry of Health, et al.: Report of the joint sub-committee of the standing Medical Advisory Committee and the Advisory Committee of the Health and Welfare of Handicapped Persons, HMSO, London (1969) ―原田孝子（訳）：英国のてんかん総合対策―レイド報告―．日本てんかん協会，1985.

3) 久保田英幹，他：てんかんの包括治療-社会資源の活用とリハビリテーション．鈴木二郎，他（編），臨床神経学講座9　てんかん．中山書店，1998; 531-546.

4) Recommended guidelines for diagnosis and treatment in specialized epilepsy centers. *Epilepisa* 1990; **31** (Suppl 1): S1-S12.

5) Gummit RJ, et al.: National Association of Epilepsy Centers: Guidelines for essential services, personnel, and facilities in specialized epilepsy centers in the United States. *Epilepsia* 2001; **42**: 804-814.

6) Kwan P, et al.: Early identification of refractory epilepsy. *N Engl J Med* 2000; **342**: 314-319.

7) 根来民子：てんかん児を一般小児科医から専門医に紹介するとき．小児科診療 2003; **66**: 1679-1683.

I 医療福祉相談室からの提言——知っておくと便利な制度

1 てんかんと制度

病気や障害を抱え，治療を受け続けていく過程の中で，生活上の不安や様々な困難が生じることがある．制度を活用することは，その不安や困難さを解決もしくは軽減するための 1 つの手段となる．今回はてんかんをもつ子どもが利用できる代表的な制度を紹介する．

制度は患者が居住する自治体によって利用できる制度やその内容が異なるので詳しくは市区町村等の窓口で確認をしていただきたい．近年，社会的な状況の変化から様々な制度が見直され，医療・保健・福祉制度も大きく変化してきている．そのため今回述べる内容（2018 年 5 月現在）が変更されていたり，今後変更されるものがあるかもしれない．

てんかんは医学的には神経疾患であるが，精神障害者保健福祉法の中で精神障害として取り扱われる．また，てんかんはいまだに社会的に偏見がある病気といわれており，保護者が「制度を活用することによって子どもに不利益が生じるのではないか」と，心配することも少なくない．

以上の点について理解のうえ，患児やそのご家族への制度紹介の参考としていただき，制度活用のきっかけとなれば幸いである．

2 障害者手帳

障害者手帳の種類には身体障害者手帳，療育手帳，精神障害者保健福祉手帳があり，障害の種類によって取得できる手帳が異なる．てんかんで取得できる手帳は精神障害者保健福祉手帳である．障害者手帳はあくまでも証明書のようなものであるので，取得したら自動的にいろいろな制度が利用できるものではなく，利用したい（利用できる）制度を一つひとつ申請する必要がある．利用できる制度は手帳の種類，等級，自治体によって異なっている．

a. 身体障害者手帳

対象者：法に定める程度の身体障害（肢体不自由・脳原性運動機能障害・内部障害など）がある人

申請窓口：市区町村障害福祉担当課

利用可能な制度：重度心身障害者医療費助成制度，補装具交付，日常生活用具給付，税金控除・減免，交通機関割引，携帯電話料金割引など

身体障害者福祉法に基づく指定医が診断し，診断書を作成．指定医や診断書様式が障害種別ごとに異なる．

b. 療育手帳

対象者：発達期において知的機能が県や政令指定都市で定める一定の状態にある人

申請窓口：市区町村障害福祉担当課

利用可能な制度：重度心身障害者医療費助成制度，日常生活用具給付，税金控除・減免，交通機関割引，携帯電話料金割引など

児童相談所等での判定が必要. 自治体によって手帳の名称が異なる(例:愛の手帳･愛護手帳など).

c. 精神障害者保健福祉手帳

対象者：てんかん，統合失調症，躁うつ病等の法で定める精神疾患等のために長期にわたり日常生活や社会生活への制限がある人

申請窓口：市区町村精神保健福祉担当課

利用可能な制度：自立支援医療(精神通院医療)申請簡略化，税金控除・減免，携帯電話料金割引など

申請には対象疾患の初診から6か月経過していることが必要．有効期限は2年．引き続き状態が法に定める程度に該当すれば更新可能．主治医が所定の診断書を作成する必要がある．てんかんによる診断書作成は精神科医でなくてもよい．

3 医療費に関する制度

てんかんの診断名で利用できる制度として，外来の通院医療費が安くなる自立支援医療(精神通院医療)があり，ほかにWest症候群(点頭てんかん)，Lennox-Gastaut症候群などの診断がされている場合に小児慢性特定疾患医療費助成等が利用できる．また，てんかんをもつ子どもが重度の身体障害や知的障害をあわせもっている場合は，その障害によって利用できる制度がある．

a. 自立支援医療(精神通院医療)

対象者：てんかんや精神疾患の診断で治療を受けている人

内容：対象疾患(申請した疾患)にかかわる外来医療費の自己負担が1割

申請窓口：市区町村精神保健福祉担当課

有効期限は1年(ただし診断書提出は2年に1度)．引き続き状態が法に定める程度に該当すれば更新可能．主治医の診断書が必要．てんかんによる診断書作成は精神科医でなくてもよい．てんかん・統合失調症等の重度かつ継続に非該当で一定所得以上の場合は対象外．

b. 小児慢性特定疾患医療費助成

対象者：West症候群(点頭てんかん)，結節性硬化症，Lennox-Gastaut症候群，乳児重症ミオクロニーてんかん，Rett症候群などの法に定められた疾患の治療を受けている18歳未満の人．756疾患(2018年4月現在)

内容：原則窓口での自己負担が2割．所得ごとの区分によって上限額が設定されている．医療費の他に，体温コントロール用クールベストなど日常生活用具の給付事業もある

申請窓口：保健所等

所得に応じて自己負担限度額が決定．疾患の分類によって診断書が異なる．満20歳まで延長して利用可能な場合がある．

c. 指定難病

対象者：ラスムッセン脳炎，結節性硬化症，大田原症候群，環状 20 番染色体異常症，海馬硬化を伴う内側側頭葉てんかん等，法に定められた疾患の治療を受けている方．331 疾患(2018 年 4 月現在)．成人にも適用．

内容：原則窓口での自己負担が 2 割．所得ごとの区分によって上限額が設定されている

申請窓口：保健所等

d. 高額療養費

対象者：健康保険加入者

内容：医療費が 1 か月の基準額を超えた場合に，その超えた額が払い戻される

申請窓口：加入している健康保険

医療機関での支払いが「限度額適応認定証」提示により，自己負担限度額までとなる．高額療養費で払戻しが受けられる額を基準に貸付が可能な場合がある．

e. 重度心身障害者(児)医療費助成制度

対象者：身体障害者手帳・療育手帳取得者等

内容：健康保険適応の医療費自己負担分の助成

申請窓口：市区町村役場の障害福祉担当課

自治体によって対象となる障害者手帳の等級，所得制限の内容，自己負担額が異なる．障害者手帳未取得でも利用可能な場合がある．自治体によって精神障害者保健福祉手帳取得者が利用可能な場合がある．

f. その他

乳幼児医療費助成制度，ひとり親家庭等医療費助成制度，生活保護(医療扶助)，医療費控除など．

4 生活費に関する制度

a. 特別児童扶養手当

対象者：法に定める身体障害・知的障害・精神障害が重度の 20 歳未満の児童の扶養者

内容：扶養者への手当支給

申請窓口：市区町村障害福祉担当課

扶養義務者の所得制限，施設入所制限がある．

b. 障害児福祉手当

対象者：法に定める身体障害・知的障害・精神障害が重度で，常時介護が必要な 20 歳未満の児童

内容：本人への手当支給

申請窓口：市区町村障害福祉担当課

扶養義務者の所得制限，施設入所制限，併給制限がある．

c. 交通費の助成

対象者：身体障害者手帳・療育手帳取得者およびその介護者

内容：公共交通機関運賃・有料道路料金割引，タクシー乗車料金助成

障害者手帳の種類や等級により対象者が異なる．自治体によって精神障害者保健福祉手帳で交通費助成が受けられる場合がある．一部の自治体では小児慢性特定疾患で助成がある．

d. 税金の控除・減免

対象者：身体障害者手帳・療育手帳・精神障害者保健福祉手帳取得者やその家族

内容：所得税・住民税・相続税・贈与税の控除，軽自動車税・自動車税・自動車所得税の減免

申請窓口：市区町村課税担当課・税務署など

障害者手帳の等級などで控除や減免が受けられる税種別や控除額が異なる．

e. その他

生活保護(生活扶助等)等．

5 日常生活に関する制度

a. 日常生活用具の給付・貸与

対象者：身体障害者手帳・療育手帳取得者．※市町村によって精神障害者保健福祉手帳取得者が対象となる場合がある．

内容：日常生活に必要な用具(特殊寝台，吸入器，痰吸引器，頭部保護帽など)の給付・貸与

申請窓口：市区町村障害福祉担当課

給付は手帳の種別，障害名，等級による．給付決定は申請に基づき市町村が行い，負担額を市町村が決定する．

b. 補装具の交付・修理

対象者：身体障害者手帳取得者

内容：補装具(車椅子・装具など)の交付・修理

申請窓口：市区町村障害福祉担当課

本人，扶養義務者の所得により自己負担がある．交付は障害名，等級による．現物支給から補装具費の支給に変わり，原則負担が定率の 1 割負担となる．

c. 障害児通所支援

対象者：身体障害・知的障害・精神障害をもつ児童

内容：ホームヘルプ・ショートステイ・児童発達支援等のサービスが受けられる

申請窓口：市区町村障害福祉担当課または相談支援事業者

障害程度区分・生活状況・サービス利用意向等をもとにサービス支給が決定．各サービス提供事業所との契約が必要．利用負担は世帯の収入等に応じて 1 か月ごとの利用負担の上限額が設定されている．

d. 障害児入所支援

対象者：身体障害・知的障害等をもつ児童

内容：福祉型障害児入所施設，医療型障害児入所施設に入所して，必要な介護や看護等が受けられる

申請窓口：市町村担当課(障害福祉等の担当課)

障害支援区分等によって対象要件が異なる．利用負担は世帯の収入等に応じて1か月ごとの利用負担の上限額が設定されている．

〔堀　友輔〕

参考文献

- 社会資源研究会：福祉制度要覧（六訂版）．川島書店，1999.
- 荒川義子，他（監）：介護保険時代の医療福祉総合ガイドブック．医学書院，2001.
- 京極　宣：障害者自立支援法の解説．全国社会福祉協議会，2005.
- 厚生労働省（監）：平成18年4月，障害者自立支援法が施行されます（パンフレット）．全国社会福祉協議会，2006.
- 藤原建樹，他（監）：日常生活のためのてんかんのくすり．日本文化科学社，2003.
- 静岡てんかん・神経医療センター医療福祉相談室：知っておくと便利な制度（母親教室配布資料）．2005.
- 静岡県：精神保健福祉のしおり（パンフレット）．2009.
- 厚生労働省：障害保健福祉関係主管課長会議等資料．2011.
- 静岡市：平成30年度版 障がい者（児）福祉のしおり．2018.
- 静岡県健康福祉部医療健康局疾病対策課：しずおか難病患者さんのガイドブック～医療費助成申請について～．平成29年4月改訂．2017.
- 静岡県：難病を診断される医師の皆様へ（リーフレット）．2017.
- 厚生労働省・国立成育医療研究センター小児慢性特定疾病情報室：保護者の皆様へ（リーフレット）．2018.

J 診療報酬に関するアドバイス

平成30年度診療報酬改定が行われ，全体に診療費の切り下げが行われている中，いくぶん脳波検査の点数は引きあげられているものの，てんかんをめぐる診療報酬の実態は今まで以上に改善しているとはいえない．現在の診療報酬体系の中で，これからも質の高いてんかん診療を維持していくためには，効率的に医療収益を上げられる方策も考慮する必要がある．以下，診療報酬よりみたてんかん診療について簡単に触れたい．

1 検体検査(図1)

てんかん治療においては，長期の抗てんかん薬服用が必要となるため，薬剤の副作用を防ぐためにも，血液検査は定期的に行う必要がある．血液検査としては，末梢血液一般検査と生化学検査がある．入院では末梢血液一般の検査料は21点，顕微鏡を用いた末梢血液像の検査を加えるとさらに25点加算が可能であるが，これに血液学的検査判断料125点と検体検査管理加算(I～IV)40～500点が月1回算定できる．外来では末梢血液一般の検査料は外来診療料に含まれるため算定できないが，血液学的検査判断料125点と検体検査管理加算(I～IV)40～500点は算定できる．一般的な肝・腎機能検査が含まれている生化学検査料(I)については，検査項目によって点数が異なる．このため検査をした項目の点数を合計して，さらに生化学的検査判断料(I)144点を加算したものが生化学の検査料となる．ただし，一度にたくさんの生化学検査項目を測定できないように，検査項目数に制限が加えられており，1回の採血で複数項目検査を行った場合，所定点数にかかわらず項目数に応じて，包括実施料が設定されている．5項目以上7項目以下では93点，8～9項目は99点，10項目以上の検査をしても，検査料は112点までしか請求できないので注意が必要である．病状によって使い分けができるように，事前に最低限必要な10項目前後の生化学のセット項目を用意しておくと便利である．なお外来患者に対して検査当日に血液検査の結果を説明し，文書で情報を提供した場合，検査1項目に対して10点，最高5項目の迅速検査加算も可能である．

2 抗てんかん薬血中濃度測定(図2)

てんかん治療において，治療効果および副作用の抑制のために，定期的な薬物血中濃度測定は必須である．抗てんかん薬の薬物血液濃度を測定した場合には，特定薬剤治療管理料470点を原則月1回算定でき，薬物管理指導を開始した初回月に限ってのみ，従来の算定料に280点加算することが認められている．また2種類以上の抗てんかん薬が投与されている例では，例外的に特定薬剤治療管理料を月2回まで算定が可能である(1剤に対して1回の特定薬剤治療管理料となっているので，一度に2剤の薬物血中濃度測定を行うと2回分940点を請求できるが，算定は月1回しかでき

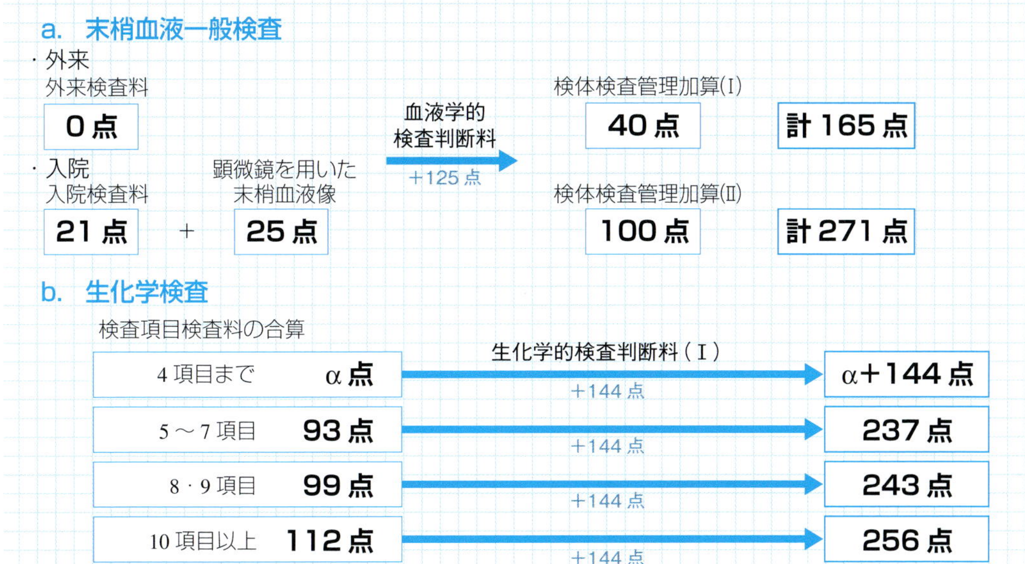

図1 血液検査算定のおもなポイント

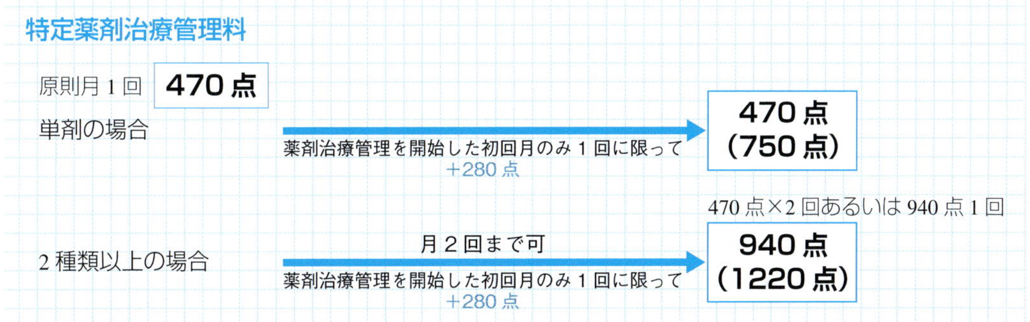

図2 薬物血中濃度測定算定のおもなポイント

ない). なおてんかん重積状態で, 注射によって発作を抑制し, 薬物血中濃度測定を行った場合には, 1回に限って特定薬剤治療管理料を740点算定可能であるが, てんかん重積の特定薬剤治療管理料を算定するとこれ以外の特定薬剤治療管理料は算定できなくなるので, 単剤治療以外では通常の特定薬剤治療管理料の算定(470点の2回分で計940点)のほうが有利となる.

3 画像検査

MRI(磁気共鳴コンピューター断層撮影)・CT(コンピューター断層撮影)など頭部画像検査は, てんかんの病因としての大脳の病変の検索に欠くことができない検査である.

画像撮影料については, CT検査を行えば, 単純CTなら560点(マルチスライスは750点〔4列以上16列未満〕, 900点〔16列以上6列未満〕, 1,000点(共同利用施設1,020点)〔64列以上〕), MRI検査なら900点(1.5テスラ以上3テスラ未満なら1,330点, 3テスラ以上なら1,600点, 共同利用施設1,620点)が算定され, これにコンピューター断層診断料450点と撮影した画像を電子化して管理および保存した場合には, 電子画像管理加算120点が加算される. 新生児・乳幼児のコンピューター断層撮影料に対しては, 新生児で80%, 3歳未満の乳幼児(新生児以外)で50%, 3〜6歳未満で

30% の加算が可能である．月に何回検査を行っても，画像診断料は 1 か月に 1 回分しか算定されない．また CT または MRI 検査を 1 か月に 2 回以上行った場合には，2 回目からの CT または MRI 検査の点数が 8 割に減額される．たとえば，頭部 CT 検査（単純 CT 560 点）を行い，さらに頭部 MRI 検査（1.5 テスラ以上 3 テスラ未満 1,330 点）を行えば，MRI 検査の料金が 1,330 点から 1,064 点に減額され，560 点＋ 1,064 点＝ 1,624 点となる．ところが 1.5 テスラ以上 3 テスラ未満の MRI 検査を CT 検査の前に行うと，1,330 点＋ 448 点＝ 1,778 点となって，画像検査を行う順番によって，最終的な診療報酬が変わってくる．このため CT と MRI 検査を同じ月の中で行う必要のある時には，点数の高い MRI 検査を先に行ったほうが，診療報酬は高くなるが，診療報酬上，CT，MRI 検査の順でしか算定が認められないこともあるので，注意がいる．なお，CT あるいは MRI 画像を紹介医から持参して検査を行わない場合でも，初診時のみコンピューター断層診断料 450 点を算定できる．

④ 特定疾患指導管理料：てんかん指導料

てんかん治療において，薬物治療と同時に，睡眠状態など生活習慣の確立とともに日常生活を規則的に送る工夫を行うことがとても重要であり，服薬など生活全般にわたる指導・てんかんをめぐる様々な悩みに対して，助言が必要なことも多い．このため神経科，精神科，小児科，神経内科，脳神経外科または心療内科を標榜する保険医療機関で，標榜診療科の専任医師が外来てんかん患者もしくは家族に療養上の指導を行った場合には，てんかん指導料が算定できる．算定料は 250 点で，月 1 回まで算定できる．初診日または退院日のある月に関しては，てんかん指導料が初診料と入院基本料に含まれるため，初診日または退院日から 1 か月を経過した日以降でしかてんかん指導料は算定できない．てんかん指導料算定のためにはてんかん指導に関連する診療計画，診療内容の要点について，診療録への記載が必要となる．

標榜診療科の専任医師であれば常勤，非常勤を問わずてんかん指導料を算定できるが，医師が一人の診療所において複数科を標榜している場合には，専任とはみなされないことがある．てんかん指導料は患者または家族に直接指導を行った時に算定するため，電話などによって指導が行われた場合は算定できない．重複算定不可事項があり，てんかん指導料を算定した場合は，小児特定疾患カウンセリング料，難病外来指導料，小児悪性腫瘍患者指導管理料，小児科療養指導料，在宅療養指導管理料などを重複して算定することはできない．

なお小児特定疾患カウンセリング料に関しては，その対象は 15 歳未満の気分障害，神経症性障害，ストレス関連障害および身体的要因に関連した行動症候群，心理的発達の障害または小児期および青年期に通常発症する行動および情緒の障害を示す外来患者である．患者およびその家族に対して，小児科医が一定の治療計画に基づいて療養上必要なカウンセリングを行い，カルテに記載がある場合には小児特定疾患カウンセリング料が算定でき，カウンセリングを同 1 か月内に 1 回以上行った場合に，2 年を限度として月 2 回まで算定可能である（1 回目 500 点，2 回目以降 400 点）．てんかん指導料と同様，電話での指導は認められず，てんかん指導料との重複はできないが，登校拒否・自閉症などで相談に時間がとられる場合には，2 年間に限定されてはいるがてんかん指導料より算定料が高くなる．

⑤ 脳 波

てんかん診断・治療において，脳波検査は必須である．ルーチン検査としての脳波検査と発作時脳波捕捉を目的とした，長時間の脳波検査がある．過呼吸，光刺激による負荷検査を含む 8 誘導以上の脳波検査を行えば，脳波記録時間にかかわらず一律 720 点の算定が可能であるが，さらに睡眠あるいは薬物賦活も行うと 250 点が加算され，さらに脳波に対する検査判断料として月 1 回限り脳波判読料 1(350 点)，2(180 点)の算定もできる(他施設で記録された脳波を持参してきて，その脳波を判読した場合には，判読料は 70 点である)．なお新生児・乳幼児の脳波検査料においては，新生児で 100%，3 歳未満の乳幼児(新生児以外)で 70% の加算が可能である．

難治性てんかん患者のてんかん発作型診断またはてんかん外科手術前後に検査を実施した場合，施設基準を満たしていれば，5 日間を限度に長期脳波ビデオ同時記録検査 1(3,500 点)，2(800 点)が算定できる．平成 30 年診療報酬改定での長期脳波ビデオ同時記録検査 1 の施設基準では，てんかん学会などの関係学会により教育研修施設として認定された施設でも可能となった．

難治性てんかん患者の長期継続頭蓋内脳波検査を行った場合には，1 日 500 点 14 日間を限度に算定できる．なお睡眠中に多発するてんかん発作があり，睡眠時呼吸障害が疑われないで，重篤な睡眠，覚醒リズムの障害を伴う患者に対して，脳波，眼球運動およびおとがい筋筋電図を睡眠中 8 時間以上連続して測定し，記録できれば，1 か月に 1 回終夜睡眠ポリグラフィー 3,960 点も算定できる．また通常の脳波検査以外に体性感覚誘発電位・視覚誘発電位などの脳誘発電位検査を行った場合には，804 点を算定できる．

平成 30 年診療報酬改定では，遠隔脳波診断を行った場合に，送信側，受信側が遠隔脳波診断に係る施設基準を満たしていれば受信側で脳波検査判断料 I が算定できる．まだ遠隔脳波診断を行える施設基準の詳細が明らかでないが，施設基準にハードルが高いと，利用できる機関が限定される可能性もある．

以上のことは，あくまでも現時点での保険診療報酬に基づいているので，今後，保険診療報酬の内容が改定されれば内容が大きく異なる可能性があることは留意されたい．

〔重松秀夫〕

参考文献

・医学通信社（編）：診療点数早見表2018年4月版［医科］．医学通信社，2018

K てんかんと自動車運転免許

1 てんかんのある人の運転適性の基準

てんかんのある人も一定の条件を満たせば運転をすることができる．てんかんのある人が運転してよいか，つまり運転免許をもつことができるかの基準は道路交通法が規定している．現在の基準では，意識や運動が障害されるような運転に支障をきたすてんかん発作が2年以上ないことが必要である[1]（表）．これがてんかんのある人が運転できるための基本となる基準である．さらに，運転に支障をきたすてんかん発作が2年以上ないことを前提として，1年間の経過観察において発作が意識や運動が障害されない単純部分発作のみである場合，2年間の経過観察において発作が睡眠中のみである場合も運転は許可される．また，これらの基準に達していない場合でも，6か月以内に該当することが見込まれると判断されれば，その間，運転免許は保留または停止となり，改めて診断書の提出または臨時適性検査の受診が命じられ，運転適性が判定される．

ただし，大型免許や第二種免許については，てんかん学会は服薬なしで5年以上てんかん発作がない場合以外，運転適性はないとしており，公安委員会もそれに準じた説明をしている．

精神症状や認知障害，その他の運転に支障となるような合併症状を有する場合には，他の病気に準じた運転適性の判断が必要となる．

表 主治医の診断書または臨時適性検査を踏まえた免許の拒否等の判定基準

	診断書または臨時適性検査の内容	判断	診断書または臨時適性検査
1	過去に5年以上発作がなく，今後発作が起こるおそれがない．	許可	以後必要なし
2	発作が過去2年以内に起こったことがなく，今後，X年であれば発作が起こるおそれがない．	許可	X年後
3	1年の経過観察の後，発作が意識障害および運動障害を伴わない単純部分発作に限られ，今後，症状の悪化のおそれがない*．	許可	以後必要なし
4	2年間の経過観察後，発作が睡眠中に限って起こり，今後，症状の悪化のおそれがない．	許可	以後必要なし
5	6か月（あるいは6か月より短い○月）以内に上記2～4の状態と診断できることが見込まれる．	保留または停止（○か月）	診断書提出または臨時適性検査受診命令
6	上記以外 ・過去2年以内に発作を起こした． ・今後発作を起こすおそれがある．	拒否または取消し	

＊3は運転に支障をきたす発作が2年以上ないことが前提である．
（伊藤正利，他：てんかんをもつ人と運転免許．小児科臨床2004; **57**: 1689-1697を元に作成）

② 運転適性判定の実際

てんかんのある人が運転免許を取得しようとする場合，運転免許申請時に質問票(図)を通して必ず病状を公安委員会に申告する必要がある．すでに運転免許をもっている人がてんかんを発病した場合も，運転免許の更新時に質問票に回答する必要がある．てんかんを発病・再発した時点で公安委員会員に申告したり運転免許証を返納したりすることを義務づける法律はないが，運転適性基準を満たすまでは運転は禁止となる．

質問票で，「過去5年以内に意識を失ったことがある」，「過去5年以内に身体の全体または一部が一時的に思い通りに動かせなくなったことがある」に該当する場合，「継続的に診察している主治医」が運転適性の判定を行うことになる．逆に，5年以上そのような症状がみられない場合は，医師による診断書は不要となる．運転適性の基準は前述の通り(表)だが，「発作が過去2年以内に起こったことがなく，今後X年であれば発作が起こるおそれがない」に該当する場合，X年には1～3年が記載されることが多い．主治医による診断書が得られない場合や主治医の診断書で判断が困難な場合は，各都道府県の公安委員会が認定する専門医による臨時適性検査が行われる．これらの結果，公安委員会により運転適性があると判断された場合は運転が許可される．運転適性がないと判断された場合は，本人の意見を述べる機会として聴聞が行われ，免許の拒否あるいは取り消しが決定する．てんかんのために運転免許を失っても，その後，発作がなくなり運転適性がある状態

別記様式第十二の二（第十八条の二の二、第二十九条の二関係）

質　問　票

次の事項について、該当する□に（チェック）印を付けて回答してください。

1　過去5年以内において、病気（病気の治療に伴う症状を含みます。）を原因として、又は原因は明らかでないが、意識を失ったことがある。	□はい　□いいえ
2　過去5年以内において、病気を原因として、身体の全部又は一部が、一時的に思い通りに動かせなくなったことがある。	□はい　□いいえ
3　過去5年以内において、十分な睡眠時間を取っているにもかかわらず、日中、活動している最中に眠り込んでしまった回数が週3回以上となったことがある。	□はい　□いいえ
4　過去1年以内において、次のいずれかに該当したことがある。 ・飲酒を繰り返し、絶えず体にアルコールが入っている状態を3日以上続けたことが3回以上ある。 ・病気の治療のため、医師から飲酒をやめるよう助言を受けているにもかかわらず、飲酒したことが3回以上ある。	□はい　□いいえ
5　病気を理由として、医師から、運転免許の取得又は運転を控えるよう助言を受けている。	□はい　□いいえ

公安委員会　殿　　　　　　　　年　　月　　日

上記のとおり回答します。　　　回答者署名

（注意事項）
1　各質問に対して「はい」と回答しても、直ちに運転免許を拒否若しくは保留され、又は既に受けている運転免許を取り消され若しくは停止されることはありません。
（運転免許の可否は、医師の診断を参考に判断されますので、正確に記載してください。）
2　虚偽の記載をして提出した方は、1年以下の懲役又は30万円以下の罰金に処せられます。
3　提出しない場合は手続ができません。

図　質問票

になれば，免許取り消しから 3 年未満であれば学科試験と技能試験は免除され，少ない負担で運転免許を再取得することができる．

なお，原付やバイクも運転には運転免許が必要であり，自動車と同じ扱いになる．産業車両については，公道を走行しない場合は道路交通法の規定はないが，労働安全衛生法に基づく運転や操作などの免許（または技能講習制度）がある．車両に多くの種類があり，資格も多様であり，また作業環境の相違も考慮されなければならないため，個別の判断が必要である[2]．

3 医師およびてんかんのある人の責任

主治医による判定で求められるのは，発作が運転に支障を及ぼすか否かの判断および再発の可能性である．免許が許可されるためには，発作症状・発作型と発作消失期間が明確に診断書に記載されていることが必要である．発作の再発の予測については，必ずしも 100% の蓋然性が必要とされるわけではない．診断時に妥当と思われる確かさでよい．ただし，医師の見立てが医学的水準から著しく逸脱していたり，故意に虚偽の内容を記載していたりした場合は問題となる．当然のことながら適切なてんかんの診断・治療と診療録への記載は欠かせない．

てんかんのある人の運転免許取得時および更新時の病状申告は義務となっている．運転適性がないにもかかわらず交通事故を起こし，人を死傷させた場合は，より重い罰則が適応される可能性がある．自動車任意保険も被保険者が法令に定められた運転資格をもたない場合に保険金の支払いが問題となり得る[3]．何より，運転に支障をきたすような発作が抑制されていない場合は，運転をしないことが市民としての責任である．

4 てんかんのある人の運転に関する社会状況と法律

2010 年以後，てんかんのある人による交通事故とその報道が相次いだ．そのなかでも，2011 年 4 月，栃木県鹿沼市で大型クレーン車が通学中の児童の列に突っ込み，6 名が亡くなるという痛ましい事故が起きた．その後，運転手が以前からてんかん発作による交通事故をくり返していたこと，運転適性を満たさないにもかかわらず免許を取得していたことが判明した．被害者遺族からの要望もあり，2014 年，道路交通法が改正され，自動車運転死傷行為処罰法が新たに施行された．

a. 道路交通法

2014 年の改正から，以下のことが新たに規定された．

1）病気の症状に関する質問制度と虚偽記載に対する罰則

運転免許を取得・更新する際，質問票への回答を義務づけ，虚偽の回答をした場合，1 年以下の懲役または 30 万円以下の罰金が科せられるようになった．質問内容は，一定の病気*に該当するかをスクリーニングするものであり，症状は過去 5 年以内に起こったものに限定されることとなった（図）．

* 一定の病気とは：自動車などの運転に支障を及ぼすおそれのある病気などとして，免許の拒否または取消し等の事由とされているもの．道路交通法および施行令で，統合失調症，てんかん，再発性の失神，無自覚性の低血糖，躁うつ病，重度の眠気の症状を呈する睡眠障害，その他の自動車などの運転に必要な認知，予測，判断または操作のいずれかに係る能力を欠くこととなるおそれがある症状を呈する病気（その他の精神障害，脳卒中），認知症が定められている．各病気に対して除外規定があり，それらは運用基準で定められている．上記に加えて，アルコール，麻薬，大麻，あへん，または覚醒剤の中毒を加えたものを「一定の病気等」と総称されている．

2）医師による任意の届出制度

運転適性がないにもかかわらず運転を続けている人がいる場合，医師は公安委員会に届け出ることができるようになった．これは，守秘義務や個人情報保護に抵触することにはならないとされた．ただし，義務ではなく，あくまで任意の届出となっている．実際に届け出る際には，医師患者間の治療関係の悪化などの問題も考慮する必要があり，日本医師会や日本てんかん学会によるガイドラインが参考になる．

3）免許の暫定的停止制度

病気の確定診断はついていないが，その疑いがあると認められる場合，3 か月を超えない範囲で免許の効力を停止され得る．

4）免許再取得時の試験の一部免除

病気を理由に免許を取り消された場合，取り消し後 3 年未満に再度運転適性が得られれば，免許再取得時に技能試験と学科試験が免除される．

5）再取得した免許のみなし継続

再取得した免許が継続していたとみなす規定．つまり，免許取り消し以前に優良運転者だった場合は，そのまま継続できる．

b. 自動車運転死傷行為処罰法

2014 年，自動車運転死傷行為処罰法が新たに施行された．これは，てんかん発作が多く，発作が起こる可能性が高いことがわかっていながら，てんかん発作が原因で事故を起こし，人を死傷させた場合に適応される．以前はてんかん発作による死傷交通事故には自動車運転過失致死傷罪が適用されていたが，死亡事故を起こしたとしても罰則が 7 年以下の懲役だった．自動車運転死傷行為処罰法は，交通事故の遺族による厳罰化への要望に応える形でできたもので，死亡事故を起こした場合，15 年以下の懲役と定められた．

5 抗てんかん薬と自動車運転

抗てんかん薬を含む多くの薬剤の添付文書には一律に「自動車の運転等，危険を伴う機械の操作に従事させない」旨の記載があり，病状の安定を前提とする運転の可否に関する運用基準を採用する道路交通法との整合性が保たれていない．現在，抗てんかん薬の添付文書の改訂に向けた取り組みが行われている．

6 てんかんと自動車運転免許の今後の課題

自動車は現代社会において重要な移動手段の 1 つであり，自動車運転は日常生活，就労，余暇活動など私的・社会的生活に大きな影響を及ぼす．したがって，運転免許の保有はてんかんのある人の最も期待することの 1 つである．てんかんのある人の交通事故をなくすためには，法律による厳罰化だけではなく，てんかん医療の質の向上，てんかんのある人の生活を守るための多方面からの対策や支援が重要である．医療者はてんかんのある人に対して適切な医療や正しい知識を提供し，福祉や行政は運転適性がない人の移動手段に対する支援を行う必要がある．また，自動運転などの科学技術の進歩が期待される．

〔西田拓司〕

文 献

1) 伊藤正利，他：てんかんをもつ人と運転免許. 小児科臨床 2004; **57**: 1689-1697.

2) 井上有史：てんかんの既往歴と産業車両運転業務. 日本医事新報 2007; **4334**: 92-93.

3) 森本　清，他：てんかんをもつ人の自動車任意保険の現状：加入資格と支払い条件に関する調査. てんかん研究 2007; **25**: 22-26.

参考文献

・Inoue Y, et al.: Epilepsy and driving in Japan. *Epilepsia* 2004; **45**: 1630-1635.

・井上有史：てんかんと運転免許．「てんかんの精神症状と行動」研究会編: てんかん－その精神症状と行動, 新興医学出版社, 2004; 198-211.

・久保田英幹：てんかんと運転免許．*Epilepsy* 2012; **6**: 93-105.

・西田拓司：自動車運転とてんかんの新しい動き．*Epilepsy* 2014; **8**, 85-91.

・川合謙介，他：「平成26年度警察庁委託調査研究報告書：てんかんにかかっている者と運転免許に関する調査研究」の解説と検討．てんかん研究 2015; **33**: 147-158.

・川合謙介：運転免許．日本てんかん学会編：てんかん白書．南江堂, 2016; 115-117.

L てんかん患者の妊娠

疾病の有無にかかわらず妊娠・出産では産むという選択，断念するという選択はともに大変デリケートな問題を含んでいる．私たち医師にできることは患者の意思決定を誘導することでは決してなく，必要な情報を提供し求められた質問に答える形で患者が本来望んでいる結論を自らみつけられるように支えることだと考えている．

残念ながらてんかんという疾患は誤解や偏見の多い疾患であることは事実である．てんかんをもつ女性の多くが妊娠・出産を問題なく行えることを，前もって妊娠可能な年齢になった時に患者や患者家族に説明することは必要であり，重要なことである．

1 妊娠前

最も配慮が必要であり，時間をかけるべき時期である．

まず行うべきは正しいてんかん診断がされているかの確認である．そのうえでてんかんの重篤度，患者の育児能力，期待できる家族からの援助の程度などを考え，妊娠・出産が現実的に可能か家族を含めての話し合いが必要である．

a. 発作のコントロール

この時期を妊娠の準備期間と考え，必要最小限の抗てんかん薬(antiepileptic drug：AED)で，発作のコントロールを試みる必要がある．妊娠前に9か月～1年の発作抑制がされている場合は妊娠期間中の発作は80～90％の確率で出現しないとされており，この時期に発作の抑制を試みる意味は高い．その間は避妊を勧める必要があるが，フェノバルビタール(PB)，フェニトイン(PHT)，カルバマゼピン(CBZ)などは経口避妊薬の効果を減ずるので注意が必要である．

b. 抗てんかん薬の催奇形性

AEDには催奇形性がある．しかしすべての種類のAEDのリスクが等しいわけではないと考えられている．AED内服の副作用と妊娠中の発作が妊娠経過と児に与える影響の両方を考えAEDの減量・整理もしくは断薬が可能かをてんかん診断・重症度と照らし合わせ個別に考えなくてはならない．母親がAEDを内服している場合の奇形発現率は，一般の児に比較し有意に高率である．てんかん患者の母親から生まれた児であってもAEDの内服がなければ奇形発現率はほぼ一般児と同じである．また内服しているAEDの種類においても奇形発現率には差がある(図)[1]．

バルプロ酸(VPA)は，投与量や血中濃度に依存して奇形発現率が増加するためVPAが必要な症例では徐放剤の使用が望ましい．また多剤治療であってもVPAの有無で奇形発現率は差があるとされていることから多剤治療であってもVPAを最小限もしくはつかわないようにすることが望ま

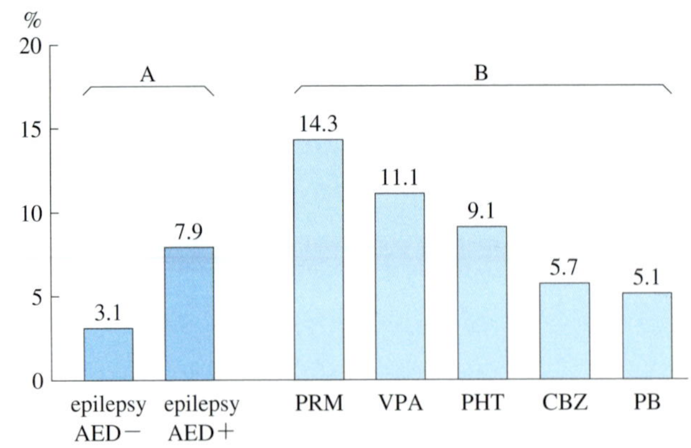

図　抗てんかん薬単剤治療による奇形発現率

A：てんかん患者の AED の有無による奇形発現率の差
B：抗てんかん薬単剤治療による奇形発現率の違い
PRM：プリミドン，VPA：バルプロ酸ナトリウム，PHT；フェニトイン，CBZ：カルバマゼピン，PB：フェノバルビタール
（Kaneko S, et al.: Congenital malformations due to antiepileptic drugs. *Epilepsy Res* 1999; **33**: 145-158. Table3を元に作成）

しい．特に奇形発現率が高まるとされている，VPA + CBZ，PHT + プリミドン（PRM）+ PB の組み合わせは避けるべきである．VPA はラモトリギン（LTG）や PHT と比較しても奇形発現率が高いといわれており，可能な症例では LTG や PHT への変更が望ましいとされている．

特に妊娠初期の VPA 内服と多剤治療を避けることが奇形発現率を低くするためには重要な点だと思われる．

LTG の単剤服用は奇形発現率が比較的低いとされ，多くのガイドラインや専門家の意見として妊娠可能年齢の女性の特発性全般てんかんでは第一選択薬として推奨されているが[2)]，一方，用量依存的に奇形発現率が高まるとの報告もあり，最小有効量（300 mg / 日未満）での投与が望ましい[3)]．

ゾニサミド（ZNS），トピラマート（TPM），ガバペン（GBP）などのその他の新規 AED については妊婦への使用についてほかの AED と比べ目立った副作用や，催奇形性を含めたエビデンスに乏しい．しかし一部の報告では TPM については妊娠初期の催奇形性のリスクが他剤 AED と比べ有意に高いとの報告もあり注意が必要である．世界規模で行われてきた抗てんかん薬（単剤）の催奇形リスクに関する前向き研究（European registry of antiepileptic drugs and pregnancy：EURAP）の結果がこのほど明らかにされた．それによると最も大奇形の少なかった薬物とその用量は，LTG 1 日 300 mg 未満服薬群（2.0%）と CBZ 1 日 400 mg 未満群（3.0%）であった．VPA 服薬群と PB 服薬群（どの用量設定においても），および CBZ 1 日 400 mg 以上服薬群では，LTG 1 日 300 mg 未満服薬群に比べると，いずれも有意に奇形発生率が高かった．抗てんかん薬の催奇形リスクは薬物の種類のみならず，その用量に影響されていた．なお親に奇形の既往があると子どもの奇形発生率も高まっていた（オッズ比 4.4）．

c. AED の児への認知機能への影響

抗てんかん薬が胎児の認知機能に影響するか否かについては議論が分かれていた．最近，抗てんかん薬（CBZ，LTG，PHT，VPA）が胎児の認知機能に及ぼす影響に関する前向き研究が米国から報告されている[4)]．妊娠中に抗てんかん薬に曝露された子どもの 3 歳時点での IQ を比較したところ，

LTG 服薬群で 101，PHT 服薬群で 99，CBZ 服薬群で 98，そして VPA 服薬群では 92 であった．平均すると VPA 服薬群の IQ は LTG のそれに比べ 9 ポイント低かった（$p = 0.009$）．母親の VPA 服薬と子どもの IQ との間には用量依存性の関係があり，特に VPA 1,000 mg / 日以上服薬群での IQ の低値が目立っていた．VPA 服用が不可欠な患者では，可能な限り減量に努めるべきである（最大，1 日 800 mg を超えない）．最近では，VPA の内服量を減量できるのであれば単剤での治療にこだわらず，他剤との併用を検討すべきとの意見もある．

d. 葉酸投与

一部の AED では血中葉酸濃度を低下させることが知られ，てんかん患者では妊娠前から葉酸を補充（0.6 mg / 日）すべきとされてきた．最近のガイドラインでは葉酸の補充の有用性はてんかん患者の妊婦に特別なことではなく，てんかん以外の女性と同程度の有用性であるとの報告があり，てんかんをもたない妊婦と同様の対応で問題ないと思われる．

e. 喫　煙

妊娠中の喫煙は疾患の有無を問わず流早産を増加し，低体重児となる傾向があるなどの点から勧められない．特にてんかん患者で喫煙する妊婦では，てんかんをもたない喫煙する妊婦と比べても流早産のリスクが高いとされ，患者には禁煙を強く指導する必要がある．

② 妊娠中

産科およびてんかん治療担当科への定期的な受診を勧める．特に VPA 投与中の患者では二分脊椎の発生率が増えることが知られているので，妊娠第 16 週ごろには α-フェトプロテイン濃度の測定，妊娠第 18 週ごろには超音波スキャンを施行することも考慮すべきである．妊娠により発作の頻度が変化したり，重積発作が増えたりするかなどについてはまだ一定の見解はない．

妊娠中には AED の血中濃度が低下する症例が存在する．特に LTG，PHT，CBZ 内服患者においてはしばしば血中濃度が低下することが知られているので，妊娠中も血中濃度のモニタリングを行

▶ *Column*　VPA と神経管閉鎖障害

二分脊椎児を出産した母親の中に，VPA の成分を妊娠初期に投与された例が対照群より多いとの疫学的調査報告があり，妊娠可能な年齢の女性には妊娠前から VPA の投与について検討を必要とすることが多い．しかし，VPA 内服と二分脊椎発生の機序について単純に葉酸値の低下のみで説明できるわけではなく，不明な点が多いのも事実である．海外では挙児希望の場合 LTG が広く使われているが，わが国では発売から期間も短く，積極的に VPA からの切り替えを勧めるほど検討ができていないのが現状である．現時点では VPA を中止できない症例には単剤投与を目指し，可能な限り少量にし（600mg / 日以下での投与で児に奇形は観察されなかったとの報告もある），徐放剤に切り替えることが必須である．

一方で，VPA の神経管閉鎖障害が用量依存性とわかっていることは大きなエビデンスで，用量を下げることさえできればかえって安心だと考える意見があるのも事実である．

うべきである．しかし，妊娠中は血中蛋白減少により遊離型 AED が増加するため，血中濃度の低下だけで AED の増量をすべきでなく，AED の増量は服薬が規則的でかつ発作が悪化した時のみに行う．

強直間代けいれんを起こす症例では切迫流産，早産の原因となりうるので注意が必要である．

3 出産時および産褥期

てんかん妊婦における産科合併症について特異的なものはなく，基本的には普通分娩が可能である．ただ，出産に時間がかかる場合は服薬を忘れないようにする必要がある．また，産後は育児のため母親は睡眠不足になり発作の悪化を招きかねない．家族の協力を求めるような指導も必要である．

a. 授　乳

授乳は基本的に可能である．LEV や PB，GBP，LTG，ZNS，TPM は母乳移行性が確認されており，LEV では特に移行率が高い．しかし AED 内服中の母親が母乳育児を行うことで児にトラブルが起こるというエビデンスはない．個々の場合での検討が必要ではあるが，多くの場合，児は子宮内ですでに AED に曝露されていたわけであるから，とくに児の肝機能が低いと考えられ，出生直後～1 週間を中心に児の状態を注意深く観察してさえいれば，初乳授乳などを無駄にしてまでも授乳を控える必要はないと考える．しかし児の傾眠，低緊張，哺乳力低下などに気づかれた時には母乳を控えるなどの対応が必要となるかもしれない．

b. ビタミン K 投与

母親の AED 内服による児の出血性疾患の予防にビタミン K の投与が推奨されてきた．しかし最近ではそのリスクはてんかんをもたない妊婦から産まれた児と変わらないとの意見が多く，特別な管理は必要なく一般の新生児と同様の対応でよいと考えている．

〔山崎悦子〕

文　献

1）Kaneko S, et al.: Congenital malformations due to antiepileptic drugs. *Epilepsy Res* 1999; **33**: 145-158.

2）小出泰道，他：Lamotorigineの成人てんかんに対する有効性．臨床精神薬理 2009; **12**: 881-887.

3）Tomson T, et al.: Dose-dependent risk of malformations with antiepileptic drugs: an analysis of data from the EURAP epilepsy and pregnancy registry. *Lancet Neurol* 2011; **10**: 609-617.

4）Meador KJ, et al.: Cognitive function at 3 years of age after fetal exposure to antiepileptic drugs. *N Engl J Med* 2009; **360**:1597-1605.

参考文献

・兼子　直，他：てんかんを持つ妊娠可能年齢の女性に対する治療ガイドライン．てんかん研究 2007; **25**: 27-31.

・Harden CL, et al.: Management issues for women with epilepsy-Focus on pregnancy (an evidence-based review): I. Obstetrical complications and change in seizure frequency. *Epilepsia* 2009; **50** : 1229-1236.

・Harden CL, et al.: Management issues for women with epilepsy-Focus on pregnancy (an evidence-based review): II. Teratogenesis and Perinateral outcomes. *Epilepsia* 2009; **50** : 1237-1246.

・Harden CL, et al.: Management issues for women with epilepsy-Focus on pregnancy (an evidence-based review): III. Vitamin K, folic acid, blood levels, and breast feeding. *Epilepsia* 2009; **50** : 1247-1255.

付　録

付　録

てんかんのある小児のための装具・

	種　類	性能等	選択・作成ポイント
頭部保護帽	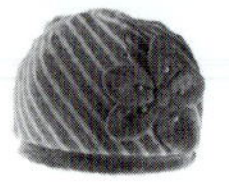 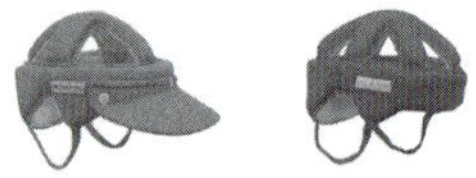	転倒の衝撃から頭部を保護するもの.	転倒しやすい方向や保護したい部位に合わせてクッションの厚さの変更や顎受け等の部品，レザーやメッシュ等の素材を選択できる．メッシュ素材は家庭の洗濯機での洗濯が可能．また，体温上昇の対策として保護面積を減らすなどの工夫もできる.
クールベスト	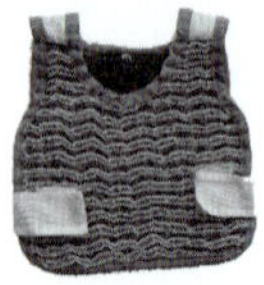	疾患の症状に合わせて体温調節できるベスト.	サイズを確認してから購入.
車いす	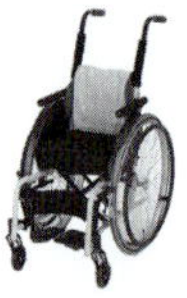 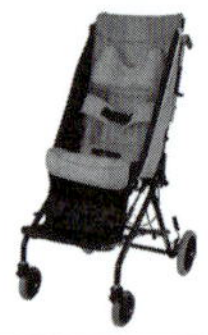	歩行での移動が難しい場合に使用され，自走用と介助用がある．介助用の小車輪のみのものをバギーとする．リクライニングやティルト機構，またベルトや姿勢保持パット等を使用して移動の間も良好な姿勢を保てるよう工夫する.	てんかん発作時を含め体動があっても安全に座れるよう，ベルト等を使用し，快適な座位姿勢が保てる設定で作成する．移動先での休息姿勢，利用する交通機関等により必要な機能が異なるため，ご本人やご家族のライフスタイルに合わせて機能を選ぶ．バギータイプの車いすは，ベビーカーとの違いが周囲に伝わるように『子ども用車いすマーク』(一般社団法人 mina family06－7777－2708；右図)も購入することができる. 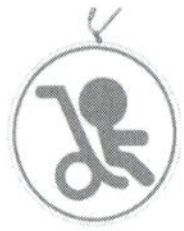
座位保持椅子	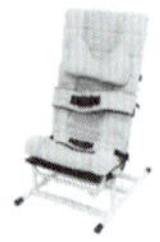 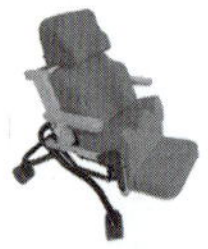	座位を保持することが難しい場合に使用するもの．食事や活動の際の座位が安定するよう，パットやクッションなどで身体をサポートする椅子.	座位保持装置では，身体の型を取るようなモールドタイプと型は取らずにパット等で身体に合わせていくタイプがある．前者は身体の形に合わせるため安定性は高いが通気性は低く熱がこもりやすい．後者は安定性ではやや劣るがパットの変更が容易なため，成長やその時の身体の状態に合わせやすい.
カーシート	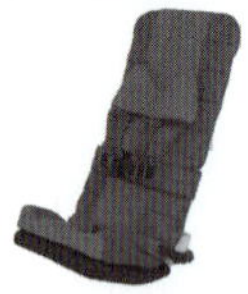 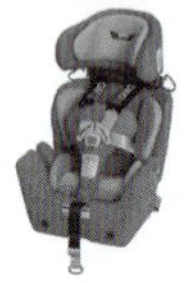	市販のチャイルドシートや車のシートでの座位が難しい場合に使用するもの．座位姿勢を安定させることで乗車中の安全性を高める.	カーシートは，座位保持装置得と同様に考えるが，車の移動で使用するため不慮の事故や，発作や体調変化，姿勢の崩れ等運転中に起こる状態についても考慮する必要がある．また，車内での取り付け位置など事故に対する安全対策は都道府県警察交通部にて，エアバッグの衝撃対策等の車の性能についての相談は車の製造会社で確認することで，より安全に使用するための選択ができる.

※補装具作成の際の留意点：使用する目的を明確にし，そのための姿勢の設定を検討する必要がある．また，使用する場面，場所，人的環境等を想定し必要な機能を選択していく．様々な機種があるため，機種の選定や仮合わせの際には利用者の使用する状況に合わせて試乗されることを勧める.

日常生活用具一覧

購入方法	メーカー連絡先（例）
福祉用具販売店やインターネットの通信販売等で購入可能．病名や所持する障害者手帳によっては市町村から助成金が給付される可能性がある（日常生活用具）．条件は市町村によって異なるので居住地の市町村の障害福祉担当課に確認が必要．	株式会社特殊衣料 北海道札幌市西区発寒 14 条 14 丁目 2-40 電話：011-663-0761
	中村ブレイス株式会社 島根県大田市大森町ハ 132 電話：0854-89-0231
福祉用具販売店やインターネットの通信販売等で購入可能．商品名は「風のみち」．小児慢性特定疾病の受給者証を交付されている方で「体温調節が著しく難しい方」の場合は，助成金が給付される可能性有．ただし，保護者の所得税によって自己負担金額が異なる．詳細は小児慢性特定疾病医療叙費助成の申請窓口に確認．	株式会社プロップ 東京都台東区浅草橋 1-9-16 電話：03-5822-1888 ※写真は当院病棟貸出用
本人にあったものを作成・購入するために，まずは主治医と通院先の理学療法士･作業療法士に相談．病名や身体障害者手帳（肢体不自由）の内容･等級によっては市町村から車いす等の補装具が給付される可能性有．カーシートは，市町村によって補装具ではなく日常生活用具として支給される場合がある．各装具により条件が異なるので，居住地の市町村の障害福祉担当課に確認が必要．	日進医療機器株式会社 製品名：ピグレオ パイロット 東京都江戸川区篠崎町 7-23-5 電話：03-5666-4801
	きさく工房 製品名：RV ポケットⅡ 福岡県糟屋郡宇美町障子岳南 5-10-11 電話：092-932-6320
	きさく工房 製品名：Pit Ⅱ 福岡県糟屋郡宇美町障子岳南 5-10-11 電話：092-932-6320
	でく工房 東京都昭島市拝島町 2-11-10 電話：042-542-7040
	きさく工房 製品名：カーシート 福岡県糟屋郡宇美町障子岳南 5-10-11 電話：092-932-6320
	株式会社シーズ 製品名：キャロットⅢ 長崎県諫早市目代町 705-16 電話：0957-22-6350

※制度活用する際の注意点：制度活用をして給付や助成を受ける場合は，購入前に諸制度の手続きが必要．

〔橋本睦美・園田安希〕

索　引

和文索引

さ

し

す

と

な・に

ね

の

は

ひ

ふ

へ

ほ

ま・み

め

も

や・ゆ・よ

ら・り・る・れ・ろ

わ

欧文索引

A

B

C

D

E

F

G

H・I

K・L

M

N

O

記号・数字索引

Column 一覧

新 小児てんかん診療マニュアル

ISBN978-4-7878-2290-1

2019 年 4 月 15 日　初版第 1 刷発行
2022 年 2 月 7 日　初版第 2 刷発行

〈旧版〉
2006 年10月10日　初　　版　第 1 刷発行
2010 年 4 月28日　改訂第 2 版　第 1 刷発行
2012 年 4 月23日　改訂第 2 版増補版　第 1 刷発行

編　集　高橋幸利
発行者　藤実彰一
発行所　株式会社　診断と治療社
〒 100-0014　東京都千代田区永田町 2-14-2　山王グランドビル 4 階
TEL：03-3580-2750（編集）　03-3580-2770（営業）
FAX：03-3580-2776
E-mail：hen@shindan.co.jp（編集）
eigyobu@shindan.co.jp（営業）
URL：http://www.shindan.co.jp/
表紙デザイン　株式会社　ジェイアイ
印刷・製本　株式会社　加藤文明社

小児てんかんの抗てんかん薬治療における教訓

1. **開始投与量**：開始量はなるべく少なくし，発作頻度の変化をみながら，ゆっくり漸増することで，少ない薬剤量での発作抑制を実現する．
2. **維持量・有効血中濃度範囲**：教科書などにある抗てんかん薬の維持量・有効血中濃度範囲はあくまでも目安であり，それら以下の量でも発作が止まれば，増量しない．あくまでも発作抑制の有無が増量の指標である．
3. **Paradoxical intoxication**：血中濃度が上がりすぎると発作頻度が増加することがあることに注意する．
4. **持ち越し効果**：投与量の増量後しばらくすると薬物血中濃度が安定する，その後1～3か月して，発作頻度が減少し始めることがある．短期間ではなるべく評価しないほうがよい．
5. **減量中止**：発作が長期抑制できていて患者の希望があるときには，自己終息性ではないてんかんであっても数年かけて中止へもっていく場合があるが，自己終息性であっても社会状況によっては減量せず，内服継続することもある．
6. **効果の耐性(慣れ)**：BZD系薬剤，LEVなどでよくみられる現象で，いったん抑制された発作が，薬物濃度が低下しなくても再発する．その薬剤の増量により抑制されるときとされないときがある．少量投与開始のほうが慣れがくるのが遅い．
7. **足を引っ張る**：多剤抗てんかん薬治療中にみられる現象で，1剤あるいは数剤を減量中止するのみで，主剤の血中濃度が変化しなくても発作が抑制されることがある．抗てんかん薬は多くても2～3剤までで調整する．
8. **薬剤の切り替え**：薬疹などが理由の場合を除き，第一選択から第二選択薬剤への切り替えは徐々に行い，第一選択薬を一気に中止することはしない．
9. **強制正常化**：発作が抑制され，脳波正常化すると，精神的に不安定となることがある．このときは抗てんかん薬を減量して，発作が起こるようにせざるを得ないことが多い．
10. **自己誘導**：CBZでは，投与開始からしばらくするとCBZを代謝する酵素が誘導され，血中濃度が低下する．その結果，2～4週くらいから眠気などの副作用が減弱するが，止まっていた発作が再発することもある．
11. **不均等投与**：眠気が強いときなどに，朝の投与量より夜の投与量を増やすことで，副作用が改善することがある．

2019年2月　高橋幸利 作成

小児の抗てんかん薬開始量，血中濃度，有効性

一般名	略号	商品名	開始投与量*1 （mg / kg / 日）	有効治療域血中濃度 （μg / mL）	有効性(%) （発作型）*2
カルバマゼピン	CBZ	テグレトール レキシン	2 ～ 4	4 ～ 12	抑制 55（新規 PS）
フェニトイン	PHT	アレビアチン ヒダントール	2 ～ 4	5 ～ 20	抑制 56（新規＋追加，PS ＋ GTC）
ゾニサミド	ZNS	エクセグラン	2 ～ 4	15 ～ 40	抑制 82（新規＋追加 PS）
ラモトリギン	LTG	ラミクタール	単剤：0.3（分 1 または分 2） VPA 併用：0.15（分 1） 酵素誘導薬*3 併用：0.6（分 2） 非酵素誘導薬併用：0.15（分 1）	3 ～ 14	抑制 53（CABE） 抑制 10（追加 GS） 抑制 20（追加 PS）
ガバペンチン	GBP	ガバペン	10	2 ～ 20	RR 34（追加 PS）
トピラマート	TPM	トピナ	0.5 ～ 1	5 ～ 20	抑制 18（追加 SP） RR 33（追加 LGS） RR 64（追加 DS） RR 37（追加 PS）
レベチラセタム	LEV	イーケプラ	10 ～ 20	12 ～ 46	抑制 7（追加 PS） RR 45（追加 PS）
オクスカルバゼピン	OXC	オクノベル	8 ～ 10	3 ～ 35(MHD)	RR 41（追加 PS）
ペランパネル	PER	フィコンパ	12 歳未満：治験中 12 歳以上：1 mg/ 日	個人差が大きい	RR 43（追加 PS 12 mg），60（追加 GTC 12 mg）
ラコサミド	LCM	ビムパット	2	5 ～ 10	RR 58（追加 PS）， RR 33（追加 GS）
バルプロ酸ナトリウム	VPA	デパケン セレニカ R	5 ～ 10	40 ～ 120	抑制 68（新規 Ab） RR 51（追加 PS）
エトスクシミド	ESM	エピレオプチマル ザロンチン	10 ～ 15	40 ～ 100	抑制 84（新規 Ab）
フェノバルビタール	PB	フェノバール	2	10 ～ 40	抑制 73（新規＋追加，PS ＋ GTC）
プリミドン	PRM	プリミドン	125 mg/ 日・眠前	5 ～ 15	抑制 22（新規＋追加 PS）
クロナゼパム	CZP	ランドセン リボトリール	0.01 ～ 0.03	0.02 ～ 0.07	抑制 88（追加 M）， 抑制 47（追加 GTC）
クロバザム	CLB	マイスタン	0.1	0.05 ～ 0.3	RR 26（追加 PS）
ジアゼパム	DZP	セルシン	0.1		
スルチアム	ST	オスポロット	2 ～ 3		抑制 36（追加 CSWS）
臭化カリウム	KBr	BrK(BrNa)	10 ～ 20	750 ～ 1,250	RR 72（追加 DS-GTC）
エトトイン	EHN	アクセノン	10	15 ～ 50	抑制 33（GTC）
ビタミン B_6	B6	ピドキサール錠	10 ～ 20		抑制 26（SP）
ルフィナミド	RFN	イノベロン	10	治験例平均 17	RR 31（追加 LGS）
ビガバトリン	VGB	サブリル	50		抑制 54（SP）
エベロリムス	—	アフィニトール	治験中	3 ～ 15	RR 40（追加 PS）
スチリペントール	STP	ディアコミット	10 ～ 20	4 ～ 22	RR 67（追加 DS）

＊1：開始投与量は最初に投与する量を示す，なるべく少ない量から開始し，発作が止まるところまで漸増するのが基本

＊2：RR＝responder rate（発作が50%以下に減少した症例の割合），抑制＝発作が止まった症例の割合，有効＝評価基準は集計ごとに定義が異なる，発作予後のエビデンスレベルはさまざまである，色文字は小児のデータを示す．新規＝新規単剤投与のデータ，追加＝併用療法のデータ